AF581810

TRAITÉ
DE L'ÉLEVAGE ET DES MALADIES
DU PORC

OUVRAGES DU MÊME AUTEUR.

Traité de l'élevage et des maladies de la Chèvre. 1 vol. grand in-18 de 200 pages, avec figures........................ 2 50

Les races canines. 1 vol. in-12 de 200 pages, orné de 12 gravures 3 50

Rachitisme du Porc. Brochure de 15 pages.............. » 50

Hydrothérapie appliquée aux maladies externes. Brochure de 10 pages.. » 50

SOUS PRESSE :

Traité de l'élevage et des maladies du Mouton. 1 vol. grand in-18, avec figures.

Traité de l'élevage et des maladies des animaux de Basse-Cour. 1 vol. grand in-18, avec figures.

CORBEIL. — TYP. ET STÉR. DE CRÉTÉ FILS.

TRAITÉ DE L'ÉLEVAGE

ET DES MALADIES

DU PORC

PAR

AD. BÉNION

MÉDECIN-VÉTÉRINAIRE
LAURÉAT DU CONSEIL GÉNÉRAL DE MAINE-ET-LOIRE
ET DE LA SOCIÉTÉ D'AGRICULTURE D'ANGERS
LAURÉAT ET MEMBRE DE DIVERSES SOCIÉTÉS SAVANTES FRANÇAISES
ET ÉTRANGÈRES, AUTEUR DE PLUSIEURS OUVRAGES
ET DE NOMBREUSES PUBLICATIONS VÉTÉRINAIRES ET AGRICOLES
ADJOINT A LA RÉDACTION DE DIVERS JOURNAUX AGRICOLES
DE PARIS, D'ANGERS, ETC., ETC.

PARIS

P. ASSELIN, SUCCESSEUR DE BÉCHET JEUNE ET LABÉ

LIBRAIRE DE LA FACULTÉ DE MÉDECINE
ET DE LA SOCIÉTÉ CENTRALE DE MÉDECINE VÉTÉRINAIRE
Place de l'École-de-Médecine

1872

INTRODUCTION

Les livres ont leur destin. Celui-ci appartient désormais au public, et je me soumets à son jugement, de quelque sévérité qu'il lui plaise d'user. Mon intention n'est donc point de faire l'apologie de cet ouvrage, mais seulement d'expliquer dans quelles circonstances j'ai été conduit à l'écrire et comment j'ai mené à fin mon entreprise.

Pendant le cours d'une pratique de dix-sept ans, j'ai eu de nombreuses occasions d'être frappé de l'abandon dans lequel était tombée la médecine du porc. Les motifs de cet abandon n'étaient que trop faciles à démêler : d'un côté, l'indifférence des vétérinaires, la multiplicité des empiriques et aussi l'absence de livres spéciaux ; d'un autre côté, le peu de valeur de l'animal et son caractère rebelle à la médication.

Si le lecteur veut bien m'accorder un instant d'attention, peut-être résultera-t-il quelque profit et quelque intérêt pour lui des méditations auxquelles je me suis livré sur cette question.

Pour ce qui regarde l'indifférence des vétérinaires, il me semble que le tort ne doit pas leur en être entièrement imputé : le mal vient de plus loin.

L'enseignement de la pathologie porcine est un peu négligé dans les écoles vétérinaires. Ce n'est qu'à de rares intervalles qu'un individu de l'espèce qui nous occupe est présenté à la clinique; de sorte qu'il peut fort bien arriver que, pendant son séjour à Alfort, à Lyon ou à Toulouse, l'élève n'ait que peu d'occasions de tenir un sujet d'étude entre ses mains.

Au sortir de l'École, le jeune praticien se heurte à d'autres difficultés. Si la médecine du cheval, et, dans les pays d'élevage, celle du bœuf et du mouton, lui est plus ou moins abandonnée (car combien encore faut-il faire de restrictions!), il n'en est plus ainsi de celle du porc qu'il trouve entièrement livrée aux empiriques, rebouteurs, sorciers et autres parasites de la profession. Pour les animaux réputés plus précieux, il s'efforcera de faire respecter les droits que lui confèrent son diplôme et la conscience de sa valeur; mais pour le porc il dédaignera d'engager une lutte dont le succès ne lui semble ni facile, ni très-désirable.

Remarquons d'ailleurs que le seul ennemi à combattre ici n'est pas l'entêtement intéressé des empiriques, mais encore le préjugé enraciné dans l'esprit des éleveurs, que les vétérinaires n'ont ni le goût, ni les aptitudes nécessaires pour soigner les porcs. J'ai rencontré des propriétaires riches, instruits et intelligents, qui, m'ayant fait appeler pour des chevaux ou des bœufs malades, me voyaient avec étonnement diriger mes pas vers la porcherie et m'inquiéter de la manière dont étaient soignés leurs porcs, tant malades qu'en état de santé. Les uns m'apprenaient qu'ils n'auraient pas osé réclamer mes services, quand même ils en auraient eu le plus pressant besoin ; d'autres me disaient avec beaucoup de franche naïveté : « Ce n'est pas là votre affaire, vous n'y entendez rien ; nous avons près de la maison un brave homme très-habile que nous faisons venir, le cas échéant ; il nous a soigné plusieurs bêtes ; il est vrai qu'elles sont mortes, mais à la mort nul remède. » Voilà ce que j'ai entendu de la bouche de personnes habituées à prendre conseil des hommes de l'art et en faisant grand cas, et ce que beaucoup d'autres vraisemblablement ont été à même d'entendre.

Eh bien ! je le dis à ceux de mes jeunes confrères qu'un pareil langage pourrait décourager, ce ne sont pas là des motifs suffisants d'abdiquer les devoirs et la dignité de la profession vétérinaire. C'est en combattant pied à pied l'erreur et le préjugé qu'on peut les détruire. Un acte de faiblesse, quand il s'agit des prérogatives de toute une corporation, est un véritable suicide moral. Qui peut marquer le terme de concessions dont la cupidité ignorante profite et que l'impunité finit par consacrer?

Et voyez comme tout s'enchaîne dans les choses humaines. L'indifférence des praticiens a engendré l'apathie chez les écrivains. Parmi tant d'ouvrages consciencieux et savants dont notre médecine s'honore, je n'en vois que deux qui aient spécialement trait aux affections de la gent porcine, et encore ne peuvent-ils aujourd'hui servir de guide ni aux éleveurs ni aux praticiens. Je veux parler de Viborg et de Pradal.

Un examen très-sommaire et très-rapide va nous en convaincre.

Viborg, professeur à l'École de Copenhague, paraît être le premier auteur qui ait sérieusement écrit sur la matière, et son ouvrage a fait autorité dans la science pendant les vingt premières années de ce siècle. Ses travaux, reproduits dans la plupart des traités publiés depuis, ont propagé un grand nombre d'assertions erronées, répandues au milieu d'observations intéressantes et parfois justes, mais qui, rédigées à une époque où la science vétérinaire n'était pas fondée, n'ont plus de nos jours qu'un intérêt historique. Ces réflexions s'appliquent aussi aux ouvrages de Young, Wirtgen, Didry, Dehan, Saussol, Lapoussé, etc., qui ont été réunis à celui de l'écrivain danois.

Hurtrel d'Arboval est l'auteur d'une sorte d'encyclopédie vétérinaire fort appréciée jusqu'en 1845. Cet immense travail, qu'un seul homme, fût-il doué de plus de génie et de sens critique que n'en possédait Hurtrel d'Arboval, n'eût pu achever, se ressent trop de la diversité d'opinions des collaborateurs dont il empruntait le secours. Ce défaut d'unité est surtout apparent dans la partie de l'ouvrage qui traite du porc, où les faits les plus importants sont reproduits sans critique, et, à ce qu'il semble, sans souci de la vérité.

A partir de 1840, la médecine vétérinaire semble faire un pas en avant. De toutes parts surgissent des cours, des dictionnaires, des journaux consacrés à l'agriculture et à l'économie du bétail; chacun s'efforce d'apporter son épi à la gerbe commune. De ce concours d'intelligences souvent distinguées est née la science moderne, incomplète, parce qu'il est de l'essence d'une science expérimentale de n'être jamais achevée, mais déjà forte et constituée sur ses véritables bases.

Cependant aucun auteur ne s'occupe de l'espèce porcine. Ce n'est qu'en 1848 que Pradal publie son *Traité des maladies du porc*. Ce livre écrit sans prétention porte la marque des qualités de l'écrivain : concision, assemblage de faits, expérimentation. On peut dire de Pradal, et c'est le plus grand éloge qu'on puisse lui adresser, que les erreurs, dont par malheur son livre n'est pas exempt, ne lui appartiennent pas toutes en propre. Les unes lui viennent de ses devanciers et de ses collaborateurs qu'il n'a pas toujours su ou osé réfuter ; les autres étaient de son époque, et il a fallu les progrès ultérieurs de la science pour les mettre en évidence.

M. Heuzé, inspecteur général de l'agriculture, a fait paraître, il y a quelques années, un traité concernant la race porcine. Sans vouloir, à ce propos, contester la science de cet écrivain, il est impossible d'admettre l'utilité pratique d'un ouvrage dans lequel dix pages à peine sont consacrées à la description des maladies du porc, tandis que de longs chapitres sont perdus à exposer de vieilles théories dont personne ne se soucie plus, pas même M. Heuzé.

Le même défaut, malheureusement à des degrés supérieurs, se retrouve dans un petit livre que M. Magne a composé en démembrant son *Hygiène appliquée*. Le chapitre relatif aux maladies, abstraction faite des erreurs regrettables qu'il renferme, n'est empreint d'aucun caractère pratique et ne peut réellement intéresser ni l'éleveur, ni le praticien.

J'arrive enfin à deux vétérinaires qui ont fait preuve

d'un mérite réel : je parle de MM. Reynal et Lafosse.

M. Reynal, par suite de l'interruption apportée à la publication du *Nouveau Dictionnaire pratique de médecine, de chirurgie et d'hygiène vétérinaires*, n'a pu continuer la série de ses belles leçons. Comme il est difficile de préciser, d'une manière certaine, l'époque où nous posséderons dans son entier ce monument scientifique, nous nous voyons privés pour longtemps encore des documents rédigés avec tant de soin et de talent par ce professeur.

M. Lafosse, en publiant son *Traité de pathologie*, est sorti complétement de la route anciennement tracée, au moyen des ressources que lui fournissaient son esprit éminent, sa prodigieuse érudition et le trésor de ses observations journalières; ce qui nous a valu un travail aussi profond que varié. Mais la science dont l'auteur fait preuve à chaque instant trouble parfois le modeste praticien qui, dans les rudes travaux de chaque jour, a perdu le goût des théories séduisantes et des recherches subtiles. De plus, et c'est pour le moment le point que je voulais mettre en lumière, M. Lafosse, dans ses savantes démonstrations, a le plus souvent en vue nos grands animaux, et ne s'occupe du porc que d'une façon assez secondaire.

Si le lecteur m'a suivi dans cette longue revue que je n'aurais pu rendre plus courte sans courir le risque d'altérer la vérité, il a compris les motifs qui m'ont engagé à essayer de combler une lacune évidente dans la science vétérinaire. Certes, je ne me dissimulais aucune des difficultés que je devais rencontrer. C'était à la fois un travail d'analyse et une œuvre d'exégèse qu'il s'agissait de donner au public ; et, pour résoudre ce vaste et délicat problème, je n'avais d'autres ressources que la lecture des auteurs, mon expérience personnelle et les notes que j'avais prises au cours de mes voyages. Ce fut pourtant avec ce faible secours que je dressai le premier plan de mon livre, plan bien incomplet et qui ne me satisfaisait nullement. J'allais peut-être abandonner mon projet, lorsque l'idée me vint de m'adresser aux vétérinaires et aux éleveurs dont la compétence m'était connue, et de provoquer ainsi une petite enquête dont les résultats, au cas où mon appel serait entendu, ne pouvaient manquer de m'être très-utiles. Le succès dépassa mon attente. Dans l'espace de quelques semaines, je me trouvai possesseur d'une grande quantité de renseignements, dont plusieurs, pour le fond et la forme, ne laissent rien à désirer.

Un tel empressement aurait eu de quoi me flatter singulièrement, si je n'avais vu clairement qu'il s'adressait à l'idée et non à l'auteur du livre. Je fus de la sorte conduit à élargir le cadre de mon travail, de manière à y faire entrer la majeure partie des renseignements qui m'étaient si généreusement fournis. Il en est résulté l'ouvrage que je soumets aujourd'hui au monde vétérinaire et agricole.

Un bonheur, dit-on, n'arrive jamais seul : il m'était réservé une autre bonne fortune dans les encouragements et les conseils que voulurent bien me donner MM. Lafosse et Reynal. Je dois aux travaux et aux communications de ces savants professeurs la meilleure partie des faits scientifiques que contient mon livre ; c'est avec plaisir que j'enregistre cet aveu.

Enfin, M. Henri Bouley, membre de l'Institut, dont le talent ne le cède qu'à son zèle pour l'avancement d'une science qu'il a illustrée, M. Bouley a bien voulu revoir mon livre en épreuves et me donner des conseils que j'ai su mettre à profit. Je me plais à lui en témoigner ici ma reconnaissance.

Voilà dans quelles conditions et sous quels illustres patronages mon *Traité sur les maladies du porc* se présente aux lecteurs. Si je n'ai pas toujours su éviter les écueils qui ont arrêté mes devanciers, si le but que je m'étais proposé n'a pas été atteint, la faute doit retomber sur moi seul.

Quelle que soit la fortune réservée à mon livre, il me restera du moins la pensée consolante d'avoir ouvert une route que de plus heureux parcourront, mais qui sans moi peut-être fût restée longtemps encore inexplorée.

DÉCEMBRE 1871.

INDEX BIBLIOGRAPHIQUE

TAUZIA. — *Hernie pulmonaire chez le porc* (*Journal pratique de médecine vétérinaire*. Février 1830).

VIBORG. — *Éducation, maladies, engraissement et emploi du porc*. 2e édit. 1 vol. Paris, 1835.

YOUNG. — *Essai sur l'entretien des porcs*. Paris, 1835.

WIRTGEN. — *Observations sur les maladies des porcs*. Addition au mémoire de Viborg. Opuscule. Paris, 1835.

DIDRY. — *Maladie épizootique sur les porcs*. Addition au mémoire de Viborg. Paris, 1835.

SORILLON. — *De la castration des truies pleines*. Addition au mémoire de Viborg. Paris, 1835.

SAUSSOL. — *Remarques sur une pleuropneumonie épizootique dans l'espèce du porc*. Addition au mémoire de Viborg. Paris, 1821-1835.

LAPOUSSÉ. — *Gastro-entérite compliquée de fièvre charbonneuse sur un troupeau de cochons*. Addition au mémoire de Viborg. Paris, 1835.

GROGNIER. — *Du régime des porcs à Maurs* (*Cantal*). Addition au mémoire d'Young. Paris, 1835.

DÉHAN. — *Enzootie sur les cochons*. Addition au mémoire d'Young. Paris, 1835.

BEYROU. — *Calcul uréthral chez le porc*. Observation publiée par M. Goux dans les mémoires de la Société de médecine vétérinaire du département de Lot-et-Garonne. 2e vol., 4e livraison. Agen et Paris, 1844-1847.

GOUX. — *Arthrite rhumatismale*. Mémoire de la Société de médecine vétérinaire du département de Lot-et-Garonne. Agen et Paris, 1844-1847.

PRADAL. — *Traité des maladies du porc*, leurs symptômes, leurs causes, avec l'indication des procédés opératoires. 1 vol. avec planches. Castres, 1848.

LEROUX. — *Du cochon, de son élevage et de son entretien*. 1 vol. in-18. Boussac, 1849.

GRANDVOINNET. — *De l'établissement des porcheries*. 1 vol. in-18, avec gravures. Paris, 1855.

JOSÉ PASCAL, R. GARCIA et LAZARO. — *Maladie de Malaga*. Boletin de veterinaria, mai 1853. Recueil de médecine vétérinaire, 1857.

DE MORTILLET. — *L'Éducation des porcs et leurs diverses races*. Brochure in-24 de 32 pages. Grenoble, 1857.

W. YOUATT. — *The pig*. London, 1860.

J. BONHOMME. — *La Porcherie*. Brochure de 64 pages. Villefranche et Paris, 1862.

ETIENBLED. — *Mémoire sur l'espèce porcine.* Une brochure in-8 de 26 pages. Saint-Pol, 1862.

FUCHS. — *Trichines et ténias.* 1 vol. in-8. Francfort, 1863.

MARTIN. — *The pig.* In-8. London, 1863.

Dr DELPECH. — *De la ladrerie du porc* au point de vue de l'hygiène privée et publique. Mémoire lu à l'Académie de médecine dans la séance de février 1863. 1 vol. de 105 pages. Paris, 1864.

Dr MULLER. — *Gale observée sur des cochons chinois.* Recueil de médecine vétérinaire, p. 849. 1864.

RICHARDSON. — *The pig.* In-18. London, 1864.

VIRCHOW. — *Des trichines,* à l'usage des médecins et des gens du monde. Traduit de l'allemand, par M. Onimus. Brochure de 55 pages, ornée de figures. Paris, 1864.

GUARDIA. — *La ladrerie du porc dans l'antiquité.* Recueil de médecine vétérinaire. 1865-1866.

STEPHENS et MORTON.— *Traitement des porcs.* 1 vol. in-18. Bruxelles 1865. Extrait des ouvrages de ces deux auteurs anglais, par J. A. G.,

H. BOULEY. — *De la trichinose.* Rapport au ministre de l'agriculture. Recueil de médecine vétérinaire, p. 241, année 1866.

CHAUVEAU. — *Des trichines et de la trichinose.* Recueil de médecine vétérinaire, p. 326, année 1866.

Instruction sur l'origine et le traitement de la trichinose chez l'homme. Recueil de médecine vétérinaire, p. 314, année 1866.

HEUZÉ. — *Le porc.* 1 vol. in-12, avec gravures. Paris, 1866.

Dr MULLER. — *Trichine spirale.* Recueil de médecine vétérinaire, p. 612, année 1866.

PAGENSTECHER. — *Les trichines* (*Mémoire sur*). Recueil de médecine vétérinaire. 1866.

COLIN. — *Recherches sur la vitalité des trichines.* Recueil de médecine vétérinaire. Année 1867.

FRIENDLEBEN. — *Vitalité des trichines* (*Mémoire sur la*). Recueil de médecine vétérinaire. Année 1867.

IMLIN. — *Ladrerie du porc.* Recueil de médecine vétérinaire, p. 679. Année 1867.

MANSUY. — *Un cas supposé de rage chez le porc.* Recueil de médecine vétérinaire, p. 306. Année 1867.

TRASBOT. — *Lésion nouvelle observée à l'autopsie d'un cochon.* Recueil de médecine vétérinaire, p. 528. Année 1868.

GAY. — *Fièvre charbonneuse du porc* (*Rapport au sous-préfet de Roanne sur la*). Mars, 1869.

MAGNE. — *Les races porcines et leur amélioration.* 3e édit. 1 vol. in-18 jésus. Paris, 1869.

YSABEAU. — *Le porc et son avenir.* Recueil de médecine vétérinaire, p. 308. Année 1869.

DE GUAITA. — *Ivresse des porcs.* Mémoire inséré dans le journal d'agriculture pratique, 34e année. Paris, 1870.

ADENOT. — *Mémoires et observations sur les maladies du porc.* Travaux inédits. Montchanin, 1871.

NOMS

DES VÉTÉRINAIRES QUI M'ONT COMMUNIQUÉ LEURS TRAVAUX.

MM.	Adenot	à Saint-Eusèbe	(Saône-et-Loire).
	Bardel	à Sallanches	(Haute-Savoie).
	Barjeaud	à Eymet	(Dordogne).
	Baron	à Oraison	(Basses-Alpes).
	Bérard	à Chalais	(Dordogne).
	Beylot	à Brantôme	»
	Cauvet	à Narbonne	(Aude).
	Chaussade	au Bugue	(Dordogne).
	Chataigner	à Saint-Maixent	(Deux-Sèvres).
	Clavel	à Villefranche-de-Belvès	(Dordogne).
	Dubois	à la Châtre	(Indre).
	Duliége	à Beaufort	(Maine-et-Loire).
	Gaignard (E.)	à Chalonnes	»
	Gaignard (L.)	à Craon	(Mayenne).
	Gay	à Roanne	(Loire).
	Goux	à Agen	(Lot-et-Garonne).
	Jarry	à Tiercé	(Maine-et-Loire).
	Laborde	à Argelès	(Htes-Pyrénées).
	Lagreyze	à Molières	(Dordogne).
	Pichon	à Château-Gontier	(Mayenne).
	Ravard	à Lusignan	(Vienne).
	Rousseau	à Nalliers	(Deux-Sèvres).
	Séché	à Saint-Laurent	(Maine-et-Loire).

TABLE DES MATIÈRES.

PREMIÈRE PARTIE

NOTIONS ZOOLOGIQUES.

DEUXIÈME PARTIE

NOTIONS CHIRURGICALES APPLIQUÉES A L'ESPÈCE PORCINE.

TROISIÈME PARTIE

DESCRIPTION DES MALADIES

DU PORC

PREMIÈRE PARTIE

NOTIONS ZOOLOGIQUES

CHAPITRE I

GÉNÉRALITÉS SUR LE PORC.

1° *Classification.* — Le porc (latin *porcus*, anglais *pig*, allemand *schwein*, italien *porco*, espagnol *puerco*) appartient à la division des vertébrés, classe des mammifères, ordre des pachydermes, genre *sus*. Ongulé et tétradactyle régulier.

2° *Caractères génériques.* — « Il y a peu d'exemples, en zoologie, dit avec justesse M. Sanson, d'une incertitude pareille à celle qui existe sur la détermination précise des espèces du groupe des suidés. On y considère comme appartenant à des espèces distinctes des individus parfaitement capables de s'unir et de donner des suites indéfiniment fécondes, et nul ne serait en mesure de dire d'une manière précise sur quoi se fondent les caractères génériques de ce groupe, pas plus que les caractères d'espèce sur lesquels les déterminations admises ont été établies. C'est donc un sujet à reprendre entièrement, par la méthode expérimentale.

« Blainville, qui passe pour en avoir fait une étude attentive, déclare n'avoir pu saisir, entre le sanglier d'Europe et celui de l'Inde, aucun caractère d'espèce. — En présence de cette déclaration, on se demande ce que pouvait être, pour ce naturaliste, un caractère de valeur spécifique, à son point de vue, lorsqu'on sait qu'entre les types considérés par lui il y a une différence dans le nombre des vertèbres. Is. Geoffroy Saint Hilaire, de son côté, dit qu'il y a en Orient des sangliers différents du nôtre, mais par des caractères d'une si faible importance que la diversité spécifique de ces animaux est loin d'être généralement admise. —

« Il faut donc se borner à énumérer les espèces considérées comme formant le genre *sus*, en faisant remarquer que plusieurs d'entre elles ne sont certainement que des races d'une seule et même espèce, attendu que l'expérience démontre tous les jours leur faculté de fécondation réciproque et indéfinie. Les naturalistes admettent, comme espèces distinctes, le sanglier d'Europe, *S. scrofa*; le phacochère, *S. africanus;* le sanglier d'Éthiopie, *S. ethiopicus;* le sanglier d'Asie, *S. indicus;* et le sanglier du Malabar, *S. sinensis*. Il n'y a pas de place dans cette nomenclature, pour les races qui nous intéressent le plus, pour nos porcs domestiques, à moins qu'on ne les considère comme faisant partie de l'espèce du *S. scrofa*, avec le sanglier de nos forêts, dont ils diffèrent pourtant essentiellement par leur constitution anatomique. Mais comme ils se reproduisent indéfiniment avec lui, aussi bien du reste qu'avec le *S. indicus*, on est forcé de conclure que nos porcs, nos sangliers et les cochons d'Asie forment ensemble une seule espèce, qui, par droit de nationalité, sera pour nous celle du *S. scrofa*, cochon ou porc. »

3° *Origine*. — Il n'y a pas encore longtemps que l'on voyait dans nos races porcines des descendants du sanglier d'Europe. C'est à bon droit que le lecteur reste étonné quand il parcourt les travaux de savants illustres tels que Is. Geoffroy Saint-Hilaire, Link, Dureau de la Malle, qui, s'appuyant uniquement sur des documents historiques, attribuent à nos races de porcs, et à notre sanglier même, une origine orientale. Le premier de ces écrivains ne se donne pas seulement la peine de dire si, dans cette migration, les porcs sont devenus sangliers, ou ceux-ci devenus porcs.

M. P. Gervais, dans son *Histoire naturelle des mammifères*, publiée en 1855, s'est permis de mettre en doute les assertions de Is. Geoffroy Saint-Hilaire, et s'il n'indique pas le véritable état des choses, il laisse du moins supposer que c'est ailleurs que dans les ouvrages du professeur du Muséum qu'il convient d'aller chercher la vérité.

Depuis quelque temps la médecine vétérinaire se charge d'élucider les difficiles questions ayant trait aux origines. Deux confrères encore jeunes, MM. Piétrement et Sanson, ont résolu de porter la lumière sur des études embrouillées comme à plaisir, et disons-le à leur louange, ils sont en voie de réussir.

« Nos races de porcs, écrit ce dernier, ne peuvent pas plus venir du sanglier d'Europe que des sangliers d'Asie, à moins que l'hérédité des formes fondamentales du squelette ne doive être considérée comme un vain mot. Cela étant, il n'y a pas lieu d'entreprendre une discussion des arguments historiques, si victorieuse qu'elle dût être cependant.

« En effet, indépendamment des différences typiques qui distinguent le crâne et la face des cochons, porcs ou sangliers de l'Europe et de l'Asie, et qui suffiraient toutes pour éloigner l'idée d'une souche commune, d'une parenté quelconque, il y a dans la constitution du rachis des variétés de nombre des vertèbres qui, une fois constatées, ne peuvent plus laisser aucun doute dans l'esprit du naturaliste. L'ensemble de ces variétés et surtout leur signification avaient échappé à tous les observateurs.

« Le sanglier d'Europe, *S. scrofa* des naturalistes, a cinq vertèbres lombaires, avec dix-sept dorsales ; le cochon d'Asie, *S. indicus*, n'en a que quatre, avec quinze dorsales; et nos races de porcs en ont six, avec quatorze dorsales seulement.

« Pour admettre, avec Is. Geoffroy Saint-Hilaire et la plupart des naturalistes contemporains, que nos races porcines descendent des sangliers d'Asie, il faudrait supposer que le changement de climat a pu leur ajouter deux vertèbres lombaires en leur retranchant une vertèbre dorsale ; pour se ranger à l'avis de Cuvier, il faudrait concéder que la domestication, non moins puissante, en leur retranchant trois vertèbres dorsales, les a pourvues d'une lombaire de plus. C'est ce que personne évidemment n'osera soutenir. Ce sont donc bien là des différences originelles. D'où il faut conclure que nos cochons domestiques ont toujours été cochons, notre sanglier toujours sanglier, et que les sangliers ou cochons d'Asie n'ont été pour rien dans leur ascendance. Les souches primitives n'ont, par conséquence, jamais cessé de résider où nous les observons aujourd'hui. »

4° *Considérations générales.* — Le porc existe naturellement sur la plus grande partie de l'ancien et du nouveau continent, ainsi que dans les îles de l'Inde.

Le mâle est ordinairement nommé *verrat*, la femelle *truie* ou *porche*, et les petits issus de leur accouplement *gorets*, *porcelets*, *cochonnets* ou *cochonneaux*. Les individus que l'on a privés de leurs organes reproducteurs sont appelés, les mâles, *cochons* ou *pourceaux*, et les femelles, *coches* ou *porcelles*.

Le porc se nourrit, avec la plus grande indifférence, d'aliments tirés soit du règne végétal, soit du règne animal, d'où la dénomination d'omnivore qui lui a été donnée par les naturalistes. Il est rangé dans la catégorie des mammifères. La truie possède de 10 à 14 mamelles s'étendant sur deux lignes sous le ventre, et divisées en pectorales, ventrales et inguinales. Ces organes sont très-développés chez les bonnes nourrices et touchent le sol chez celles qui appartiennent aux petites races, dites races à jambes courtes.

Les membres du porc sont terminés par quatre doigts, ce qui lui a valu le nom de tétradactyle; et comme ces doigts sont pourvus d'une enveloppe cornée qui les protége, on a encore attribué à cet animal la qualification d'ongulé. Les deux grands doigts reposent sur le sol, les deux plus courts ne touchent pas à terre.

Le cochon possède une voix qui lui est propre et que chacun connaît sous le nom de *grognement*. On distingue plusieurs sortes de grognement, toutes aussi désagréables les unes que les autres, et indiquant un besoin ou un sentiment particulier. Le sujet en santé ou malade, gai ou souffrant, à jeun ou repu, etc., exprime ces différents états par la longueur ou l'intensité de son cri.

Les sens du porc ne sont point délicats; l'odorat seul se distingue par sa finesse que l'on utilise pour la recherche des truffes. Non seulement les cornets olfactifs sont très-développés, mais les parois crâniennes sont creusées par un grand nombre de cellules en communication avec l'appareil nasal dont elles augmentent les facultés.

L'intelligence et la mémoire de cet animal n'ont rien de remarquable; mais les immenses services qu'il nous rend sont de nature à faire aisément passer sur des qualités de second ordre. Il a besoin de liberté; malgré cela, il s'habitue parfaitement à la stabulation qui devient aujourd'hui le système d'élevage le plus en vogue.

La malpropreté qu'on attribue à ce serviteur est un

reproche souverainement injuste, car aucun n'est aussi propre. Il est le seul qui ne dépose jamais ses excréments sur sa litière; jamais il ne salit son habitation, et, s'il est attaché, il s'éloigne de l'endroit où il se tient habituellement, de toute la longueur de son lien, pour satisfaire ses besoins.

La fraîcheur en été lui est indispensable, et il remplace les bassins, qu'on néglige de lui donner, en se vautrant dans la boue. C'est par le besoin de se débarrasser des insectes et des corps qui l'incommodent, qu'il est porté à rechercher les bourbiers. On interprète donc bien mal son instinct quand on le considère comme recherchant par goût la malpropreté.

Généralement les porcheries sont établies sans discernement, tantôt au nord, tantôt au midi. C'est un tort, car les porcs craignent les extrêmes de température. L'exposition au soleil levant est celle qui convient le mieux.

Les loges sont basses, souvent au-dessous du niveau des terres environnantes, et par conséquent toujours humides. D'ordinaire elles sont encore peu éclairées et très-mal aérées. La cour est fangeuse et remplie d'immondices. Dans ces conditions, le porc, au lieu de rester couché, se tient debout, s'agite et indique son malaise par des grognements réitérés.

La taille des sujets de l'espèce porcine est excessivement variable, un simple coup d'œil sur les types si nombreux suffit pour s'en convaincre. La robe est blanche, noire, rousse, jaunâtre, grisâtre ou pie; la peau épaisse; les soies sont longues et dures. La graisse interposée entre la chair et les muscles sous-cutanés constitue le lard.

La tête, ou *hure*, est grosse, pyramidale, et plus ou moins allongée suivant les races. Le crâne se rétrécit en arrière et se termine par une crête occipitale saillante et carrée; le cerveau est peu développé, l'œil est petit et la pupille ronde ; l'oreille haut placée, large à sa naissance, pointue à son extrémité, tantôt droite, tantôt pendante. La bouche est largement fendue, et la mâchoire mise en mouvement par des muscles d'une grande puissance. Le groin, véritable organe de tact, a pour base un os, ou plutôt un osselet particulier appelé *os du boutoir;* il est mis en mouvement par deux muscles situés de chaque côté de la face. Le boutoir est très-mobile et sert au cochon pour *fouiller* ou *fouger* la terre.

L'animal porte 44 dents : 12 incisives, 4 canines et 28 molaires divisées en fausses et en vraies molaires. Les incisives de la mâchoire inférieure sont penchées en avant; les fausses molaires sont tranchantes, les vraies molaires pourvues d'une couronne tuberculeuse. Les canines, qu'on observe principalement chez le mâle, sont courbées et saillantes ; elles constituent les *défenses* ou *crochets*, et comme elles croissent toujours, elles deviennent d'autant plus à craindre que le sujet est plus âgé.

La lèvre inférieure est plus courte que la supérieure ; la langue est traversée par divers sillons.

L'estomac est simple et d'une capacité de huit litres environ ; le cœcum et une partie du colon sont bosselés. Le poumon a deux lobules, le foie trois lobes et quatre divisions ; la vésicule biliaire est oblongue, la rate très-allongée.

La queue est mince, petite et entortillée. Ce dernier caractère, qui se présente toujours lors de l'état de santé, fait souvent défaut dans les cas de maladies graves.

CHAPITRE II

ESPÈCES SAUVAGE ET DOMESTIQUE

1° Espèce sauvage.

En parlant des espèces sauvage et domestique, je désire limiter autant que possible ma description et ne tracer, par conséquent, que l'histoire des cochons qui vivent en Europe. La première partie de mon traité n'ayant d'autre but que celui d'exposer en raccourci les notions zoologiques les plus utiles à connaître, je laisse à de plus savants le soin d'étudier tout ce qui a trait aux animaux du genre *sus*.

L'espèce sauvage est caractérisée par le sanglier. La forme de cet animal diffère un peu de celle dont j'ai fait le tableau dans le chapitre précédent; son pelage est noir et luisant, sa tête est plus longue que celle du cochon, et la partie inférieure de son chanfrein est plus arquée; ses oreilles sont beaucoup plus petites et jouissent d'une grande mobilité; ses défenses sont longues et tranchantes.

Ses dents sont établies d'après la formule suivante :

$$\frac{3}{3}\text{ incisives ; }\frac{1}{1}\text{ canines ; }\frac{7}{9}\text{ molaires.}$$

Les incisives supérieures sont inégales; celles d'en bas sont proclives, les deux paires extérieures étant plus longues que la troisième; les défenses inférieures deviennent plus longues que celles d'en haut, qui se recourbent supérieurement, et s'usent contre les précédentes. La première paire des molaires inférieures est écartée des autres; les dernières molaires des deux mâchoires ont leur couronne formée d'un grand nombre de tubercules émoussés.

Le sanglier est un animal grossier dans sa forme et dans ses mœurs; il vit dans les forêtset les marécages et change de séjour suivant les saisons. Les mâles sont appelés *verrats*, les femelles *laies*, les jeunes, *marcassins*. Les individus de cette espèce ne manquent pas d'intelligence, mais ils sont farouches et dangereux par leur brutalité. Leur chasse n'est pas exempte de dangers, car leurs défenses occasionnent des blessures fort graves. Il n'est pas rare que dans les luttes auxquelles on les provoque ils éventrent les chiens, et dans beaucoup de cas les chasseurs eux-mêmes ont à redouter les accès de leur fureur.

— Comme Saturne, dit M. Belfied-Lefèvre, le sanglier dévore ses enfants, et, comme Rhéa, la laie les cache avec soin pour les soustraire à la voracité du père. De temps à autre, cependant, lorsque les temps sont durs et que les glands sont rares, la femelle elle-même ne se fait guère scrupule de manger un petit ou deux. Lorsqu'ils ont échappé à ce premier péril de l'enfance, les marcassins commencent à porter une livrée formée de bandes alternantes de brun fauve ou de brun clair, qui se prolongent dans toute la longueur du corps. A mesure qu'il grandit, sa livrée s'efface, et le marcassin devient *bête de compagnie*. Il est à remarquer, en effet, que toute la descendance d'un même couple (car le sanglier est monogame), depuis le marcassin en bas âge jusqu'au sanglier adulte qui a atteint sa quatrième année, ne forme guère qu'une seule tribu, un véritable *clan*, qui résiste en corps à toutes les agressions des chiens et des loups; les plus forts se plaçant à la circonférence pour repousser l'attaque, et les plus faibles se mettant à l'abri dans le centre.

Lorsqu'ils ont atteint l'âge de quatre ans environ, les sangliers abandonnent par paire le centre social, et vont fonder, loin de la mère-patrie, une colonie nouvelle. A cette époque, la bête, dans toute la verdeur de la jeunesse, est dite *ragot*. Les mâles, quand ils deviennent vieux, se tiennent isolés, et prennent le nom de *solitaires*.

Le sanglier vit jusqu'à trente ans, et conserve toujours sa force, sa hardiesse, son intrépidité.

Les tribus de sangliers labourent profondément la terre pour y chercher des racines, et l'histoire raconte que les premiers cultivateurs utilisèrent à la culture et à l'ensemencement des terres cette habitude commune à la plupart des pachydermes. Mais si les sangliers ont été de quelque utilité à l'homme en enfouissant ses graines, ils lui ont causé des dommages bien plus réels en dévastant ses vignes et en ravageant ses champs de blé. Aussi était-il d'usage d'offrir le sanglier en sacrifice aux fêtes de Cérès et de Bacchus, parce qu'il ruinait également les bienfaits de l'un et de l'autre :

Prima Ceres avidæ gavisa est sanguine porcæ
Ulta suas merita cæde nocentis opes.

C'est encore à ces dégâts que fait allusion la magnifique parabole des Psaumes :

« Vous avez transporté votre vigne de l'Égypte, et, après avoir chassé les nations, vous l'avez plantée dans leur place. Vous avez affermi ses racines, et elle a rempli la terre; son ombre a couvert les montagnes et ses branches se sont élevées au-dessus des cèdres. Le *sanglier* de la forêt l'a toute ruinée, et la bête fauve l'a dévorée. »

La chair du sanglier eut pendant longtemps grande

vogue à Rome ; elle se trouvait parmi les plats de choix d'un souper bien ordonné.

Dans l'origine on partageait l'animal en trois, et le râble paraissait seul sur la table. Servilius Rullus fut le premier qui plaça sur la table la bête entière ; du temps de Pline le Naturaliste on en servait jusqu'à trois à la fois, pour le premier service seulement, et c'est en vain que Caton et Juvénal s'élevèrent contre cette gourmandise aux formes homériques. Fulvius Lupinus, Hortensius et Lucullus formèrent aux environs de Tarquinies un parc de sangliers ; Apicius, l'auteur, sans doute, du traité *De gulæ excitamentis*, inventa l'art de leur engraisser le foie avec des figues sèches ; Trimalcion, Hipparque, Aratus, etc., trouvèrent pour ces animaux des sauces incomparables.

Les sangliers n'apparurent que tard dans les jeux sanglants du cirque. Dans les premiers temps, on cherchait à frapper l'attention du peuple romain par l'étrangeté des formes animales que l'on faisait passer sous ses yeux. L'empereur Sévère, ayant voulu célébrer d'une manière convenable la dixième année de son règne et le mariage de son fils Caracalla, donna dans le cirque des jeux magnifiques, dans lesquels soixante sangliers s'entretuèrent. Probus, Constantin, etc., firent de même. —

Le sanglier était autrefois bien plus abondant, car l'on trouve ses os et ses défenses enfouis dans le sol d'un grand nombre de lieux qu'il n'habite plus aujourd'hui. Il possédait une taille plus considérable. La vie inquiète que mènent actuellement les sangliers nuit à leur développement, et si les restes de ces animaux que l'on retire de la terre ont une taille plus élevée et des canines plus considérables, cela doit tenir à ce qu'ils jouissaient d'une plus grande tranquillité, qu'ils trouvaient une nourriture plus copieuse et vivaient plus longtemps que ceux qui habitent maintenant nos forêts.

Leurs déprédations et leur voisinage peu agréable ont forcé l'homme à leur faire perdre chaque jour du terrain, et finalement à les expulser des endroits habités et cultivés. Aussi leur nombre est-il fort restreint.

2° Espèce domestique.

Le porc est connu depuis les temps les plus reculés. L'Odyssée, le Deutéronome et le Chou-King établissent que la domestication du cochon dans l'extrême Orient date au moins de quarante-neuf siècles.

Le Lévitique (ch. XI), range cet animal parmi les êtres impurs, et Moïse défend aux Israélites d'en manger; c'est pourquoi ce peuple regardait le sacrifice d'un porc comme un crime aux yeux du Seigneur. Sa croyance fut encore entretenue par les menaces de mort que proféraient les Prophètes contre quiconque faisait usage de la chair de ce pauvre déshérité.

Tacite fut le premier qui prétendit que cette prohibition revêtait un caractère sacré pour mieux frapper les Juifs, mais qu'elle prenait sa source dans la nécessité de l'observation forcée des règles de l'hygiène; il croyait reconnaître les effets de la lèpre dans la nourriture prolongée avec la viande de porc.

Plusieurs auteurs modernes adoptèrent les idées de cet écrivain et complétèrent son travail. En lisant plus loin l'historique de la trichinose et de la ladrerie, on verra la haute valeur des raisons qui firent agir ainsi le législateur des Hébreux.

Sans avoir d'aussi graves motifs d'accusation contre le porc, les Égyptiens voyaient cependant cet animal d'un mauvais œil; ils l'offraient comme une victime d'expiation.

S'il arrivait à un habitant de ce pays de toucher un cochon, la loi religieuse l'obligeait à se purifier dans les eaux du Nil. Cependant, comme les préjugés n'infectent pas un pays tout entier, et qu'il reste toujours quelques asiles secrets où la raison s'abrite contre leur invasion, il y avait en Égypte des porcs et des porchers ; mais ceux-ci faisaient une classe à part, comme les parias de l'Hindoustan, et ils étaient exclus des temples comme les pestiférés.

Par contre, les peuples de l'Italie et de la Grèce se nourrissaient de sa chair, et l'offraient en sacrifice à Cérès, à Cybèle et à Mars.

Les porcs étaient nombreux en Grèce, lisons-nous dans l'ouvrage de M. Heuzé; Eumée possédait d'immenses troupeaux et les nourrissait avec du gland; c'est du moins Homère qui le rapporte dans l'Odyssée.

Les Gaulois élevaient beaucoup de cochons et prisaient fort la charcuterie ; ils expédiaient de grandes quantités de salaisons dans toute l'Italie. Polybe raconte à ce propos que beaucoup d'habitants de Rome construisaient des charniers assez grands pour contenir 4,000 pièces de lard. Nos prédécesseurs sur la terre de France avaient encore la réputation de fabriquer les meilleurs jambons; les charcutiers de Strasbourg et de Bayonne peuvent se flatter de n'avoir, sur ce chef, aucunement démérité.

Comme on l'a vu en parlant du sanglier, les Romains faisaient paraître sur leurs tables un porc tout entier dont ils avaient garni l'intérieur de bees-figues, de grives et d'ortolans. Il fallut édicter des lois somptuaires pour empêcher la confection et l'apparition de ces plats ruineux.

Les Germains, après avoir pénétré dans les Gaules, en utilisèrent les parties boisées pour l'élevage d'innombrables troupes de cochons. Plus tard, les rois de France se réservèrent le droit exclusif de pâture dans les forêts enclavées dans leurs domaines. Clotaire renonça à ce privilége.

Charlemagne favorisa l'élevage de l'espèce porcine, car on lit dans ses Capitulaires les recommandations en ce sens qu'il adresse à ses régisseurs.

Mahomet imita Moïse en lançant, à son tour, l'interdiction sur la viande de porc. Il est évident que le prophète arabe avait les mêmes raisons que le chef des Hébreux pour prendre de pareilles mesures. La meilleure preuve, c'est que les législateurs français ne tardèrent guère à réglementer la vente de la chair de cochon, ainsi que je l'indique aux articles *Trichinose* et *Ladrerie*.

La gent porcine mérite à tous égards les soins dont on peut l'environner; chacun connaît la place importante qu'elle occupe dans l'économie rurale et dans l'alimentation : m'appesantir sur ces deux points serait donc superflu. Il me suffira, pour terminer, de rappeler les produits si variés et si précieux qu'elle fournit à l'homme, et surtout aux classes agricoles, qui sans elle vivraient difficilement.

CHAPITRE III

RACES DOMESTIQUES

L'espèce porcine a produit un très-grand nombre de variétés, qui tendent encore à augmenter de plus en plus par suite des croisements opérés chaque jour en Europe. L'Angleterre les compte par provinces ; la France, ne voulant point rester en arrière de sa rivale, aura bientôt autant de types que d'arrondissements.

Les choses en sont venues à ce point, que les praticiens les plus éclairés ne peuvent se reconnaître au milieu d'une multitude de divisions et de subdivisions fondées sur des caractères dépourvus de fixité. Je défie au plus habile de signaler, même après un examen attentif, le type de la plupart des animaux exposés dans les concours, s'il n'a point en main le livret explicatif. Dans bien des circonstances mêmes ce document vous laisse dans l'embarras ; comment pourrait-il en être autrement, quand souvent l'éleveur se trompe sur la désignation de la race, la provenance des ascendants, etc., etc. ?

C'est donc avec raison qu'on a proposé de diviser l'espèce porcine en deux groupes principaux : les grandes races et les petites races. En attendant que cette classification soit définitivement adoptée, je vais décrire d'abord les trois types qui existent en Europe, et ensuite les métis qu'ils ont formés.

Le premier type est asiatique, il est venu de Chine et de Siam; le second provient de l'Europe méridionale et présente des caractères bien déterminés; le troisième appartient à la France et se divise en plusieurs groupes, comme nous le verrons plus loin.

M. Sanson, que je considère comme notre meilleur zootechnicien, a parfaitement dépeint les caractères particuliers à chacun de ces types; aussi ne saurais-je mieux faire que de lui emprunter une partie de son travail. Tout le monde y gagnera.

Race asiatique.

La race porcine, connue en Europe sous les noms divers de *race chinoise*, *tonquine*, *cochinchinoise*, *siamoise*, *malaise*, *du Cap* (*fig.* 1 et 2), a été introduite chez nous il y a fort longtemps.

Elle a été beaucoup employée, en Angleterre, à faire des croisements, mais elle ne compte aujourd'hui plus guère de représentants.

Ses caractères sont les suivants : — Crâne brachycéphale, protubérance occipitale peu développée, front large et bombé, arcades orbitaires peu accusées, face courte, chanfrein droit et relevé, os lacrymal court, crête zygomatique saillante, maxillaire inférieur à branches écartées et relevées à angle droit, arcades incisives petites, séries dentaires divergentes, quatorze paires de côtes, *quinze vertèbres dorsales* et *quatre lombaires*, groin étroit, bouche petite, joue forte et pendante, oreille petite et redressée, œil petit, physionomie douce, soies peu abondantes et fines, peau avec ou sans pigment; pelage noir dans les régions postérieures, blanc jaunâtre dans les antérieures, parfois tout blanc ou tout noir, parfois mélangé par bouquets de blanc, de noir et de roux; taille petite, col court et épais, poitrine ample et arrondie, épaule forte, dos et lombes courts, corps cylindrique, hanches écartées, croupe arrondie, cuisse forte, fesse saillante et descen-

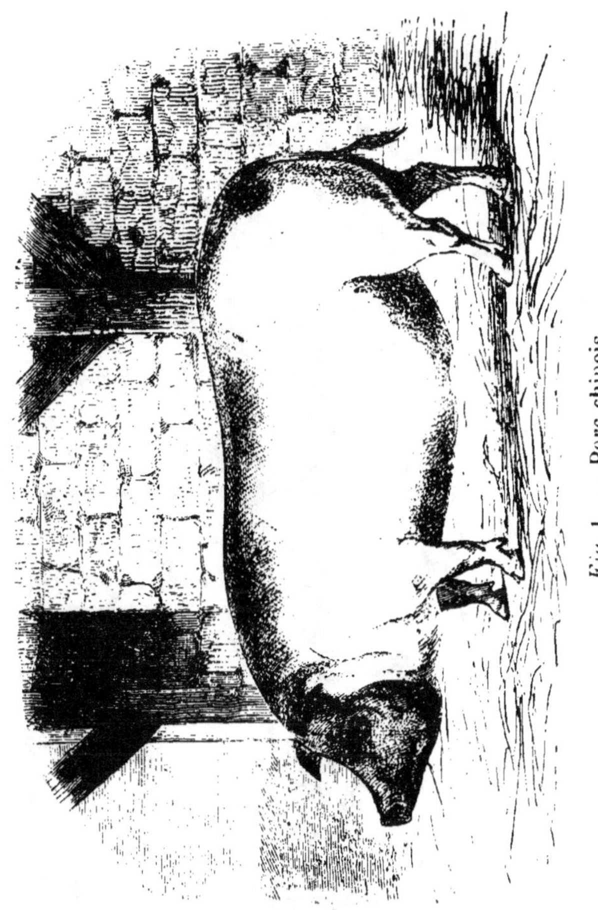

Fig. 1. — Porc chinois.

due, membres courts et fins, développement précoce, engraissement facile.

On reproche à cette race d'être mauvaise marcheuse, et de donner un lard mou et de qualité inférieure.

Elle a été remplacée par les métis qu'elle a servi à

former en Angleterre, et qui ont, à leur tour, opéré des

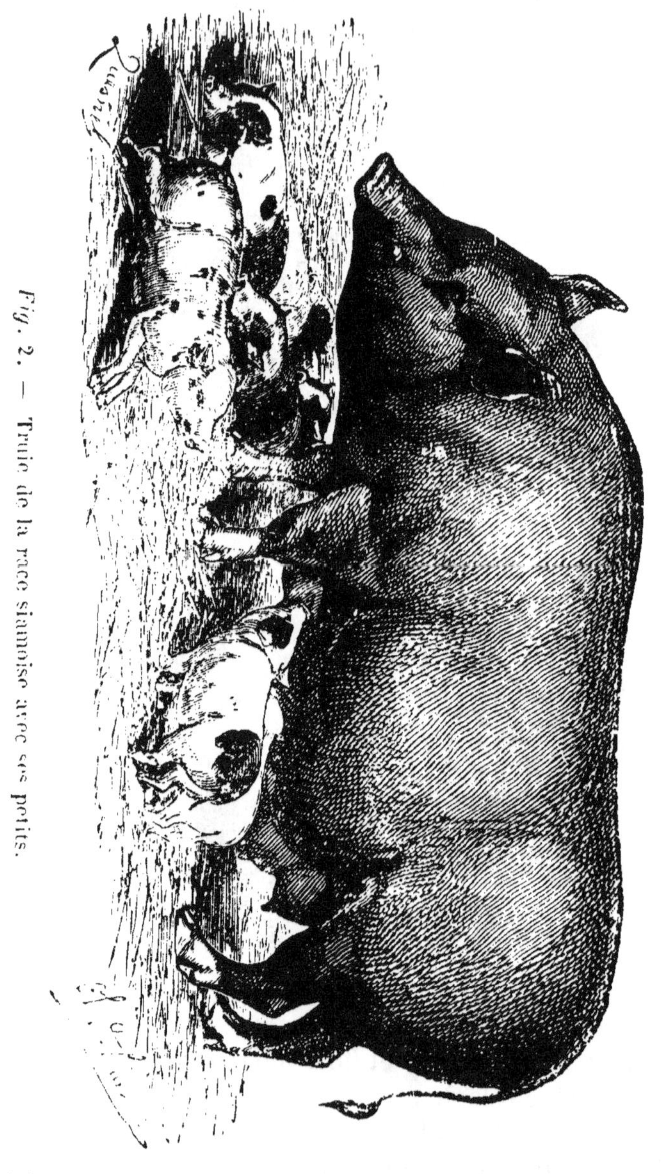

Fig. 2. — Truie de la race siamoise avec ses petits.

métissages, en Belgique, en France et en Allemagne.

Race napolitaine.

La race napolitaine (*fig.* 3) est encore dite race de *Malte*,

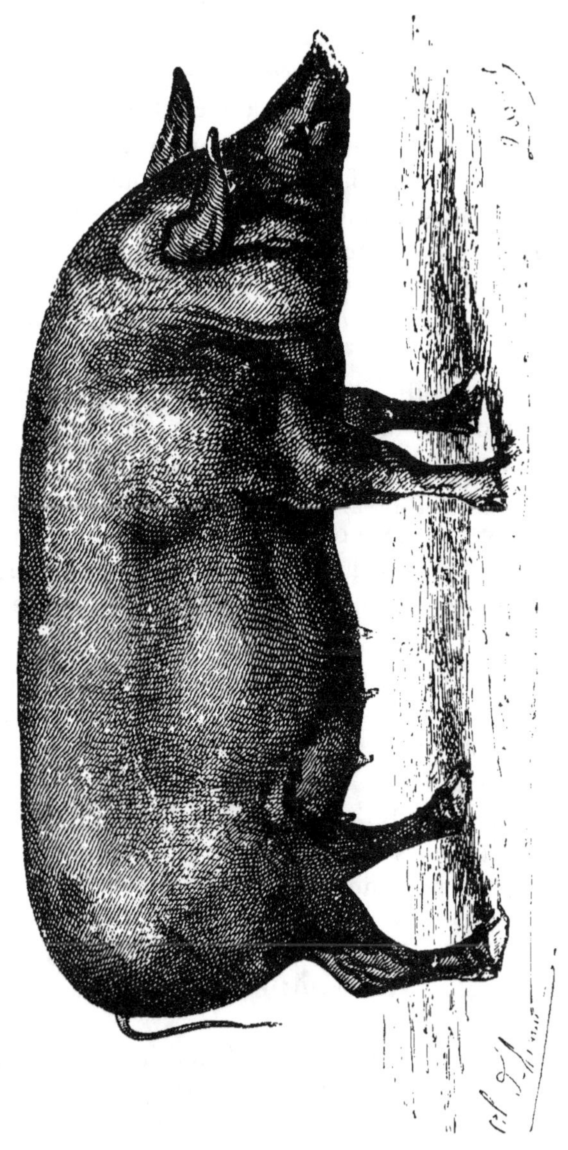

Fig. 3. — Truie de la race napolitaine.

race *espagnole*, parce qu'elle est très-répandue dans les

îles de la Méditerranée et en Espagne. Elle fut introduite en Angleterre par lord Western, au commencement de ce siècle, et dans les Pyrénées françaises quelque temps après.

Voici ses *principaux caractères :* — Crâne dolichocéphale, protubérance occipitale élevée et en forme de V, crâne et front aplatis et en losange, arcades orbitaires peu saillantes, face moyenne, chanfrein droit, angle facial obtus, crête zygomatique effacée, maxillaire inférieur à branches écartées obliquement de dehors en dedans et relevées à angle droit, arcades incisives petites, *quinze vertèbres dorsales* et *six lombaires*, groin étroit et incliné, bouche moyenne, joue tombante, oreille droite et pointue, œil petit et peu ouvert, physionomie sauvage; soies rares, fines et toujours entièrement noires ou d'un roux foncé sur toute l'étendue de la peau, pourvue de pigment; taille élevée, tête un peu allongée, col court et épais, corps ample et allongé, membres fins et de moyenne longueur, grande rusticité, développement précoce, engraissement facile.

La race napolitaine vit une grande partie de l'année en liberté, dans tous les pays qu'elle occupe; elle s'y conserve à l'état de pureté, car il n'y est pas question de croisements.

C'est à cette race qu'on a souvent demandé les animaux reproducteurs avec lesquels on a amélioré les anciennes races porcines anglaises.

Race celtique.

Caractères. — Crâne brachycéphale; protubérance occipitale allongée transversalement, basse et peu courbée; front court et aplati, à sommet saillant; arcades orbitaires effacées; face longue, à chanfrein droit, épais et relevé; angle facial presque droit; crête zygomatique accusée; maxillaire inférieur à branches très-écartées, obliques de dehors en dedans, relevées à angle aigu; arcades incisives larges; *quatorze vertèbres dorsales* et *six lombaires*. Sur le vivant, groin large, relevé, taillé presque droit; bouche grande; joue forte et tombante; oreille large à la base, aplatie, losangique, pendante sur le côté de la face et recouvrant en partie les yeux, souvent munie à l'intérieur et sur les bords de soies abondantes et grossières; œil petit; physionomie un peu sauvage. Pelage jaunâtre ou blanc dans le type pur, qui occupe toute la région du Nord-Ouest et du Centre-Ouest, sous les noms divers de races normande, bretonne, craonnaise, poitevine, etc.; pelage parsemé de taches noires plus ou moins étendues sur les sujets du Nord-Est, de l'Est, du Centre et du Midi, où des croisements ont eu lieu avec la race napolitaine, dont le type même se montre avec des altérations diverses et une variabilité plus ou moins accusée dans certaines populations métisses, telles que celles appelées races bressane, du Quercy, du Périgord. Ainsi se montre en parties noire et blanche la robe des populations porcines de la Flandre, de la Lorraine, de l'Alsace, du Berry, de la Marche, du Limousin, du Languedoc et des Pyrénées; toutes néanmoins du même type. Taille aussi variable que la robe, atteignant des proportions énormes dans l'Ouest, restant moyenne ailleurs et même petite dans le Centre et le Midi. Tête variant en poids, et paraissant d'autant plus petite que le corps a été développé par l'amélioration. Cou mince et long dans le type commun, pourvu à son bord de soies grossières et hérissées, arrondi et épais chez les individus améliorés. Corps long, plus ou moins ample, mais toujours disposé suivant une ligne courbe de la tête à la queue; la courbure étant d'autant plus prononcée que le corps est moins long. Membres forts, allongés, bien musclés, à la cuisse surtout. Fécondité considérable chez les femelles, aptitude mixte, développement tardif. —

Ce type, raconte l'auteur précité, peuplait à lui seul, avant l'introduction des races asiatique et napolitaine, non-seulement tous les pays faisant partie de l'ancienne Gaule, mais encore les Iles Britanniques. Il existe complet dans les cochons de la *race commune,* appelée ainsi parce qu'on ne lui reconnaît pas assez de qualités saillantes pour qu'une localité ait jugé à propos de se l'attribuer. Il n'y a pas d'autre motif pour expliquer les noms divers sous lesquels notre race aborigène ou celtique est connue, indépendamment de celui que nous venons de signaler. A mesure que les conditions d'élevage se sont éloignées de l'état naturel, par les progrès de la culture; à mesure que le parcours dans les forêts ou les terrains vagues a été remplacé en grande partie, sinon en totalité, par une alimentation abondante à la porcherie; depuis l'introduction de la pomme de terre et celle du maïs, la race commune a subi d'heureuses modifications dans quelques-uns de ses caractères les plus secondaires, au point de vue zoologique, mais principaux pour les yeux de l'économiste. Le croisement a eu sa part aussi, dans des temps plus ou moins anciens; car c'est à lui, sans aucun doute, qu'il convient d'attribuer les taches noires de la robe primitivement jaunâtre de la race autochthone de l'Europe occidentale.

C'est ainsi que l'on est arrivé à compter en France plus de races que de provinces. M. Heuzé indique les suivantes : races alençonnaise, alsacienne, artésienne, augeronne, bayonnaise, bourbonnaise, bressane, bretonne, du Bugey, cauchoise, champenoise, charolaise, cotentine, craonnaise, de Corse, flamande, de Gascogne, landaise, lauraguaise, limousine, lorraine, mancelle, marchoise, nivernaise, normande, percheronne, périgourdine, picarde, poitevine, du Quercy, du Rouer-

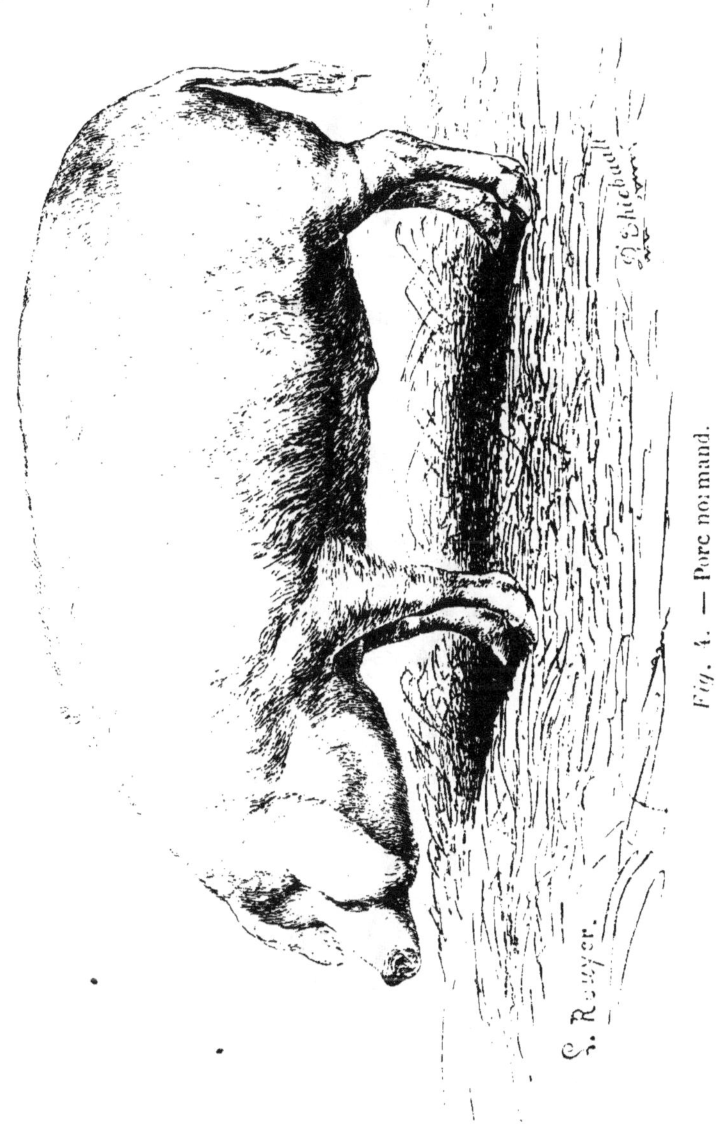

Fig. 4. — Porc normand.

gue, tarbaise, vendéenne et vosgienne. Et il en manque !

Les charcutiers parisiens, au dire de M. Sanson, accordent leurs préférences aux cochons qui viennent de

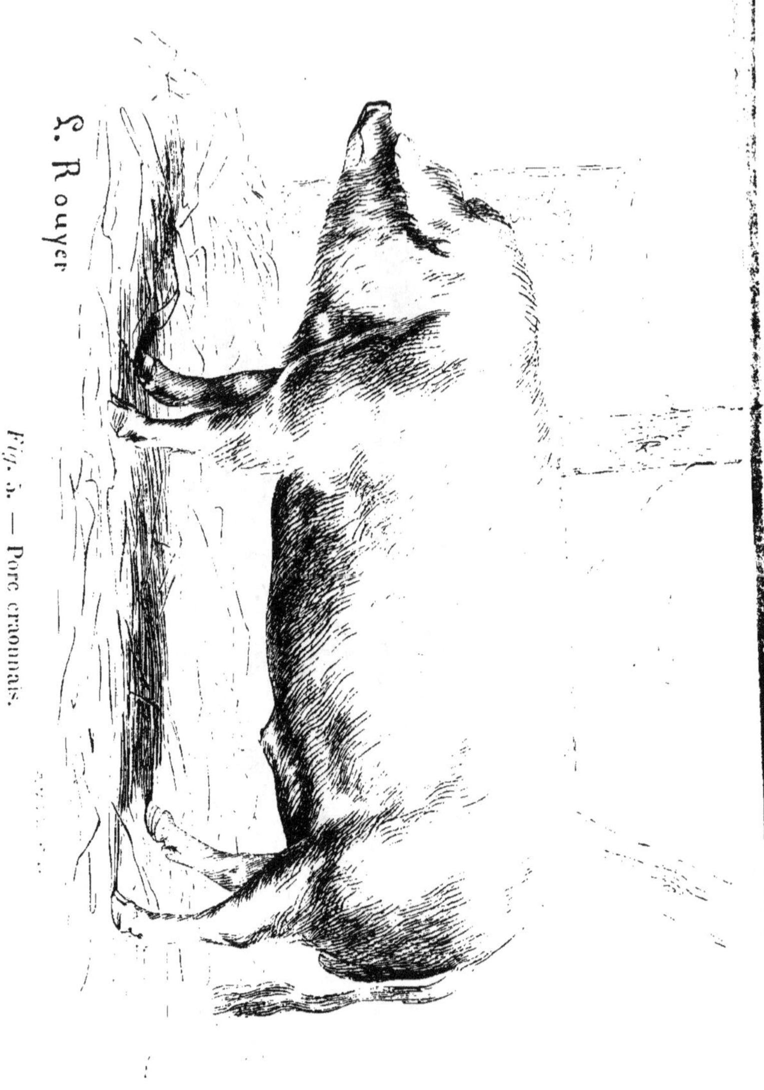

Fig. 5. — Porc craonnais.

la Mayenne, de la Sarthe, de Maine-et-Loire, dits cochons craonnais; ils estiment moins ceux du Centre, du Limousin, du Bourbonnais et de la Champagne, dont la viande paraît se saler plus difficilement.

Parmi tant de variétés, cinq seulement peuvent attirer notre attention; ce sont celles qui produisent les porcs normands, craonnais, lorrains, périgourdins et bressans. Je vais en parler succinctement.

Le *porc normand* (*fig.* 4) a été le mieux décrit par les auteurs; son corps est long et développé, son dos presque horizontal, sa chair d'excellente qualité. Cet animal se nourrit bien et s'engraisse aisément. La truie est très-féconde.

Le *porc craonnais* (*fig.* 5), encore appelé *porc angerin*, est très-répandu dans la Mayenne, la Sarthe, Maine-et-Loire, la Vendée, les Deux-Sèvres et les Charentes. Il est remarquable par sa fécondité, sa taille et sa finesse, et mérite d'être pris pour type des sujets élevés dans le bassin de la Loire.

Le *porc lorrain* se rencontre surtout dans les départements de la Meurthe et de la Moselle. Il se développe avec lenteur parce qu'il est mal nourri, mais la viande et le lard qu'il fournit sont très-recherchés pour leurs qualités. Son alliance avec les races anglaises, qu'on ne cesse d'introduire, le modifie chaque jour et le fera bientôt disparaître de la région septentrionale de la France.

Le *porc périgourdin* a le corps épais et bien fait; son énergie musculaire et la dureté de ses onglons lui permettent de fournir de longues courses. Celui qui a l'odorat très-fin est employé à la recherche des truffes, et pour ce fait prend le nom de *Truffier*.

Le *porc bressan* (*fig.* 6) habite la Bresse, les Dombes, le Bugey, le Mâconnais, le Beaujolais, le Dauphiné, le Bourbonnais, la Franche-Comté, etc.; sa robe est noire avec une bande blanche entourant le milieu du corps. Cette variété est tardive et donne une viande un peu trop ferme. Les défauts du porc bressan sont compensés

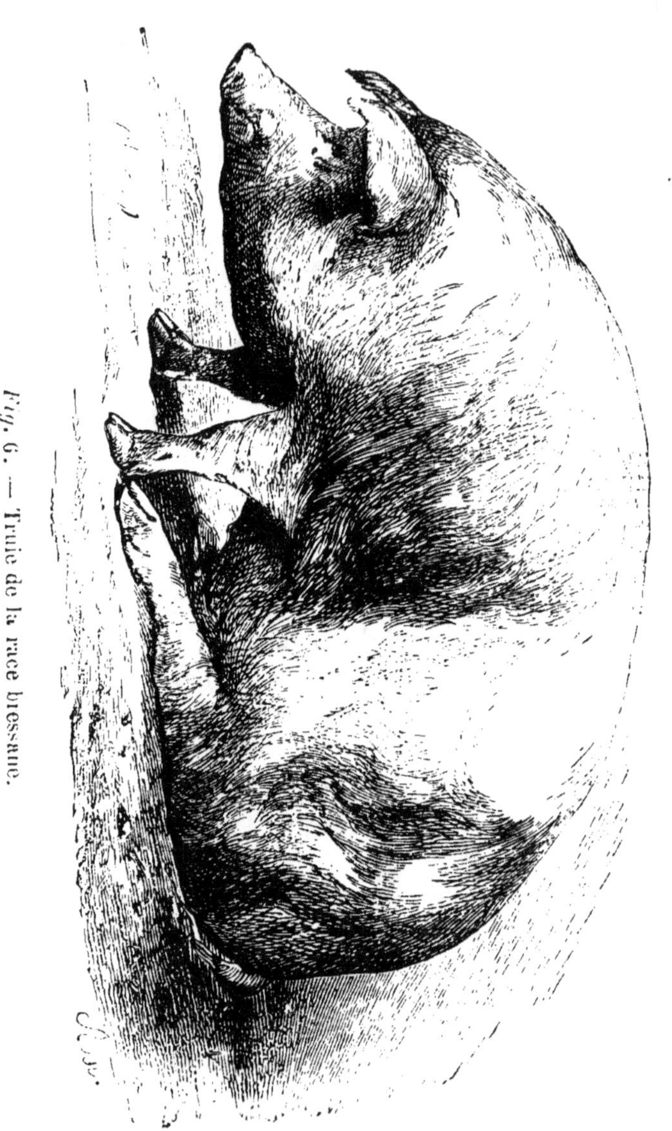

Fig. 6. — Truie de la race bressane.

par la grande fécondité des truies et leur titre de bonnes nourrices.

Métis anglais et français.

— Le type indigène des Iles Britanniques, dit encore M. Sanson, a presque entièrement disparu depuis un siècle. L'espèce porcine y est dans un état de variabilité désordonnée, que les efforts des plus habiles éleveurs s'appliquent à contenir, accordant surtout leur attention au maintien et au développement de l'aptitude économique par une sélection relative de tous les instants.

C'est la coutume, en Angleterre comme en France, de s'abuser sur la caractéristique véritable des races. Les éleveurs avaient assurément de bonnes raisons pour agir comme ils l'ont fait : mais on comprend difficilement qu'ils se soient laissé entraîner à croire qu'ils avaient créé autant de races nouvelles qu'ils en ont désignées, par le fait des croisements et des métissages auxquels ils se sont livrés, au moyen des races asiatique et napolitaine importées chez eux. —

Avant de passer en revue le groupe des métis, il est bon de faire observer que les trois races précédemment décrites se distinguent par la forme des oreilles, qui sont petites, pointues, et dressées dans le type asiatique ; pointues, mais plantées horizontalement dans le type napolitain ; longues, larges et tombantes dans le type celtique. Il résulte de ce rapprochement que, même en négligeant l'examen des caractères ostéologiques du corps, de la face, du crâne, on peut, par la simple inspection des oreilles, reconnaître la race étrangère qui a contribué à la formation des métis.

1° *Métis anglais.*

Le *porc de Yorkshire* (*fig.* 7), que l'on cultive dans les comtés d'York, de Lincoln et de Lancaster, a le corps long et cylindrique, le dos presque droit, les membres courts, les os petits, les oreilles larges et à demi inclinées,

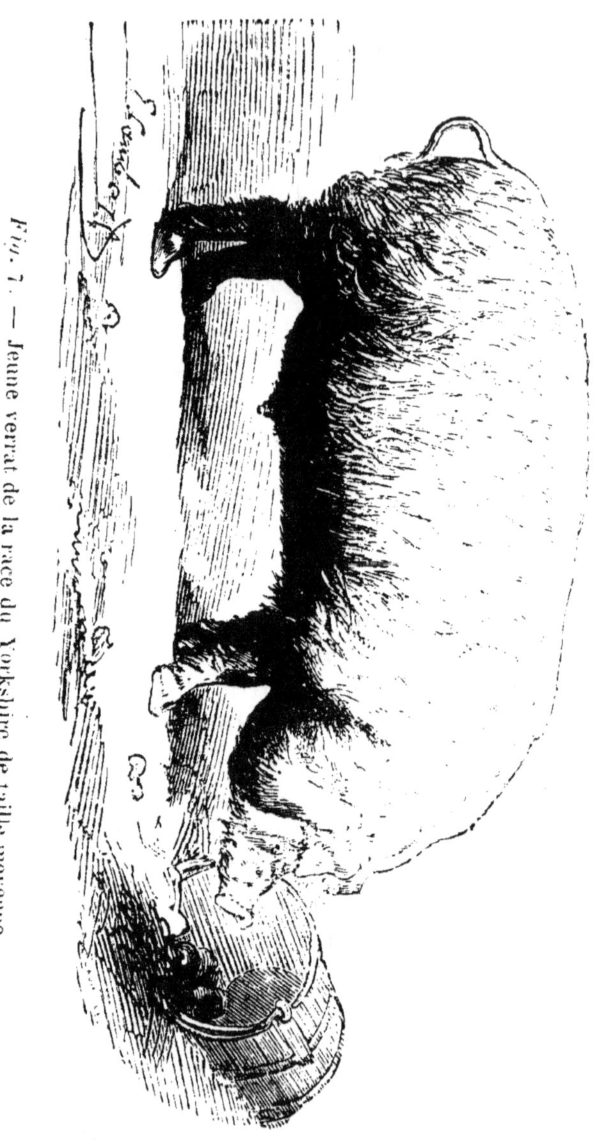

Fig. 7. — Jeune verrat de la race du Yorkshire de taille moyenne.

le pelage blanc ou jaunâtre. Il provient du croisement

de l'ancienne race de Cumberland améliorée avec le New-Leicester. Sa précocité et son aptitude à l'engraissement sont très-grandes; ses jambes fournissent de gros jambons.

Le *porc New-Leicester* (*fig.* 8) a été formé par Robert

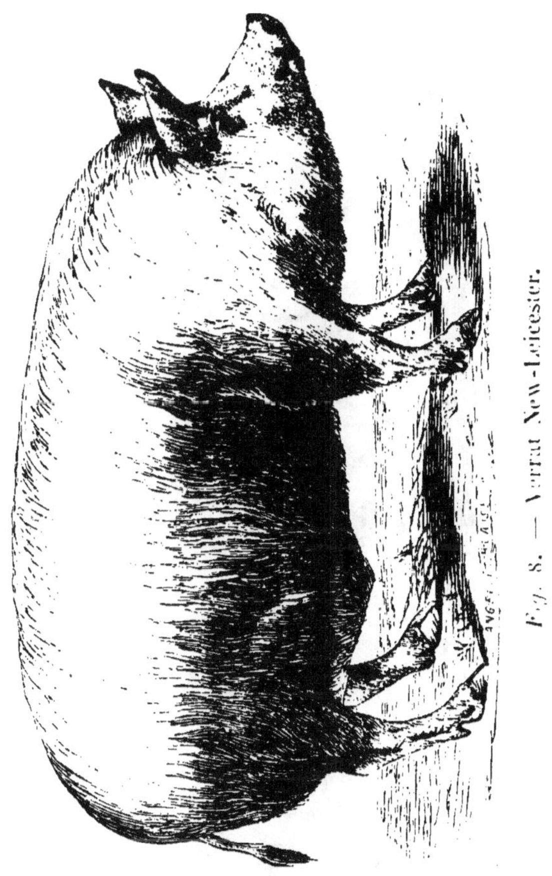

Fig. 8. — Verrat New-Leicester.

Bakewell avec l'ancienne race du Leicestershire. Ce animal est remarquable par sa belle conformation et par son extrême précocité qui lui permet, en dix mois, d'arriver à son accroissement complet. Par contre, les mâles sont mauvais reproducteurs, les femelles peu fécondes.

Le *porc de Berkshire* (*fig.* 9) résulte du croisement de

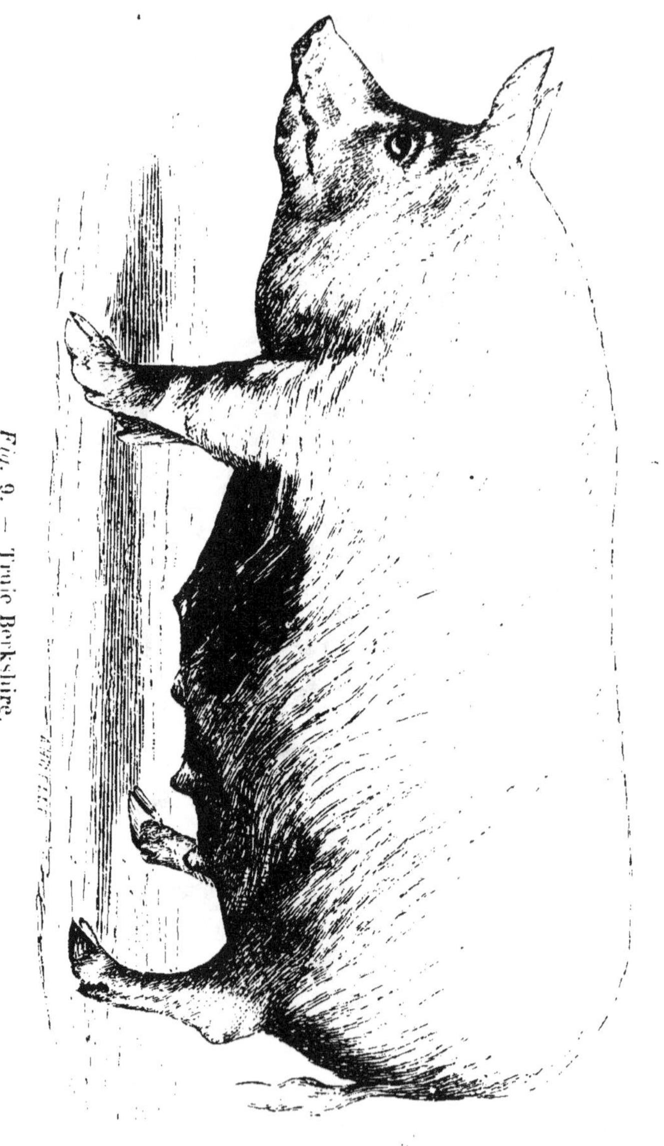

Fig. 9. — Truie Berkshire.

l'ancienne race du pays avec les races siamoise et napolitaine. A la première il a emprunté le pelage noir et la précocité, à la seconde l'ossature et les formes. Son

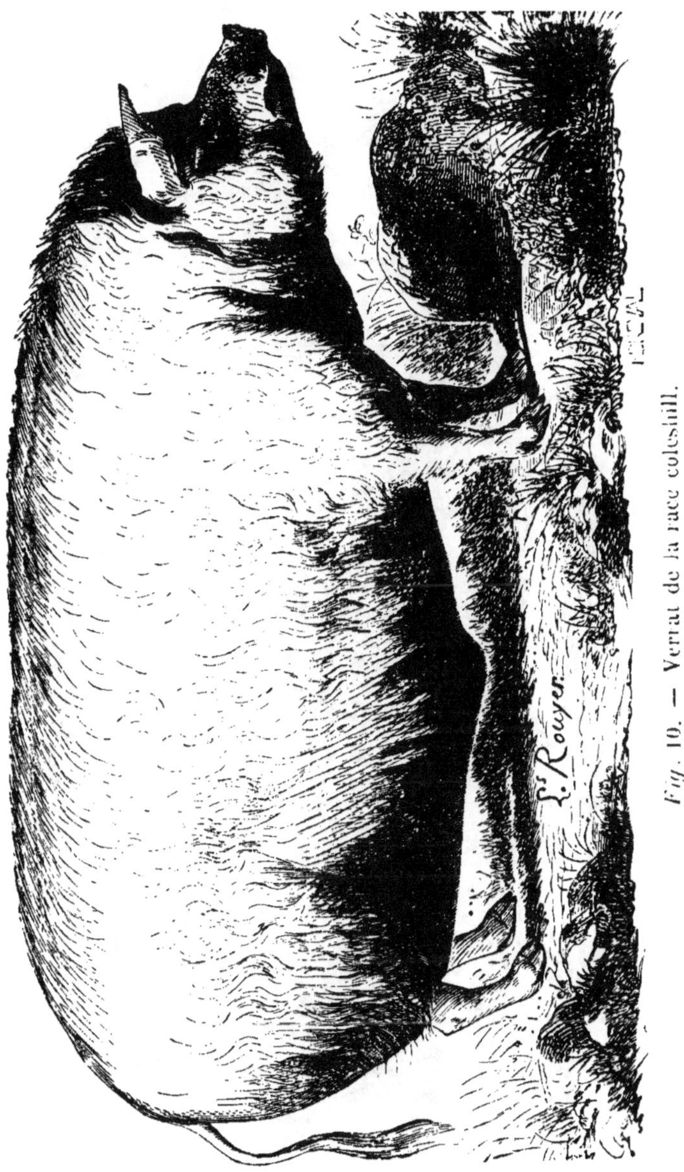

Fig. 10. — Verrat de la race coleshill.

corps est épais, cylindrique et de moyenne longueur;

son dos est horizontal, son ventre descendu ; ses mem-

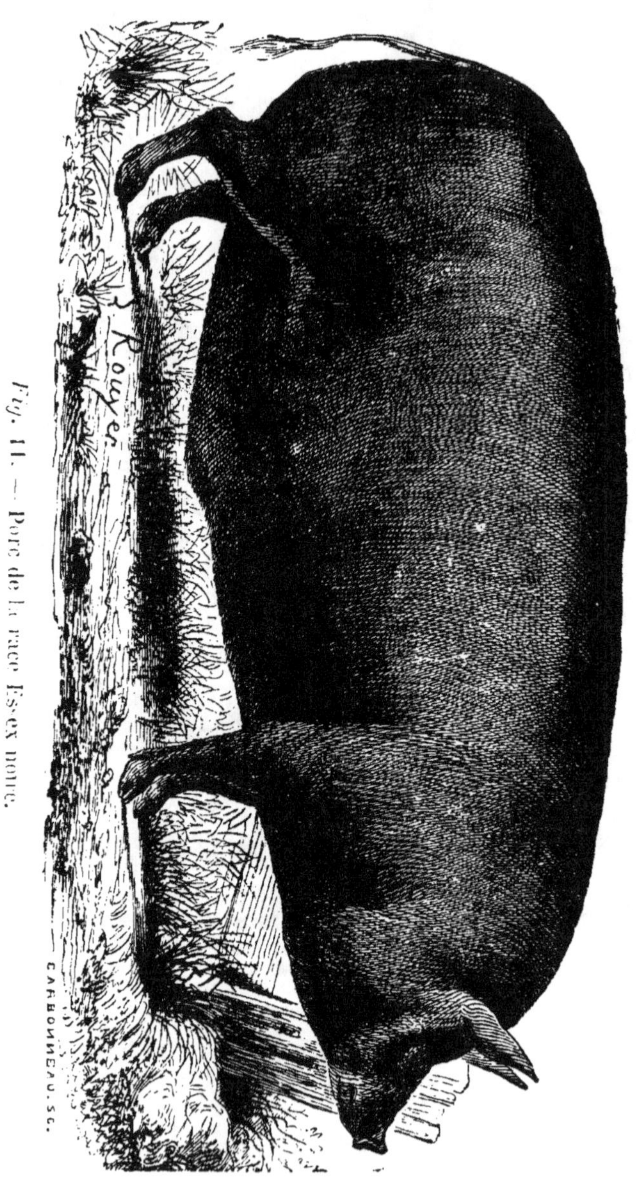

Fig. 11. — Porc de la race Essex noire.

bres sont courts. Il est rustique, s'élève facilement à

la glandée, et donne une viande supérieure à celle des autres cochons anglais.

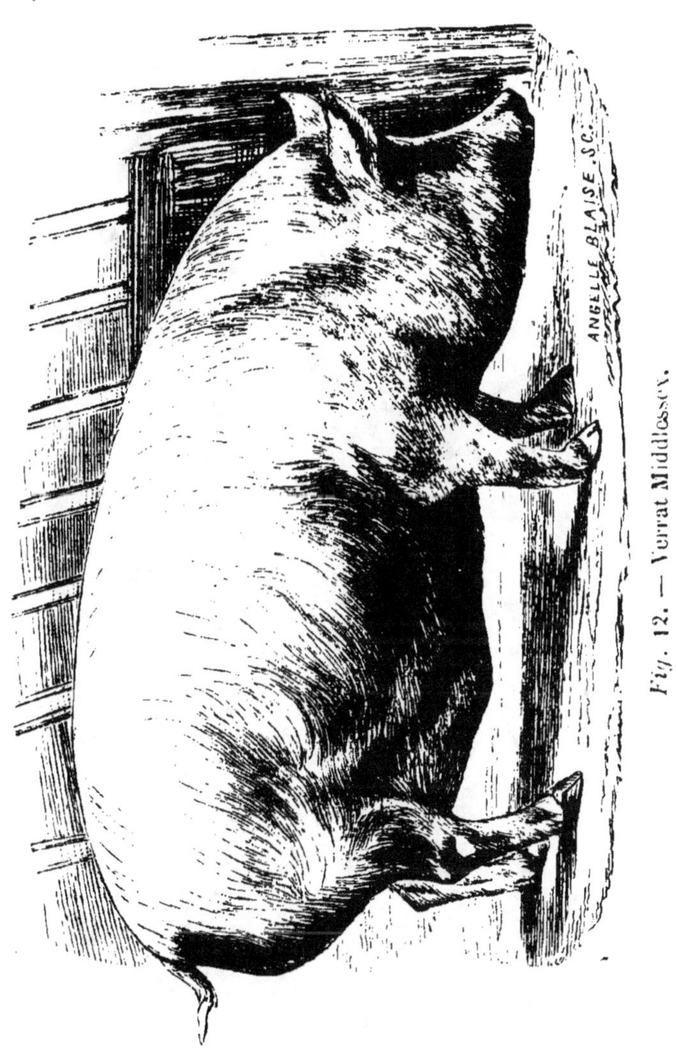

Fig. 12. — Verrat Middlesex.

Le *porc de Coleshill* (*fig.* 10) est bas sur jambes ; il possède un corps cylindrique et allongé, un train de derrière élevé, une tête petite, des soies blanches et abondantes,

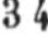

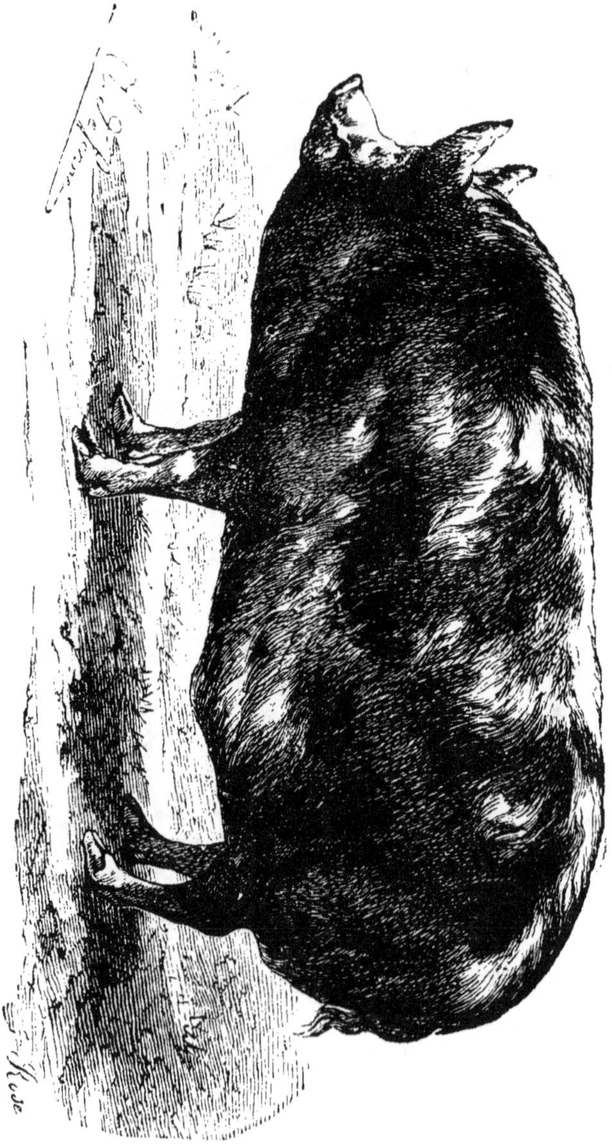

Fig. 13. — Porc de la race **Hampshire**.

et il est d'une grande rusticité. Il a été introduit en

France, il y a une vingtaine d'années, par M. Lefebvre de Sainte-Marie.

Le *porc d'Essex* (*fig.* 11) date du commencement de ce siècle. Il a été créé par lord Western, qui croisa la vieille race du pays avec des reproducteurs napolitains, et perfectionné à nouveau par M. Fisher Hobbes. Cet animal a la tête fine, le museau pointu, les joues charnues, le cou court, le corps cylindrique, le dos droit, les membres grêles et le ventre descendu. La truie est féconde, mais ses petits sont délicats et demandent à être entourés de soins.

Le *porc de Middlessex* (*fig.* 12) ne diffère que très-peu du New-Leicester et du Yorkshire, et, pour cette raison, il est considéré en Angleterre comme une variété du Yorkshire. Après avoir eu beaucoup de succès dans les concours d'outre-Manche, cet animal fut importé en France, mais on commence à beaucoup moins le rechercher.

Le *porc de Hampshire* (*fig.* 13) a la tête courte, les oreilles dressées, le museau court et relevé, le corps long, les jambes grêles, le pelage blanc et noir. Il est rustique et s'engraisse avec rapidité. La qualité de la chair de l'ancienne race du comte de Hamp a été le point de départ de tous les efforts tentés en vue de la transformer. Son accouplement avec la race de Siam et avec les métis d'Essex, de Leicester et de Berkshire n'a pas toujours été heureux ; sa conformation le témoigne souvent.

Le *porc de Windsor*, ainsi nommé parce qu'il a pris naissance sur les fermes du prince Albert, « provient de l'alliance entre elles des variétés suivantes : York-Cumberland, York-Bedfordshire, Yorkshire et Suffolk. » Il est blanc, peu élevé sur jambes, précoce, et dispos à l'engraissement facile.

2° *Métis anglo-français.*

Toutes les variétés anglaises ont été introduites en

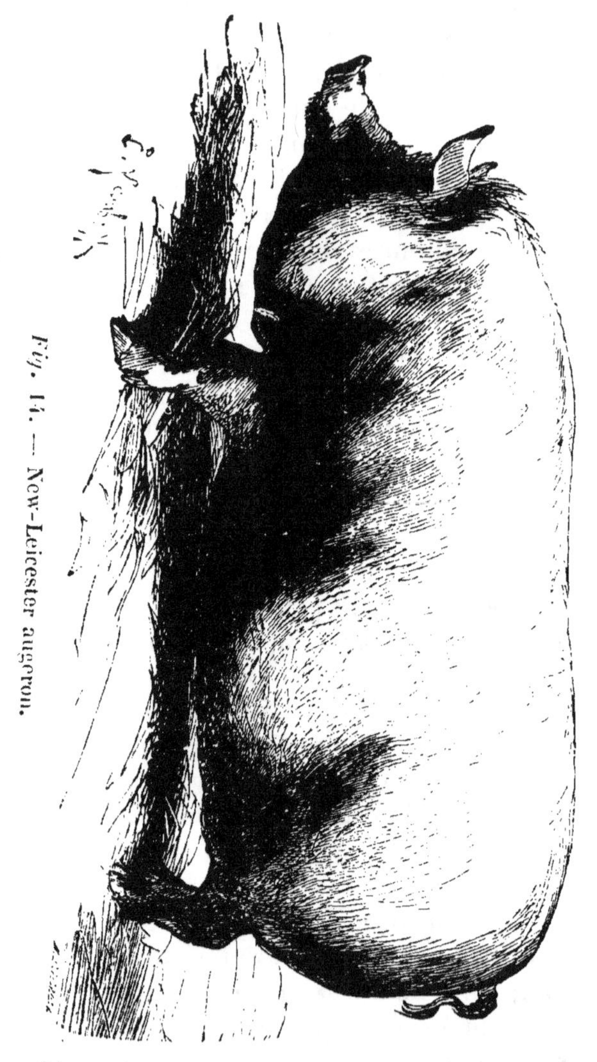

Fig. 14. — New-Leicester augeron.

France. C'est ainsi que nous avons vu dans les concours une foule d'animaux désignés sous les noms suivants :

leicester-normand, leicester-craonnais, berkshire-normand, berkshire-craonnais, hampshire-limousin, windsor-champenois, middlesex-bressan, manchester-poitevin, hampshire-middlessex-craonnais, new-leicester-augeron (*fig.* 14), etc., etc.

Comme le dit fort bien M. Sanson, la confusion des termes est l'indice certain de la confusion des idées. « Il est évident que les éleveurs de porcs se meuvent en plein dans l'empirisme. A de rares exceptions près, ils en sont encore aux tâtonnements, opérant toutes sortes de mélanges avec des sujets auxquels bon nombre ne savent même pas donner un nom, tandis que beaucoup d'autres leur en donnent arbitrairement plusieurs. » C'est pourquoi les esprits sérieux ne sauraient s'occuper trop activement de toutes les questions relatives à la transformation de l'espèce porcine et à son rendement le plus rationnel et le plus avantageux.

DEUXIÈME PARTIE

NOTIONS CHIRURGICALES

APPLIQUÉES A L'ESPÈCE PORCINE.

CHAPITRE I

CONTENTION DU PORC

La *chirurgie vétérinaire* comprend toutes les branches de la médecine des animaux qui réclament le secours de la main. Elle peut, en ce qui concerne l'espèce porcine, se diviser en quatre chapitres, savoir : la contention du porc, la pratique des opérations, l'application des pansements et l'administration des médicaments. La réduction des fractures et des luxations, quoique faisant partie de la chirurgie, est renvoyée au chapitre des maladies de l'appareil locomoteur.

L'étendue de cette science est importante et digne d'attirer l'attention de tout homme qui veut s'occuper des soins à donner à nos serviteurs.

L'anatomie descriptive, l'anatomie pathologique et la physiologie sont indispensables au praticien qui doit porter la main sur nos grands animaux domestiques, dont la valeur nécessite l'emploi d'une médication précise et d'une méthode raisonnée. L'évidence de ce fait saute aux yeux et n'a nul besoin d'être plus amplement démontrée.

C'est pourquoi, si je faisais l'histoire des maladies du cheval ou du bœuf, je ne saurais trop m'étendre sur la partie chirurgicale ; mais, comme il s'agit ici d'un animal de moindre intérêt, je crois utile d'entrer dans le vif de la question et d'abréger les préliminaires et les détails circonstanciés.

Chaque vétérinaire, après quelques années d'établissement, finit par adopter des procédés de contention qui, tout en se rapprochant de ceux de ses confrères, en diffèrent cependant assez pour constituer des méthodes spéciales. En pareille occurrence, il serait impossible de relater ce qui se passe chez l'un et chez l'autre, et le mieux est d'indiquer les moyens les plus usités.

On assujettit le porc de deux manières, suivant qu'on veut le maintenir couché ou debout.

Avant de songer à contenir le porc, lisons-nous dans les *Éléments de chirurgie vétérinaire* de M. Gourdon, il faut d'abord le saisir, ce qui n'est pas facile ; et pour cela il convient d'agir de ruse. On peut prendre le porc, par la tête, par le pied ou par le corps. Pour le prendre par la tête, voici le moyen : on attache une grosse ficelle au bout d'un bâton, on fait au bout de cette ficelle un lacet à nœud coulant ; sur le contour de ce lacet, au bas de la ficelle, on attache un morceau de pain qu'on présente à l'animal, et quand celui-ci ouvre la bouche pour saisir l'appât, on prend dans le lacet la mâchoire supérieure qui se trouve de plus en plus serrée par le nœud coulant à mesure que l'animal cherche à se défendre en tirant à lui. Lorsqu'on veut le prendre par le pied, on se sert d'une corde portant de même, à son extrémité, un lacet à nœud coulant qu'on tend dans le toit ou dans n'importe quel autre endroit où se trouve l'animal. Quelquefois on se sert d'un tonneau couché, défoncé par un bout et assez étroit pour que le cochon ne puisse se retourner. On jette dans ce tonneau quelque substance alimentaire qui excite l'animal à y entrer, et quand il s'y est introduit, on le prend par les deux pieds postérieurs et on le fixe de manière à l'empêcher de mordre. On parvient à saisir le porc par le corps en le serrant dans la porte du toit au moment où il s'apprête à y entrer ou à en sortir. Quand on le tient, pour l'empêcher de faire usage de ses moyens de défense, on lui serre les mâchoires, soit au moyen d'une muserolle ou muselière pareille à celle du chien, soit en entourant les mâchoires avec une petite corde, préalablement fixée par un double tour à la mâchoire inférieure. On fait encore usage d'une espèce de tord-nez formé d'un bâton de 40 à 50 centimètres de long, aplati à une extrémité, laquelle porte une anse de corde dans laquelle on fait entrer les deux mâchoires et qu'on serre autour du groin en tordant comme un garrot (*fig.* 15).

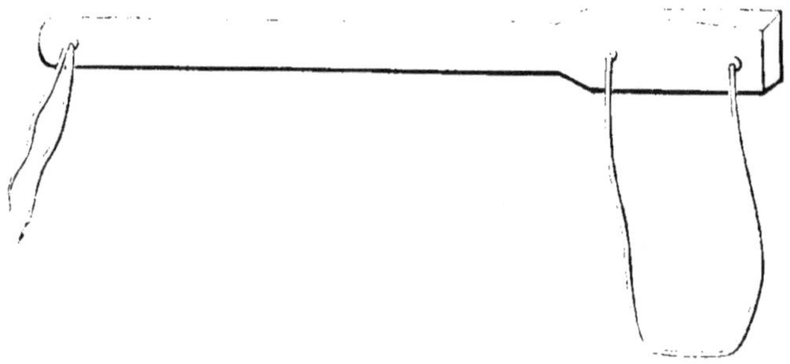

Fig. 15.

De plus, on peut tirer avantageusement parti, pour la contention, des boucles ou anneaux employés dans les pays d'élève dans le but d'empêcher le cochon de fouger, c'est-à-dire de fouiller la terre avec son nez. Ces anneaux, étant tenus dans la main, produisent à volonté une douleur plus ou moins grande, mais assurément toujours suffisante pour maintenir le sujet.

Il va sans dire que tous ces moyens, rendus nécessaires par le caractère sauvage et indocile du porc, doivent être négligés, ou tout au moins singulièrement atténués en faveur des porcelets dont les mouvements sont facilement comprimés par les forces humaines.

Pour les opérations que la situation debout ne permet pas, on abat l'animal en s'y prenant de la manière suivante : un aide attache une corde à la jambe droite de derrière et dirige le patient vers le lieu choisi ; il lui saisit alors l'oreille gauche et la tête, et le renverse sur le côté droit : un autre aide lie ensuite les deux membres postérieurs et paralyse tous les efforts possibles.

Diverses positions peuvent être données à l'individu abattu, selon que l''on opère sur la tête, le tronc, les membres antérieurs ou postérieurs ; il en sera question lors de la description du traitement propre à chaque maladie.

Quand on désire examiner la bouche, il faut au préalable jeter l'animal par terre; on lui passe ensuite un bâtonnet, ou *bâillon*, entre les deux mâchoires que l'on écarte vivement l'une de l'autre par un mouvement de bascule, ainsi que je l'indique, dans la ladrerie, en parlant du langueyage.

CHAPITRE II

PRATIQUE DES OPÉRATIONS

Dans le chapitre un peu large, il est vraï, des opérations générales en usage chez le porc, je comprends : la saignée, le bouclement, la castration, et l'application des exutoires.

ARTICLE PREMIER

SAIGNÉE.

La saignée est une opération chirurgicale qui consiste à provoquer l'évacuation d'une certaine quantité de sang, dans le but de prévenir ou d'arrêter les maladies. C'est en ouvrant une veine, à l'aide d'une lancette, que l'on pratique généralement la saignée sur tous nos animaux domestiques et sur celui qui nous occupe.

Dans l'immense majorité des cas, surtout lorsque le mal est grave et que l'on craint de perdre un temps précieux, on se borne à ouvrir, tout simplement, les veines de l'oreille ou de la queue par l'incision de ces régions ou par leur amputation totale ou partielle. Ce procédé primitif est en vogue à la campagne. Le cultivateur, en présence de phénomènes morbides alarmants, saisit au plus vite un couteau, et coupe et tranche, tant bien que mal, les oreilles ou la queue de son cochon, afin d'arrêter l'invasion de la maladie. Voyons ce qui a lieu lorsqu'on suit les règles de l'art.

La saignée proprement dite est peu usitée à la jugulaire, à cause de la difficulté d'atteindre cette veine sous l'épaisseur de la peau et la couche de lard qui existent à l'encolure. Tous les modes de compression sont impuissants devant cette conformation qui refuse à ce vaisseau sanguin la faculté d'être accessible à la lancette. Il n'y a d'exception qu'à l'égard des porcs très-maigres, ce qui constitue une rareté. Dans ce cas, la saignée étant contre-indiquée, rien ne se trouve donc changé dans les conditions énoncées.

Le vétérinaire et l'éleveur exercés ne saignent les individus de la race porcine qu'aux veines auriculaires et saphènes.

1° *Les veines auriculaires* rampent à la face interne du bord des oreilles ; elles sont assez développées, surtout celle qui règne au bord antérieur, mais comme elles fournissent peu de sang, on est souvent obligé de les ouvrir plusieurs fois.

Pour exécuter cette opération, on musèle d'abord l'animal, puis on le fait tenir solidement par des aides. La tête étant fixe, on saisit l'oreille, on la redresse et on la renverse sur la nuque ; on presse ensuite sur la veine, près de la conque, et on attend qu'elle soit suffisamment gonflée pour l'ouvrir. Il n'est besoin d'aucun appareil pour fermer la saignée, qui s'arrête d'elle-même et souvent beaucoup trop tôt, puisque, je le répète, il faut parfois la renouveler.

2° *La veine saphène* externe, étant plus apparente que l'interne, a toujours été recherchée par les opérateurs pour obtenir des émissions sanguines satisfaisantes. Elle se compose de deux branches qui se réunissent au milieu du jarret et dans le creux de cette région. Depuis ce point jusqu'en arrière de la corde du jarret, où elle se perd entre les muscles, la saphène est superficielle et facile à percer ; c'est au praticien de chercher le lieu qui lui convient le mieux.

Il est d'abord indispensable de faire gonfler le plus possible le vaisseau, au moyen d'une ligature : ceci fait, on enfonce profondément et un peu obliquement la lancette, on obtient un jet considérable et proportionné au calibre de la veine. On arrête le sang au moyen d'une épingle et d'un fil avec lequel on fait une suture entortillée, absolument comme chez le cheval. Il n'est point extraordinaire de manquer plusieurs fois la piqûre du conduit sanguin, mais on doit recommencer jusqu'à ce qu'on ait atteint le but proposé. Les petites blessures produites par le bistouri guérissent avec facilité.

Sur certains sujets très-irritables, il est impossible d'opérer en les tenant debout. Il faut alors les coucher, puis attacher ensemble les trois membres autres que celui dont on a besoin, et faire convenablement maintenir celui-ci, surtout pendant les quelques minutes nécessitées par l'application de la suture.

La saignée ordinaire est de 500 à 600 grammes, suivant l'âge et la force de l'animal, et aussi selon l'intensité de la maladie. Elle est très-efficace dans un grand nombre de cas, soit pour faire avorter une affection commençante, soit pour en arrêter le développement ; mais il ne faut pas en abuser, comme le font trop souvent les empiriques, qui saignent à tort et à travers, sous peine d'en retirer des résultats funestes. La pléthore générale, la chaleur du corps, la rougeur des yeux, la fréquence de la respiration, etc., nécessitent la déplétion sanguine ; la débilité, la froideur des téguments externes, la pâleur des muqueuses, etc., sont autant de signes qui la proscrivent.

On saigne encore le porc en ouvrant certaines artères, l'auriculaire postérieure, par exemple. Ce vaisseau peut servir avec avantage, si l'on considère la difficulté qu'on a dans maintes occasions d'atteindre les veines superficielles. Comme cette artère n'est pas très-volumineuse, il est essentiel, pour la toucher avec la lancette, d'en bien connaître la position. — L'auriculaire postérieure, rapporte M. Gourdon, remonte verticalement en arrière de l'articulation temporomaxillaire, arrive à la base de la conque de l'oreille, et rampe à la surface régulièrement convexe formée par le pavillon. Sur cette surface, l'artère est recouverte par le muscle cervico-auriculaire moyen; au delà de ce muscle, elle se dirige, l'oreille étant supposée relevée et son ouverture tournée vers l'œil, obliquement en avant en remontant vers la pointe de l'oreille, de manière à devenir de plus en plus externe. Dans ce trajet, elle conserve sensiblement son même calibre jusqu'au tiers inférieur du pavillon; c'est là qu'elle peut être atteinte, d'autant plus facilement qu'on la prendra plus bas, c'est-à-dire plus près du point où l'artère commence à devenir superficielle. Sur l'animal vivant, vu le faible volume du vaisseau et l'épaisseur de la peau, on ne peut pas espérer l'atteindre autrement qu'en la coupant en travers. On aura le plus de sang possible en prenant l'artère à la base, au point où elle se réfléchit en passant de la convexité de la conque sur la face externe du pavillon, point correspondant au bord supérieur du muscle cervico-auriculaire moyen, muscle qui, à cause de cela, servira de point de repère pour trouver le vaisseau. — Généralement le sang s'arrête de lui-même; quand il en est autrement, on lie la base de l'oreille avec une ficelle qu'on laisse en place pendant quelque temps, ou bien on applique une épingle avec un point de suture.

Les ventouses et les sangsues ne sont pas usitées en médecine vétérinaire; les mouchetures et les scarifications seulement sont employées dans la médecine du porc. Ce sont des piqûres plus ou moins étendues et profondes, pratiquées à l'aide d'un bistouri, soit sur des parties malades, soit sur l'engorgement déterminé par l'application d'un sinapisme. Leur nombre doit être proportionné à l'effet désiré.

ARTICLE II

BOUCLEMENT.

L'instinct du cochon porte cet animal à fouiller la terre avec le groin pour y chercher sa nourriture. Dans les pays, comme la Dordogne par exemple, où la *recherche* des truffes constitue une ressource pour le cultivateur, on s'efforce de développer l'esprit d'investigation du porc ; mais dans les contrées où le précieux tubercule fait défaut, les propriétaires s'opposent à des ravages journaliers en *bouclant* ou en *annelant* leurs animaux.

Trois moyens sont employés à cet effet : l'incision du groin, la section des muscles releveurs de cet organe, le bouclement.

1° *L'incision du groin* n'exige généralement pas l'abattage, mais une contention debout assez énergique et selon les règles prescrites. Un aide enfourche ensuite le porc, le saisit par les deux oreilles et l'accule le long d'un mur ou d'un obstacle quelconque. L'opérateur peut alors pratiquer plusieurs incisions sur le bourrelet du groin, en évitant d'intéresser l'os du boutoir et d'en déterminer la carie par suite d'une blessure trop profonde. Cette opération doit être répétée lorsque les plaies sont cicatrisées et lorsque le sujet recommence à fouger ; mais, en dépit de cette mesure, la sensibilité disparaît peu à peu, et plus tard le bouclement ne provoque pas assez de douleur pour empêcher le cochon de fouiller la terre.

Quand il s'agit d'un animal fort et âgé, il est indispensable d'avoir un troisième aide qui empêche la violence des mouvements en tenant fortement, au-dessus du jarret, un membre postérieur quelconque. L'abattage est parfois obligé.

2° *La section des muscles releveurs du groin* a été conseillée et mise à exécution par Viborg et Bardonnet des Martels, qui nous ont laissé le même procédé opératoire, ou peu s'en faut.

— On sait, dit ce dernier, que les muscles du groin se dirigent obliquement de dehors en dedans, de haut en bas et d'arrière en avant ; se terminent dans le bourrelet du groin par un tendon qui, sur un porc d'un an à quinze mois, possède 8 à 9 centimètres d'étendue et 5 millimètres de grosseur. Chaque tendon glisse dans une espèce de gaine, et est éloigné de 1 centimètre environ de la ligne médiane, ce qui fait qu'il y a entre les deux congénères 2 centimètres environ d'écartement, à 2 centimètres au-dessus du bourrelet. — Ces tendons, en relevant le groin, augmentent considérablement la force d'action de cette partie. On les sent distinctement sous la peau en abaissant le groin ; ils affectent la forme d'une corde tendue. La lecture de ces quelques lignes contribue singulièrement à faire comprendre le manuel opératoire dont il va être question.

Viborg et Bardonnet des Martels recommandent de faire une incision transversale à la peau, de saisir les tendons avec une aiguille enfilée, de les tirer au dehors et de les couper sur une longueur de 1 à 2 centimètres. La plaie se guérit d'elle-même.

Pour mener à bonne fin cette opération, il convient de solidement bâillonner l'animal ; il suffit pour cela d'assujettir le bâtonnet qui sert de bâillon par plusieurs tours de corde passés autour des mâchoires, et d'en confier les extrémités à un aide vigoureux.

La section des tendons releveurs du groin ne peut

être conseillée et par conséquent ne doit pas être fréquemment mise en pratique. Viborg, Bardonnet des Martels et, après eux, M. Reynal y ont reconnu les trois inconvénients suivants : difficulté de l'opération, abolition très-imparfaite du mouvement du groin, et lenteur de la cicatrisation ; ces auteurs préfèrent, avec raison, le bouclement proprement dit.

Le bouclement comprend plusieurs procédés. Le plus simple consiste à prendre un fil d'archal, d'une longueur de quatre centimètres et de la grosseur d'une aiguille à tricoter ; à le tordre en forme de maille à une extrémité, à l'introduire dans l'épaisseur du groin, à 1 centimètre du bourrelet de cet organe, et à joindre les deux bouts au moyen de la maille, le groin ayant été, au préalable, percé par une alène. On place de chaque côté un appareil semblable.

Au lieu de fil d'archal, on emploie encore des lames de fer, étroites, pointues à une extrémité, aplaties et perforées à l'autre afin de permettre la jonction. Ces lames (*fig.* 16), vantées par Bardonnet des Martels, ont l'a-

Fig. 16.

vantage de durer plus longtemps que le fil d'archal et de déchirer moins promptement le bourrelet du groin.

Dans bien des pays, on introduit dans l'épaisseur de cet organe deux clous acérés de fer à cheval, la pointe en avant et la tête en haut ; on retourne la pointe du côté du groin avec l'intention de provoquer des piqûres incessantes. Dans d'autres on emploie simplement des chevilles en bois dur qu'on entaille et qu'on retourne pour les empêcher de sortir de la plaie.

Ailleurs, on passe dans cette région une petite barre

de fer tant soit peu plus grosse que l'aiguille à tricoter et portant à chaque bout deux pointes forgées en forme de fer de flèche. Chaque fois que le porc veut fouger, ces pointes lui piquent le nez et l'obligent à se tenir en repos.

Tels sont les procédés les plus simples, les plus répandus et partant les moins dispendieux ; par contre, ce sont ceux qui amènent l'usure la plus prompte, qui déterminent le moins de douleur et qui nécessitent un renouvellement fréquent.

S'étant aperçu de ces inconvénients, Bardonnet des Martels a préconisé l'emploi d'une armature à double lame (*fig.* 17) dont voici la description :

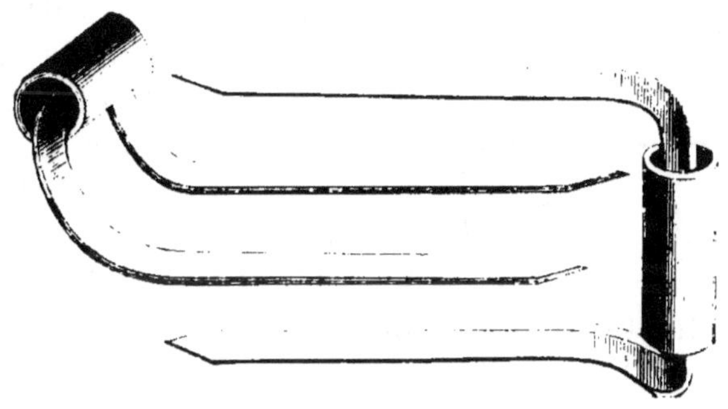

Fig. 17.

— On y considère un corps et deux lames ou branches. Le corps formant un axe cylindrique, long de 28 millimètres, autour duquel roule un anneau très-mobile d'une longueur à peu près égale à celle du corps, sert de point d'union aux deux branches. Celles-ci, longues de 55 à 60 millimètres, larges de 5 millimètres, sont aplaties et très-pointues, ce qui dispense d'employer une alène pour percer le bourrelet du groin. A leur jonction au corps, les deux branches sont courbées sur leur face la plus large, de manière à représenter un arc de 5 à 6 millimètres de rayon. Cette courbure est nécessaire pour pouvoir appliquer solidement l'appareil, en faisant que l'anneau mobile déborde de 3 à 4 millimètres l'extrémité centrale du groin.

Voici de quelle manière on placera cette armature : avant d'opérer, on devra la présenter sur le groin, afin d'y marquer la place de chaque branche, surtout si on se sert d'une alène pour percer le bourrelet. Dans le cas où on n'aurait pas besoin de cet auxiliaire, l'opérateur fera pénétrer les deux branches à la fois dans la face inférieure du groin, à un centimètre du bord libre et à côté des ouvertures des naseaux, de manière que l'anneau mobile corresponde au centre du bourrelet et le déborde de trois à quatre millimètres, ainsi que nous l'avons déjà fait observer. Immédiatement après, l'opérateur engagera dans les deux branches un morceau de cuir épais (*fig.* 18) de 45 millimètres de longueur et de 15 de largeur, sur lequel il contournera plusieurs fois, à l'aide d'une pince ronde, l'extrémité excédante des branches, de manière à assujettir très-solidement l'appareil en empêchant toute mobilité.

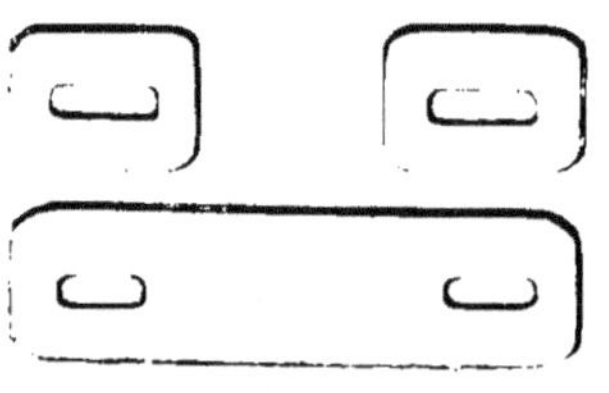

Fig. 18.

Cette armature peut être faite en fil d'archal de 2 millimètres de grosseur; seulement on aura soin d'aplatir les branches, sans cela elles déchireraient le bourrelet. L'anneau sera également fait en fil d'archal roulé en spirales très-rapprochées; il faut avoir soin de faire revenir au feu le fil d'archal avant de l'employer, afin de le rendre plus doux. —

M. Blavette, en dernier lieu, a donné la description d'une autre armature en usage en Normandie. Nous la trouvons ainsi reproduite dans un travail de M. Reynal. — On prépare une bande de fer forgée longue de 25 à 30 centimètres : on la contourne sur le plat; on replie ensuite les deux branches de chaque côté, de manière à former une anse (*fig.* 19) au centre de la bande. Ces branches, mousses à leurs extrémités, sont percées vers les courbures de deux trous en regard, l'un rond, l'autre ovale, les trous carrés formant des angles qui diminuent la solidité de la bande. Il faut en outre préparer une petite clavette pourvue d'une tête à une extrémité et aplatie à l'autre à la manière d'une lame de clou à cheval. Pour placer cet appareil, on pratique deux trous sur le groin, à côté du naseau, avec une forte alène; on passe dans ces deux trous la bande de fer dont l'anse embrasse, en arrière du groin, les deux tiers supérieurs de la largeur du nez, et on la fixe à l'aide de la clavette qu'on passe dans les trous et qu'on rive ensuite. Cet appareil, suivant M. Blavette, est solide et durable, il empêche les porcs de fouiller la terre, tout en leur laissant la liberté de saisir les herbes et de prendre les aliments dans les baquets.

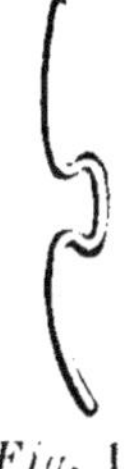

Fig. 19.

Ces armatures, il est juste de le reconnaître, présentent des avantages incontestables; mais, par contre, elles offrent le grave inconvénient, pour le cultivateur, de coûter de l'argent, de demander l'intervention du forgeron et d'être d'une application difficile et dangereuse, puisqu'elles peuvent blesser l'os du boutoir. A cet égard, les premiers procédés méritent encore une préférence marquée.

Accidents consécutifs au bouclement. — Les diverses armatures mises en usage pour empêcher le porc de fouiller la terre ne présentent de danger sérieux que lorsque le cartilage et l'os du boutoir ont été plus ou moins intéressés. Comme ces accidents se rencontrent encore assez souvent, j'ai tenu à faire ici la description d'une tumeur volumineuse ayant établi son domicile sur le groin d'un porc, tumeur bien étudiée par M. Léon Gaignard qui m'en a fait remarquer le caractère curieux.

Quand ce porc fut acheté, il portait à la partie supérieure du groin une petite tumeur du volume d'une noix. Lors de la visite de notre confrère, c'est-à-dire trois semaines après l'achat, cette tumeur avait la forme et la dimension d'une poire tapée, la largeur de la paume de la main et l'épaisseur de trois doigts; elle était située dans l'espace compris entre l'ouverture des naseaux et le bord supérieur du groin, elle s'appliquait sur les narines qu'elle bouchait en partie, surtout l'une d'elles, mais pas assez cependant pour empêcher l'accès de l'air que l'on voyait sortir à chaque expiration. Par l'exploration des doigts on constatait qu'elle était simplement appliquée sur l'ouverture des voies aériennes, et non adhérente comme on aurait pu le supposer à première vue. Ses mouvements étaient peu étendus, quoique sensibles; elle s'élevait, s'abaissait, et, dans son travail d'élévation, prenait une forme légèrement courbe, presque en virgule; elle était bourgeonneuse, saignait de temps en temps; en pressant dessus, on enlevait par places une enveloppe molle laissant apercevoir un tissu rouge et mamelonné.

M. Léon Gaignard a constaté que ce porc devenait essoufflé au moindre effort, qu'il respirait fréquemment par la bouche et qu'il se nourrissait moins bien que ses camarades d'engraissement. Notre confrère pouvait tenter un moyen chirurgical, l'ablation; mais le propriétaire craignant un insuccès ou une récidive, l'animal fut sacrifié.

ARTICLE III

CASTRATION.

On châtre ordinairement les mâles et femelles de l'espèce porcine qu'on ne destine pas à la reproduction. Cette mesure a pour but d'empêcher la trop grande multiplication, de diminuer l'ardeur des instincts génésiques, de faciliter l'aptitude à l'engraissement, d'augmenter la qualité de la chair, en un mot d'accroître toutes les conditions propres à transformer le porc en *animal alimentaire*.

Le plus souvent, on émascule le verrat et la truie dès l'âge de six semaines, lorsqu'ils sont destinés à être tués vers l'âge de neuf mois; mais s'ils ne doivent être sacrifiés que pendant leur seconde année, on peut, à la rigueur, différer l'opération, quoique, à vrai dire, il y ait toujours avantage à ne pas apporter de retard sans motif valable.

Le manuel opératoire de la castration varie beaucoup selon qu'on porte le bistouri sur les mâles ou sur les femelles, ainsi qu'on va le voir par la description suivante.

1° *Castration des mâles.* — La castration des mâles se fait de deux manières, cela dépend de l'âge des sujets. Lorsqu'on l'exécute sur des individus de six semaines, l'opération est peu douloureuse. On fait prendre le porcelet par un aide qui saisit avec la main droite les deux pieds droits du jeune animal et avec la main gauche les deux pieds gauches; il maintient avec le coude droit la tête appuyée contre la poitrine, le corps légèrement fléchi, et met enfin le scrotum en évidence. On incise longitudinalement cette région dans les deux endroits où paraissent les testicules, on tord ces organes et l'on coupe les cordons en les ratissant afin d'oblitérer les vaisseaux sanguins et d'arrêter l'hémorrhagie. Sur les très-jeunes individus il est même inutile de ratisser le cordon testiculaire; l'incision nette n'amène aucun danger.

Les procédés en usage pour la mutilation du verrat sont : la torsion, la ligature et les casseaux.

Il est toujours prudent de laisser l'animal à la demi-diète dans la journée de l'opération et pendant les jours qui la précèdent et la suivent immédiatement. Quand on émascule des verrats susceptibles de mordre, on doit les faire museler et les maintenir fortement couchés sur le côté gauche, afin qu'ils ne puissent blesser personne. On attache ensemble les deux membres antérieurs ; on agit de la même façon à l'égard des membres postérieurs que l'on porte un peu en avant, et l'on pratique la castration suivant le procédé choisi.

Par torsion, l'opérateur incise le scrotum et fait sortir le testicule; puis, avec le pouce et l'index de la main gauche, il étreint le cordon, et avec la main droite il fait éprouver au testicule un mouvement de rotation de gauche à droite, qui a pour résultat de tordre et de rompre le cordon. Ce mode s'appelle *castration par torsion;* il s'opère avec les mains et exige une très-grande force musculaire dans les doigts.

Lorsque la résistance des parties s'oppose à l'exécution prompte et sûre de l'opération, il est préférable d'avoir recours à la castration dite par *torsion bornée*, et qui consiste à remplacer les doigts par des pinces dont l'une est immobile entre les mains d'un aide, et dont l'autre exécute un mouvement rotatoire répété entre les mains de l'opérateur, mouvement qui produit la destruction et la rupture complète des fibres du cordon.

Après l'ablation des organes reproducteurs par la torsion, il se développe toujours un engorgement plus ou moins considérable du cordon et de la région abdominale; mais des mouchetures et des lotions astringentes ont promptement raison de ce léger accident.

Par la ligature, on répète les manœuvres indiquées pour extraire le testicule de son enveloppe; puis on entoure le cordon d'un fil ciré, on le serre fortement et on le coupe au-dessous de la ligature.

Par les casseaux, après avoir mis à nu les agents sécréteurs du sperme par les mêmes moyens que dans les deux autres procédés, on place ces appareils assez haut pour qu'ils ne pendent pas, et on rapproche les deux branches en les serrant par un nœud coulant; puis on coupe le testicule au-dessus de l'épididyme. On fait, en dernier lieu, quelques affusions d'eau froide sur la région opérée pour débarrasser la peau du sang dont elle peut être souillée.

Il existe des châtreurs de profession qui opèrent par arrachement des verrats de 2, 3 et même 4 ans, d'autres par excision. Malgré ces exemples, il est préférable d'avoir recours à la ligature, à la torsion ou aux casseaux.

« Dans le porc dont le scrotum est situé sur le périnée, relate M. Magne, les testicules, quelle que soit la position de l'anneau inguinal, restent dans l'abdomen plus souvent que chez les autres animaux. Quelquefois les deux glandes restent dans la région lombaire, mais plus souvent une seule. Le cordon testiculaire forme une anse : il descend vers la région inguinale et remonte vers les lombes où est resté le testicule. On ne peut faire la castration qu'en faisant une ouverture au flanc. L'opération est toujours facile, car les testicules restés dans l'abdomen prennent peu de développement. Dans un porc de deux mois, opéré le 2 août 1849, le testicule, descendu dans le scrotum, pesait, sans épididyme, 6^{gr},1, et celui qui était dans l'abdomen, seulement 5^{gr},5. Dans un porc de 5 mois, le testicule trouvé dans le scrotum pesait avec l'épididyme 188^{gr}, 3, et sans épididyme 101; tandis que celui qui était resté dans l'abdomen ne pesait que 17^{gr},1, et 12^{gr}, 8 sans épididyme. La différence entre les testicules sortis et ceux qui sont restés dans l'abdomen est d'autant plus grande que les animaux approchent davantage de l'âge adulte; de sorte que le testicule qui n'est pas sorti de l'abdomen, restant toujours petit, peut être facilement extirpé à toutes les époques de la vie. Cependant nous ne conseillons pas l'opération, parce qu'elle est inutile. Les testicules non descendus sont mous et flasques et ils exercent peu d'influence sur le caractère des animaux. Les verrats qui ont un testicule dans le ventre et qui ont été châtrés de l'autre ont peu d'ardeur, conservent une peau fine, s'engraissent bien et donnent une très-bonne viande ; ceux qui n'ont aucun testicule apparent ne présentent qu'à un très faible degré le caractère de leur sexe : les défenses se développent à peine ; ils ont très-peu de disposition à couvrir les femelles et ne les fécondent pas. » On voit donc que l'opération n'est nullement nécessitée chez les porcs monorchides et anorchides.

2° *Castration des femelles.* — La castration des femelles de l'espèce porcine a également pour but de paralyser l'orgasme génital et de favoriser l'engraissement. L'usage de châtrer les truies remonte à la plus haute antiquité; pour éviter de faire preuve d'une érudition inutile, je dirai seulement qu'Aristote lui-même a parlé de la castration des femelles de la race porcine.

L'âge qui convient le mieux est celui de six semaines à deux mois: la fonction des ovaires n'étant pas encore éveillée, l'opération est plus facile et naturellement les suites en sont moins redoutables. Suivant Viborg, on peut attendre sans inconvénient jusqu'à six mois, l'âge donnant au lard plus de fermeté. On mutile aussi les truies qui ont porté; et, malgré l'importance des fonctions remplies et la gravité des délabrements, la castration peut encore être pratiquée avec beaucoup de succès. Avant d'opérer sur des femelles qui ont porté, il convient de s'assurer de l'état de vacuité de l'utérus, sans quoi l'on provoquerait l'avortement et peut-être la mort. Il faut encore éviter de castrer les truies quand elles sont en chaleur. MM. Chanel et Sorillon ont bien publié des faits tendant à prouver qu'on peut parfois manier impunément la matrice d'une truie pleine et même enlever une partie de cet organe sans déterminer l'avortement ; mais le plus souvent la santé de la bête est dérangée et il n'y a, du reste, jamais avantage à préférer l'imprudence à la sagesse dans la pratique de la chirurgie.

La meilleure saison est sans contredit celle du printemps et de l'automne, à cause de la douceur de la température ; la chaleur extrême et le froid prédisposent à la gangrène, à la métrite et à la péritonite.

Si les femelles jeunes n'ont besoin d'aucune précaution préparatoire, il n'en est plus de même des truies qui ont porté ; il convient de mettre ces animaux à une demi-diète la veille, le jour et le lendemain de l'opération.

A l'encontre de ce qui a lieu chez les mâles, le manuel opératoire chez les femelles s'exécute d'une seule manière. Les instruments nécessaires sont : un bistouri convexe, une aiguille à suture pourvue de fil ciré et des ciseaux courbes.

La bête est renversée sur le flanc gauche et couchée de préférence sur une litière, un panier à gorets, ou une table peu élevée ; un aide porte en arrière les membres postérieurs pour que la région du flanc soit dégagée et bien tendue. L'opérateur, après avoir placé un pied sur le cou de la bête afin de l'assujettir complétement, coupe les poils et excise, sur une longueur de 4 centimètres, avec un instrument bien tranchant, la peau au-dessous du relief de l'apophyse transverse de l'avant-dernière vertèbre lombaire, à 1 centimètre de la saillie de l'angle externe de l'ilium ; puis il incise, dans le même sens et dans la même étendue, les couches musculaires abdominales et le péritoine, en ayant bien soin d'attendre que ce dernier se détache des organes sur lesquels il est attaché et s'engage entre les lèvres de la plaie pendant les efforts expulsifs.

Ceci fait, l'opérateur introduit dans l'abdomen l'indicateur de la main droite, refoule les intestins vers le nombril sans les offenser, cherche la corne de la matrice du côté droit, vers le sacrum, et l'attire au dehors au moyen du doigt ployé; il la dévide jusqu'à ce qu'il soit arrivé à son extrémité terminale où se trouve l'ovaire qui apparaît sous la forme d'une petite lentille rougeâtre. Cet organe saisi, il procède à la torsion du ligament ovarien et, à l'aide des doigts seuls, mène à bonne fin cette facile manœuvre. Ce temps étant accompli, il recherche le deuxième ovaire et l'arrache en suivant la même marche. Il faut avoir soin de bien enlever tout l'ovaire, car s'il en reste une partie, la truie conserve une certaine aptitude pour la propagation.

Quand on procède sur les vieilles truies il n'est nullement nécessaire de rechercher d'abord les cornes, mais bien plutôt les ovaires qui sont facilement reconnaissables par leur grosseur, leur dureté et leurs inégalités granuleuses.

Dans tous les cas il ne faut jamais extraire simultanément les deux cornes, parce qu'il devient plus difficile de les remettre en place.

La suture des lèvres de la plaie, suture à points passés ou entrecoupés, est le dernier temps de la castration et demande une certaine attention, de peur de blesser, avec l'aiguille, une anse intestinale refoulée dans les efforts expirateurs.

Telles sont les règles les plus communément observées. Leur application n'est pas rigoureuse, car il peut très-bien se faire qu'on se trouve en présence d'une hypertrophie des ovaires, d'un état de gestation, ou de toute autre difficulté qui demande une exploration attentive et un travail chirurgical délicat.

L'appareil génital offre, nous le savons, une très-grande résistance aux mutilations dont il est l'objet : c'est ainsi qu'on peut, chez les jeunes truies et sans aucun péril, emporter une corne de l'utérus et même tout ou partie de cet organe; chez les animaux plus âgés il n'est pas toujours à l'abri de plusieurs accidents consécutifs dont les plus communs sont : l'hémorrhagie, le développement des abcès, la hernie, la métrite et parfois la péritonite; ce dernier cas est très-rare.

L'hémorrhagie n'a jamais un caractère bien grave. Les abcès, au lieu de l'opération, se reconnaissent à la présence d'une tumeur chaude et douloureuse. Abandonnée à elle-même, cette poche purulente s'ouvre au bout de huit jours; si elle tarde trop, on peut y porter la lancette pour donner issue au pus, et panser avec de l'eau tiède et aromatique. Cet accident n'entraîne généralement aucune conséquence. La hernie se manifeste sous forme d'une tumeur élastique, réductible et sonore à la percussion; quoiqu'elle empêche quelquefois les animaux de prendre leur nourriture aussi bien que par le passé, elle n'est jamais bien grave, à moins pourtant qu'elle ne s'étrangle. Dans ce cas, toute médication devient inutile, et le sacrifice est impérieusement commandé.

ARTICLE IV

APPLICATION DES EXUTOIRES.

Sous le nom d'*exutoires*, on désigne divers moyens employés pour déterminer, sur un point extérieur de l'économie, une inflammation et surtout l'établissement de la suppuration, dans le but de prévenir ou de combattre une congestion ou une inflammation menaçant des organes essentiels. Tels sont le séton, le trochisque, le sinapisme, le vésicatoire, l'application de pommade stibiée et les frictions irritantes.

Il s'en faut que tous ces exutoires jouissent, dans la médecine du porc, de la même faveur que dans celle du cheval, du bœuf et du chien. Pour mon compte, je n'ai jamais retiré de bons effets des sétons, des trochisques, de l'onguent vésicatoire, et je donne certainement la préférence aux sinapismes, à l'application de la pommade stibiée et aux frictions irritantes. Je vais cependant les passer tous en revue, afin que chacun puisse juger de la valeur de mes assertions.

Le séton (de *seta*, soie) se compose d'un ruban de fil ou d'une mèche de filasse qu'on introduit dans les tissus pour y produire une irritation, et plus tard une sécrétion purulente.

Le procédé opératoire est fort simple. On passe d'abord la bandelette de fil ou la mèche de filasse dans le chas d'une petite aiguille; puis, faisant à la peau, avec les deux mains, un large pli proportionné à la longueur que l'on veut donner au séton, on tient une extrémité de ce pli avec la main gauche et l'on confie l'autre extrémité à un aide; ensuite on traverse, par un mouvement rapide, ce pli à la base avec l'aiguille que l'on retire et qui entraîne avec elle le ruban; enfin on arrête ce dernier soit en le nouant par les deux bouts, de manière à former un collier, soit en faisant un gros nœud à chaque extrémité. Ceux qui ne possèdent qu'une aiguille dite *des chiens* (*fig.* 20), traversent le pli de la peau, placent ensuite un bout du ruban dans le chas de cette aiguille qu'ils retirent à eux. Ce mode est en tout semblable à celui qui est en usage pour le cheval.

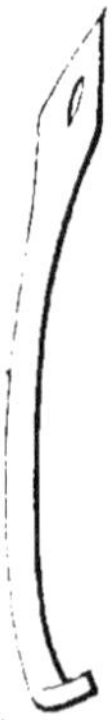

Fig. 20.

Quand la suppuration est établie, le traitement consiste à comprimer le trajet du séton et à enlever le pus qui s'est concrété au pourtour des ouvertures faites à la peau.

Sur le porc, le séton est presque toujours nuisible;

j'ai souvent constaté que les engorgements qu'il produit restent froids, indolents et de mauvaise nature; aussi, malgré l'espèce d'approbation qui a été donnée à cet exutoire par Pradal et plusieurs autres écrivains, je n'hésite pas à me ranger à l'avis de M. Gourdon et de divers autres auteurs, et à répudier l'emploi d'un moyen thérapeutique aussi infidèle.

Le trochisque est un mode d'exutoire produit par l'introduction sous la peau d'une substance minérale ou végétale destinée à déterminer un engorgement considérable. Il fut d'abord connu sous le nom de *cautère*.

Les substances appartenant au règne végétal ont aujourd'hui détrôné les préparations minérales simples ou composées; les plus employées, pour faire des trochisques, sont les racines d'ellébore blanc ou noir, l'écorce de garou ou de lauréole mâle, la clématite, etc.

Le trochisque se distingue donc du séton en ce sens qu'il n'agit pas seulement par sa présence, mais qu'il détermine encore une action irritante toute spéciale. Aussi l'emploie-t-on quand on veut obtenir une dérivation rapide, et ne le laisse-t-on pas longtemps en place à cause des désordres qu'il pourrait occasionner.

On l'applique en faisant une incision à la peau (sous la poitrine, par exemple), en la détachant dans une certaine étendue, et en introduisant, dans cet espace sous-cutané, le corps irritant auquel on a préalablement attaché un fil qui pend au dehors. Bientôt après arrivent l'inflammation, l'engorgement et la sécrétion purulente. On enlève le trochisque quand l'engorgement se manifeste et avant que le pus commence à apparaître, et on laisse la plaie se cicatriser en employant les soins ordinaires de propreté.

Les réflexions faites à propos du séton trouvent encore ici leur place, sinon en totalité, du moins en partie. On ne doit se servir de cet exutoire que lorsqu'il est impossible de mieux faire, ce qui arrive rarement.

Les empiriques appliquent les trochisques à tort et à travers et prétendent que le mal sort par là. Cependant leur propre expérience devrait leur prouver que ces moyens sont presque toujours contre-indiqués. Il n'est pas rare, en effet, de voir des plaies assez graves, des engorgements et des infiltrations persister après l'implantation de l'ellébore ou de l'acide arsénieux. Il convient de dire pour être vrai, que cette fâcheuse habitude de mettre des trochisques aux membres, où ils occasionnent de si graves désordres en pure perte commence à disparaître ; on trouve bien, par-ci, par-là quelques-uns de ces exutoires au fanon et sous la poitrine, où leur action est mieux justifiée, mais ils tendent tous les jours à se retirer devant une médication plus raisonnée.

Le sinapisme (de σίναπι, moutarde) est un cataplasme de farine de moutarde dont on se sert à l'extérieur pour déterminer la rubéfaction et par suite une révulsion.

On délaye la farine de moutarde dans de l'eau tiède et non avec de l'eau chaude ou du vinaigre, comme on le croit généralement : l'eau chaude et le vinaigre ont pour résultat d'annihiler la formation de l'huile âcre à laquelle le sinapisme doit ses propriétés irritantes. Il est difficile de doser la quantité d'eau qui doit entrer dans la confection du sinapisme; certaines personnes disent que la farine et l'eau entrent chacune pour moitié dans la préparation de cet agent médicinal ; rien de bien précis n'existe à cet égard.

On peut augmenter l'activité des sinapismes en mettant à la surface qui doit être en contact avec la peau, ou en incorporant à leur substance, du poivre, de l'euphorbe, des cantharides, ou leur teinture. On active encore leur action en frictionnant vigoureusement la partie, de manière à produire une excitation passagère et anormale.

Quand le sinapisme a produit son effet, il faut l'enlever. Le moment favorable à cette opération est difficile à préciser; chez certains sujets l'irritation est produite assez rapidement; chez d'autres, au contraire, elle demande un temps très-long. On doit, de peur d'accident, regarder de quart d'heure en quart d'heure si la moutarde a suffisamment rubéfié la peau. On reconnaît qu'il en est ainsi quand l'engorgement est assez considérable pour accuser une dérivation salutaire. Il vaut mieux renouveler l'action du sinapisme que de le laisser trop longtemps en contact avec la peau, de peur d'occasionner des plaies très graves.

De tous les exutoires, le sinapisme, pour l'espèce porcine, est sans contredit le meilleur. Bien des maladies, qui résistent à la saignée et à beaucoup d'autres moyens thérapeutiques, cèdent à cette inflammation factice qui fait dériver le mal. Je partage entièrement l'avis de M. Pradal et de beaucoup de mes confrères, en considérant le sinapisme comme un moyen héroïque et en lui attribuant des cures tout à fait inattendues. — Sur le porc, dit cet écrivain, on ne peut guère, à raison de son caractère indocile, appliquer le sinapisme que sous la poitrine, au moyen d'un bandage en toile auquel on coudra une pièce de cuir ou basane de la grandeur de la main, et sur laquelle on mettra de la moutarde. Ce bandage (*fig.* 2) se compose d'une pièce de toile carrée tronquée dans ses angles antérieurs et postérieurs, prolongée à son bord antérieur pour passer entre les deux avant-bras du porc. Deux liens partant du prolongement antérieur se réunissent sur l'encolure en avant du garrot. Six autres liens, trois de chaque côté, partant des angles de la toile, se fixent vers la chute du garrot et sur le dos. — Pour que ce bandage puisse être suffisamment serré, on passe sous la poitrine une ceinture de toile ou une vieille serviette qu'on noue sur le dos. Chez les mâles, il est essentiel de bien maintenir le sinapisme sous le thorax, afin de ne pas produire une inflammation de l'ouverture du fourreau.

Tout porc malade, et à plus forte raison tout porc qui porte un sinapisme, doit être mis dans une loge à

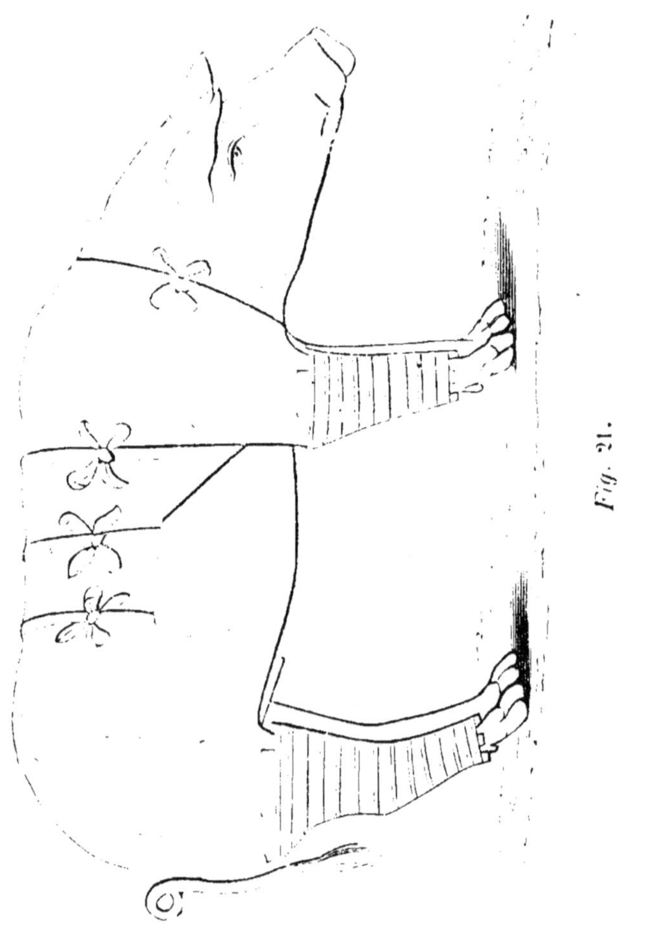

Fig. 21.

part. Cet animal a bien assez de sa sauvagerie habituelle qui le porte à se débarrasser de tout ce qui le gêne, sans le faire aider dans cette besogne par ses compagnons.

Le vésicatoire, ou pour mieux dire *l'onguent* vésicatoire, est une préparation qu'on applique sur la peau pour obtenir une dérivation salutaire. Cet onguent est composé avec : onguent basilicum, 500 gr. ; cantharides pulvérisées, 50 gr. ; euphorbe en poudre, 60 gr. ; on incorpore à froid les deux poudres.

Pour appliquer un vésicatoire, on commence par couper les extrémités des poils ; puis on brosse vivement la région choisie, afin de détacher les impuretés qui s'attachent à la peau et de déterminer, par la friction, un commencement d'excitation favorable à l'action des cantharides. Ceci fait, on prend avec les doigts gros comme une noisette de l'onguent, et on l'étend par une friction légère ; on continue cette manœuvre pendant cinq minutes, en ayant soin, à la fin, de laisser sur l'emplacement de la friction une couche de l'épaisseur d'un centime.

Les effets de cet exutoire consistent dans l'augmentation de chaleur et de couleur de la peau qui devient rouge et tendue, dans un picotement qui se traduit bientôt par une vive douleur, dans le soulèvement de l'épiderme et la production de la sérosité, dans la sécrétion purulente à la surface du derme, etc.

Dès que le vésicatoire est en place, on n'a plus qu'à s'occuper d'empêcher les frottements, ce qui n'est pas facile ; les jours suivants, il est bon de crever les ampoules, d'enlever avec des ciseaux l'épiderme mortifié, de panser les plaies avec du cérat et des étoupes et d'attendre ainsi la guérison. Les précautions doivent être grandes, car la gangrène de la peau est fort à redouter à la suite de l'application du vésicatoire et de tous les exutoires violents.

Le vésicatoire est un moyen que je suis loin de vanter dans la médecine du porc, et ce, pour plusieurs raisons dont voici les principales. D'abord il est peu de régions où l'on puisse l'appliquer sans craindre de voir l'animal y porter la dent, et par suite s'irriter sans profit le nez, les lèvres et la langue ; en second lieu, le porc, sous l'influence de la douleur, se roule sans cesse, se frotte partout et finit par enlever le topique vésicant qui, dans ce cas, reste sans effet ; enfin les résultats négatifs qu'on retire de cette médication ne sont pas de nature à encourager l'opérateur et à lui faire braver l'ennui des inconvénients précités.

La pommade stibiée offre beaucoup d'avantages au praticien : application facile et sans danger pour l'animal, résultats favorables, tout fait encourager l'emploi de cette préparation qu'on obtient en mêlant 4 grammes d'émétique pulvérisé avec 12 grammes d'axonge.

Les frictions irritantes, avec les essences de térébenthine et de lavande, le vinaigre chaud et l'ammoniaque liquide, déterminent une prompte irritation et une douleur très-vive accusée par les mouvements incessants du porc. La rapidité de cette action fait recommander les frictions irritantes dans les phlegmasies des organes de la poitrine et de l'abdomen, chez l'espèce porcine. Sur certains sujets l'irritation est si grande, qu'il se produit une abondante sécrétion de sérosité, qui transforme en véritables exutoires ces frictions à l'essence, au vinaigre chaud et à l'ammoniaque.

CHAPITRE III

APPLICATION DES PANSEMENTS

Les sections relatives à la contention du porc et à la pratique des opérations chez cet animal, nous ont offert une étude pleine d'intérêt, à cause des applications journalières dont elles sont l'objet. Par contre, les sections ayant trait aux pansements, à la réduction des fractures et à l'administration des médicaments, ne présentent pas un champ aussi vaste à parcourir. La raison est facile à comprendre. La plupart des petites opérations guérissent d'elles-mêmes, et il n'est guère besoin de leur venir en aide; quant à celles dont la gravité exigerait de nombreux soins, on préfère couper court au mal et sacrifier le porc. La réduction des fractures et des luxations est tentée peu souvent, et, dans l'immense majorité des cas, les éleveurs tuent leurs animaux aussitôt qu'ils éprouvent un de ces graves dérangements de l'appareil locomoteur. J'en fais, du reste, un article spécial. Bien restreint est le nombre des médicaments susceptibles d'être administrés aux individus de l'espèce porcine; bien courtes sont donc les observations qui s'y rapportent.

Néanmoins je crois bon de relever le porc de l'état d'infériorité dans lequel on l'a tenu jusqu'à ce jour, et de dire quelques mots sur l'application des pansements et l'administration des médicaments. Quel que soit le genre d'opération, il faut toujours contenir l'animal, d'après les règles indiquées, afin de faciliter l'action de la main qui agit.

Le pansement est un traitement local et souvent répété, consistant dans l'application rationnelle des médicaments et des appareils qui doivent hâter la guérison.

ARTICLE PREMIER

GÉNÉRALITÉS SUR LES PANSEMENTS.

Le matériel nécessaire à la pratique des pansements comprend : les instruments, les matières et les objets de pansements.

Les instruments que j'ai à mentionner ici sont les ciseaux et la sonde; le praticien adroit peut avec eux seuls effectuer tous les pansements relatifs à l'espèce porcine. *Les matières* sont l'étoupe et les topiques solides ou liquides qu'on applique sur les surfaces vivantes dans un but thérapeutique. *Les objets de pansement* sont les compresses, les bandes et les bandages.

Ce qui nous intéresse le plus, ce sont les bandages, que je diviserai en cinq catégories : le bandage pour appliquer les sinapismes, le bandage pour appliquer les cataplasmes, le bandage pour le dessous du cou, le bandage pour les yeux, et enfin celui pour les fractures.

Nous avons vu, dans la section précédente, comment on pose le bandage à sinapismes (*fig.* 21), je n'ai donc plus à y revenir. Celui qui est indispensable pour mettre un cataplasme sous le ventre, lors des affections abdominales, est formé (*fig.* 22) d'une pièce de toile deux fois plus longue que large; chacun des grands côtés, relate M. Pradal, porte un repli pour favoriser le logement de la convexité du ventre. Chaque petit porte trois liens un à chaque angle et un au milieu d'eux. Ces liens se nouent les uns aux autres sur le garrot, sur le dos et les lombes. On empêche l'enveloppe de se porter en arrière au moyen d'un septième lien qui part à environ trois centimètres de la naissance de l'un des deux liens antérieurs, passe devant le

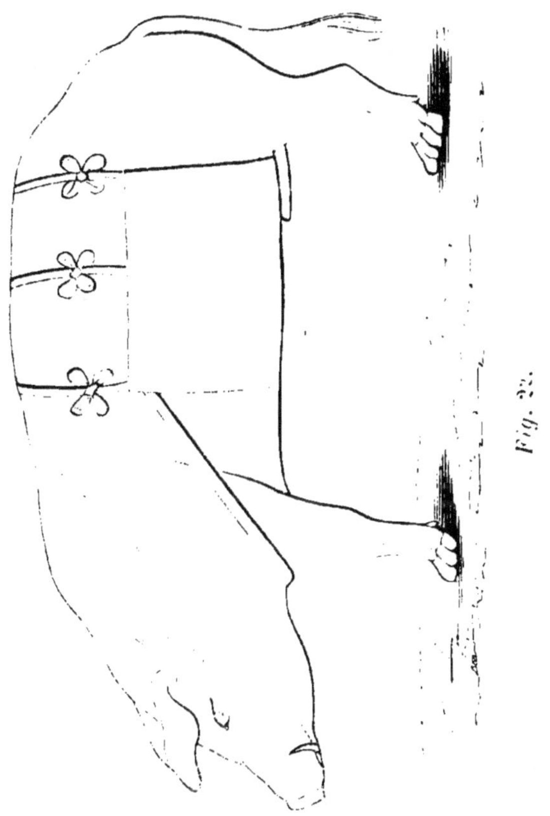

Fig. 22.

poitrail et va se fixer au lien du côté opposé, à peu près à la même hauteur d'où il est parti. Si on applique le bandage à un mâle, on doit laisser une échancrure à son bord postérieur pour laisser le fourreau libre; sans cette condition, le malade pourrait être gêné pour uriner, ayant le fourreau presque au milieu du ventre. Chez es femelles, l'échancrure est inutile. — Le bandage pour le dessous du cou (*fig.* 23), mis en usage dans les cas d'angine, est formé d'une pièce de toile trois fois plus large en arrière qu'en avant et pourvue de quatre liens, un à chaque angle, s'attachant, les antérieurs au-dessus du chanfrein, et les postérieurs

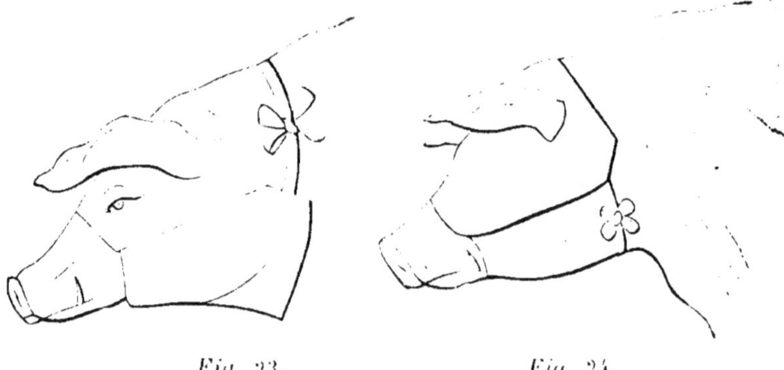

Fig. 23. *Fig.* 24.

au point de jonction de la tête avec le cou, à l'endroit où il existe une légère dépression. Le bandage pour les yeux (*fig.* 24) consiste en une pièce de toile trois fois plus large en arrière qu'en avant, échancrée pour donner passage aux oreilles et pourvue de quatre cordons s'attachant sous la mâchoire inférieure. Ici ce sont les oreilles, bien plus que les cordons, qui retiennent le bandeau et l'empêchent de glisser.

En ce qui concerne les bandages nécessaires pour la réduction des fractures et des luxations, j'en fais la description plus loin.

Tous les autres bandages usités chez le cheval et le bœuf ne reçoivent pas la même application chez le porc, dont la petite valeur et l'utilisation facile ne permettent pas de grands sacrifices pécuniaires.

Quoi qu'il en soit, il est toujours aisé de mettre à profit les instruments, les matières et les objets de pansements si simples et si peu coûteux dont il vient d'être fait mention; car, comme l'a dit un professeur vétérinaire, — si l'action bien dirigée des instruments prépare le succès des opérations, des pansements exécutés avec méthode l'achèvent et le rendent plus complet; tandis que des pansements mal faits retardent la guérison, aggravent la lésion et rendent fâcheuses les suites de l'opération la mieux appliquée : — un peu de bonne volonté de la part du propriétaire, et le vétérinaire réussira plus souvent.

La propreté joue un grand rôle dans les pansements. Les lavages à l'eau tiède, ou à l'eau aromatique, suivant que les plaies sont de bonne nature ou offrent un caractère alarmant, sont les conditions rigoureuses du succès.

L'emploi rationnel des topiques donne lieu à des méthodes très-différentes laissées à l'appréciation du praticien. De même pour les manœuvres chirurgicales.

L'application des compresses et des bandages demande beaucoup d'attention, pour donner au pansement une surface régulière et pour protéger convenablement la plaie.

Je reconnais que les règles des pansements sont parfois fort difficiles à mettre en œuvre; ce qui l'est beaucoup moins, c'est, sans contredit, d'entourer le malade de tous les soins réclamés par l'hygiène : avantage immense qui est à la portée de toutes les intelligences et ne coûte rien. Ainsi les logements salubres, le régime alimentaire bien réglé, la visite fréquente pour s'assurer de l'état des choses, contribuent beaucoup à faciliter la guérison.

ARTICLE II

APPLICATION DES TOPIQUES SUR LE TÉGUMENT EXTERNE.

Les médicaments externes ou topiques, employés

dans la médecine du porc, sont appliqués sous les deux états : liquide et solide.

Les *topiques liquides* sont les bains, les lotions, les fomentations, les injections et les frictions. Disons en quelques mots seulement quel est leur effet dans la médecine du porc.

Le bain est l'immersion plus ou moins complète du corps dans un milieu autre que l'air ambiant; celui qui nous intéresse est le bain liquide, hygiénique ou médicamenteux suivant sa composition, général ou local selon que l'immersion est complète, moins la tête, ou bien partielle.

Pour débarrasser le porc de la poussière et de toutes les matières étrangères qui irritent sa peau et lui causent des démangeaisons désagréables, il faut le brosser et le laver souvent, ou bien mettre à sa disposition une petite mare dont l'installation et l'entretien ne sont jamais bien dispendieux. Il est certain que cet animal nage parfaitement et n'est jamais exposé à se noyer.

Le professeur Grognier rapporte qu'il a vu, autour de la fontaine de Maurs, une cinquantaine de femmes et d'enfants occupés à laver leurs cochons qui paraissaient prendre plaisir à cet exercice, et qui restaient toujours propres, toujours nets, débarrassés des insectes aptères, sains et vigoureux. M. Magne a été témoin d'un fait semblable dans une localité du Rouergue où l'on utilise l'eau des fossés qui entourent la ville. Chabert dit avoir préservé ses porcs d'une épizootie meurtrière et générale qui régnait dans le pays en entretenant une fraîcheur salutaire dans sa porcherie et en faisant, pendant l'été, coucher ses porcs dans une cave.

Les bains médicamenteux jouent un grand rôle dans la guérison des maladies de la peau, et rien au monde ne peut autoriser la négligence à cet égard.

Des cuves ou des auges profondes conviennent très-bien pour faire prendre des bains. Quand on retire l'animal de l'eau, on le sèche principalement avec des torchons. Les poils du porc, étant peu fournis, ne restent pas imprégnés de liquide et ne déterminent pas de refroidissements dangereux comme chez les autres animaux ; cette particularité mérite d'être prise en considération.

Les lotions reviennent souvent dans l'indication du traitement; ce sont de petits lavages effectués sur une partie quelconque du corps, avec de l'eau simple ou des liquides médicamenteux, et à l'état froid, tiède ou chaud. Pour faire les lotions, on se sert d'une éponge ou d'un tampon de filasse que l'on trempe dans le liquide préconisé et que l'on pose sur la surface malade. Les Anglais *pratiquent* sur les porcelets et les porcs à l'engrais des lotions de précaution avec de l'eau tiède ou de lessive, et même des lavages au savon noir pour entretenir la propreté, détruire les insectes et faciliter l'engraissement.

Les fomentations, beaucoup moins usitées, consistent à maintenir un liquide quelconque, mais toujours dans un but thérapeutique, en contact avec une partie du corps, au moyen d'un appareil poreux qui, chez le porc, est toujours la filasse ou une toile repliée plusieurs fois sur elle-même. Les fomentations remplissent les mêmes effets que les cataplasmes et exigent le même appareil de soutien.

L'injection, c'est-à-dire l'introduction, avec l'aide d'une seringue, d'un liquide quelconque dans une cavité naturelle ou accidentelle, est un excellent moyen de mettre en contact les topiques avec les parties situées dans l'épaisseur des tissus. Les injections d'eau tiède servent à distendre et à nettoyer les cavités et les plaies fistuleuses ; les injections émollientes, astringentes, excitantes, etc., etc., exercent une action en rapport avec la nature du liquide introduit.

Les frictions sont généralement faites dans l'intention d'obtenir une révulsion. On a vu, page 66, que je recommande l'usage des frictions irritantes, m'en étant toujours bien trouvé. On pratique les frictions à l'aide de la main, ou avec une pièce d'étoffe imbibée du liquide ; on frictionne le derme jusqu'à ce que l'on remarque l'apparition de la rougeur de ce tissu : l'irritation produite facilite l'absorption du médicament et en augmente l'action.

Les *topiques solides* se composent des trochisques, des sinapismes, des cataplasmes, des sachets et des embrocations. Nous savons déjà en quoi consistent les trochisques et les sinapismes, et de quelle manière on les emploie; les trois derniers seuls appellent donc notre attention.

Les cataplasmes sont des topiques dont la consistance égale celle d'une bouillie épaisse; on les compose avec des farines, des poudres et des matières végétales cuites dans l'eau : les principales substances employées pour la confection des cataplasmes sont la farine de graine de lin, le son, les feuilles de mauve, de jusquiame et de pavot, les baies de morelle écrasées, les pulpes de pommes de terre et de carottes, etc. Le principe médicamenteux varie suivant l'indication thérapeutique.

On fait des cataplasmes froids et des cataplasmes chauds ; l'action des uns et des autres est de baigner la région malade et de faciliter l'introduction et, par suite, l'action du médicament. On les prépare en délayant la matière du cataplasme dans le véhicule, ou bien, ce qui est plus commun, en la soumettant à une légère cuisson jusqu'à ce qu'on ait une pâte d'une consistance suffisante. L'incorporation du principe actif se fait, s'il y a lieu, de deux manières : s'il est en poudre, on le mélange à la substance même du cataplasme ;

s'il est liquide, on l'emploie en manière de véhicule, ou bien on en arrose le cataplasme quand il est préparé. Ces topiques s'appliquent à nu, ou entre deux toiles quand on craint d'irriter une plaie ou une partie délicate. La température de 35° ne saurait être dépassée sans danger.

Les appareils les plus communément employés sont ceux qui sont représentés par les figures 22 et 23 et dont il est parlé à l'article : *Bandages*, pages 69 et 70.

Les sachets sont de petits sacs de toile renfermant des matières végétales cuites et jouissant de propriétés médicamenteuses ; ce sont, entre autres : les pulpes, le son, les baies de genièvre, etc. On les place de la même façon que les cataplasmes.

Les embrocations ne sont autre chose que l'application, accompagnée de frottement, de corps gras sur la peau.

ARTICLE III

APPLICATION DES TOPIQUES SUR LES TÉGUMENTS INTERNES.

Les topiques internes sont destinés à pénétrer dans des régions tapissées par une membrane muqueuse, telles que les orifices antérieur et postérieur du tube digestif, les voies respiratoires, la muqueuse de l'œil, l'intérieur du vagin et de l'utérus. Ils peuvent être gazeux, liquides et solides.

Les *orifices du tube digestif* sont accessibles aux gargarismes et aux lavements.

Sous le nom de *gargarismes* (ce mot est employé ici pour la forme seulement, car le cochon avale tout ou du moins une grande partie du liquide préconisé), on entend des médicaments liquides que l'on introduit dans la bouche, l'arrière-bouche et le pharynx, soit pour laver ces cavités et les débarrasser des impuretés qu'elles renferment, soit pour agir sur certaines plaies, soit enfin pour cautériser des points de nature suspecte ou dangereuse. Quand il ne s'agit que de laver la bouche, on se sert d'une seringue avec laquelle on pousse le liquide; ce cas est le moins fréquent. En effet, le plus souvent il faut opérer vigoureusement sur l'arrière-bouche et le pharynx, comme dans l'angine; il est alors recommandé de se servir d'un tampon de linge fixé au bout d'un bâtonnet, et que l'on promène sur tous les endroits malades, après l'avoir imprégné du liquide préconisé.

Les lavements sont connus des personnes les moins expertes; inutile de s'y arrêter. Je dois seulement recommander le plus grand soin possible aux individus chargés d'administrer des lavements aux porcs gras et vigoureux qui se tournent brusquement. Plusieurs vétérinaires se sont vus dans la nécessité de faire abattre des animaux blessés par la canule de la seringue et dont le rectum était complétement troué. Étant gras et tendu, l'intestin est facile à déchirer par une main inhabile. Comme le dit fort bien M. Leblanc, les petits soins mènent vers la réussite.

Les *voies respiratoires* reçoivent les topiques sous la forme gazeuse, c'est-à-dire sous forme de fumigations. On désigne sous ce nom un moyen thérapeutique qui consiste à diriger sur une partie du corps, externe ou interne, des vapeurs ou des gaz dans le but de remédier à des maladies. La muqueuse respiratoire est ici la seule surface qui puisse recevoir fructueusement des fumigations, qu'on distingue en fumigations émollientes et en fumigations excitantes. Les premières résultent de la vaporisation de l'eau renfermant des substances adoucissantes telles que la mauve et la guimauve, et les secondes de la décomposition au feu et du changement en produit vaporeux du genévrier, de l'essence de térébenthine, de l'huile empyreumatique, du sucre, du goudron, etc., etc.

Les appareils en usage pour le cheval et le bœuf ne peuvent être avantageusement employés pour le porc à cause de l'indocilité de cet animal, c'est pourquoi, lorsqu'on veut le soumettre à cette médication, on doit, pour les fumigations émollientes, disposer dans un coin du toit un chaudron rempli d'eau très-chaude et surveiller le malade pendant le temps de l'opération; et, pour les fumigations excitantes ou vermifuges, projeter sur une pelle rougie au feu les substances médicamenteuses, laisser la loge se remplir des vapeurs salutaires et fermer soigneusement la porte pour éviter toute déperdition rapide.

Les fumigations se répètent plusieurs fois par jour, selon l'intensité de la maladie et les résultats déjà obtenus.

Sur la *muqueuse de l'œil* on applique des médicaments qui prennent le nom de collyres. Les collyres solides sont en général des sels ou des oxydes métalliques que l'on réduit en poudre et qu'on projette sur l'œil à l'aide d'un tuyau de plume. Il faut souffler doucement afin de ne pas chasser le médicament hors du globe oculaire. Les collyres liquides peuvent être émollients, astringents ou excitants; on les applique en lotions ou en versant quelques gouttes sur l'œil, les paupières ayant été préalablement écartées. Les collyres mous et gazeux ne sont point employés chez le porc.

Pour le vagin et l'utérus on n'use que d'injections émollientes, astringentes et calmantes, suivant l'action thérapeutique que l'on désire exercer. La seringue est l'instrument à l'aide duquel on fait pénétrer l'injection dans les voies génito-urinaires.

CHAPITRE IV

ADMINISTRATION DES MÉDICAMENTS

L'administration des médicaments peut avoir lieu par le tube digestif, l'appareil respiratoire, la peau, le tissu cellulaire et les veines. Nous avons vu, dans le chapitre précédent, les avantages précieux que l'on obtient en utilisant, pour la thérapeutique, les propriétés absorbantes des voies aériennes et de la peau ; il nous reste à parler de celles des veines, du tissu cellulaire et du tube intestinal. Tout d'abord je dirai que l'injection dans les veines, malgré qu'elle donne au médicament introduit son maximum d'action, me paraît plutôt théorique que pratique dans la médecine des petits animaux, et surtout dans celle de la gent porcine. Il en est de même de la méthode hypodermique, qui consiste à injecter un liquide médicamenteux dans le tissu cellulaire, et à confier à ce tissu le soin d'absorber la substance que l'on introduit à dessein. La peau épaisse du porc, ses mouvements brusques et incessants exposent, à chaque instant, le praticien à briser sa seringue, et par suite à n'obtenir que des résultats négatifs : premier inconvénient. De plus le tissu cellulaire, dont le réseau capillaire est si riche chez les autres animaux, se trouve chez le sujet qui nous occupe presque noyé dans une couche de graisse qui s'oppose plus ou moins à l'absorption du médicament. En réalité, la seule manière applicable au porc, et par conséquent la seule dont il sera question ici, c'est l'administration, par le tube digestif, de médicaments solides ou liquides dont les principaux sont : les provendes médicinales, les électuaires, les pilules, les boissons, les breuvages et les lavements.

Les *provendes médicinales* sont composées de farine, de son, de recoupes, de tourteau, auxquels on associe la substance médicamenteuse. Cette façon d'opérer est de beaucoup la meilleure, et il ne faut jamais recourir à un autre système avant d'essayer de celui-ci. Il y a toujours avantage à ne pas tourmenter le porc et à lui faire prendre les remèdes en les mélangeant aux aliments.

Les *électuaires* sont formés par le médicament choisi, uni à du miel, de la mélasse et à des poudres de réglisse ou de guimauve. Au début des maladies le porc prend souvent l'électuaire de bonne volonté ; s'il refuse, on l'introduit dans sa bouche avec une cuiller de bois et on le force à l'avaler.

Les *pilules* sont de petites boulettes composées de la même façon que les électuaires. On les administre en couchant le porc, en lui ouvrant la bouche et en les laissant tomber au fond de cette cavité. Après l'introduction de chacune d'elles, on abandonne un peu la tête pour faciliter la déglutition. Quand on peut tenir l'animal debout et lui faire avaler les pilules en les portant dans la gorge avec une baguette, cela est infiniment préférable.

Les *boissons* ou tisanes sont des préparations alimentaires contenant un principe médicamenteux; elles diffèrent des breuvages en ce que ceux-ci sont des préparations médicinales proprement dites. Aucune administration ne comporte plus d'avantages que celle des boissons et des provendes ; aussi doit-on leur donner la préférence toutes les fois qu'il est possible. Pour que le porc ne les refuse pas, il faut savoir exclure les substances amères et odorantes et rechercher celles qui n'ont pas ces défauts et qui, pour les boissons, sont solubles dans l'eau.

Les *breuvages*, nous le savons déjà, sont des préparations concentrées sur lesquelles il faut compter ; ils correspondent aux potions de l'homme et nécessitent l'intervention de la main pour les faire prendre à l'animal. Ils sont froids, tièdes ou chauds ; émollients, excitants, calmants, vermifuges, etc., suivant les indications.

Quand le porc est jeune et facile à contenir, on peut lui administrer le breuvage debout. Pour cela, un aide saisit le groin avec un tord-nez, enfourche l'animal et l'accule dans un coin ; l'opérateur ouvre la bouche à l'aide d'un bâillon et verse le liquide par petites gorgées. Quand le cochon est âgé et robuste, il est préférable de le jeter à terre et d'agir comme il est dit à l'article *Contention*.

S'agit-il de jeunes animaux ? M. Gaignard les renverse sur le dos, les fait maintenir dans cette position et verse doucement le liquide médicamenteux. A-t-il affaire à un sujet adulte ? Ce même praticien le jette sur le côté et lui tourne légèrement la tête ; puis il le livre à deux aides dont l'un empêche les mouvements et l'autre soutient la tête : dans cette position, il passe une anse de corde à chaque mâchoire, donne la supérieure à l'un des aides et garde l'inférieure dans sa main gauche, ouvre légèrement la bouche, et administre doucement et de la main droite le breuvage préconisé.

Le breuvage ne doit être employé qu'à la dernière extrémité, quand tous les autres moyens ont échoué, et principalement lorsqu'il ne s'agit pas de traiter une altération des voies respiratoires. J'en relaterai les graves inconvénients dans le cours de la description des maladies; il faut, dans tous les cas, réduire beaucoup le volume du breuvage : trois décilitres forment la mesure ordinaire.

Les *lavements* servent encore à introduire dans l'économie des substances médicamenteuses quand la muqueuse de l'estomac se refuse à recevoir des matières actives, ou bien quand il est nécessaire de faire marcher le traitement avec rapidité.

La proportion ordinaire doit être réduite des deux tiers, afin de ne pas gêner l'animal et de provoquer des efforts expulsifs. Il faut pousser le liquide tout doucement afin de ne pas surprendre l'intestin, et préparer l'économie à une absorption favorable par une journée de demi-diète.

TROISIÈME PARTIE

DESCRIPTION DES MALADIES

CHAPITRE I

MALADIES DE L'APPAREIL RESPIRATOIRE

Les maladies particulières à l'appareil respiratoire sont, dans l'espèce porcine, au nombre de six, savoir : l'*asphyxie*, le *coryza*, la *bronchite*, la *pneumonie*, la *pleurésie* et la *pleuropneumonie*.

Je retranche à dessein de cette nomenclature l'angine et le soyon qui, quoique intéressant les voies aériennes, ne font pas moins partie de deux groupes distincts. Je range la première de ces altérations dans le chapitre des maladies communes aux conduits respiratoires et digestifs, et la seconde dans celui des affections propres aux dérangements dans la disposition des organes et dans l'exercice de leurs fonctions.

Si l'on excepte l'asphyxie, le coryza et la bronchite aiguë et vermineuse, dont la description dans les livres modernes est plus ou moins complète et fidèle, on se trouve encore en présence de trois maladies que je crois peu connues.

Je serai donc l'interprète des pensées de tous les vétérinaires qui croient qu'il est peu aisé, dans la race qui nous occupe, d'établir un diagnostic toujours certain, et partant d'appliquer le traitement rationnel qui convient à la pneumonie, à la pleurésie et à la pleuropneunomie. La surface occupée par l'épaule, l'épaisseur de la peau et des tissus sous-jacents constituent un revêtement difficile à traverser par le murmure respiratoire; d'un autre côté, les mouvements continuels du porc et ses cris incessants concourent à rendre extrêmement laborieuse l'exploration de la cavité thoracique et fort incomplète l'interprétation des signes fournis par les organes lésés.

J'avoue, en toute humilité, que pendant les premières années de ma pratique il m'a été très-difficile de distinguer nettement les caractères propres à chacune des trois altérations précitées, et, par suite, d'indiquer la médication la plus apte à retarder les progrès du mal. Dans la majorité des cas ce n'est qu'à l'ouverture des cadavres que j'ai pu reconnaître la valeur de mes appréciations ou les erreurs de mon diagnostic : aujourd'hui encore, et cela de peur de me tromper, je ne voudrais pas affirmer mon jugement d'une façon trop exclusive, et je suppose que beaucoup de mes confrères se trouvent dans la même situation.

Depuis quinze ans que j'ai commencé à recueillir des notes sur la pathologie porcine, je suis parvenu à former une collection assez complète. Cependant mon travail présentait une lacune, en ce sens que les maladies des viscères pectoraux n'occupaient pas, à cause de leur concision, la place méritée; et j'hésitais à en faire la description. Jusqu'à ce jour aucun auteur n'a publié, que je le sache, des monographies relatives aux lésions du poumon et de la plèvre; je néglige, à dessein, de mentionner les écrits de MM. Hurtrel d'Arboval, Pradal, Saussol, Jouannaud, etc., qui laissent beaucoup à désirer sous tous les rapports.

Si l'on concluait de l'exposé contenu dans le paragraphe précédent, que ma rédaction est l'expression la plus parfaite et le résumé le plus complet des connaissances actuelles, on travestirait ma pensée : car, en expliquant la pénurie de rapports laissés par mes devanciers, je n'ai eu d'autre but que d'excuser ma faiblesse, encore augmentée par le manque de soutien désirable.

Peut-être même n'aurais-je jamais esquissé le tableau des phénomènes morbides présentés par les agents de la fonction respiratoire, n'était l'obligation où je me suis trouvé de les faire entrer dans le cadre de mon traité.

A ceux qui débutent dans le métier je dirai, s'ils ne voient pas dans ces lignes le guide souhaité, qu'ils ont toujours à leur disposition un ensemble de moyens satisfaisants, dont je me suis servi avec avantage, ce sont : les logements salubres, les saignées chez les pléthoriques, les révulsifs avec la moutarde et la pommade stibiée, les lavements irritants, les boissons tièdes et émollientes, les électuaires avec le kermès ou l'émétique, etc., etc.; à ceux qui ont blanchi sous le harnais je demanderai des conseils, à tous de l'indulgence.

ASPHYXIE.

L'*asphyxie* (littéralement *sans pouls*) est la suspension des fonctions de relation et des principales fonctions vitales par suite de la cessation plus ou moins brusque de la respiration et conséquemment de l'hématose. C'est donc la privation d'air qui est la cause de l'asphyxie.

Les *symptômes* généraux viennent avec d'autant plus de rapidité que l'interruption respiratoire est plus prompte, ce sont : l'abolition de toutes les fonctions sensoriales et motiles ; la cessation de tout mouvement respiratoire ; le ralentissement, l'intermittence, la faiblesse des mouvements du cœur et l'obscurcissement de ses bruits; le gonflement des veines de la tête et du cou; la couleur violette des muqueuses; la conservation de la chaleur; l'absence de roideur des membres, etc. Après cinq ou six minutes la mort est certaine. Quand la vie revient, les mouvements du cœur sont perceptibles, le sang circule dans les vaisseaux, l'air pénètre dans les poumons et les fonctions reprennent leur cours normal.

L'*autopsie cadavérique* montre la fluidité et la coloration noire du sang, l'abondance de ce liquide dans les cavités droites du cœur et dans les veines, la congestion sanguine de tous les organes, surtout des poumons et du foie et l'injection des membranes muqueuses.

Me plaçant au point de vue qui nous intéresse, je dirai qu'on ne peut distinguer, pour le porc, que deux sortes d'asphyxie: 1° l'asphyxie par occlusion des conduits aériens; 2° l'asphyxie par les gaz irrespirables.

L'*asphyxie par occlusion* des conduits aériens peut se présenter sous deux aspects différents, savoir: par la submersion et par un obstacle mécanique quelconque s'opposant à la pénétration de l'air dans la poitrine.

La submersion est un accident très-rare chez le porc. Cet animal, dont la vie se passe généralement à la porcherie, ne trouve guère l'occasion de tomber à l'eau; il est, du reste, excellent nageur et sait parfaitement se tirer d'embarras. Aussi ne citerai-je ce cas que pour mémoire seulement.

Les obstacles mécaniques qui s'opposent à la pénétration de l'air dans la cage thoracique résultent de certaines maladies, telles que le gonflement considérable de la langue; la formation de pseudo-membranes, de tumeurs et d'abcès dans l'arrière-bouche, qui interceptent le conduit de l'air; et aussi de la compression des parois bronchiques, de la paralysie des muscles respirateurs, de l'arrêt des aliments dans l'arrière-bouche ou la trachée, et de la chute d'un liquide dans les bronches par suite de l'administration intempestive et maladroite d'un breuvage quelconque. La plupart des accidents que je viens d'énumérer sont peu communs; il est donc rare de constater l'asphyxie par suite de semblables causes. L'arrêt des aliments et des breuvages dans les voies respiratoires s'observe seul dans l'espèce porcine et offre quelque intérêt.

Le porc, lorsqu'il est vivement pressé par la faim, se précipite sur sa nourriture et l'avale fort souvent sans se donner la peine de la mâcher. Il arrive alors que des morceaux de chair, des racines, des tubercules, des fruits crus, soit seuls, soit mêlés à de la farine ou à des pulpes, s'arrêtent sous l'arrière-bouche et déterminent l'étranglement de l'animal, si l'on n'est assez prompt et assez adroit pour retirer l'objet obturateur.

On n'est pas toujours témoin de l'accident; malgré tout le zèle possible on ne reconnait la cause du mal que lorsqu'il est trop tard pour y remédier. Sept minutes après l'accident il ne faut plus songer à secourir l'animal, car la vie est éteinte ou du moins tellement compromise que le traitement est infructueux. Les gens avisés s'empressent alors de tuer l'animal afin d'en utiliser les débris, au lieu de s'épuiser en vaines recherches et d'attendre une mort imminente.

Cependant toutes les fois qu'on verra un cochon s'éloigner précipitamment de l'endroit où il se repaît, tendre le cou, respirer difficilement, en un mot présenter tous les symptômes de la suffocation, il faudra s'efforcer, soit avec ses mains, soit avec des pinces, d'arracher le corps étranger, ou, tout au moins, essayer de l'écraser.

En ce qui concerne l'introduction dans la trachée d'un breuvage donné sans précaution, le liquide empêche la communication de l'air avec les poumons, et l'animal ne tarde pas à tousser, à battre des flancs et à périr quelques minutes après qu'on l'a laissé en liberté. Le liquide introduit se mêle au mucus des bronches et forme un composé écumeux que rien ne peut expulser.

Dans bon nombre de maladies des premières voies respiratoires et digestives, il vaut mieux ne jamais administrer de breuvage que de s'exposer à voir mourir le malade. J'ai été témoin une fois de la perte d'un porc par suite d'une circonstance analogue.

Comme il est toujours plus facile et plus économique de prévenir les maux que de les guérir, les éleveurs soigneux feront sagement de ne distribuer à leurs animaux que des racines, des tubercules et des fruits cuits, ou bien écrasés ou coupés en petits morceaux.

L'*asphyxie par inspiration* de gaz irrespirables n'a lieu dans la race porcine que lors des incendies. Le premier soin à prendre en pareille occurrence est de chercher à ranimer les mouvements respiratoires et les contractions du cœur, soit par des frictions sèches et irritantes sur la peau, soit par des insufflations d'air dans les poumons, soit par des stimulations sur les muqueuses au moyen du gaz ammoniac, soit enfin par des lavements irritants. Quand ces premiers efforts sont couronnés de succès, il reste à rétablir l'ordre dans la circulation qui s'effectue avec trop de lenteur ou d'une manière désordonnée; pour combattre une congestion possible du poumon ou du cerveau, on pratique quelques petites saignées.

Tout n'est pas terminé, car à la suite d'un incendie e après avoir été ramené de vie à trépas, le porc est souvent atteint d'une violente irritation des voies respiratoires. J'ai été fréquemment déçu dans mes espérances en voyant mourir de bronchite aiguë, plus de huit jours après l'incendie, des individus que j'avais laissés en bon état et dont rien, absolument rien, ne laissait deviner la fin malheureuse. Les soins à donner en pareil cas sont décrits à l'article *Bronchite*.

Il me reste à relater ce qu'a dit M. Zundel au sujet de l'asphyxie par la compression des parois thoraciques. — Les porcs trop serrés dans les wagons s'étouffent facilement entre eux, soit en se couchant l'un sur l'autre, soit en se pressant trop fortement. Ces porcs, surtout pendant la chaleur, sont exposés à mourir assez facilement d'une espèce d'*asphyxie* par épaississement du sang: on dirait que la fibrine de celui-ci, ne trouvant plus son emploi, est altérée. Cette maladie subite, où il y a altération du sang, comme dans toutes les affections graves du porc, a été souvent prise pour du charbon. Il n'en est cependant rien; le microscope n'y découvre pas les bactéries caractéristiques du charbon, et la viande des animaux morts est utilisable. Son aspect ne la rend pas propre à l'étal; mais elle peut être consommée par des particuliers, si l'animal a été vidé en temps utile, pour empêcher l'odeur des intestins d'imprégner les quartiers; cette consommation de porcs morts en route ne doit cependant être autorisée qu'après le bien vu d'un vétérinaire. Cet accident étant très-fréquent en été, il faut le prévenir en ne mettant pas un nombre trop considérable de porcs, surtout de porcs gras, dans un même wagon; on le prévient encore assez bien en donnant à boire aux porcs de l'eau acidulée avec de l'acide sulfurique (5 grammes environ par litre d'eau); à défaut de cet acide, on peut donner de l'eau vinaigrée. On fera bien aussi de profiter des temps d'arrêt pour arroser un peu le plancher du wagon; on pourra aussi passer un arrosoir d'eau fraîche sur le corps des animaux eux-mêmes. — Tout le monde a vu ce que rapporte M. Zundel, et chacun est d'accord sur l'emploi des moyens qu'il préconise.

CORYZA.

Synonymie : rhinite, rhume de cerveau, catarrhe nasal, reniflement, morfondement, morfondure.

Le *coryza* est caractérisé par l'inflammation de la membrane muqueuse qui tapisse les cavités nasales et les différents sinus qui en font partie. Il est connu depuis longtemps, car Aristote en parle dans son histoire des animaux.

Il est dit *simple* quand les symptômes sont peu intenses, *grave* lorsque la marche paraît fâcheuse, *compliqué* quand à la phlegmasie de la pituitaire viennent se joindre l'inflammation des voies aériennes, ou les désordres du rachitisme, et *traumatique* lorsqu'il résulte d'une fracture des sus-nasaux.

Le coryza *simple* se déclare et disparaît le plus souvent sans que les propriétaires s'en aperçoivent ; comme les moyens thérapeutiques se bornent aux prescriptions de l'hygiène et aux boissons tièdes et émollientes, je n'en dirai rien.

La forme *grave* s'observe communément et mérite spécialement notre attention. Elle suffit, chez le porc, pour amener des perturbations très-graves, sans qu'il soit besoin d'invoquer des complications de phlegmasie des conduits respiratoires et de rachitisme. C'est de cette variété que je vais m'occuper.

Le coryza n'est point une maladie nouvelle, il y a longtemps qu'il a été décrit par les auteurs. Est-ce à dire qu'il soit bien connu? Assurément non. Les anciens écrivains vétérinaires qui en ont parlé sous les noms de reniflement et d'enchifrènement, ont méconnu, comme caractère principal de l'affection, l'état inflammatoire de la muqueuse nasale, et ont vu dans l'écoulement fréquent du sang par les naseaux et la déformation des os spongieux du nez, les symptômes pathognomoniques du coryza. Hurtrel d'Arboval et, après lui, Amédée Pradal se sont certainement trompés lorsqu'ils affirment que la rhinite du porc est caractérisée par ces derniers phénomènes. Il est vrai que de leur temps le rachitisme n'était pas connu. Les vétérinaires qui exercent aujourd'hui n'ont également pas su, à l'exception d'une partie de la jeune génération, distinguer nettement le coryza et sont tombés, pour la plupart, dans l'erreur commise par les auteurs précités. Cette erreur est bien excusable sans doute, car autrefois il n'était pas question de rachitisme dans les leçons de nos écoles. M. Lafosse, le savant professeur de Toulouse, a publié le premier je crois, des travaux importants sur le rachitisme, et a parfaitement décrit cette maladie. Il y avait longtemps que mon opinion était semblable à celle de cet écrivain, et j'attendais l'occasion d'apporter une preuve à l'appui de notre commune doctrine, lorsqu'en 1868 j'eus la bonne fortune de trouver, chez un jeune porc, un cas de rachitisme débutant par la déformation du maxillaire supérieur et des sus-nasaux, la raréfaction du tissu spongieux du premier os et se terminant par la mort. (V. *Rachitisme.*)

M Röll, dans son *Manuel de pathologie*, prétend qu'il existe une inflammation simultanée de la pituitaire et du périoste des cavités nasales chez le porc. Son travail n'est fait que d'après des descriptions anciennes; de plus, il est vague et n'est nulle part affirmatif. Jusqu'à ce que ce professeur nous ait donné des preuves certaines et résultant de son observation, il nous permettra de demeurer sur nos conclusions.

Les *causes* du coryza sont mal connues. Hurtrel d'Arboval et Pradal pensèrent que les porcs qui étaient élevés sur des terrains pierreux et qui avaient le nez court éprouvaient de plus grandes difficultés pour fouiller la terre, et se trouvaient de préférence exposés au coryza. L'assertion de ces auteurs doit encore tomber à néant.

On est obligé, faute de mieux, d'invoquer les causes sultant de l'impression du froid humide, de l'insalubrité des étables, de l'action des corps irritants solides, liquides ou gazeux, de l'insolation, de l'inspiration de la poussière chez les individus qui vont souvent aux pâturages ou qui se rendent sur les marchés par un temps sec et chaud, des fractures des sus-nasaux, etc.

Les *symptômes* qui apparaissent au début ne sont pas, je le répète, toujours parfaitement tranchés, et échappent fréquemment à l'observation de l'éleveur. Quand on est à même de bien examiner la marche de la maladie, on remarque que les animaux sont tristes et moins vifs : qu'ils frottent leur groin sur le sol ; qu'ils portent la tête plus haut que d'habitude afin de respirer plus aisément ; qu'ils ouvrent la bouche pour livrer passage à l'air ; qu'ils recherchent de préférence les aliments liquides, qui sont plus faciles à avaler et qui apaisent la soif provenant du mouvement fébrile dont ils sont atteints ; qu'ils dédaignent la nourriture solide, etc., etc.

Ce n'est guère qu'au bout de quarante-huit heures que l'affection devient tout à fait visible. Les porcs sont de plus en plus tristes et refusent parfois de sortir ; ils s'ébrouent fréquemment ; ils frottent toujours leur groin sur la terre, comme pour se débarrasser du mal qui les opprime ; et ils avalent la nourriture avec peine. La respiration est accélérée et entrecoupée de reniflement occasionné par la difficulté qu'éprouve l'air à se frayer un passage dans les voies respiratoires encombrées de muco-pus. Le liquide sécrété, qui au début était clair et filant, ne tarde guère à devenir épais et visqueux, et, en dernier lieu, à revêtir tous les caractères du pus. Le groin, ainsi que les parties environnantes, est chaud, un peu rouge et légèrement tuméfié ; les yeux sont larmoyants. La muqueuse nasale s'épaissit, le reniflement devient plus sonore, et les mâchoires s'écartent pour faciliter la fonction respiratoire. Quand le jetage est abondant et quand la maladie reste stationnaire, il n'est pas rare, dans ce cas, de voir le pus adhérer aux orifices nasaux et la peau s'excorier en différents endroits.

Arrivée à ce degré d'intensité, l'affection amène souvent la mort. Les malades sont très-tourmentés, prennent avec beaucoup de peine une nourriture insuffisante, et meurent assez rapidement. Parfois, le mal diminue, le jetage devient plus clair, la respiration moins anxieuse ; l'appétit et les forces reviennent, et les sujets recouvrent la santé.

Les signes qui dénotent le coryza traumatique sont généralement visibles à l'extérieur et ne méritent aucune mention spéciale.

La *durée* de la maladie varie beaucoup suivant les causes qui l'ont fait naître, et suivant aussi la force des animaux et les soins dont ils sont entourés. En général, les symptômes disparaissent douze à quinze jours après l'invasion ; quelquefois l'affection passe à l'état chronique, et, dans ce cas, devient incurable. M. Séché, plusieurs vétérinaires et moi-même, avons été à même de constater cette terminaison fatale, qui s'annonce par la perte de l'appétit et l'amaigrissement.

Les *complications* d'ophthalmie, d'angine, de bronchite et de pneumonie sont graves, en ce sens qu'elles se portent sur des organes délicats et qu'il devient très-difficile de combattre avec succès les progrès du mal. Les symptômes de ces affections viennent se joindre à ceux qui existent déjà et en augmentent la gravité. Le développement simultané du coryza et du rachitisme est une complication dont il est impossible de prévoir les funestes effets; les porcs sont condamnés, dans l'immense majorité des cas, et doivent être sacrifiés si l'on veut en tirer quelque parti.

Le *pronostic* est grave surtout à l'époque de la chronicité, l'animal ne profite pas et l'abattage devient nécessaire.

Le *traitement* est aisé à conduire lorsque le coryza est léger; quelques moyens hygiéniques suffisent en pareille occurrence: salubrité des habitations, douce chaleur, boissons tièdes et blanches, tisane de bourrache ou de toutes autres fleurs pectorales, etc., tels sont les moyens qui réussissent le mieux, et qui sont, en même temps, les plus simples; la saignée est quelquefois utile. Quand la résolution s'opère et quand le jetage commence à tarir, on remet peu à peu les animaux à leur régime habituel. M. Gaignard recommande les fumigations excitantes avec les pointes de genêt, les baies de genièvre, la cassonnade et le goudron projetés sur une pelle rougie.

Les complications résultant de l'inflammation des bronches et du poumon demandent, à l'extérieur, des frictions d'essence de térébenthine, des sinapismes sous le ventre ou sous la poitrine, des applications de pommade stibiée sur les côtes; et, à l'intérieur, des lavements irritants confectionnés avec du sel de cuisine, du sulfate de soude ou du savon, et des breuvages aux fleurs pectorales et contenant de 30 centigrammes à 1 gramme d'émétique. S'il s'agit d'une bête de prix, on s'efforce de la soumettre à des fumigations émollientes. Ce moyen, qui exige quelques précautions et une perte de temps, est largement compensé par les résultats qu'on en obtient. Il convient encore, sur la fin du traitement, de prodiguer une nourriture de choix destinée à relever l'affaiblissement de l'organisme.

Lorsque la maladie débute avec un caractère alarmant, il ne faut point hésiter à sacrifier le porc; cette mesure est rendue nécessaire par la difficulté du traitement, et par l'utilisation possible de la chair et de la graisse. Il en est de même pour les fractures des sus-nasaux, car les moyens chirurgicaux mis en usage dans les cas de coryza traumatique chez les grands animaux réussissent rarement chez le porc, et font souvent craindre la gangrène et, par suite, une fin malheureuse.

Le vétérinaire expérimenté peut toujours, selon les besoins de la cause, étendre ou restreindre la médication; mais il est fâcheusement limité dans l'application du traitement par l'indocilité du cochon, par la crainte de le voir périr promptement, et surtout par la facilité du sacrifice qui dégage sa responsabilité et qui plaît ordinairement au propriétaire intéressé, à ne rien perdre.

BRONCHITE.

Synonymie : Catarrhe pulmonaire, rhume de poitrine, angine de poitrine.

La *bronchite* est l'inflammation de la muqueuse des bronches; inflammation parfois difficile à reconnaître, ainsi que celles de tous les viscères contenus dans la poitrine.

Elle est aiguë ou chronique ; la première forme, quoique assez rare, ce qui paraît résulter de l'opinion des auteurs, des relations des vétérinaires et de mes propres observations, est cependant celle que l'on remarque le plus souvent chez le porc. La bronchite vermineuse est une altération particulière ; je la décris d'une manière spéciale dans le chapitre relatif aux maladies parasitaires.

Les causes de cette affection dérivent du froid, de l'humidité, des logements malsains, etc., en un mot de tout ce qui peut déterminer sur la membrane muqueuse des bronches un mouvement congestif. M. Adenot a vu la bronchite apparaître souvent chez les porcs qui ont l'habitude de se vautrer toute la journée dans les ruisseaux.

Les symptômes de la bronchite aiguë ne diffèrent de ceux de la bronchite vermineuse, que par l'absence de vers dans les matières expectorées. Tant que les micro-zoaires ne se sont pas manifestés, le diagnostic du praticien est douteux; et on ne reconnaît le véritable caractère de la maladie qu'en analysant le mucus bronchial.

Il est donc inutile de faire le tableau particulier de la symptomatologie de la bronchite simple.

Le *traitement* consiste à loger les malades dans des lieux chauds, à donner des tisanes tièdes de fleurs de sureau, de mauve, ou de tilleul ; à faire des fumigations émollientes dans le toit des malades, et, si l'affection ne cède pas aux bons soins, à administrer des lavements irritants dans la composition desquels entrent l'eau de savon, ou la décoction de mercuriale; à employer les sinapismes sous la poitrine, ou bien encore les frictions de pommade stibiée sur les côtes. M. Adenot fait mélanger aux breuvages de 2 à 4 cuillerées de fleur de soufre, et retire d'excellents résultats de cette médication.

On emploie encore avec succès l'électuaire suivant :

Kermès..........................	8	grammes.
Térébenthine......................	4	—
Baies de genièvre pulvérisées.......	8	—
Miel..............................	q. s.	

Faites quatre bols que vous administrez à 2 heures d'intervalle. Quand on préfère donner les médicaments avec la nourriture, on supprime la térébenthine.

PLEURÉSIE.

Synonymie : Pleurite.

On désigne sous ce nom l'inflammation de la plèvre, c'est-à-dire de la membrane séreuse qui tapisse les parois internes de la cavité thoracique, se replie sur les poumons, et les recouvre ainsi que le péricarde et la face pectorale du diaphragme.

Cette maladie est restée longtemps confondue avec la pneumonie; mais depuis Lafosse fils la médecine vétérinaire a fait de grands progrès et elle a pu établir une distinction bien nette entre la phlegmasie de la plèvre et celle du parenchyme pulmonaire.

Parmi nos espèces domestiques, le porc, sans contredit, a été le moins étudié ; cependant on est étonné de voir que la pleurésie, chez cette espèce, n'occupe aucune place dans les ouvrages vétérinaires! Du reste, afin d'éviter les redites, je dirai que toutes les observations que j'ai relatées en commençant la description des maladies des organes respiratoires, reçoivent ici la même application.

La pleurésie est presque aussi commune que la pneumonie ; puisque, d'une part, le poumon et la plèvre se montrent, dans la plupart des cas, simultanément enflammés, et que, d'autre part, elle peut aussi exister isolément. Elle est aiguë ou chronique ; mais le plus souvent ce dernier état n'est que la conséquence du premier, comme on le verra tout à l'heure.

Cette affection semble être le partage des jeunes animaux, surtout de ceux qui sont pléthoriques ou anémiques, et qui habitent des lieux froids et humides. Elle demeure généralement subordonnée aux vicissitudes atmosphériques; c'est pourquoi on l'observe également en été.

Les *causes* de la pleurésie sont prédisposantes et déterminantes. L'état de pléthore et de débilité prédispose beaucoup l'organisme à l'invasion de cette maladie; le froid humide, les arrêts de transpiration, les coups sur les parois thoraciques, les fractures des côtes, les déchirures de la plèvre, etc., prennent rang parmi les causes déterminantes.

Les *symptômes*, malgré la ressemblance générale qu'ils offrent avec ceux de la pneumonie, ne peuvent cependant être confondus avec ces derniers. Quelques cas bien étudiés suffisent pour ne plus établir de confusion, et pour permettre d'assigner à chacun d'eux la place qui leur convient.

Au début, on remarque des frissons, des tremblements généraux, des coliques légères et un refroidissement de la peau. Plus tard l'animal est triste, abattu et sans appétit; il marche avec peine et comme tout d'une pièce; ses oreilles sont alternativement chaudes et froides, son pouls petit et dur, sa bouche sèche et chaude; il y a généralement soif intense et constipation. La respiration devient alors accélérée, courte, tremblotante et plaintive; la toux, petite, sèche, courte et rare. En pressant sur la région costale, on détermine une vive douleur ; en auscultant, on s'aperçoit de la diminution sensible du murmure respiratoire, et, par contre, de l'augmentation notable du bruit trachéo-bronchique.

Si à cette période l'inflammation n'entre pas en voie d'amélioration, tous les phénomènes morbides énoncés s'aggravent: l'abattement est extrême, la douleur thoracique à son comble; l'animal exhale des plaintes continuelles et meurt par suite d'hémorrhagie, 24 ou 48 heures après le début ou par suite de la désorganisation de la membrane pleurale, 4 ou 5 jours après l'apparition des premiers symptômes.

Telle est la terminaison la plus redoutable et la plus fréquente de la pleurésie. Les deux autres sont la résolution et l'épanchement, et, dit-on, la gangrène; je n'ai jamais vu cette terminaison dans la race porcine.

Quand la résolution doit se produire, les phénomènes s'apaisent, les fonctions reprennent peu à peu leur rhythme normal et la santé revient. Cet état s'annonce vers le troisième ou quatrième jour après la manifestation des premiers signes morbides. L'épanchement commence trente-six heures après le début; mais ce n'est guère que le sixième ou septième jour qu'il est bien manifeste. Sur le mouton, le chien et le chat, on se rend un compte exact de la présence et de la quantité de liquide contenu dans la poitrine. Pour cela, on ausculte le sujet, debout et sur le dos, et l'on reconnaît, alternativement, jusqu'où s'étendent les désordres, par la manifestation du murmure respiratoire et par celle de la résonnance et du gargouillement Chez le porc, animal indocile et criard, le déplacement du liquide thoracique est moins facile à exécuter, et on ne parvient souvent à découvrir la gravité du mal que quand on se trouve dans l'impossibilité d'y remédier. Chaque jour la matité et la diminution du murmure respiratoire augmentent; et l'animal, ne pouvant comme le cheval et le bœuf se tenir longtemps debout, se couche et finit par mourir asphyxié.

Le *diagnostic* est difficile surtout dans le commencement, où les symptômes offrent une grande ressemblance avec ceux de la pneumonie; plus tard la confusion est moins permise. Le *pronostic* est grave, car on doit toujours redouter la mort. D'un autre côté, la maladie ne guérit jamais complétement, et fait perdre la presque totalité de la valeur du porc.

Les *lésions* sont faciles à étudier. Quand la mort est survenue par suite d'hémorrhagie, l'accumulation du sang dans la cavité thoracique démontre nettement la rupture des vaisseaux sanguins; lorsqu'elle est due à la désorganisation de la plèvre, désorganisation qui peut exister seule ou avec l'hémorrhagie, l'altération de cette membrane s'accuse par des caractères pathologiques connus de tous ceux qui ont l'habitude des autopsies; quand l'épanchement est le résultat final, on voit la plèvre injectée, épaissie, et couverte d'une matière plastique jaunâtre, qui réunit ou laisse séparés les deux feuillets pleuraux, et qui prend le nom de fausse membrane ; on trouve un liquide tantôt limpide, tantôt trouble, tantôt sanguinolent, en quantité variable, et appelé sérosité. Les côtes et le diaphragme sont écartés ; les poumons soulevés, comprimés et amincis.

Les *moyens thérapeutiques* sont les mêmes que dans la pneumonie, à cette différence près que la saignée est ici contre-indiquée, et que les boissons tièdes et calmantes doivent contenir de trois à dix grammes de nitre de potasse.

Breuvage diurétique sédatif.

Nitrate de potasse................	4 grammes.
Térébenthine..............	4 —
Décoction de graine de lin...........	1 litre.

Si l'épanchement se produit malgré tout, il convient d'insister sur les diurétiques, de doubler et même de tripler la dose du sel de nitre. La ponction du thorax est un remède *in extremis* dont on se sert peu, le porc étant plutôt sacrifié, ou abandonné à lui-même.

On peut faire prendre des breuvages ainsi composés trois fois par jour, pendant cinq à six jours, et recommencer, s'il y a lieu, après deux ou trois jours d'interruption.

PNEUMONIE.

Synonymie : Fluxion de poitrine.

La *pneumonie*, le plus communément appelée : fluxion de poitrine, est la phlegmasie du poumon.

Cette maladie, très-fréquente dans l'espèce porcine, est divisée en aiguë et en chronique, suivant le type qu'elle affecte ; et en simple et double, selon qu'elle attaque un poumon ou ces deux organes à la fois. Je ne m'occuperai que de la pneumonie aiguë ; le type chronique étant rare et difficile à mener à bonne fin, et le porc sacrifié avant l'arrivée des graves désordres.

Les *causes* de la fluxion de poitrine aiguë sont occasionnelles et prédisposantes. Les premières sont dues au refroidissement de la peau, à la transition subite du chaud au froid, à l'ingestion d'eau glacée, aux logements humides, à l'inspiration de poussières ou de gaz irritants, aux coups sur la poitrine, aux plaies pénétrantes, aux fractures des côtes, et en général à tout ce qui peut déterminer l'afflux du sang dans le poumon et, par suite, l'inflammation de ce viscère. Les causes prédisposantes résultent, dans le plus grand nombre de cas, de l'état de pléthore générale ; et l'on conçoit aisément que le porc, poussé de nourriture et tenu en réclusion, soit particulièrement apte à contracter cette maladie. Le sang, repoussé de la surface du corps, pénètre avec rapidité dans le poumon et se congestionne dans cet organe extrêmement vasculaire. Aussi est-ce principalement au commencement du printemps, à la fin de l'automne et pendant l'hiver que le cochon est spécialement exposé aux phlegmasies de l'appareil respiratoire, parce que ces saisons sont remarquables par les brusques variations de température. Les sorties effectuées à ces époques sont plus dangereuses que dans d'autres moments. C'est ainsi qu'en 1856, les troupeaux de porcs soumis à des migrations lointaines, par leur transport de la Pologne et de la Poméranie dans les cercles avoisinant Berlin, furent envahis par la pneumonie dans une proportion plus forte que les années précédentes, à cause de l'humidité, du mauvais temps et des vicissitudes atmosphériques.

Je citerai, pour compléter l'exposé seulement, car elles ont peu d'action sur la race qui nous occupe, ce qu'on appelle les causes sympathiques, c'est-à-dire les irritations des organes voisins, les phlegmasies éruptives, etc.

Les *symptômes* ne se reproduisent pas fidèlement chez tous les malades, et cette disposition induit aisément le praticien en erreur. Au début, le porc est triste, se retire dans un coin de sa loge et s'y tient couché ; ses oreilles sont tombantes et immobiles; et il faut plus que des efforts de voix pour le tirer de son apathie ; l'appétit est considérablement diminué et l'amaigrissement arrive à grands pas.

Le jour suivant, les phénomènes s'exagèrent, l'animal grogne, serre sa queue le long des fesses ; respire d'une manière plaintive, fait entendre une toux d'abord obscure et sèche, mais qui ne tarde pas à devenir grasse ; il y a une grande prostration des forces par suite du caractère atonique de la maladie. L'appétit est nul et l'indifférence augmente; si l'on veut forcer le sujet à se lever, il exécute ce mouvement comme malgré lui et en chancelant ; d'autres fois au contraire, il remue sans cesse les membres et change de place cinq ou six fois dans une heure ; il se laisse difficilement approcher, se tourmente, tousse, vomit et tout fait craindre l'asphyxie. Le pouls est fort et fréquent; les soies sont hérissées ; la peau devient blanche et mate, on dirait que tout le sang est au poumon ; la tête est basse, les oreilles pendantes.

Un mucus jaunâtre, couleur de rouille et quelquefois mêlé de stries sanguinolentes, adhère aux ouvertures nasales et les salit. Lorsqu'il y a possibilité d'explorer à son aise la poitrine, on remarque l'absence de murmure respiratoire dans les parties enflammées, et l'augmentation de ce bruit dans les parties demeurées saines. Quant à la percussion, elle ne donne le plus souvent que des résultats négatifs; la matité dans l'engouement, comme dans l'hépatisation, est extrêmement difficile, pour ne pas dire impossible à saisir.

A cette période, la pneumonie se termine par la résolution, l'hépatisation ou la gangrène.

La résolution s'annonce par le retour de l'appétit et de la gaieté, la souplesse du pouls, le calme de la respiration, la diminution du flux nasal, la facilité de la toux, la suppression des râles anormaux, l'abaissement des soies. etc. Si la maladie prend une marche fâcheuse, les phénomènes augmentent d'intensité, le parenchyme pulmonaire cesse d'être perméable à l'air, change d'aspect au point d'être méconnaissable et forme ces tissus anormaux désignés sous les noms d'hépatisation et d'induration. La respiration, dans cette occurrence, devient de plus en plus irrégulière et entrecoupée et la mort arrive. Je sais que la fluxion de poitrine se termine quelquefois sur nos espèces domestiques par la suppuration; mais je n'ai point été à même de constater cette forme chez le porc. La gangrène ne se manifeste guère que le deuxième ou troisième jour; jusqu'à ce moment les symptômes n'ont rien de tranché. On ne peut se tromper sur son existence quand on remarque un pouls petit et vite, un jetage grisâtre, et une haleine fétide.

La *marche* de la pneumonie est très-rapide; la *durée* dépend, comme toujours, de la constitution du malade, de son état d'embonpoint, de l'étable dans laquelle il est confiné et des soins qu'on lui prodigue. Certains sujets meurent dès le second jour sans qu'on en puisse expliquer la raison; d'autres, au contraire, ne succombent qu'après 3, 4, et même 5 jours.

Le *diagnostic*, je m'appesantis sur ce point, est difficile et nul ne peut affirmer qu'il ne se trompe jamais. Le *pronostic* est toujours grave.

Le plus fâcheux, dans cette maladie, c'est qu'on ne sait jamais à quoi s'en tenir au juste. C'est pourquoi il est toujours prudent de ne pas formuler son jugement à la légère, sous peine d'éprouver des déceptions. Tel sujet, chez lequel on avait reconnu une altération du poumon, meurt quelques heures après qu'on l'a quitté, et cela sans causes appréciables; tel autre, qui semblait abattu et près de la fin, continue à aller de mieux en mieux et finit par guérir. Quoi qu'il en soit, la pneumonie enlève au moins les deux tiers des individus qu'elle attaque.

Les *complications* de bronchite et surtout de pleurésie peuvent exister; chacun a été à même de les constater après la mort. Mais rien ne les annonce sûrement pendant la vie, tant les symptômes sont intenses; le traitement, du reste, n'éprouve aucune modification sensible, ainsi qu'on le voit à l'article de la pleuropneumonie.

Les *lésions* qui constituent l'hépatisation sont la densité, la teinte rouge foncé, la coupe lisse et la déchirure facile du tissu pulmonaire altéré; celle de la gangrène, la couleur noirâtre, l'aspect marbré, le ramollissement, la crépitation, l'infiltration gazeuse, et l'odeur *sui generis* de la partie attaquée.

Le *traitement*, selon moi, ne doit être appliqué que lorsqu'on est bien sûr de la réussite, ou qu'on se trouve devant un animal de prix et qu'il importe beaucoup de conserver. Hors ces deux cas, je prescris l'abattage et l'utilisation de la chair du sujet. La gravité du mal, le peu de succès obtenus, m'ont toujours inspiré de l'inquiétude et engagé à tirer un *parti* quelconque de la valeur de la bête.

Pour triompher de cette affection, il est urgent de placer le malade dans une loge chaude, propre, aérée et assez vaste pour qu'on puisse le soigner convenablement; s'il est pléthorique, une saignée à la queue est d'un excellent effet. Je recommande, avec M. Gaignard et plusieurs autres vétérinaires, au début, les sinapismes sous la poitrine, les frictions irritantes sur les membres et les boissons adoucissantes tièdes et miellées. M. Clavel m'a dit avoir retiré de bons effets des boissons acidules.

Si l'inflammation progresse, on doit alors avoir recours aux lavements irritants ; aux applications de pommade stibiée sur le côté malade, quand la pneumonie est simple, ou sur les deux côtés, quand elle est double ; aux pilules émétisées ou kermétisées dont voici deux formules :

Poudre de réglisse..................	30	grammes.
Kermès..........................	10	—
Miel ou mélasse..	q. s.	

Faire du tout un mélange parfait, diviser en quatre parties, rouler et administrer en quatre fois et à deux heures d'intervalle, pendant trois jours.

Poudre de réglisse................	30	grammes.
Émétique..................... ...	1	—
Miel ou mélasse...................	q. s.	

Même préparation et même administration que dessus.

En Allemagne, on emploie fréquemment la médecine suivante :

Calomel..............	2	grammes.
Émétique...........	1	—
Nitre...........................	3	—

Donner en trois fois dans les boissons, répéter pendant deux jours, et donner les jours suivants :

Digitale........................	2	grammes.
Émétique.........	1	—
Nitre...........................	3	—

La gangrène est inguérissable, c'est du moins ce que j'ai pu constater.

Nulle maladie n'abat plus les forces que la fluxion de poitrine ; la convalescence est longue et ne se conduit à bonne fin qu'au moyen de provendes nutritives et de soupes nourrissantes.

PLEUROPNEUMONIE.

La *pleuropneumonie* est l'inflammation simultanée de la plèvre et du poumon.

Cette maladie est encore assez commune chez le porc. Se développe-t-elle de toutes pièces, ou bien n'est-elle que la conséquence d'une pneumonie compliquée de pleurésie, et *vice versâ* ? Je ne saurais répondre convenablement à cette question, n'ayant pas eu assez d'occasions pour l'approfondir ; la solution, du reste, se place ici au second rang, puisqu'il ne s'agit pour moi que d'aborder le côté pratique de la chose.

L'*étiologie* n'a pas d'autre cadre que celui qui appartient à la pleurésie et à la pneumonie ; affections auxquelles je renvoie afin d'éviter des répétitions désormais sans objet.

Je dois ajouter cependant que M. Saussol, auteur d'une observation sur une pleuropneumonie qu'il croit contagieuse, dit qu'il en trouva la cause dans la chaleur brûlante de l'atmosphère ; dans le tarissement de beaucoup de sources, ce qui faisait que les animaux ne trouvaient plus à étancher leur soif ardente ; dans la sécheresse des plantes qu'ils mangeaient le soir à leur rentrée des champs. Ces animaux, ayant été exposés toute la journée à une chaleur fatigante, recevaient leurs repas ordinaires, après quoi ils étaient renfermés dans leurs toits, qui pour la plupart n'avaient que peu ou point d'ouverture ; là ils restaient jusqu'au lendemain matin toujours dévorés par la soif et la chaleur. Ces causes, qui parurent évidentes à M. Saussol, ne convaincront peut-être pas tous les praticiens.

Les *symptômes* sont ceux de la pleurésie et de la pneumonie. Les frissons, l'état de trouble général, la gêne de la respiration, la chaleur de l'air expiré, la sécheresse de la bouche, la perte de l'appétit, les grognements continuels, la recherche des endroits frais et sombres, la chaleur de la peau, sont autant de phénomènes communs qu'il est, dans plus d'une circonstance, difficile d'interpréter fidèlement. M. Saussol, déjà cité, a trouvé quelques signes morbides nouveaux ; selon lui, la douleur de la région hypogastrique, la dureté du ventre, la sécheresse des excréments, la constipation, la rareté des urines, la respiration pénible, le soulèvement des côtes, la rougeur des muqueuses, l'absence de la toux, la plénitude du pouls, l'effroi du décubitus, accusent nettement la maladie. Ce vétérinaire a dû commettre, tout d'abord, de grandes erreurs de diagnostic, et ne se faire une opinion certaine qu'après un bon nombre d'autopsies ; car avec le vague des signes morbides énoncés et en l'absence de renseignements fournis par l'auscultation et la percussion, il est difficile, quoi qu'il puisse prétendre, de formuler un jugement bien solide.

Le bruit de frottement, la diminution de la résonnance et du murmure respiratoire, dans une étendue quelconque de la poitrine, et le râle crépitant humide, dénotent particulièrement la pleuropneumonie avec prédominance de la pleurésie ; et la diminution du murmure respiratoire, avec râle crépitant dans une partie voisine d'une autre remarquable par une respiration supplémentaire, indique la phlegmasie simultanée du poumon et des plèvres avec prédominance de la pneumonie. Un renseignement précieux manque presque toujours ; je veux parler de l'hépatisation. Le poumon plongé dans le liquide n'envoie plus à l'oreille ses bruits anormaux qui se confondent avec ceux de l'épanchement.

En résumé, je crois : 1° que le diagnostic de la pleuropneumonie est toujours difficile à établir et à justifier; 2° que les signes de la pleurésie prédominent et font, de préférence, pencher vers cette affection; 3° que la justesse d'appréciation n'est point indispensable, puisque les moyens thérapeutiques sont à peu près les mêmes.

Lorsque les symptômes de la pleuropneumonie s'aggravent, les porcs écartent les jambes, chancellent, cherchent partout des points d'appui, tombent pour ne plus se relever, et meurent généralement trois ou quatre jours après l'invasion.

L'*autopsie* décèle les désordres suivants : cavité thoracique contenant de la sérosité citrine ou sanguinolente, poumons très-altérés, plèvres épaissies et injectées, présence de fausses membranes, et écume rougeâtre dans les bronches.

La *terminaison* de cette altération s'effectue par la résolution, l'hépatisation, ou l'épanchement. J'ai entendu parler de suppuration et de gangrène, et dire que la première se révèle par le jetage purulent, et la seconde par l'odeur caractéristique de l'air expiré. Cela est possible, mais je ne l'ai jamais constaté.

Le *traitement* doit être conduit selon la phase de l'inflammation. Au début, la saignée sur les pléthoriques, les frictions irritantes sur les membres, et les boissons sudorifiques rendent de vrais services; à la période d'augment, les sinapismes et les boissons nitrées et camphrées méritent la préférence; sur la fin, les diurétiques salins dans les boissons, et l'émétique en électuaire sont de très-bons moyens.

Voici un excellent électuaire :

Kermès	6 grammes.
Bicarbonate de soude	8 —
Miel	q. s.

Le *type chronique* se rencontre très-exceptionnellement; le porc est mort ou sacrifié avant l'arrivée des désordres qui caractérisent cet état.

La *contagion* de la pleuropneumonie entre sujets de l'espèce porcine est rien moins que prouvée. Plusieurs savants vétérinaires citent encore des exemples de contagion de l'espèce bovine à l'espèce porcine; mais les rapports de MM. Delwart, Saussol et Michels ne seront pris en considération qu'autant que de nouveaux faits les appuieront de leur autorité.

TUBERCULOSE.

Sous le nom de *tuberculose*, je veux désigner l'existence d'une affection caractérisée par la présence de tubercules dans l'organisme. Cette maladie est toujours la manifestation d'un état morbide général.

Les tubercules sont des productions morbides spéciales, qui, dans leur état de développement complet, se présentent sous forme d'un corps arrondi, blanc jaunâtre ou blanc grisâtre, opaque, de consistance et d'aspect caséeux, sans structure organique apparente. Ces productions se déposent dans le sein des organes et y subissent les métamorphoses dont le dernier terme est la formation d'une matière demi-liquide ressemblant au pus.

La tuberculose a presque toujours un début obscur et une marche chronique; quant à la cause efficiente de cette altération, on l'ignore complétement.

En dehors de l'homme, qui, malheureusement, possède une aptitude spéciale pour la tuberculose, il n'y a guère, parmi nos serviteurs, que la vache et le lapin qui soient réellement susceptibles de contracter cette maladie. Pour tous les autres il n'y a qu'incertitude, confusion et allégations controversables.

Assurément, s'il est un animal pour réunir toutes les conditions invoquées comme favorables à l'éclosion naturelle de la tuberculose, c'est bien le porc domestique. Reclus la plus grande partie de sa vie dans des réduits obscurs, étroits, malpropres et sans air, il y a lieu de s'étonner de ne pas le voir à tout instant offrir les symptômes particuliers aux tuberculeux. Malgré cela, les observations pathologiques manquent complétement ; pour mon compte, je n'avais pu en recueillir aucune avant de terminer mon traité des maladies de l'espèce porcine, bien que je me fusse adressé à bon nombre de vétérinaires et d'éleveurs pour avoir des renseignements à cet égard ; mais toutes ces recherches étaient restées infructueuses.

J'allais finir par croire que la tuberculose ne se fait pas remarquer chez le porc, et par adopter les idées de M. Villemin, lorsque M. Trasbot vint jeter quelque jour sur la question.

Voyons d'abord ce que pense M. Villemin.

Les tubercules rencontrés chez le cochon sont, de toute évidence, des productions parasitaires, attendu que la plupart des observations constatent en même temps l'existence de la ladrerie. Les cysticerques n'envahissent pas seulement le tissu cellulaire, mais on en trouve aussi dans le foie, les poumons, la poitrine, le cœur, etc. On a même cité plusieurs cas de cysticerques du poumon chez l'homme, qui ont été considérés comme des cas de phthisie pulmonaire. Ces helminthes laissent dans les organes des nodules caséeux qui ont été nécessairement pris pour des tubercules. Il en a été de même des échinocoques, propres à la race porcine aussi bien qu'aux ruminants. Mais il existe dans les organes respiratoires du cochon un parasite du genre strongle (*strongylus paradoxus*) donnant lieu, comme celui du mouton, à des pseudo-tubercules qui ont dû bien des fois être considérés comme la manifestation anatomique de la phthisie. Le strongle paradoxal, dit M. Colin, se trouve à la fois dans les bronches, dans la trachée et dans quelques petites tumeurs au bord postérieur du poumon. M. Vulpian a vu, dans les poumons d'un jeune porc, des petites tumeurs d'un blanc grisâtre, de la grosseur d'un petit grain de millet jusqu'à celle d'une amande, et qui, à première vue, paraissaient être des tubercules. Dans quelques-unes des dernières bronches et dans presque tous les cas au voisinage des tumeurs les plus volumineuses, on trouvait des helminthes vermiformes. Il est bien certain que si ce fait avait été rencontré par nombre d'observateurs autres que M. Vulpian, il figurerait aujourd'hui comme un exemple de la tuberculisation du porc.

Suivant cet auteur, la tuberculose n'existe pas dans l'espèce porcine, et toutes les altérations de ce genre ne sont autre chose que des productions parasitaires. Cela peut être vrai, mais ce n'est, en tout cas, qu'une opinion personnelle à M. Villemin, opinion basée sur des recherches peu nombreuses et sur l'absence de travaux vétérinaires, et qui ne doit pas nous empêcher de courir après la vérité.

Examinons maintenant le mémoire de M. Trasbot. Ce laborieux et intelligent vétérinaire n'ose pas encore se prononcer d'une façon définitive en faveur de la tuberculose, et préfère intituler son travail : *Lésion nouvelle observée à l'autopsie d'un cochon.*

— La bête dont j'ai eu l'occasion d'examiner les pièces pathologiques, dit le chef de service de Clinique de l'école vétérinaire d'Alfort, était une truie de l'âge de deux ans et demi, de la race Berkshire, élevée à la ferme de Vincennes, où elle fit plusieurs portées.

Six mois environ avant qu'on jugeât nécessaire de l'abattre, elle fut prise d'un accès d'épilepsie très-accusé, qui dura peu et n'eut pas d'abord de suites fâcheuses. Cet accident pouvant dépendre d'une maladie vermineuse, la bête fut traitée en conséquence et pendant quelque temps on ne vit rien de nouveau se manifester.

Trois mois environ plus tard, un nouvel accident épileptiforme se manifesta, et fut suivi d'autres fréquemment répétés. Les traitements mis en usage ne produisirent aucun résultat. M. Reynal, qui m'a donné les renseignements que je viens d'indiquer, fut consulté, et voyant la bête dans un embonpoint très-satisfaisant et très-propre à la consommation, conseilla de la faire abattre : conseil qui fut suivi immédiatement.

A son autopsie, on trouva tout le système musculaire et le tissu adipeux parfaitement sains ; mais des lésions remarquables, par leur forme surtout, se firent remarquer dans le poumon, le foie, le tissu conjonctif environnant l'aorte et les méninges crâniennes.

Voici le résultat fourni par l'examen anatomique de ces lésions :

Le poumon présente à sa surface et dans toute son étendue une multitude de petites tumeurs de grosseur variant entre celle d'un grain de millet et celle d'un pois ordinaire : aucune ne présente un volume plus considérable; elles sont d'un blanc jaunâtre, soulèvent la plèvre, et donnent à l'organe l'apparence d'un poumon affecté de phthisie.

En pratiquant une coupe, on constate l'existence de tumeurs semblables dans toute l'étendue du parenchyme pulmonaire.

Toutes ces tumeurs superficielles ou profondes, plus ou moins rapprochées les unes des autres, ont une forme parfaitement sphérique, très-dures au toucher, difficiles à écraser ; elles sont enveloppées d'une coque résistante, analogue à celle des tubercules calcaires de la morve chronique.

En les incisant suivant leur diamètre, on constate que les volumineuses, notamment, sont enkystées et peuvent s'énucléer assez facilement. Il reste, à la place qu'occupait une moitié, une cavité hémi-sphéroïde, tapissée d'une membrane fibro-celluleuse bien résistante.

Leur masse, enveloppée d'une deuxième membrane beaucoup moins tenace, formée d'une substance blanchâtre caséeuse, paraissant du pus concret, et ayant une certaine ressemblance avec la matière des pneumonies caséeuses de l'homme, s'écrase facilement en un magma épais, dans lequel on perçoit au toucher des grains durs de substance calcaire, ainsi qu'on le verra plus loin. Pour les tumeurs plus petites, l'énucléation est moins facile. Les deux membranes enveloppantes sont plus intimement unies l'une à l'autre, et le contenu plus adhérent à l'enveloppe, jouissant d'une plus grande cohésion, se réduit moins facilement en pulpe. Mais, à part ces différences sans importance, tous les caractères sont identiques. Il n'existe autour d'aucune d'elles la moindre rougeur ou injection vasculaire inflammatoire. Mais on trouve presque toujours partout autour d'elles, notamment dans les points où elles sont nombreuses et très-rapprochées, une infiltration d'un blanc grisâtre assez compacte, ressemblant beaucoup à l'infiltration tuberculeuse de la phthisie humaine, dans laquelle on reconnaît, en examinant attentivement, des masses extrêmement petites : les unes à peine visibles à l'œil nu, d'autres ayant la grosseur d'une graine de chou, n'étant évidemment autre chose que les tumeurs dont je viens de parler, à leur premier degré de développement.

Il y a, du reste, une gradation insensible dans le volume, entre celles-là et celles-ci.

Outre ces productions spéciales, on trouve encore, dans les régions du poumon les plus modifiées par la néoplastie, beaucoup de petites bronches, depuis les points où elles ont 1 à 2 millimètres de diamètre, jusqu'aux fines divisions terminales, qui sont remplies d'une matière blanchâtre caséeuse identique à celle du centre des tumeurs. La muqueuse et les parois bronchiques ne présentent d'ailleurs dans les mêmes divisions aucune altération appréciable.

Tels sont les caractères recueillis par un examen à l'œil nu. Dans le foie, le tissu conjonctif environnant l'aorte et la méninge crânienne, ces lésions présentent identiquement les mêmes caractères. Le long du rachis elles forment, avec le tissu conjonctif hypertrophié qui les contient sous la plèvre et le péritoine, autour de l'aorte, une enveloppe mamelonnée blanc jaunâtre, d'une épaisseur de $^1/_2$ à 1 centimètre.

Dans le crâne, elles sont disséminées sur la masse cérébrale sous la séreuse, qui est peu épaissie entre les tumeurs.

L'examen microscopique montre que la matière centrale des tumeurs, à un grossissement de 500 à 600 diamètres, est composée d'éléments extrêmement petits et de grains de forme irrégulière.

Les éléments assez uniformes dans leur volume et leurs caractères, d'un diamètre de $0^{mm},002$ à $0^{mm},003$, sont assez régulièrement arrondis sans adhérence sensible les uns aux autres, très-finement granuleux, avec un noyau remplissant une grande partie de la cellule, un peu brillant au centre et ressemblant beaucoup aux éléments tuberculeux de Lebert.

Les grains irréguliers, de même volume à peu près, ou plus petits encore que les éléments dont je viens de parler, sans apparence de cristallisation, sont formés de carbonate de chaux, ainsi que le montre l'action de l'acide acétique.

En faisant arriver une goutte de cet acide sur la préparation humide placée sous le microscope, on voit une vive effervescence se produire, les grains calcaires disparaître et les éléments cellulaires devenir plus transparents.

Si l'on examine une mince parcelle de la membrane externe de la paroi, après l'avoir dilacérée, on voit qu'elle est composée de cellules normales de tissu conjonctif, complétement formées, avec des prolongements rayonnés plus ou moins développés et entre-croisés en tous sens, de fibres onduleuses élastiques en assez grand nombre, qui deviennent très-évidentes par l'action de l'acide acétique; enfin de vaisseaux capillaires abondants, dans lesquels on aperçoit des globules de sang.

La membrane interne, beaucoup moins tenace, est composée de quelques éléments de tissu conjonctif et d'un grand nombre de cellules extrêmement fines, semblables à celles de la masse centrale,sans trace aucune de vaisseaux capillaires.

L'infiltration périphérique est constituée exclusivement par des éléments normaux de tissu conjonctif. Elle n'est, en un mot, qu'une hyperplasie simple.

Les fines masses disséminées dans cette substance sont formées par une agglomération simple des éléments du centre et de la membrane interne des grosses tumeurs.

Si maintenant, pour saisir l'arrangement de ces différentes parties constituantes, on pratique une coupe mince, passant par le centre d'une tumeur, après avoir fait durcir pendant quelques jours une partie de l'organe dans de l'alcool, et qu'on examine cette coupe à un grossissement de 100 à 200 diamètres environ, on voit à la périphérie deux zones d'environ $0^{mm},02$ à $0^{mm},03$ d'épaisseur chacune. La plus excentrique, représentant la coupe transversale de la membrane d'enveloppe extérieure, est légèrement transparente et laisse voir les fibres entre-croisées et les vaisseaux dont il est parlé plus haut.

L'autre coupe transversale de la membrane interne est plus opaque et granuleuse.

Enfin, toute la partie centrale du cercle est granuleuse et plus opaque.

Cette disposition est très-accusée dans les plus grosses tumeurs; dans les petites, la zone excentrique transparente est moins visible; et, dans les masses primitives, encore incomplétement formées, on ne reconnaît plus sur la coupe la moindre trace des deux zones enveloppantes.

Dans le foie, ces tumeurs, de volume variable, présentent à l'examen microscopique identiquement les mêmes caractères que celles que je viens de décrire. Cependant on ne trouve pas autour d'elles dans l'organe hépatique cette prolifération blanc grisâtre qui infiltre le parenchyme pulmonaire à leur périphérie. Mais, à part cette disposition secondaire, elles ne laissent apercevoir aucune différence dans leur structure.

Autour de l'aorte, depuis son point d'émergence du cœur jusqu'au niveau des reins, on trouve une espèce de manchon de 0^{m},01 à 0^{m},015 d'épaisseur, de couleur blanc grisâtre, dur, résistant et assez intimement uni au corps des vertèbres. Si l'on incise cette masse indurée, on trouve disséminées dans sa substance une multitude de petites tumeurs à tous les degrés de développement qui ne diffèrent en rien à l'examen microscopique de celles que l'on a vues dans le poumon et le foie.

Le manchon induré qui les réunit est composé d'éléments de tissu conjonctif normaux, et d'un grand nombre de vaisseaux capillaires faciles à reconnaître par les globules sanguins qu'ils contiennent. Sous la séreuse crânienne, la disposition est identique.

Les caractères microscopiques de la lésion dont il est question, aux différents degrés d'évolution des petites tumeurs qui la constituent, permettent de saisir facilement le développement de celles-ci. Elles ont commencé d'abord par n'être qu'un amas dans le tissu conjonctif du poumon, du foie, ou sous-séreux, de quelques-uns des éléments spécifiques que j'ai fait connaître plus haut. Ces éléments, augmentant de plus en plus, ont bientôt formé une petite masse blanc jaunâtre visible à l'œil nu. Cette petite masse, autour de laquelle on commence à reconnaître l'existence d'une membrane enveloppante, grossissant graduellement, a repoussé périphériquement le tissu, au milieu duquel elle s'est développée et dont la substance fondamentale forme vraisemblablement sa coque fibreuse excentrique; car on trouve entre cette dernière et le tissu conjonctif de l'organe siége de la lésion une absolue continuité de tissu, tandis qu'entre elle et l'enveloppe concentrique il n'existe qu'une faible adhérence. L'examen attentif montre encore que le développement s'est fait à la périphérie, à la face interne de la membrane enveloppante la plus concentrique. L'absence complète d'organisation et de vaisseaux dans le centre de la masse ne permet pas de supposer que ce centre puisse être le siége d'une prolifération active.

Maintenant, la multiplication des éléments avait-elle lieu par l'intermédiaire d'un blastème, ou par leur division? Leur volume, à peu près uniforme, et l'absence de cellules en voie de scission, autorisent la première hypothèse. Mais comme cette question de production des éléments est encore l'objet de nombreuses controverses de la part des micrographes les plus autorisés, je ne me permettrais de la juger dans aucun cas, aimant mieux laisser ici un désideratum que de formuler une opinion erronée.

En voyant les pièces pathologiques dont je viens de parler, deux idées viennent immédiatement à l'esprit de l'observateur : celle d'une affection vermineuse et celle de phthisie tuberculeuse.

En effet, l'apparence extérieure est bien, à première vue, celle des kystes de strongles. Mais un examen complet, ne faisant voir aucun helminthe et décelant les caractères propres de la lésion, éloigne cette première opinion.

D'autre part, la forme particulière des éléments rapproche beaucoup ceux-ci des éléments tuberculeux ; mais leur arrangement tout différent et l'enkystement qui s'est produit autour d'eux détruisent l'identité avec les lésions tuberculeuses de l'homme et des animaux chez lesquels on les a observés.

Dans cette incertitude, j'ai fait examiner ces productions par plusieurs micrographes très-autorisés qui m'ont déclaré n'avoir encore rien vu de tout à fait semblable. Dans aucun ouvrage non plus je n'ai trouvé une description qui pût être comparée à ce que je viens de faire connaître.

En résumé, est-ce une affection nouvelle?

Est-ce la tuberculose du cochon?

Je n'ose formuler une conclusion sur ce sujet. Dans tous les cas, c'est un fait intéressant que j'ai cru bon de publier.

Maintenant, trouvons-nous dans l'existence de ces lésions l'explication des symptômes qui ont été observés pendant la vie?

Sans aucun doute, les tumeurs développées à la surface du cerveau ont pu causer les symptômes d'épilepsie.

En fin de compte, qui a raison de M. Villemin ou de M. Trasbot? Je n'hésite pas à me prononcer en faveur du dernier. Il résulte nettement de ses recherches que les lésions décrites ne proviennent pas d'un helminthe; c'est un point très-important puisqu'il renverse la doctrine de M. Villemin. D'un autre côté, nous voyons que la forme des éléments morbides soumis à l'examen du chef de service de l'école d'Alfort se rapproche beaucoup de celle des éléments tuberculeux, et que les premiers ne diffèrent des seconds que par leur arrangement et leur enkystement, ce qui établit probablement une autre variété de tuberculose propre à l'espèce porcine.

En supposant même que je sois à côté de la vérité, j'attirerai sans doute l'attention des travailleurs et je contribuerai à élucider la question. Quoi qu'il arrive, je n'aurai pas perdu mon temps.

CHAPITRE II

MALADIE COMMUNE AUX PREMIÈRES VOIES DIGESTIVE ET RESPIRATOIRE.

ANGINE.

Synonymie : Esquinancie, étranguillon, mal de gorge.

L'*angine* (de *angere*, suffoquer) est l'inflammation simultanée de l'arrière-bouche, du pharynx et du larynx; elle est caractérisée par la gêne et la douleur des organes de la déglutition et de la respiration. On l'observe généralement au printemps et à l'automne, et elle sévit sur le porc d'une façon plus dangereuse que sur les autres animaux.

Cette maladie est fort anciennement connue. Dans un très-curieux chapitre de son *Histoire des animaux*, Aristote s'exprime ainsi :

« Parmi les quadrupèdes, les porcs sont sujets à trois maladies : dans celle qu'on appelle enrouement (angine ou esquinancie), c'est l'inflammation qui prédomine du côté de la gorge et des parties voisines. Le point intéressé se gangrène aussitôt, et la corruption se communiquant aux poumons, la mort s'ensuit. Le mal croît vite, et à quelque degré qu'il soit, dès qu'il se manifeste, la nourriture est refusée. Les porchers guérissent le mal, lorsqu'ils s'en aperçoivent à temps et qu'il est restreint, par l'amputation de la partie lésée, unique moyen de salut. »

Il est évident qu'ici Aristote a voulu parler de l'angine gangréneuse, et d'une autre maladie confondue, bien à tort, avec le charbon : c'est-à-dire la *soie*. Le traitement qu'il indique est encore en vigueur aujourd'hui.

Dans l'ancienne médecine le nom d'angine était appliqué lorsqu'il s'agissait de désigner les phénomènes de dyspnée provenant d'un embarras des voies digestive et respiratoire supérieures. Sa signification est mieux circonscrite aujourd'hui, car elle se borne à constater la phlegmasie simple ou compliquée des muqueuses qui tapissent les régions précédemment indiquées. Les vieux auteurs n'ont, de plus, pas su tracer fidèlement le tableau de l'angine. Les uns la confondent avec la *soie* et le *charbon*, les autres l'étendent à différentes maladies ; d'autres, enfin, la restreignent sans nécessité. Aussi faut-il compulser les travaux sortis de la plume des vétérinaires modernes et surtout ceux de MM. Lafosse et Reynal pour trouver des renseignements certains.

Les médecins ont reconnu plusieurs formes d'angines, suivant que l'intensité de la phlegmasie s'attache à telle partie plutôt qu'à telle autre. Les vétérinaires n'ont pas tardé à introduire ces divisions dans leurs écrits et à voir autant d'angines que de symptômes spéciaux dominants. De là ces dénominations de *laryngite*, *pharyngite*, etc. Cette classification est utile, sans doute, pour ceux qui font de la théorie le but principal de leurs études; mais pour le modeste praticien et pour l'éleveur qui cherchent l'application utile de leurs connaissances, il est préférable de simplifier les descriptions scientifiques. Il vaut mieux suivre sous un même nom les maladies des organes d'une région plutôt que de se perdre dans les détails d'un examen sans profit. C'est là le cas de l'angine.

Loin de moi la pensée de prétendre que dans tel cas

le larynx ne soit particulièrement lésé, et que dans tel autre ce ne soit le tour du pharynx; mais je prétends, en ce qui concerne l'espèce porcine, qu'il est bien rare que deux organes qui se touchent de si près ne soient pas souvent malades en même temps, et que l'un reste indemne quand l'autre est frappé.

Partant de ce principe, j'ai cru devoir décrire, sous le nom commun d'angine, l'inflammation des premiers conduits digestifs et aériens, certain que je suis qu'il n'est guère de praticiens capables de démontrer sur le porc les caractères spéciaux à la pharyngite et à la laryngite au milieu de la cohorte des phénomènes propres à ces deux affections.

Je distingue seulement trois variétés d'angines, savoir : l'angine aiguë, l'angine couenneuse ou croupale et l'angine charbonneuse. Cette dernière trouve sa place au chapitre des maladies carbonculaires.

Si j'ai étendu un peu trop le cadre des généralités sur l'angine, cela provient de mon envie d'attirer l'attention du lecteur sur cette importante maladie. Très-rare dans certaines années, le mal de gorge sévit avec force dans certaines autres et cause à l'élevage un préjudice d'autant plus grave que souvent rien ne faisait prévoir une intensité aussi considérable. J'ai observé bien des esquinancies, et j'ai vu à certains moments cette affection entrer pour le tiers dans le nombre des pertes éprouvées par les éleveurs de porcs.

ANGINE AIGUË.

L'*angine aiguë* est la variété que l'on rencontre le plus communément. Le siége de cette affection est sur la membrane muqueuse qui tapisse l'isthme du gosier, le pharynx et le larynx. Il arrive, je le répète, que certaines parties sont plus spécialement endommagées les unes que les autres; mais dans l'impossibilité, sur l'animal vivant, de distinguer nettement les lésions les plus accentuées, il n'y a qu'avantage à les englober dans la même description, d'autant plus que les indications thérapeutiques sont les mêmes.

Les *causes* ordinaires de l'angine aiguë sont : l'humidité des logements, l'impression du froid qui frappe vivement les animaux au sortir d'une étable chaude, les courants d'air, l'ingestion de boissons froides ou de mauvaise qualité, l'introduction dans la gorge de corps irritants solides, liquides ou gazeux, etc., etc. J'ai eu l'occasion de remarquer plusieurs fois que l'angine affectait de préférence les individus jeunes, et parmi ceux-ci les sujets bien nourris. M. Adenot dit que l'angine est fréquente au printemps alors que les cochons se couchent sur la terre froide pour s'exposer aux rayons solaires.

Les *symptômes* sont ceux de l'inflammation bien accusée. Au début, la tristesse, la démarche chancelante, le dégoût profond pour les aliments et parfois même le refus de manger, la tendance au décubitus, le grognement sourd et enroué, la douleur commençante du côté de la gorge, la difficulté de la déglutition, la fréquence de la respiration, la constipation, etc., annoncent que le porc n'est point dans son assiette ordinaire.

Quelquefois l'angine s'arrête à ce premier degré et se termine en trois ou quatre jours par la résolution ; de simples soins hygiéniques suffisent alors pour paralyser l'action des causes morbides et amener la guérison.

Mais souvent le mal progresse et dès le lendemain les phénomènes morbides s'accusent d'une manière désespérante. C'est ainsi que les yeux deviennent rouges, qu'une toux sèche et rauque se déclare, que la gorge se tuméfie et se couvre de taches rougeâtres et que la déglutition s'opère avec une difficulté extrême. En écartant les mâchoires, on aperçoit dans le fond de la bouche une teinte d'abord rouge, mais qui ne tarde pas à devenir violette. L'engorgement extérieur est quelquefois si considérable qu'il s'étend en avant dans la mâchoire inférieure, en arrière vers le sternum et latéralement jusqu'à la base de l'oreille. En promenant les doigts sur la surface de la région tuméfiée, on sent, par ci par là, soit des nodosités, soit des petits abcès en voie de formation plus ou moins ancienne. Le quatrième jour, le mal de gorge est ordinairement à sa période ultime : la respiration est fort gênée, la voix très-rauque et la toux quinteuse ; le sujet se tourmente, ne peut presque plus boire et indique par sa manière d'être la gravité du mal qui le tourmente. Le cornage existe quelquefois ; pour mon compte je l'ai remarqué en plusieurs occasions, ainsi que des accès de toux tellement violents qu'ils déterminent le vomissement, qu'il faut bien se garder d'attribuer à une phlegmasie de la muqueuse stomacale, car ce serait une véritable erreur.

Quelque alarmants que soient les symptômes qui caractérisent cette période de l'esquinancie, il ne faut pas cependant désespérer toujours de la vie des malades. L'asphyxie, il est vrai, termine généralement le mal de gorge, mais la résolution s'opère quelquefois et, à ce titre, doit encourager les soins.

La *marche* de cette affection est, en effet, assez régulière. La terminaison s'effectue, nous le savons déjà, par la résolution ou par la suffocation résultant de l'oblitération du conduit aérien par suite de l'épaississement de la muqueuse et de la diminution lente et progressive du calibre du tube respiratoire. Quand la résolution est le résultat heureux, on observe vers le cinquième jour que la toux devient grasse et chasse des mucosités dues à l'hypersécrétion des organes malades, que la douleur diminue petit à petit, que la déglutition s'effectue avec un peu plus de facilité et que la tristesse disparaît.

Les fonctions de l'organisme reprennent leur cours normal et la santé revient.

Lorsque l'asphyxie termine l'affection, le porc présente à peu de choses près les phénomènes morbides décrits page 84, à laquelle je renvoie pour éviter une répétition inutile. La thérapeutique, dans ce cas, échoue complétement, et le praticien et l'éleveur restent les témoins impuissants d'un mal sans remède.

L'angine n'est pas grave seulement par l'axphixie qu'elle peut déterminer, mais encore par la gangrène qui vient quelquefois la compliquer. Je me hâte d'ajouter que ce n'est qu'exceptionnellement qu'on en constate la présence ; mais, quoi qu'il en résulte, ses apparitions sont toujours regrettables.

La description de l'engorgement gangréneux a été très-bien faite par M. Reynal et correspond très-bien à ce que j'ai remarqué ; je n'ai rien de mieux à faire que de la reproduire en partie.

La respiration est extrêmement difficile et pénible, la gueule est béante, la langue pendante et livide, le râle continu, la tête vacillante, la déglutition impossible. L'engorgement gagne les parties latérales de la face, les côtés du cou et la poitrine ; « sa surface est livide, plombée et froide ; les soies s'arrachent facilement ; la sérosité suinte au travers de la peau comme au travers d'un grès ; par places même des points mortifiés de la peau tendent à se détacher ; la langue et la muqueuse buccale participent à cet état gangréneux qui ne tarde pas à devenir général ; l'épiderme s'enlève par le frottement, l'air expiré exhale une mauvaise odeur ; un jetage infect s'écoule par les naseaux et par la gueule ; la face interne des oreilles et les parties blanches de la peau présentent une teinte noirâtre, les animaux ne tiennent plus debout et la prostration est extrême. » Puis les douleurs cessent complétement, les sujets restent étendus sur un côté du corps et meurent trente-six ou quarante-huit heures après l'apparition des premiers symptômes propres à la gangrène.

Les *lésions* de l'angine aiguë sont variables suivant la période à laquelle on les examine. A l'autopsie, on trouve les altérations de l'inflammation vive, c'est-à-dire la rougeur et la tuméfaction des parties endommagées. « Les follicules nombreux, qui entrent dans la composition de la membrane muqueuse, et les amygdales, gonflés et hypertrophiés, s'écrasent et se déchirent facilement ; le mucus sécrété en abondance est épais et concret. Soit que la gêne de la circulation devienne plus grande, soit que la direction de la tête et du cou chez le porc soit plus déclive, soit encore que le travail d'absorption interstitielle se trouve moins actif chez cet animal, toujours est-il que la turgescence sanguine est plus grande, que l'infiltration séreuse est plus considérable dans toutes les parties qui environnent la gorge, que dans les angines des solipèdes et des ruminants. Cet épanchement séreux dans le tissu cellulaire, dans les muscles et jusqu'à l'épaisseur du cou et dans les sinus de la tête joue un rôle dans le développement de la gangrène. » Les lésions de l'angine gangréneuse étant les mêmes que celles de l'angine charbonneuse sont rapportées à l'article de cette dernière.

Le *traitement* de l'angine aiguë réussit au début quand on s'efforce d'arrêter la marche du mal au moyen de simples soins hygiéniques. Aussitôt qu'un porc paraît gêné de la gorge, il convient de le tenir chaudement, de lui envelopper le cou avec de la laine (voy. *Bandage*, page 70), de lui présenter des boissons émollientes tièdes et confectionnées soit avec de la bourrache, soit avec des têtes de mouton, soit enfin avec de la farine de blé ou d'orge.

Lorsque le mal ne veut pas céder, il est expressément recommandé de saigner à la queue ou aux oreilles les individus pléthoriques ; d'administrer des lavements irritants à l'eau de savon ; d'employer autour de la gorge les cataplasmes de mauve et de farine de graine de lin (*fig.* 23), ou bien encore les frictions de pommade de peuplier.

On peut encore agir directement et efficacement sur la partie malade en introduisant de temps en temps dans la bouche un bol confectionné avec de la poudre de réglisse et du miel.

Les gargarismes rendent de grands services à la médication en débarrassant la bouche des impuretés qu'elle renferme et en agissant par voie de contiguïté sur la muqueuse enflammée. On fixe au bout d'un bâtonnet quelques petits morceaux de linge ou un petit paquet d'étoupes ; puis on trempe cette extrémité dans le liquide indiqué ci-dessous et l'on promène, *si l'on peut*, jusqu'au fond de l'arrière-bouche.

Prenez :			
	Alun	50	grammes.
	Miel	100	—
	Décoction de ronce	500	—

Faites dissoudre de l'alun, ajoutez le miel et vous obtenez ainsi un excellent gargarisme.

L'insufflation de l'alun en poudre, si facile chez l'homme et chez nos grands animaux domestiques, ne peut être franchement conseillée chez le porc, à cause de l'indocilité de cet animal. J'ai essayé plusieurs fois, et faute de succès je suis toujours revenu au gargarisme.

Lorsqu'il y a formation d'abcès, il ne faut pas attendre que ces poches purulentes s'accusent au dehors par la fluctuation ; il est infiniment préférable de donner issue au liquide qu'elles renferment plutôt que de laisser détériorer les parties profondes. Enfin lorsque l'inflammation est très-aiguë, mais sans tendance à la formation d abcès, les sinapismes et les frictions de liniment ammoniacal autour de la gorge composent la seule médication à peu près efficace en semblable occurrence.

La terminaison par suffocation n'offre aucune chance de réussite à la médication.

Le traitement de la gangrène est le même que celui que j'indique pour l'angine charbonneuse.

Il est important de ne jamais administrer de breuvages aux individus de la race porcine atteints du mal de gorge. La force qu'on est obligé d'employer pour contenir le porc irrite cet animal et le porte à exécuter des mouvements désordonnés qui le font avaler de travers et qui déterminent la suffocation. Le praticien inexpérimenté doit se tenir sur ses gardes et éviter de faire tomber son malade de Charybde en Scylla. Je parle en converti, car j'ai été témoin d'accidents semblables arrivés par suite de la maladresse des garçons de ferme.

Il ne faut donc pas s'étonner si l'on voit beaucoup de porcs atteints de l'angine, puisqu'aux difficultés suscitées par l'affection elle-même viennent se joindre celles qui résultent d'un traitement souvent mal compris.

ANGINE COUENNEUSE.

Synonymie : Laryngite croupale, laryngo-trachéite croupale, laryngobronchite croupale, angine pseudo-membraneuse, angine diphthérique, angine croupale, croup, etc., etc.

L'*angine couenneuse* est l'inflammation des premières voies digestives et respiratoires; localisée dans le pharynx et le larynx, à la base de la langue et sur le voile du palais; caractérisée par une respiration suffocante et la formation de plaques pseudo-membraneuses à la surface de la muqueuse enflammée.

En vétérinaire il n'y a pas longtemps que nous connaissons cette variété de l'angine si bien étudiée en médecine humaine ; et il a fallu les travaux de M. Delafond pour la voir figurer dans nos ouvrages.

Les *causes occasionnelles* de cette affection sont aussi connues que celles de l'angine aiguë. Les vicissitudes atmosphériques, les logements insalubres, l'inspiration de gaz irritants, la débilité de l'organisme, etc., en un mot toutes les influences capables d'excercer une action directe ou indirecte sur la muqueuse des conduits aériens et digestifs provoquent l'angine pseudo-membraneuse. Ce qu'on ne distingue pas au juste, ce sont les *conditions prédisposantes* qui font que la phlegmasie revêt la forme diphthérique plutôt qu'une autre. Mais dans la pratique, et c'est l'objectif que j'ai toujours devant les yeux, cette découverte n'a rien de fort utile ; cependant il est permis de supposer que l'inflammation devient exsudative en raison de ce phénomène qui, dans la jeunesse, favorise le suintement de matière fibrineuse sur la muqueuse de la gorge et la coagulation de cette même matière sur la surface lésée. Les fausses membranes qui en résultent sont composées d'une substance amorphe qui n'est autre chose que la fibrine et de l'albumine coagulées ; elles s'organisent rarement, elles se détachent, ou la maladie sous l'influence de laquelle elles se produisent amène la mort.

Le phénomène qui donne un caractère spécial à l'angine couenneuse n'est point particulier à la cause de la maladie, pas plus qu'à l'état de la muqueuse qui est le siége de l'altération ; il tire son origine pathologique de l'essence même de l'organisation du sujet. C'est ainsi que le croup, dans l'une comme dans l'autre médecine, exerce ses ravages chez les jeunes sujets et ne se montre que de loin en loin sur des individus adultes. D'un autre côté, si l'on rapproche la composition des fausses membranes de celle du fluide nourricier, on constate que les enfants et les jeunes animaux, dont le sang contient beaucoup de fibrine et d'albumine et possède en abondance les éléments constitutifs des fausses membranes, sont précisément ceux qui succombent sous les étreintes du croup. Il existe certainement dans cette coïncidence un rapport de causalité qu'il serait difficile de nier.

Suivant M. Magne, « toutes les races ne paraissent pas également prédisposées à cette maladie : elle s'est montrée plus souvent sur les porcs perfectionnés entretenus en grand nombre dans quelques établissements que sur les porcs de races communes disséminés dans nos fermes. Elle est à craindre dans toutes les saisons, mais à l'école d'Alfort elle se montrait surtout vers la fin du mois d'août, quand des nuits fraîches et déjà longues succédaient à des journées fortement échauffées par le soleil ; elle sévissait pendant plusieurs jours, attaquant jusqu'à sept, huit porcs dans la même nuit. » Malgré l'autorité du nom de l'auteur et l'affirmation si nette de ses observations, je me permettrai d'appuyer son texte en disant que j'ai pu constater, sans m'en rendre encore un compte bien exact, la vérité de la plupart des faits contenus dans la citation précédente.

Le *siége des fausses membranes* n'est pas toujours le même. Ainsi que je l'ai indiqué en commençant, il existe tantôt sur le voile du palais ou à la base de la langue, tantôt sur le pharynx ou le larynx, tantôt enfin dans la trachée et les bronches ; ce cas est le moins fréquent. C'est ce qui explique pourquoi tant de dénominations ont été attribuées à l'angine couenneuse, dénominations toutes basées sur le siége de l'altération ; et aussi pourquoi je l'ai classée dans les affections communes aux voies digestives et respiratoires, alors que la majorité des auteurs place cette maladie dans la classe des inflammations propres uniquement aux conduits aériens.

Les *symptômes* de début restent souvent inaperçus, quoi qu'en disent M. Magne et plusieurs autres écrivains. La tristesse, les frissons, la diminution de l'appétit, le commencement d'inflammation de la pituitaire et de la muqueuse de la gorge, etc., tous signes précurseurs du croup, nous échappent neuf fois sur dix. Plus tard les phénomènes morbides s'accusent plus franchement : la toux est rauque, voilée et pénible; la respiration laborieuse et sifflante ; le jetage écumeux, jaunâtre et légèrement odorant; la salivation abondante ; la muqueuse du palais rouge et quelquefois couverte de pellicules blanches; les oreilles alternativement chaudes et froides; la tête portée au vent.

Il arrive que l'affection s'arrête et se termine par la résolution. On voit alors le jetage et la bave s'écouler en abondance et rejeter au dehors des débris de pellicules et des grumeaux fibrino-albumineux. Peu à peu les fonctions reprennent leur cours normal et la santé se rétablit. Cette phase n'est pas rare.

Mais quand les symptômes augmentent de violence, la dyspnée s'aggrave ; la toux devient quinteuse et convulsive ; les animaux s'appuient sur le train de derrière, relèvent le cou et allongent encore la tête ; la région maxillaire montre un engorgement assez sensible des ganglions. Si on examine l'arrière-bouche, on aperçoit des fausses membranes grisâtres et recouvrant la base de la langue, les amygdales et le voile du palais. Celles qui sont situées plus profondément échappent à l'œil du praticien. On comprend aisément que la difficulté de la respiration augmente en raison de la diminution du calibre du tube aérien. diminution qui s'opère rapidement par suite de la tuméfaction des parties malades et du dépôt fibrineux à leur surface.

Lorsque les malades échappent aux dangers de cette seconde phase, ils rejettent pendant la toux, soit par la bouche, soit par le nez, et associées à de la salive, du mucus, des fausses membranes en lames ou en cylindres, jaunâtres, grisâtres et parfois couleur de sang.

Si la maladie doit se terminer fatalement, la respiration devient suffocante; la bouche demeure ouverte et laisse sortir la langue qui est violette et tuméfiée; toutes les muqueuses sont violacées; l'œil brille, les veines se gonflent, le pouls faiblit, et l'animal chancelle et meurt.

La *durée* du croup est de cinq jours, plus ou moins, suivant les sujets et les conditions hygiéniques. Quand la terminaison doit être fâcheuse, on s'en aperçoit le troisième ou quatrième jour au plus tard, d'après ce que j'ai pu constater par mes trop rares observations.

Les *complications* sont difficilement saisissables, au milieu d'une cohorte de symptômes aussi tranchés et aussi alarmants. Les plus communes sont : la bronchite et la pneumonie; leur existence ne m'a été révélée que par l'autopsie. Les abcès qui se manifestent à la gorge n'augmentent pas beaucoup le danger.

Le *pronostic* lors de la première phase n'est pas très-alarmant; il n'en est plus ainsi lors de la seconde. Lorsque les caractères de suffocation apparaissent, la thérapeutique perd sa puissance.

Les *lésions* de l'angine croupale ayant été fort exactement décrites par MM. Reynal et Lafosse, je leur emprunte tout ce qui est nécessaire à la rédaction de ce paragraphe.

Les amygdales et le voile du palais sont rouges et tuméfiés; les cryptes muqueux qui se présentent sous l'aspect d'un gazon, à la base de la langue, sont également gonflés et injectés. Les follicules, qui entrent comme on le sait pour une grande part dans la texture de la muqueuse broncho-pharyngée, offrent une altération remarquable : l'orifice est béant, et il en sort par la pression un mucus épais et altéré; sur la surface de la muqueuse apparaissent les fausses membranes qui gagnent rapidement en épaisseur et en étendue et qui se propagent dans les cavités nasales, le pharynx, le larynx et la trachée. Au-dessous d'elles est la muqueuse ramollie friable, mortifiée par places, brune, verte, noire. A ces altérations pathologiques s'ajoutent des stases sanguines, des infiltrations de sérosité dans les organes de la gorge et du cou, en un mot toutes les lésions de la gangrène.

Les plaques pseudo-membraneuses sont libres ou plus ou moins adhérentes, plates ou roulées en cylindres creux ou pleins, pointillées ou panachées de rouge, parfois roussâtres, associées à des matières muqueuses. Elles obstruent souvent les tuyaux bronchiques. Elles sont formées surtout d'albumine concrète, on y trouve aussi de la fibrine et des substances grasses. La muqueuse trachéenne et des bronches est rouge et enflammée lors de complication de bronchite; les poumons sont engoués de sang noir et offrent parfois les lésions d'inflammation commençante ou d'hépatisation.

Le *traitement* de cette forme d'esquinancie demande, pour être efficace, une très-grande promptitude; les raisons se démontrent d'elles-mêmes. C'est pourquoi, quel que soit l'aspect sous lequel l'affection puisse se montrer, il est expressément recommandé d'explorer de suite la gorge du porc, d'après les procédés indiqués et connus de tout le monde vétérinaire et agricole.

L'angine couenneuse réclame un traitement tout spécial. Laissant de côté la saignée, les fumigations, les frictions, les breuvages, les boissons, les vomitifs et les lavements, l'homme de la science ne doit s'attacher qu'à la cautérisation et aux gargarismes.

La cautérisation potentielle s'effectue au moyen d'une solution d'azotate d'argent, ou mieux encore avec de l'eau de Rabel ou de l'acide chlorhydrique étendu d'eau, le tout suivant les formules suivantes :

Solution d'azotate d'argent.

Azotate d'argent..................	4 grammes.
Eau distillée......................	250 —

faites dissoudre.

Caustique avec l'acide chlorhydrique.

Acide chlorhydrique.............	10	grammes.
Miel..........................	30	—
Eau...........................	150	—

mêlez et agitez avant de vous en servir.

Le manuel opératoire est le même que celui employé pour mener à bonne fin les gargarismes. Souvent une seule application suffit pour obtenir la guérison. Lorsqu'un mieux évident se manifeste, il est bon d'avoir recours aux gargarismes astringents ou acidules pour calmer l'irritation causée sur la muqueuse buccale par l'inflammation elle-même et par les excoriations dues aux manœuvres obligées de la cautérisation.

Les topiques pulvérulents tels que l'alun, le chlorure de chaux, le calomel, le précipité rouge, et divers autres médicaments préconisés en médecine humaine et en médecine vétérinaire sur les grands animaux ne peuvent être employés fructueusement chez le porc.

Les abcès qui surviennent à la gorge doivent être ouverts et soignés avec des lotions vineuses ou des décoctions de plantes aromatiques.

S'il existe des complications de bronchite ou de pneumonie, il faut les reléguer au second plan et ne s'occuper d'elles qu'en cas de croup léger, ou lors de la convalescence.

L'*angine chronique* nous est à peine connue et je ne la cite que pour ordre. M. Delwart, qui n'en sait guère plus que moi, dit qu'elle se manifeste par une toux quinteuse, une respiration sifflante, un jetage nasal et une dysphagie assez prononcée. Elle réclame les mêmes soins que l'angine aiguë.

CHAPITRE III

MALADIES DE L'APPAREIL DIGESTIF

Les maladies particulières à l'appareil digestif sont au nombre de seize, savoir : la glossite aphtheuse simple, l'indigestion, la constipation, la diarrhée, la dysentérie, l'entérite aiguë, l'entérite diarrhéique, l'entérite dysentérique, l'entérite caséeuse des porcelets, la gastro-entérite par empoisonnement, l'empoisonnement par la saumure, l'hépatite, l'ascite, les hernies, le renversement du rectum et l'imperforation de l'anus.

Ces affections, pour la plupart, sont connues de la majorité des praticiens ; aussi c'est grâce à cet avantage que j'ai pu recevoir d'excellents conseils, et recueillir de précieux documents. Je n'ai pas voulu, à l'instar de beaucoup d'auteurs, étendre le cadre de mon travail ; car, d'une part, pourquoi augmenter sans profit les recherches du lecteur, et, d'autre part, dans quel but faire l'historique de maladies plus ou moins contestées par tous ceux qui s'occupent véritablement de la pathologie porcine ? Je ne trouve pas de réponse plausible à cette question, et j'ai réglé ma conduite d'après cette manière de voir.

Je ne ferai qu'une seule exception en faveur d'une affection que j'ai vue deux fois, et qui m'a été dépeinte par M. Rousseau et par quelques autres vétérinaires.

Je veux parler de l'*amygdalite*, appelée vulgairement *grenouille* dans le Poitou, l'Anjou et la Vendée.

Cette inflammation est constituée par le gonflement des amygdales, par la rougeur et l'injection de la membrane muqueuse qui tapisse ces glandes, par la sécrétion d'une matière visqueuse qui remplit la cavité des cryptes dont elles sont composées. Une infiltration quelquefois considérable des tissus environnants se manifeste au dehors sous forme d'une tumeur molle et mobile au-dessous de la gorge. La terminaison est le plus souvent la mort en raison de la lenteur de la médication révulsive, lenteur due à la couche de graisse qui sépare l'organe malade de la peau. Dans deux cas récents M. Rousseau a employé avec succès les lotions de vinaigre bouillant sous la gorge qui ont déterminé une vive irritation de la peau, et aussitôt après l'onguent vésicatoire en friction comme moyen complémentaire.

La *succion non nerveuse*, qu'il ne faut pas confondre avec la maladie nerveuse appelée *succion par aberration*, n'a pu encore trouver ici sa place. Bien que j'aie vu des truies se téter et que des faits semblables m'aient été racontes par plusieurs confrères, je ne connais rien d'assez concluant sur les causes et la nature de cette affection pour m'autoriser à en parler autrement que pour ordre.

GLOSSITE APHTHEUSE SIMPLE.

Synonymie : Dentelée, dentelle.

La *glossite* est l'inflammation de la langue.

On en distingue cinq variétés : la glossite superficielle, la glossite profonde, la glossite aphtheuse simple, la glossite aphtheuse accompagnant la fièvre aphtheuse et la glossite charbonneuse ou glossanthrax. La plupart des auteurs ne reconnaissent que quatre variétés de cette maladie et ne parlent pas de la glossite aphtheuse simple. Ils n'ont pas cru que cette maladie si simple pouvait exister seule et, par suite, ont conclu à sa suppression.

Il entre donc dans mon plan de mettre en lumière une maladie connue de beaucoup de vétérinaires et dont les symptômes et la marche diffèrent un peu des symptômes et de la marche de celle qui fait partie de la cohorte des phénomènes propres à la cocotte.

Mais, diront certaines personnes, pourquoi étendre le cadre nosologique, alors que cela n'est pas d'une utilité incontestable ? A cette interrogation, voici ma réponse : d'abord toute affection à caractères particuliers ne peut se dispenser d'avoir sa place : ensuite mon exposé tentera peut-être les recherches et amènera de nouvelles découvertes, ce qui n'est pas à dédaigner.

C'est, je crois, M. Boissard qui le premier, il y a dix ans, a parlé de la glossite aphtheuse simple. Depuis cette époque, j'ai été à même d'observer cette affection, de recueillir les notes de plusieurs vétérinaires, particulièrement de M. Adenot, et de lui donner un nom en rapport avec sa nature.

Les *causes* de la glossite aphtheuse simple sont loin d'être bien connues ; ce premier caractère la rapproche de la glossite de la cocotte. Je préfère donc garder le silence sur l'étiologie de cette maladie plutôt que d'invoquer des raisons sans valeur.

Cependant je dois relater ici l'opinion de plusieurs auteurs qui pensent que les aphthes dus à une irritation inflammatoire primitive de la membrane buccale se manifestent surtout chez des sujets faibles et d'un tempérament lymphatique ; et qu'ils résultent alors de l'impression d'un air froid et humide, de l'atmosphère malsaine, de la malpropreté des mamelles et de l'effet du lait de certaines mères mal nourries, affectées d'une maladie quelconque, etc.

La glossite, parfois désastreuse pour l'élevage, attaque ordinairement les jeunes gorets de douze à vingt-quatre heures après leur naissance, ils en sont même quelquefois atteints avant de venir au monde. Cette particularité a bien son mérite. Il arrive, mais rarement, qu'elle n'apparaisse que le huitième ou dixième jour après la mise-bas. On n'a pas souvent remarqué qu'elle se montrât plus tard.

Les *symptômes* sont caractéristiques. L'affection s'annonce par des phlyctènes sur le bord de la langue. Ces petites ampoules passent souvent inaperçues. Bientôt le jeune animal éprouve une grande difficulté pour téter : on le voit saisir avidement la mamelle, puis la lâcher aussitôt. Il rôde autour de sa mère en faisant entendre de petits grognements, il saisit le mamelon et le lâche de nouveau. Si on ouvre alors la bouche du malade, on constate que les vésicules qui étaient d'abord petites et rares ont augmenté de nombre et de volume, elles sont confluentes et forment un petit cordon qui entoure le bord libre de la langue et qui offre l'aspect d'une dentelle. C'est ce qui a engagé M. Boissard à donner à la maladie le nom de *dentelée*.

Je ferai remarquer en passant, pour les besoins de la cause, 1° que les phlyctènes font généralement élection de domicile sur le bord de la langue, tandis que dans la cocotte elles se répandent indifféremment sur la face interne des joues, le palais, les gencives, les lèvres, en un mot sur toutes les parties de la cavité buccale; 2° qu'elles existent seulement sur l'organe précité et jamais autour des mamelles et dans l'espace interdigité.

Les vésicules sont à parois minces et renferment un liquide incolore. Elles s'ouvrent pour donner issue à cette sérosité; les bords s'élargissent et des ulcères se forment à la place qu'elles occupaient. Si l'on ne vient à son secours, le jeune animal dépérit promptement et finit par mourir.

Les aphthes sont peu dangereux par eux-mêmes. L'inanition est la seule cause qui occasionne la mort et l'on comprend que les bons soins amènent de suite une amélioration qui permet au jeune sujet de prendre la mamelle et de se nourrir facilement.

Le coryza, la stomatite et l'irritation intestinale viennent quelquefois compliquer la stomatite aphtheuse simple. Le pronostic est alors fâcheux : car ces inflammations, à moins d'être très-bénignes, aggravent la situation en diminuant les forces de l'animal et en précipitant l'instant fatal.

Le *traitement* est prophylactique et curatif. Le traitement prophylactique est mis en usage par ceux qui veulent couper court au mal. Il ne peut résulter que de bonnes choses en suivant leur avis qui consiste, lorsque la glossite s'est déclarée dans une porcherie, à vendre les porcs qui y sont réunis et à en acheter d'autres, pour la reproduction, chez des éleveurs qui ne l'ont jamais eue. Si l'on soupçonne le lait de la mère d'être cause de l'irritation de la muqueuse buccale, il convient de soumettre la truie à un régime rafraîchissant qui modifie avantageusement son lait. Si l'on croit pouvoir imputer le mal à la rigueur de la température et à l'insalubrité des étables, il est expressément recommandé, dans ce cas, d'éloigner les causes connues ou présumées en tenant les animaux dans des étables propres, chaudes et bien aérées.

Comme moyen curatif, on coupe avec des ciseaux courbes le cordon formé par les phlyctènes autour de la langue, puis on cautérise ce même bord avec de l'acide sulfurique ou azotique étendu d'eau, ou bien encore avec le nitrate d'argent. Au besoin on peut se servir de vinaigre très-fort. Une seule opération est nécessaire, et la guérison arrive à grands pas.

Les propriétaires qui perdent des porcelets par suite de glossite aphtheuse doivent ces accidents à leur incurie. La simplicité de la médication et la contention facile des sujets n'admettent aucune excuse en leur faveur.

Quand il y a complication de coryza, les fumigations émollientes procurent d'excellents résultats; lorsque la stomatite prédomine, on se sert des gargarismes adoucissants confectionnés avec de l'eau de guimauve, d'orge ou de lin, édulcorée avec du miel.

Lorsque l'irritation intestinale amène la diarrhée, on met en usage la médication contre le flux du ventre, c'est-à-dire les breuvages et les lavements astringents.

Injection astringente.

Eau de Rabel....................	20 grammes.
Vinaigre........................	50 —
Eau de guimauve.................	2 litres.

Cette injection s'emploie quand il se forme des ulcérations sur la langue.

INDIGESTION.

On désigne ainsi le trouble momentané et subit de la fonction du tube gastro-intestinal, pendant lequel la digestion reste arrêtée ou suspendue. Les porcs sont souvent exposés aux indigestions; leur voracité en est la cause, ainsi qu'on le verra plus loin. Tant que l'indigestion est légère, c'est moins une maladie réelle qu'un symptôme momentané qui présente des différences relatives à l'organisation habituelle. Mais lorsqu'elle peut amener la mort par suite d'irritation violente de l'intestin ou d'absorption de matières toxiques, elle devient alors une véritable affection.

On distingue l'indigestion simple et l'indigestion avec surcharge d'aliments, ces mots s'expliquent d'eux-mêmes; et encore l'indigestion stomacale et l'indigestion intestinale, suivant qu'elle se produit dans l'estomac ou l'intestin. Chez le cochon, l'estomac n'est pas toujours, il s'en faut, le siége de la perturbation digestive; l'intestin participe souvent à ce dérangement La gastro-entérite par empoisonnement, autrement dit l'inflammation simultanée de la muqueuse de l'estomac et de l'intestin à la suite d'indigestion de substances toxiques, en est la meilleure preuve. L'indigestion intestinale se développe quelque fois isolément: le météorisme est, dans ce cas, très-accusé.

Les *causes* principales de l'indigestion sont : les aliments durs, ligneux et pauvres en principes alibiles; les fourrages couverts de rosée ou de moisissures et particulièrement le trèfle et la luzerne; les plantes irritantes, âcres et narcotiques ; les chairs putréfiées, les boissons fétides; les eaux bourbeuses et ayant servi à faire rouir le chanvre, en un mot tout ce qui pervertit les fonctions digestives. Mais c'est encore dans la voracité du porc qu'il convient de trouver la cause prédominante des indigestions. Cet animal se précipite sur tout ce qu'il rencontre, avale sans broyer une foule de produits végétaux, et se surcharge outre mesure l'estomac de matériaux plus ou moins propres à être élaborés. M. Beylot et beaucoup d'autres vétérinaires qui m'ont transmis leurs observations affirment que les indigestions sont d'autant plus fréquentes et plus graves que les individus reçoivent une abondante nourriture de raves, de betteraves, de son, etc. M. Beylot a vu mourir un jour six porcs et le lendemain deux autres de ces animaux immédiatement après un repas composé de betteraves écrasées et mélangées avec du son.

Les *symptômes* de début sont caractérisés par la tristesse, le refus des aliments et la recherche par le cochon des coins les plus sombres pour s'y cacher dans la litière. Quelques instants après la tête est basse, le dos voûté, le ventre tendu et douloureux, les extrémités rapprochées du centre, les soies hérissées, les yeux tristes, les frissons continus; il y a aussi anorexie, éructations, nausées et battement du flanc. Bientôt les vomissements se manifestent et le soulagement arrive après eux. Quand l'indigestion est intestinale, la tympanite est prononcée, les borborygmes et les flatuosités se font entendre, la diarrhée se montre et les symptômes alarmants se dissipent peu à peu ; il est extrêmement rare que le sujet soit constipé. L'engourdissement, le météorisme et le cours de ventre signalés par Viborg comme maladies particulières, ne sont en réalité que des symptômes de l'indigestion.

Terminaison. — Chez les animaux faibles, la diarrhée prend parfois un caractère alarmant par suite de la ténacité et de la fréquence des évacuations alvines. La mort qui en résulte n'est point occasionnée, comme l'a cru Pradal, par état chronique, mais simplement par un affaiblissement continuel. Il est toujours préférable de voir le dévoiement, plutôt que la constipation ; quand le resserrement persiste, la maladie fait des progrès qui compromettent beaucoup la vie du malade. La fin des sujets qui éprouvent les atteintes d'une indigestion avec surcharge est presque toujours la même ; en cessant de manger, ils poussent deux ou trois cris aigus, se laissent choir et meurent bientôt. Les boulangers voient souvent ces accidents se produire sur leurs porcs, une, deux, six, vingt-quatre ou quarante-huit heures après le repas.

Gravité. — Je suis de l'avis de l'auteur précité quand il accuse la fréquence des indigestions dans l'espèce porcine ; mais j'en diffère complétement lorsqu'il prétend que leur gravité est toujours fort à craindre. La vie des individus appartenant à cette race est, au contraire, rarement compromise, grâce à l'ampleur de l'estomac, à la facilité qu'ils ont de rejeter les matières ingérées en excès, soit par les premières, soit par les dernières voies. Il convient de ne faire exception que pour l'indigestion avec surcharge ; la masse prodigieuse des matières et des gaz contenus dans l'estomac refoule le diaphragme en avant, paralyse la fonction du poumon et amène l'asphyxie dont on trouve toutes les lésions à l'autopsie. Cet écrivain se trompe encore, en mettant sur le compte de l'indigestion la terminaison fatale amenée par l'absorption de végétaux narcotiques, c'est-à-dire par un empoisonnement qui eût exercé de véritables ravages même sans surcharge stomacale.

Le *traitement* le plus expéditif consiste à provoquer l'expulsion des substances qui surchargent ou énervent le tube digestif et surtout l'estomac ; on y réussit par l'administration de 20 à 30 centigrammes d'émétique dans un litre d'eau. Après le vomissement, les symptômes persistent quelquefois ; l'intestin, n'étant qu'en partie soulagé par l'évacuation stomacale, présente encore des symptômes assez alarmants pour éveiller l'attention de l'éleveur : c'est le cas d'administrer des breuvages excitants, des infusions de camomille, de sauge, de mélisse, d'anis, de noix muscade, de thé ou de café ; un litre environ ; quand il y a météorisme, on ajoute aux remèdes sus-indiqués deux grammes d'éther ou d'ammoniaque. Ces breuvages ne doivent pas être donnés du premier coup, mais bien par quart et d'heure en heure jusqu'à ce que les malades ne paraissent pas aussi tristes. Lorsqu'il n'y a point d'évacuations alvines, on peut avoir recours à l'administration de l'huile d'olive ou de toute autre, à la dose de 150 grammes, et aux lavements additionnés d'huile, de savon, de sulfate de soude, de sel marin, de 20 gram. d'aloès ou de toute substance propre à irriter le rectum et à exciter les mouvements de l'intestin.

Lavement irritant.

Sel de cuisine......................	20 grammes.
Sulfate de soude....................	30 —
Eau de savon........	1 litre.

Les frictions sèches, les promenades au pas servent d'auxiliaire aux moyens précédemment mentionnés, en calmant les douleurs et en agissant sympathiquement sur les organes lésés dont ils activent l'action. Au retour, les animaux demandent à trouver une loge chaude, propre et garnie d'une litière bien douce.

On doit, rapporte M. Pradal qui a raison sur ce point, tenir les sujets à la diète jusqu'à parfaite guérison; on leur donnera ensuite peu de nourriture à la fois, de facile digestion surtout. Trop souvent la grande quantité d'aliments peut surcharger l'estomac, déjà affaibli par cette affection, occasionner une nouvelle indigestion, une inflammation même des viscères digestifs, et causer la mort en très-peu de temps.

CONSTIPATION.

La constipation est la difficulté d'expulser les excréments; un animal est affecté de constipation toutes les fois que les évacuations par l'anus sont rares et qu'elles nécessitent des efforts inaccoutumés pour rendre des matières fécales plus dures qu'à l'état normal.

La constipation n'est pas une maladie proprement dite, mais bien le symptôme constant d'un dérangement survenu dans l'organisme. Elle affecte principalement les porcelets trop fortement nourris et les truies après le part.

On en distingue deux variétés. La première est due simplement à un obstacle mécanique. La lenteur et le défaut d'énergie du mouvement péristaltique; la diminution sensible de la sécrétion destinée à lubrifier l'intérieur de l'intestin pour faciliter le glissement des matières qu'il renferme; l'inertie de la membrane musculeuse de l'extrémité postérieure du conduit, telles sont les causes ordinaires de la rareté des évacuations, de leur peu d'abondance, et de l'accumulation des matières fécales dans le rectum et la partie flottante du côlon. Quant à la dureté et à la sécheresse de ces matières, elles résultent de la prolongation de leur séjour dans l'intestin et par suite de la longue absorption à laquelle elles restent soumises.

La nourriture échauffante et donnée en trop grande quantité amène la constipation des porcelets, les aliments qui renferment du tannin sont particulièrement propres à déterminer la constipation; sous l'influence de l'action astringente l'intestin se resserre, l'appareil sécréteur perd de son activité et par suite la matière ingérée reste compacte. Chez les porcs adultes l'usage de la viande crue, des farineux et en général de tous les aliments excitants y donne lieu.

M. Pichon a remarqué que sur les porcs adultes la constipation la plus opiniâtre se déclare en été.

La seconde variété de constipation est due à l'irritation de l'intestin et sa gravité dépend de l'intensité de l'état pathologique dont elle résulte. J'en parlerai succinctement à la fin de cet article.

Les *symptômes* de la constipation sont peu apparents, et ce n'est que lorsque l'animal fait entendre de petits grognements, refuse de manger et recherche les breuvages avec avidité que l'on s'inquiète de cet état et qu'on en recherche la cause. La rareté et la sécheresse des excréments mettent alors l'éleveur sur la voie et lui permettent de remédier au mal.

L'intensité de la constipation varie depuis la gêne légère jusqu'à un certain degré d'irritation capable de provoquer une inflammation à laquelle succède un état contraire, c'est-à-dire la diarrhée. D'autres fois le durcissement des matières fécales peut amener la gangrène de l'intestin et par suite la mort. D'où il suit qu'on ne doit pas considérer la constipation des gorets comme un accident léger, et qu'il faut, au contraire, s'opposer de toutes ses forces à une situation dont les résultats sont parfois funestes.

La constipation occasionnée par un simple obstacle

mécanique cède facilement à une médication bien entendue.

Deux indications sont expressément commandées : 1° faire cesser la cause ; 2° avoir recours aux boissons rafraîchissantes et aux lavements.

Rien ne paraît plus juste, pour arriver à bonne fin, que de détruire la cause agissante. Que ferait en effet la médication rationnelle si l'on ne préparait son action en diminuant l'obstacle à vaincre? Absolument rien. Donc il convient de supprimer la nourriture échauffante et donnée sans parcimonie, et de la remplacer par une demi-diète et des boissons rafraîchissantes, ou par des soupes faites avec des choux, de l'oseille, de la laitue, si la saison le permet ; ou bien encore par du petit-lait. L'efficacité de ces moyens m'a été démontrée par beaucoup de vétérinaires et notamment par M. Seché. On active la marche du traitement au moyen de lavements émollients ; seulement et d'accord avec tous les praticiens expérimentés, je recommande la plus grande attention pour les porcs gras et vigoureux qui se tournent brusquement. Bien des vétérinaires se sont vus dans la nécessité de faire abattre des animaux blessés par la canule de la seringue et dont le rectum était troué. Etant gras et tendre, l'intestin se déchire avec facilité. Comme le dit fort bien M. Leblanc, les petits soins mènent vers la réussite.

Si le goret est à la mamelle, on purge la mère pendant plusieurs jours avec 150 grammes de sulfate de soude, et le lait acquiert des qualités purgatives très-utiles pour soulager le jeune malade ; s'il est sevré, les soins sont les mêmes que pour les porcs de six mois à un an.

On est quelquefois témoin de la ténacité de la constipation qui persiste malgré les soins les meilleurs. On doit, dans ce cas, donner des bouillons de tripes, des végétaux cuits et parmi les plus efficaces rechercher la racine de betterave. Si le cours des matières fécales ne se rétablit pas, il faut recourir aux purgatifs composés avec 45 grammes de sulfate de soude dissous dans du lait ou dans un breuvage adoucissant, et ne pas négliger l'administration des lavements huileux ou à l'eau de savon.

Lorsque ces moyens sont insuffisants, on vide le rectum pour le débarrasser des matières fécales qu'il renferme ; très-souvent il existe près de l'orifice extérieur des excréments tellement secs et durs qu'ils font l'office de bouchon et qu'ils s'opposent à toute évacuation. Ils paralysent en quelque sorte la force de contraction de la muqueuse du rectum et aggravent encore la situation. Pour bien exécuter l'opération recommandée, on se graisse l'index de la main droite et on l'introduit dans la région anale; puis on le recourbe légèrement et l'on cherche à saisir des portions d'excréments que l'on ramène au dehors. On peut encore faire usage de la *curette* à rectum employée pour le chien constipé. Quel que soit le mode adopté, il est nécessaire de ne pas aller trop vite en besogne et de conduire la manœuvre avec assez de précaution pour ne pas blesser l'intestin.

Si la constipation persiste après que le rectum a été débarrassé, c'est l'indice certain de l'arrêt des matières stercorales dans le côlon. Il faut alors recourir aux moyens que j'ai indiqués plus haut, c'est-à-dire aux purgatifs laxatifs et aux lavements irritants. Dans le cas où le mal résiste à cette médication, il convient d'employer les purgatifs drastiques.

La seconde variété de constipation est le symptôme ordinaire de l'entérite chronique. Elle n'affecte que les porcs adultes, et encore ne la rencontre-t-on que très-rarement. Les procédés thérapeutiques sont les mêmes que ceux que j'ai préconisés plus haut.

DIARRHÉE.

Synonymie : Cours de ventre, flux de ventre, foire, entérite diarrhéique.

La *diarrhée* est une évacuation alvine plus fréquente, plus abondante et plus liquide que de coutume, avec ou sans ténesme, mais sans mélange de sang. C'est un phénomène morbide dont la condition organique ne peut se rapporter à aucune lésion certaine et constante, et qui, se trouvant caractérisée par la fréquence des selles, est l'état contraire de la constipation.

Il ne faut pas confondre la diarrhée avec le dévoiement. Ce dernier, simple dérangement passager d'entrailles, peut être considéré avec raison comme un bénéfice de nature ; il est peu d'animaux qui ne l'éprouvent de temps à autre et qui ne le gardent pendant plusieurs jours chaque fois.

La diarrhée existe tantôt seule et constitue à peu près tous les symptômes, ou bien elle est unie à une autre maladie soit comme accident, soit comme complication, soit enfin, comme crise heureuse ou funeste. Dans le premier cas, elle est dite *idiopathique ;* dans le second, *symptomatique, sympathique* et *critique.* On l'a encore divisée en stercorale, bilieuse, muqueuse, séreuse et chyleuse ; on reconnait encore une certaine forme nommée *lientérie* et caractérisée par le passage dans l'intestin des aliments sans être attaqués par la digestion.

Toutes ces distinctions, excellentes pour la théorie, sont d'un intérêt beaucoup moindre pour la pratique ; aussi ne m'attacherai-je qu'à la description des deux types principaux, savoir : la diarrhée primitive et la diarrhée consécutive.

Les causes de la diarrhée primitive proviennent des logements froids et humides, des variations de température, du peu de lait des truies nourrices, de la pauvreté de ce liquide, de l'ingestion de boissons froides, de l'absorption de tubercules crus et de fruits verts donnés en trop grande abondance, de la nourriture exclusive avec de la viande crue, de l'indigestion, de la distribution de végétaux âcres, de l'irritation causée par le sel de cuisine accidentellement mêlé aux eaux de vaisselle, de la pullulation vermineuse, en un mot de tout ce qui a pour but d'irriter le tube digestif et d'en pervertir la fonction. On l'observe de préférence chez les porcelets lymphatiques, et chez les porcs débilités et vivant dans de mauvaises conditions hygiéniques.

Dans certaines circonstances, la diarrhée résulte d'une élaboration incomplète; les aliments deviennent alors pour l'intestin un corps étranger, dont cet organe tend à se débarrasser. Quelquefois, les acides des matières ingérées, n'étant pas détruits en totalité par les alcalis de la salive, s'ajoutent aux acides des sucs gastriques, et déterminent une légère irritation de la muqueuse intestinale ; laquelle, dans ce cas, voit sa sécrétion normale exagérée, d'où résultent le relâchement, et la surabondance des déjections.

Lorsque la cause n'agit qu'une fois en passant, l'écoulement diarrhéique est insignifiant; mais il n'en est plus de même quand elle se répète fréquemment. Qu'un porc vive longtemps sans suivre les lois hygiéniques, bientôt ses intestins sont surexcités par ce trouble digestif continuel, et finissent par se trouver dans un état voisin de la maladie qui affecte alors un caractère de malignité, tandis qu'elle est bénigne, lorsqu'elle se borne à un ramollissement des excréments sans vive douleur, et sans dérangement notable dans les fonctions.

La diarrhée est très-fréquente chez les jeunes porcs, c'est un des fléaux les plus redoutables pour l'élevage.

J'ai été fort souvent appelé pour y remédier, et j'ai vu, bon nombre de fois, surtout quand le mal était ancien, tous mes efforts échouer complétement. C'est surtout au moment du sevrage, et lorsque la mère cesse de leur fournir une nourriture suffisante que les porcelets éprouvent les atteintes de l'affection. Pressés par la faim, ils se précipitent avec avidité sur des aliments auxquels ils ne sont pas habitués et deviennent très-malades.

Quelques personnes ayant désigné, sous le nom de diarrhée, l'évacuation des matières contenues dans l'intestin des nouveau-nés, il convient de faire justice de cette erreur, car c'est là une fonction normale. L'état morbide, au contraire, existerait certainement si cette évacuation n'avait pas lieu.

La *marche* de cette altération est rapide sur le goret. On s'explique aisément que la permanence soit ici chose impossible, et ce pour deux raisons : d'abord, parce que le petit animal ne tarde pas à mourir d'épuisement, et ensuite, parce que le flux diarrhéique se change promptement en dysentérie lorsque le sujet offre tant soit peu de résistance. Dans l'un comme dans l'autre cas, le résultat est toujours fatal.

Il est important d'ouvrir une seconde parenthèse, et de signaler la différence qui existe entre la diarrhée et la dysentérie. La première n'est qu'un simple phénomène morbide dépourvu de caractères inflammatoires, à moins cependant, ce qui est rare, qu'elle ne résulte, comme épiphénomène, d'une autre maladie ; la seconde, au contraire, est le symptôme alarmant d'une vive inflammation intestinale. Il ne s'ensuit nullement qu'on doive négliger la diarrhée, loin de là, car il est expressément recommandé de lui accorder une grande attention, à cause de sa terminaison souvent fâcheuse, et de sa facilité à se transformer en dysentérie.

Les *symptômes* de la diarrhée sont la faiblesse, quelquefois l'abattement, la tristesse, la chaleur de la bouche, l'intensité de la soif, les douleurs ventrales, les borborygmes, la contraction des muscles de l'abdomen et de l'anus, le refus de prendre la mamelle et de se lever, l'évacuation fréquente de matières grisâtres ou jaunâtres qui s'attachent autour de l'orifice anal et salissent la queue et les fesses, le ballonnement du ventre, l'amaigrissement, le refroidissement des extrémités et la mort.

On reconnaît que le flux du ventre dérive de la présence de vers dans l'intestin, toutes les fois que les porcelets refusent de téter, et se débattent convulsivement sous la douleur des coliques qu'ils éprouvent.

La *thérapeutique* de cette affection comprend deux indications : supprimer les causes qui l'ont provoquée, et mettre en usage les moyens les plus propres à la combattre.

Quand elle s'annonce sans vives douleurs et quand les animaux ne perdent pas l'appétit et la gaieté, il ne faut point trop s'en préoccuper et l'abandonner à son cours naturel. Mais lorsque les sujets cessent de manger et deviennent tristes, il convient de les placer sur une bonne litière et dans un endroit sec et aéré, ni trop froid ni trop chaud ; de les mettre à la demi-diète et de tenir toujours devant eux de l'eau de riz ou de blé, miellée et tiède, du lait doux et chaud, et, quelques jours après, de la bouillie. Soumis à ce régime, les porcs souffrent moins, se remettent peu à peu et sont bientôt en état de manger du blé cuit ou des pâtées de facile digestion.

Chez les cochons à la mamelle, le remède consiste uniquement à modifier le lait de la truie. Le moyen le plus simple et le plus employé par les praticiens et les éleveurs, c'est de mettre un morceau de chaux vive de grosseur moyenne dans un seau d'eau, et de mélanger un demi-litre de cette solution avec la nourriture de la mère, une ou deux fois par jour. Il vaut encore mieux remplacer la chaux par le bicarbonate de soude, lequel, neutralisant complètement l'acide lactique qui pourrait se trouver dans le lait de la truie et réagissant sur l'acide gastrique et l'excédant des acides intestinaux, rend la digestion très-facile.

S'il s'agit d'un animal de prix, on peut substituer aux alcalis l'albumine pure ou mélangée. La meilleure préparation serait les blancs d'œufs, battus en neige, et délayés dans une suffisante quantité d'eau de pluie ou de rivière, l'excès de calcaire des autres eaux pouvant coaguler l'albumine. Il est entendu que l'albumine agit ici de la même façon que les alcalis en forçant les acides à la coaguler, et, par cela même, à faire disparaître tous les symptômes d'irritation et de diarrhée, l'effet des acides prédominants ayant disparu. En cas de cherté d'œufs, la décoction de riz, par l'albumine végétale et l'amidon qu'elle renferme, est aussi d'un excellent effet.

Si la diarrhée persiste, il est indispensable d'ajouter aux préparations préconisées quelques gouttes de laudanum qui procurent toujours de bons résultats. Je recommande aussi les lavements à l'amidon avec un ou deux grammes de laudanum. La préparation suivante m'a été utile en plusieurs occasions.

Cachou en poudre..................	40	grammes.
Esprit-de-vin.....................	40	—
Laudanum de Sydenham..........	3	—
Eau..............................	500	—

On agite avant de s'en servir, et l'on administre une cuillerée toutes les heures, jusqu'à ce que le mieux se fasse sentir.

Si l'on a quelques raisons de soupçonner la présence de vers intestinaux, on donne des tisanes vermifuges composées avec des décoctions d'absinthe, de tanaisie ou de mousse de Corse.

Le flux de ventre, dans les années humides, fait périr beaucoup de gorets âgés de moins de trois mois. M. Pichon, qui l'a fréquemment observé dans la Mayenne, recommande les logements secs et chauds, la litière souvent renouvelée, le sous-nitrate de bismuth, dans du lait à la dose de 2 à 5 grammes par jour et par sujet; il ajoute aussi quelques gouttes de laudanum.

Le cours de ventre n'est point contagieux, contrairement à l'opinion de nombreux agriculteurs qui pensent qu'il suffit d'un malade pour infecter tous ceux qui cohabitent avec lui. Les mêmes causes agissant à la fois sur tous les porcs d'un même lieu, il en résulte que le mal est souvent enzootique; et c'est là le seul caractère qu'il convient de lui assigner.

La *diarrhée consécutive*, ainsi que nous l'avons déjà vu, est constamment unie à d'autres maladies dont les principales sont l'entérite et l'anémie.

En combattant ces affections, on arrive à diminuer l'intensité de la diarrhée, et, en dernier lieu, à l'arrêter. Il serait donc beaucoup plus rationnel de renvoyer le lecteur à la description de ces maladies; mais comme la majorité des éleveurs voit, dans le flux de ventre, le fait principal et non l'accessoire, je vais tracer, en deux mots, la manière d'appliquer le traitement.

Tout ce qui a été préconisé pour la diarrhée primitive peut être avantageusement utilisé en faveur de la diarrhée consécutive; chaque vétérinaire possède une formule particulière, un médicament favori. C'est ainsi que nous voyons vanter tous les jours le sulfate de fer, les boules de Mars; les décoctions d'écorces de chêne et de saule, de feuilles de noyer, etc.; et encore, la crème de tartre à la dose de 30 à 50 grammes, suivant la force des individus. Il va sans dire que les lavements opiacés et astringents sont le complément indispensable de la médication. Quand les douleurs sont grandes, les cataplasmes émollients sur le ventre procurent du soulagement à l'animal.

Lorsque la diarrhée provient d'un état anémique, il est urgent de se servir des toniques tels que les plantes amères, le quinquina, la gentiane et les préparations ferriques. Dans le Lyonnais, on arrête cet écoulement, chez les agneaux et les chevreaux, en leur faisant boire de l'eau ferrée tous les jours. Ce moyen, aussi simple que peu coûteux, réussit parfaitement sur les porcelets et les porcs adultes.

DYSENTÉRIE.

Synonymie : Flux de sang, flux dysentérique, entérite dysentérique.

La *dysentérie* est une maladie caractérisée par une excrétion douloureuse de matières excrémentitielles muqueuses et sanguinolentes. Ce n'est pas une affection proprement dite, mais bien plutôt un symptôme de l'entérite, dite entérite dysentérique, qui apparaît souvent elle-même comme complication d'une autre maladie.

La dysentérie se présente sous plusieurs formes ; elle est, suivant le cas, bénigne ou grave, aiguë ou chronique, sporadique ou enzootique.

Lorsqu'elle est bénigne, cette maladie affecte généralement le caractère sporadique. Elle débute alors sans prodromes bien marqués et présente avec plus de force les symptômes de la diarrhée, c'est-à-dire l'abattement, la tristesse, la chaleur de la muqueuse buccale, l'intensité de la soif, les douleurs ventrales, les borborygmes, la contraction des muscles de l'abdomen et de l'anus, le refus de se lever et de prendre de la nourriture, l'évacuation de matières alvines qui s'attachent autour de l'orifice anal et salissent la queue et les fesses, le ballonnement du ventre, etc., etc.; auxquels il convient encore d'ajouter, comme phénomènes morbides particuliers, le rejet de matières stercorales sanguinolentes. Sous cette forme, l'affection est rarement mortelle et ne sévit que sur quelques individus isolés, ce qui ne fait pas éprouver de grandes pertes à l'élevage.

Quand elle est maligne, la dysentérie règne généralement sur un grand nombre de sujets de la ferme, de la commune et quelquefois du canton; ses ravages sont alors doublement regrettables, puisqu'elle pardonne peu et qu'elle s'étend de proche en proche.

Les *causes* de la dysentérie sont les mêmes que celles de l'entérite dont cette affection est le symptôme. Il faut accuser les agents morbides suivants : chaleur extrême, logements insalubres, voisinage des marais qui dégagent des miasmes délètères, usage d'aliments avariés et moisis, absorption de plantes âcres ou caustiques; exposition aux intempéries, et, en général, toutes les causes ayant pour but de débiliter l'organisme. Elle succède souvent à la diarrhée, et se fait aussi remarquer en même temps que d'autres maladies, soit comme épiphénomènes, soit comme complication.

Les *symptômes* arrivent en cohorte comme pour ne laisser aucun doute au diagnostic du praticien : au début il y a malaise, fièvre, frissons, perte de l'appétit, soif vive, chaleur de la bouche, sécheresse de la peau, coliques intermittentes, borborygmes et diarrhée avec ténesme, contraction des muscles abdominaux; plus tard ces symptômes s'exagèrent et l'on voit la fièvre devenir plus intense, la bouche plus chaude, les coliques plus fortes, les défécations plus abondantes, filantes et associées à du sang liquide et coagulé.

Le malade piétine, se couche, se relève, et expulse des vents et des matières alvines d'odeur fétide et sem blables à de la chaux écrasée et lavée. L'anus est chaud, le rectum renversé et la muqueuse toute violacée.

La *durée* de la dysentérie n'a rien de constant : tantôt elle se termine en quelques jours, tantôt elle s'aggrave au point de fatiguer horriblement l'animal et de le faire mourir en deux ou trois jours. Lorsque cette terminaison funeste est inévitable, il survient chez le porc une chute rapide des forces et une insensibilité marquée. Les coliques deviennent extrêmement violentes, le ténesme est des plus pénibles, le malade rejette des matières liquides et sanguinolentes et l'intestin se mortifie. C'est alors que le pouls devient petit, que le flanc se creuse, que les yeux s'enfoncent dans les orbites, que les extrémités se refroidissent et que la mort arrive à grands pas.

Le passage à l'état chronique n'est point une terminaison toujours heureuse. La diarrhée qui succède à la dysentérie n'atténue guère les déjections qui épuisent les sujets, les font tomber dans le marasme et mourir.

Le *pronostic* est subordonné à l'intensité des symptômes, à la période de la maladie, à la force des sujets, aux soins prodigués par l'éleveur, etc. D'une manière générale il est fâcheux, car la maladie fait plus de victimes qu'elle n'en laisse échapper. — La forme épizootique est encore aggravante.

Les *lésions* de la dysentérie sont caractérisées par une vive inflammation de la muqueuse intestinale que l'on trouve dans une grande étendue noire, ramollie, crevassée et couverte d'érosions. Lorsque la gangrène a été la terminaison de la maladie, on trouve des portions plus ou moins considérables du tube digestif offrant une couleur livide, se déchirant facilement par suite d'une désorganisation complète et exhalant une odeur fétide et connue de tous ceux qui ont de l'expérience.

Dans ce cas, on remarque souvent un épanchement

sanguin dans l'intérieur de l'intestin ou dans le péritoine. Les extravasions sanguines qui se manifestent par des taches livides ont fait croire bien des fois à la gangrène; pour ne pas tomber dans une pareille erreur, il suffit de laver et de sentir ensuite la partie endommagée, et l'on voit qu'elle n'exhale pas cette odeur *sui generis* propre à la gangrène. Souvent aussi l'intestin est rempli de matières semblables à celles qui ont été expulsées pendant la vie, leur odeur fétide qui s'attache à la muqueuse peut tromper l'observateur qui néglige la précaution de laver les organes qu'il examine, et faire établir de la confusion sur la nature des lésions. Mais, je le répète, le lavage lève tous les doutes possibles à cet égard. Dans certaines circonstances la muqueuse intestinale est épaissie et comme ulcérée.

La dysentérie est-elle toujours le résultat d'une inflammation de l'intestin, ou bien est-elle parfois accompagnée d'une altération du sang? La question est difficile à résoudre, et il ne faudrait pas se laisser entraîner par la tendance actuelle à voir partout des intoxications du sang. Cependant, et je me place sous l'autorité d'un de nos meilleurs professeurs vétérinaires, il est possible d'admettre que la dysentérie bénigne et locale n'ait pas d'autre point de départ que l'inflammation de la muqueuse, tandis que la dysentérie maligne et enzootique serait compliquée d'une altération sanguine.

Le *traitement* de la dysentérie bénigne est le même que celui de la diarrhée; il repose en entier sur l'emploi des astringents associés à l'opium. Dans la dysentérie maligne, enzootique et aiguë, la diète absolue est de rigueur, car les aliments entretiennent l'irritation de la muqueuse enflammée. Au début, il faut combattre l'affection par des saignées petites et réitérées, à la queue et aux oreilles, par des frictions sur les membres avec l'essence de lavande ou de térébenthine, et par des sinapismes appliqués sous l'abdomen. Il convient aussi, dans le double but de soulager les animaux et de calmer la soif dont ils sont dévorés, de leur administrer des breuvages mucilagineux unis aux narcotiques doux.

Voici une excellente formule :

Racine de guimauve..............	100 grammes.
Tête de pavots..................	4 têtes.
Miel............................	10 grammes.
Nitrate de potasse..............	6 —
Eau.............................	1,000 —

On brise les têtes de pavot et l'on casse en petits morceaux la racine de guimauve; puis on les met à bouillir dans l'eau pendant une demi-heure. On passe, on ajoute le nitrate de potasse et le miel, on laisse tiédir et l'on administre toutes les heures de deux à quatre cuillerées suivant la force des malades.

Si le mal ne cesse pas, on peut avoir recours aux astringents et aux opiacés, et en particulier à la préparation suivante :

Écorce de chêne.................	100 grammes.
Ext. aq. d'opium................	7 —
Eau.............................	1,000 —

Brisez l'écorce de chêne et mettez-la à bouillir pendant une demi-heure; filtrez, ajoutez l'extrait d'opium et administrez comme il est dit plus haut.

Lorsqu'il y a prostration, on peut ajouter à la dernière préparation 10 grammes de camphre ou bien 2 grammes de chlorhydrate d'ammoniaque. Les lavements astringents et contenant quelques gouttes de laudanum sont également préconisés.

L'ipécacuanha, dont les médecins de l'homme vantent avec raison les excellents effets, doit aussi être employé contre la dysentérie du porc; les vétérinaires qui l'ont essayé le recommandent d'une façon toute expresse. La dose est de 1 à 2 grammes, suivant la force des sujets, et deux fois par jour.

La *dysentérie chronique* est d'autant plus difficile à guérir qu'elle est plus ancienne; les infusions aromatiques associées aux opiacés rendent de grands services; il en est de même des lavements astringents.

Il est superflu de signaler l'utilité de tenir les étables propres, bien aérées et suffisamment chaudes, et de soustraire les malades à tout ce qui pourrait les impressionner désagréablement.

Pas plus que la diarrhée, la dysentérie n'est incontestablement contagieuse. Lorsqu'elle sévit d'une façon enzootique, c'est plutôt que les agents morbides, au lieu de localiser, se répandent et apportent le mal avec eux. Cependant nous n'affirmons rien sur ce point.

Lors de l'entrée en convalescence, on est étonné, lorsqu'on constate le fait pour la première fois, de voir une constipation opiniâtre succéder tout à coup à la dysentérie, comme à la diarrhée.

Les purgatifs doux tels que le lait, la manne, l'huile de ricin, etc., en ont facilement raison.

ENTÉRITE.

L'*entérite* (de ἔντερον, intestin) est l'inflammation générale ou partielle de la muqueuse du tube intestinal.

Certains auteurs ont réservé le nom d'entérite à la phlegmasie de l'intestin grêle, et donné la dénomination de colite et de rectite à l'inflammation du côlon et du rectum. S'il est vrai que l'irritation intestinale puisse souvent se borner, non-seulement à l'intestin grêle, mais encore à une partie de cette région, il est impossible, dans la pratique ordinaire, de toujours distinguer son lieu d'élection. Le plus souvent, l'inflammation s'étend à toute la surface de la muqueuse digestive; de sorte qu'il me paraît plus conforme à la vérité et plus utile de laisser à l'entérite sa signification la plus large, c'est-à-dire celle de la phlegmasie générale de l'intestin.

L'entérite typhoïde, l'entérite avec altération du sang, observée sur les grands animaux, n'existe pas, du moins que je sache, sur le porc; c'est pourquoi je ne ferai la description que des formes connues de l'entérite, et que je divise en : *Entérite aiguë*, *entérite diarrhéique*, *entérite dysentérique*.

1° Entérite aiguë.

L'entérite aiguë existe presque toujours seule; c'est à tort que beaucoup de praticiens la croient accompagnée de gastrite et la désignent, soit qu'elle existe seule, soit qu'elle fasse cause commune avec la gastrite, sous le nom de gastro-entérite. Cette dernière forme n'a jamais été décrite avec des caractères suffisamment tranchés pour la faire accepter. Pendant longtemps l'entérite fut confondue avec plusieurs autres maladies et désignée de façons si différentes que fort peu de personnes en eurent une idée bien nette. Pour MM. Pichon, Chataigner, Baron, Beylot, Lagrèze, Seché, et cent autres vétérinaires, quand le porc atteint l'âge de six mois, l'entérite aiguë est la maladie qu'on observe le plus communément chez cet animal.

Wirtgen et Pradal, en englobant la phlegmasie de l'intestin dans la description de ce qu'ils appellent la *phlogose abdominale*, c'est-à-dire l'inflammation de tous les viscères abdominaux et de plusieurs autres parties du corps, n'ont guère contribué à démêler l'écheveau si embrouillé de cette maladie. Il a fallu les ouvrages de MM. Lafosse et Reynal pour élucider la question, et remettre chaque chose à sa véritable place. Le premier de ces auteurs a traité de l'entérite d'une façon trop générale; tandis que le second l'a spécialisée d'une manière irréprochable. Mon carton contenait bien plusieurs notes rédigées sur l'entérite par plusieurs vétérinaires et par moi, à des époques différentes; mais la description de M. Reynal, corroborant nos observations, aura plus de poids auprès des praticiens, c'est pourquoi je n'hésite pas à la lui emprunter et à la reproduire ici.

Les *causes* sont à peu près les mêmes que celles de l'entérite aiguë des autres animaux; mais, chez le porc, les aliments indigestes ou moisis, les boissons insalubres, les eaux croupissantes, la privation de bains, le défaut de propreté ou d'aspersion sur la peau, notamment pendant les chaleurs de l'été, les aliments de mauvaise qualité ou trop riches en principes nutritifs, la nourriture avec la viande cuite, paraissent avoir une influence marquée sur le développement de la phlegmasie de l'intestin.

M. Seché a vu cette affection sévir, en général, sur les animaux sanguins, bien nourris, soigneusement entretenus et engraissés rapidement. M. Bérard a constaté plusieurs fois l'action pernicieuse de l'ingestion d'eau trop froide; les autopsies lui ont toujours montré les lésions de l'entérite aiguë concordant avec la cause précitée.

Dans la Haute-Savoie, au dire de M. Bardel, l'entérite est très-rare en hiver; elle se déclare en été et surtout au moment des fortes chaleurs. A cette époque, les agriculteurs ont fait émigrer les porcs dans les montagnes avec le reste du bétail. Le gardien ou la gardienne se trouve loin de la ville ou de la ferme, et comme la maladie débute avec des symptômes rapides et se termine promptement, il saigne le sujet malade comme il peut afin d'en utiliser la chair. Il existe certaines contrées de la Savoie où l'entérite règne en quelque sorte d'une manière enzootique.

Les *symptômes* de début ne sont pas bien caractérisés, ou tout au moins ceux qu'on observe peuvent aussi bien se rattacher à cette maladie qu'à une inflammation de la peau ou à un état fébrile général. Les porcs sont abattus, tristes, ils ne mangent pas, ils recherchent les boissons froides; l'œil est terne, la peau très-chaude, rouge quand le pelage est blanc, notamment à la face interne des oreilles; les veines sous-cutanées de cette région sont très-saillantes; au bout de vingt-quatre ou de quarante-huit heures, on remarque que les animaux sont faibles et essoufflés, qu'ils restent couchés, qu'ils sont plus abattus, que la gueule est sèche et rouge violacé, que le ventre est sensible et que le dos est voussé, qu'il y a constipation et que les urines sont jaunâtres. On entend des grognements sourds et plaintifs. Chez les porcs maigres, on observe un météorisme intermittent, des douleurs à la pression du ventre; M. Gaignard en a été plusieurs fois témoin.

La *marche* de l'entérite aiguë chez le porc est plus rapide que chez les autres animaux; elle produit un affaissement et une prostration des forces considérable.

La *durée* est difficile à préciser; les animaux succombent ordinairement vers le cinquième ou le sixième jour, plus rapidement même chez les animaux très-gras.

Le *pronostic*, quoi qu'en dise M. Gaignard qui n'a jamais éprouvé d'insuccès, est également assez grave, soit que la maladie soit méconnue dans le principe, soit que le traitement agisse d'une manière moins active et moins promptement, soit enfin que l'obésité devienne une circonstance aggravante en favorisant la stase sanguine; toujours est-il que la phlegmasie intestinale a, chez le porc, une gravité qu'elle n'a pas chez les autres espèces animales. Vers le quatrième jour, il survient quelquefois une diarrhée qui produit une amélioration sensible; mais cette diarrhée, presque toujours, revêt en peu de temps le caractère de la dysentérie, et hâte la mort des animaux.

Les *lésions* ne manquent pas. La muqueuse présente un aspect rouge très-uniforme; elle paraît transformée, surtout dans l'intestin grêle, en une nappe de sang au milieu de laquelle les villosités ont en partie disparu, et qui ressemble parfois à un long boudin; sur la muqueuse du gros intestin, il y a des pointillements, des injections et des taches rougeâtres; on rencontre des matières excrémentitielles durcies et comme desséchées; le péritoine en général, et surtout celui qui entoure les intestins, est terne et vivement injecté; les veines sont plus grosses et plus en saillie que dans l'état normal; en un mot, tout le système veineux abdominal est engorgé. L'estomac est rouge, sa muqueuse est érodée; cette altération se rattache sans aucun doute à l'abstinence comme chez le chien. Les muqueuses internes et la peau sont décolorées.

Le *traitement* demande tout d'abord la diète et des émissions sanguines pratiquées aux oreilles, à la veine de l'avant-bras et à la saphène quand cela est possible. Deux décilitres ne sont pas de trop. On administre des boissons blanches acidulées, soit avec le petit-lait, soit avec le vinaigre ou l'acide sulfurique; quand les animaux peuvent les boire, elles produisent un effet salutaire. M. H. Bouley insiste sur l'emploi des purgatifs salins donnés à dose minorative. Cette médication, qui rend de si grands services chez l'homme, n'est pas moins utile chez le cochon. Il est aussi fort utile, plusieurs fois dans la journée, de répandre sur le groin et d'injecter dans la gueule de l'eau acidulée, à l'aide d'une seringue; les lavements d'huile de lin sont indiqués contre la constipation. Ce traitement, continué pendant deux à trois jours, et même davantage, m'a donné de bons résultats. Je le recommande parce qu'il est d'une facile exécution; les douches sur le groin et les lèvres produisent sur ces animaux une sensation agréable, qui se manifeste immédiatement par un mieux sensible. Il en est de même des ablutions générales suivies d'un séchage immédiat. Pour certain porc à sang noble, *espoir de toute une race*, on peut aller jusqu'aux frictions et même aux couvertures chaudes et moelleuses. Quelques auteurs conseillent des cataplasmes de farine de graine de lin et de graisse de mouton pour calmer et révulser la douleur. Ces moyens, dont je ne conteste pas l'utilité, sont malheureusement d'une application difficile et coûteuse; quant à la révulsion, je préfère recourir aux frictions faites avec le vinaigre chaud, l'eau sinapisée et le liniment ammoniacal. Mais comme le cochon est un animal de rente, il est préférable, lorsque le traitement ne produit pas un résultat satisfaisant, de le sacrifier et de le livrer à la consommation. M. Gaignard recommande, lui aussi, les frictions générales sèches, les tisanes acidulées et les purgatifs minoratifs salins.

Quand l'animal paraît avoir des coliques violentes, M. Pichon administre des tisanes calmantes, confectionnées avec des têtes de pavot.

Lors de la convalescence, la demi-diète, le régime doux, sont de précieux auxiliaires.

L'entérite chronique signalée par quelques vétérinaires n'existe pas chez le porc, ou, du moins, ses symptômes sont tellement confus qu'on ne saurait les apprécier d'une façon convenable.

Il existe encore une entérite qui ne reconnaît pas les causes rapportées plus haut, et qui provient uniquement de l'ingestion des glands gelés. Je n'avais de cette affection qu'une idée assez vague, lorsque M. Baron m'en a fait le récit.

Quand la saison d'automne est très-rigoureuse, il n'est pas rare que les fruits du chêne vert ou du chêne blanc soient gelés; ces glands, consommés sur place, ou ramassés et mangés dans le toit, occasionnent souvent une maladie à caractères insolites. Les animaux deviennent nonchalants, mangent très-peu ou pas du tout, dépérissent rapidement ; ils éprouvent de la diarrhée et présentent une accélération des mouvements du flanc. Le troupeau, en général, subit les étreintes de la maladie, qui peut durer dix ou douze jours et occasionner de grandes pertes. Les yeux, la bouche, le flanc, etc., offrent tous les phénomènes morbides propres à l'entérite, et malgré cela on ne peut obtenir la guérison par les moyens habituels.

M. Baron prescrit, suivant la force du sujet, 30 ou 40 grammes de fenugrec pulvérisé et donné avec de la farine d'orge. Cette médication émolliente et résolutive fut indiquée à notre confrère qui s'en trouva bien. Tous les éleveurs des Pyrénées ne manquent jamais d'administrer cette graine toutes les fois que le cas se présente, même lorsque le mal dérive des causes ordinaires et connues. Les pharmaciens du pays font un débit considérable de fenugrec ; on doit voir dans cette préférence une raison d'essayer les effets de la plante en question.

2° Entérite diarrhéique.

Synonymie ancienne : Foire, dévoiement, flux intestinal.

L'*entérite* diarrhéique n'est autre chose qu'une entérite se compliquant de diarrhée, et apparaissant sur des sujets jeunes et généralement débilités. C'est dire que les porcelets en sont plus souvent atteints que les porcs adultes.

L'inflammation, quoiqu'occupant soit une portion, soit toute l'étendue de la surface digestive, se fait principalement remarquer sur le côlon ; d'où le nom de colite que lui donnaient les anciens écrivains. Quelques vétérinaires, s'en prenant à l'effet plutôt qu'à la cause, l'ont appelée *foire, dévoiement, flux intestinal*.

Les *causes* de cette affection résident dans la mauvaise qualité du lait des truies ou dans l'insuffisance de ce liquide, ou encore dans l'abondance et la trop grande richesse de ce produit alimentaire; les deux extrêmes se touchent souvent dans les rapports étiologiques. On invoque encore les logements insalubres, l'humidité, les refroidissements, la pluie, l'existence chez la mère de maladies anciennes, etc., etc. Dans le jeune âge, il faut peu de chose pour déranger les fonctions de l'intestin, et, par suite, apporter des troubles dans tout l'appareil digestif.

Les *symptômes*, les *lésions* et le *traitement* ne diffèrent en rien des symptômes, des lésions et du traitement indiqués à l'article de la *Diarrhée*, auquel je renvoie, m'étant suffisamment étendu sur ce sujet pour ne pas faire double emploi.

3° Entérite dysentérique.

L'*entérite dysentérique* est très-analogue à l'entérite diarrhéique, dont elle ne diffère que par une plus grande intensité.

Les *causes* sont communes; seulement, elles agissent ici avec plus d'énergie. Les logements insalubres, le voisinage des marais, l'usage de mauvais aliments, l'exposition aux intempéries, etc., tels sont les agents morbides les plus connus. L'entérite dysentérique apparaît souvent, comme complication, à la suite de beaucoup d'autres maladies.

Les *symptômes*, les *lésions* et le *traitement* sont les mêmes que ceux que j'ai déjà décrits en parlant de la dysentérie, à laquelle je renvoie.

ENTÉRITE CASÉEUSE DES PORCELETS

(D'APRÈS M. RÖLL).

Sous le nom d'*entérite* caséeuse, M. Roloff désigne une inflammation de la tunique du gros intestin, observée chez les jeunes porcs de race anglaise et caractérisée par la tendance des cellules de nouvelle formation à la transformation graisseuse et caséeuse.

Étiologie. — Cette affection paraît être due à une prédisposition héréditaire; certaines races de porcs anglais ont une tendance spéciale à la dégénérescence graisseuse en général, comme nous le verrons en étudiant les altérations des muscles. Si les animaux ainsi prédisposés se trouvent en même temps sous l'influence de certaines conditions nosogènes — aliments — qui déterminent un trouble nutritif dans l'intestin, il se peut qu'après plusieurs générations la prédisposition devienne telle que chez les descendants les aliments ordinaires ou une alimentation qui n'est pas tout à fait hygiénique, déterminent cette dégénérescence. Par suite de la faiblesse de digestion qui est un phénomène général des dégénérescences graisseuses, les matières alimentaires avancent plus lentement dans le tube intestinal, s'y décomposent et donnent lieu à la production de substances qui agissent comme irritants inflammatoires sur l'intestin. Il résulte, en effet, des observations de M. Roloff que certaines familles de porcs sont prédisposées à cette maladie, et que leurs descendants la contractent même lorsqu'ils ont été vendus comme porcelets et placés dans des conditions nouvelles. Il en résulte, en outre, que les descendants de ces familles obtenus par croisement avec les races indigènes sont encore atteints de cette affection alors qu'on n'était arrivé qu'aux trois quarts de sang. Les animaux en parfait état de santé, après la mise-bas, perdent leur gaieté, maigrissent et sont atteints d'une diarrhée qui, modérée d'abord, devient après une ou plusieurs semaines très-abondante et donne lieu à l'évacuation de masses très-liquides et fétides. L'appétit se perd et la soif s'accroît à mesure que la diarrhée augmente ; les battements de cœur sont accélérés. Si la maladie est arrivée à un degré avancé, le flanc s'affaisse et le ventre devient avalé ; il est distendu dans ses régions inférieures. A la palpation, les animaux manifestent une sensibilité modérée, et l'on peut, à travers les parois abdominales relâchées, sentir les gros intestins se présenter sous forme d'une masse agglomérée, résistante, tubéreuse et pouvant atteindre les dimensions de deux poings. Les animaux le plus souvent succombent d'épuisement vers l'âge de six mois, peu de temps après qu'est apparue une diarrhée abondante.

Anatomie pathologique. — Abstraction faite des phénomènes de l'anémie et de l'amaigrissement général, de la tuméfaction, de la rougeur et des ecchymoses de l'estomac et de l'intestin grêle et de la dégénérescence des muscles, du foie et des reins, et d'un léger œdème pulmonaire, les lésions principales s'observent dans le gros intestin. Déjà, à une simple inspection, cette partie du tube digestif se présente sous forme d'un gros paquet résistant à la surface duquel on voit les différentes anses intestinales sous forme de bourrelets volumineux et séparés par des étranglements et des dépressions. Dans les points épaissis, résistants, en même temps injectés et correspondants aux parties altérées de la tunique intestinale, on constate des élevures de volume variable, aplaties et présentant à leur tour de petites saillies vésiculeuses parfaitement fluctuantes. Les parties déprimées sont constituées par la paroi intestinale saine.

A l'ouverture du gros intestin, il s'en écoule une petite quantité d'un liquide fétide, peu épais ou semi-liquide et d'aspect désagréable. Dans le cæcum et plus encore dans le gros côlon, mais moins dans la première partie du rectum, on rencontre des plaques plus ou moins grandes de la muqueuse, d'un aspect gris noirâtre ou noir, à surface crevassée, sèches et friables au centre, friables encore mais plus humides et plus molles dans la partie périphérique. Ces taches correspondent aux saillies de la surface externe de l'intestin. Dans leur voisinage, on constate également des taches grises ardoisées, moins étendues, moins saillantes, moins crevassées, mais à surface éraillée; les unes comme les autres sont circonscrites par des saillies de la muqueuse, onduleuses, larges, dures, tantôt grises, tantôt plus ou moins rouges; dans le gros côlon, ces saillies sont sèches; leur surface est crevassée.

Si les taches se réunissent, ces saillies s'engagent entre celles-ci sous forme d'angles. Entre ces lésions on constate des saillies isolées, mamelonnées et de volume variable. Les plus petites d'entre elles sont rouges et molles; les plus grandes, dures, sèches et friables. La tunique intestinale qui n'a pas subi cette altération, entre ces différentes lésions, et dont la muqueuse est colorée en gris ardoisé, présente à la lumière transmise des taches opaques à côté de petits lobules graisseux.

Roloff, *à l'analyse microscopique*, a reconnu que l'épaississement de la tunique intestinale était dû à une prolifération cellulaire qui débute par le tissu conjonctif sous-muqueux, mais qui s'étend pourtant aussi au tissu conjonctif sous-séreux et intermusculaire, à la muqueuse et aux glandes de Lieberkuhn; de ces altérations résulte dans la paroi intestinale la formation de taches arrondies et opaques qui se transforment en saillies arrondies ou coniques, siégeant sur la muqueuse et subissant plus tard, à partir de leur centre, la transformation caséeuse. Parfois ces particules graisseuses sont éliminées ; il se forme alors des dépressions ulcératives ; ailleurs les tissus épaissis se dessèchent, se ratatinent et se crevassent ; des extravasations sanguines en sont la conséquence et c'est le sang épanché qui, en se transformant, donne lieu à la pigmentation noire. Dans le voisinage des parties ainsi lésées, la prolifération cellulaire progresse et donne lieu aux saillies en forme d'ourlet, tandis que, dans le tissu conjonctif sous-séreux, la prolifération est souvent suffisamment intense pour donner lieu à la suppuration, et l'enveloppe séreuse de l'intestin est soulevée sous forme de vésicules ou ampoules. En certains endroits, les masses desséchées et crevassées sont éliminées et il reste des dépressions à surface éraillée.

Traitement. Le traitement de cette affection bien développée ne nous paraît guère promettre de succès. Quant à l'annihilation de la prédisposition, elle ne peut être obtenue que d'une manière insensible, en soumettant les animaux à une ration appropriée à leur race et à la susceptibilité de leur intestin. Ce résultat sera obtenu plus rapidement par le croisement avec des porcs appartenant à des races qui, comme le prouve l'observation, ne sont pas sujettes à cette affection.

GASTRO-ENTÉRITE PAR EMPOISONNEMENT.

La *gastrite*, c'est-à-dire l'inflammation de la membrane muqueuse de l'estomac, est excessivement rare chez les herbivores, à cause de l'uniformité de leur régime alimentaire. La forme spontanée n'existe pas ; la gastrite par causes irritantes ou par empoisonnement se fait seule remarquer, et encore à de longs intervalles. Il en est de même dans l'espèce porcine.

La *gastrite spontanée* n'est donc pas une maladie souvent observée chez le porc, et pour cette raison je me garderai bien d'en faire une description fantaisiste; la même observation s'applique à la gastro-entérite simple. La gastrite par empoisonnement se montre quelquefois, et, à ce titre, mérite une place dans ce recueil Comme elle est toujours liée à l'entérite et développée sous la même influence, la relation sera commune à l'une et à l'autre de ces deux affections.

La *gastro-entérite par empoisonnement* est déterminée par l'ingestion de substances toxiques, et se présente avec différents caractères, suivant la nature de ces substances, et suivant que leur action est restée locale ou s'est généralisée.

Je distinguerai conséquemment deux formes principales correspondant aux deux principaux groupes d'agents morbides ; ce sont : la gastro-entérite par empoisonnement avec les substances irritantes et la gastro-entérite par empoisonnement avec les narcotico-âcres. Certaines substances amènent quelquefois la mort sans toujours produire l'inflammation de la muqueuse gastro-intestinale, j'en dirai quelques mots en finissant.

Vivant en liberté, le porc ne s'empoisonne jamais avec des plantes vénéneuses; celles qu'on lui présente sont inévitablement refusées et foulées aux pieds. Son instinct l'avertit du danger, et il faut qu'il soit bien pressé par la faim pour qu'il avale des végétaux dangereux. Dans la plupart des cas, il n'en mange que de trop petites quantités pour en être incommodé.

Les choses changent de face lorsqu'il reçoit des mélanges dont la cuisson et l'assaisonnement ont masqué l'odeur et le goût ; il résulte alors de leur absorption des maladies mortelles que chacun a été à même de constater plusieurs fois.

Les *substances irritantes* les plus funestes à la race

porcine sont : les renoncules, les euphorbes, la clématite, la bryone, etc. ; et, dans le régime minéral : la chaux, le soufre, le sel marin, les acides concentrés, les sels de potasse et de cuivre, l'émétique, le sublimé, etc., en un mot, tout ce qui exerce sur les tissus une action inflammatoire et les désorganise promptement. Aussi, les symptômes observés sont-ils ceux de l'inflammation plus ou moins prononcée : bouche irritée, salivation abondante, mousseuse, quelquefois sanguinolente ; sensibilité extrême du pharynx ; douleurs dans la région stomacale et ventrale ; trépignements et coliques violentes ; évacuations de nature diverse par les voies antérieure et postérieure du tube digestif ; petitesse du pouls ; rareté des urines, anxiété extrême ; puis prostration des forces, et mort après un ou plusieurs jours. Tous ces signes morbides sont loin d'être constants : tantôt ce sont les symptômes de l'irritation gastro-intestinale qui apparaissent ; tantôt, au contraire, ce sont les phénomènes nerveux qui prédominent. L'autopsie révèle les désordres suivants : inflammation très-accusée de la bouche, du pharynx, de l'œsophage, de l'estomac et du canal intestinal ; la membrane muqueuse de ces régions est tantôt très-rouge et ecchymosée, tantôt livide et ulcérée, tantôt corrodée et revêtue de fausses membranes ; tous les organes précités sont revenus sur eux-mêmes et plissés ; les poumons sont denses et gorgés de sang ; les cavités du cœur pleines de ce liquide. La guérison, toujours difficile à obtenir, ne présente quelques chances de succès que lorsque la dose de poison n'est pas trop considérable, et quand on apporte beaucoup de promptitude dans l'application du remède.

Dans les contrées où l'on emploie les sels de potasse pour laver la vaisselle, et où l'on a la mauvaise habitude de faire des pâtées avec les eaux grasses, ces sels irritent tous les jours l'intestin et finissent par rendre les animaux malades. L'inflammation, au lieu d'éclater comme dans les empoisonnements subits, arrive à pas lents, et cela pour deux raisons : la première, parce que la dose n'est pas forte; la seconde, parce que la plus grande partie de ces substances est neutralisée par les aliments avec lesquels elle se trouve mêlée. De 5 à 2 centigrammes d'émétique pour provoquer le vomissement, des boissons mucilagineuses ensuite, ont raison de ces accidents.

Les personnes qui se servent de vases de cuivre afin de confectionner la pâtée s'exposent à empoisonner leurs porcs avec du vert-de-gris. Comme cela est encore fréquent, je crois bon d'indiquer en deux mots le traitement applicable. Douze ou quinze blancs d'œufs incorporés dans 1 litre d'eau et administrés en 3 fois neutralisent d'abord les ravages de l'oxyde de cuivre et déterminent ensuite le vomissement. On continue à donner ce breuvage jusqu'à ce que le mieux se soit manifesté. M. Pradal, dans maintes occasions qu'il signale, a triomphé du mal au moyen de cette médication aussi simple que peu coûteuse et facile à mettre en pratique. Ce vétérinaire conseille, pour les jours suivants, la diète et les boissons mucilagineuses, et le troisième jour, les lavements et les bouillons faits avec les tripes de veau.

Les *narcotico âcres* susceptibles de troubler les fonctions digestives dans la race porcine sont divisés en deux groupes : les irritants et les tétaniques. A la première catégorie appartiennent : les champignons vénéneux, les aconits, les ellébores, la vératrine, le colchique dont on connaît plusieurs exemples, le tabac, la digitale, la mercuriale, la ciguë, la rue, le pavot, le mélia azedarach, etc. ; à la seconde : le camphre, le seigle ergoté, la noix vomique, etc. MM. Prévôt et Magne ont rapporté que quinze animaux périrent pour avoir mangé des feuilles de colchique. MM. Charlot et

Papin considèrent la mercuriale annuelle comme une plante dangereuse pour le porc ; les sarclures des jardins et des vignes ont été plusieurs fois cause de maladies mortelles. Quand l'intoxication provient des narcotiques irritants, on remarque sur les malades les bâillements, les nausées, les coliques intenses, les vomissements et les défécations abondantes et répétées ; lorsque l'empoisonnement est dû aux narcotiques tétaniques, on observe des tremblements généraux et partiels, des secousses convulsives, la chute sur le sol, l'abaissement du pouls, le ralentissement et la suspension momentanée des mouvements respiratoires, des convulsions générales, et enfin la suffocation. Les altérations trouvées à l'ouverture des cadavres sont celles des substances irritantes et des narcotiques, savoir, pour ces dernières : l'engorgement des poumons, la plénitude des vaisseaux sanguins du cerveau, l'injection de la substance cérébrale, la fluidité du sang, en un mot, toutes les lésions caractéristiques de l'asphyxie. Les agents tétaniques ne donnent pas lieu à la vive inflammation de la muqueuse digestive.

Il arrive souvent, rapporte Pradal, que la police fait jeter, à l'époque des chaleurs, dans les villes et les bourgs, des boulettes contenant de la noix vomique, et destinées à tuer les chiens errants. Malgré les avis annoncés ou publiés, on voit des personnes laisser sortir leurs cochons pour qu'ils puissent faire leurs évacuations ordinaires. Ces animaux trouvent sur leur passage le poison destiné à l'espèce canine, le mangent, et, quelques instants après, ceux qui en ont avalé ne tardent pas à éprouver un malaise qui annonce leur empoisonnement. Dès lors, ils battent du flanc et sont oppressés ; leur bouche est pâle et écumeuse, leurs yeux hagards, leur pupille dilatée ; leur queue ne fait plus l'anneau, ils poussent des grognements plaintifs, etc., etc. L'auteur précité recommande les vomitifs,

40 centigrammes d'émétique par exemple, et, après le vomissement, des breuvages miellés, contenant de l'amidon en suspension.

Le *traitement* de l'entérite par empoisonnement avec les substances irritantes consiste à provoquer le vomissement et à calmer l'inflammation de la muqueuse gastro-intestinale. On remplit la première indication en donnant au porc 40 centigrammes d'émétique dans un demi-litre d'eau. L'administration de ce breuvage sort des règles ordinairement prescrites : on sait, en effet, qu'il est bon, à cause de la difficulté de contenir le porc et des inconvénients attachés à la déglutition des breuvages chez cet animal, de ne faire avaler que des breuvages très-concentrés; mais ici la mesure contraire est recommandée, attendu que le vomissement est rendu d'autant plus facile que la quantité du liquide introduit dant l'estomac est plus grande. Le cochon vomit très-facilement, et il est toujours préférable d'utiliser cette disposition particulière, plutôt que de fatiguer l'intestin en le surchargeant d'un liquide qui ne renferme pas toujours l'antidote.

On calme, plus tard, l'inflammation de la muqueuse de l'estomac et de l'intestin par des boissons adoucissantes et opiacées, par des lavements émollients et narcotiques et par des fomentations semblables appliquées sous l'abdomen.

Dans les empoisonnements par les narcotico-âcres, la même marche est prescrite : d'une part, à cause des heureuses dispositions du sujet pour le vomissement; et d'autre part parce que ces substances toxiques ne reconnaissent aucun antidote certain. La médication contre les accidents résultant de l'ingestion du camphre, du seigle ergoté et surtout de la noix vomique et de ses composés, consiste simplement dans des affusions d'eau froide, chlorée ou ammoniacale, sur la tête, et dans les breuvages éthérés.

EMPOISONNEMENT PAR LA SAUMURE.

J'aurais pu insérer cet article dans le précédent, mais son importance m'a engagé à le reproduire à part. Les empoisonnements par la saumure sont redoutables et surviennent journellement par suite de l'ignorance ou de l'étourderie de beaucoup de propriétaires. On a donc lieu de s'étonner de la rareté des faits publiés, en France, à cet égard. J'ai constaté des accidents de cette nature sur les volailles et sur les cochons; mais, et je dois avoir cela de commun avec beaucoup de mes confrères, j'ai toujours été appelé trop tard pour recueillir des observations intéressantes. C'est pourquoi j'aurai recours aux travaux de MM. Reynal, Degoix, Plasse, Adam, etc.; le lecteur y gagnera de toute manière. Voici d'abord ce que M. Reynal a écrit sur ce sujet.

— Le résidu provenant de la salaison des viandes et des poissons, et désigné sous le nom de saumure, possède des propriétés vénéneuses.

La saumure est très-souvent employée dans différentes parties de la France. Les habitants des pays pauvres et des contrées montagneuses en font usage comme succédané du sel de cuisine. Ne voyant dans cette substance qu'une simple dissolution du sel marin, ils s'en servent par économie, soit pour assaisonner quelques préparations culinaires, soit pour remplacer un des condiments les plus utiles aux animaux domestiques: les aliments du porc, de la volaille, les provendes du gros et du petit bétail, les fourrages que ces derniers consomment sont souvent mélangés avec la saumure, ou arrosés avec ce liquide pur ou étendu d'eau.

Dans les campagnes, l'empirisme fait encore un fréquent usage, à titre de remède, de la saumure, qu'il considère comme une espèce de panacée universelle.

Quelle que soit la maladie, grave ou légère, dès que les animaux ne manifestent plus d'appétit, les guérisseurs se hâtent d'administrer un ou plusieurs breuvages de saumure.

Quelle que soit l'espèce de viande que l'on sale dans un but de conservation, porc, bœuf ou poisson, on obtient toujours pour résidu liquide la saumure.

Non filtrée, la saumure offre une teinte rouge analogue à celle d'une eau qui aurait servi à laver de la chair musculaire; elle est rendue un peu plus trouble par les matières organiques qu'elle tient en suspension. Les unes gagnent le fond du vase par le repos : les autres, graisseuses, plus légères, s'élèvent à la surface du liquide. L'odeur est peu caractéristique ; elle a quelque analogie avec celle d'une solution affaiblie d'osmazôme. La saumure a la saveur de l'eau saturée de sel marin ; quand cette première impression est dissipée, elle laisse dans la bouche un léger goût acide qui rappelle celui du bouillon un peu sur. La densité, mesurée au pèse-sel, est d'autant plus grande que la proportion de chlorure de sodium est plus considérable, elle est de 22 à 25 degrés. La saumure est faiblement acide ; suivant M. Clément, chef de service de chimie à l'École d'Alfort, cette propriété est due à une petite quantité de lactate acide d'ammoniaque qu'elle contient en solution.

Voici, du reste, sa composition chimique.

Eau	74,400
Sel marin (chlorure de sodium)	22,980
Lactate acide d'ammoniaque	0,648
Matière albumineuse dissoute	0,820
Matière animale indéterminée } Sulfate de potasse } Phosphate de chaux }	1,352
	100,000

Cette saumure était préparée depuis un an. Celle dont la préparation remontait à deux, quatre et six ans, présentait, à peu de chose près, la même composition. Personne, que nous sachions du moins, en France n'a parlé des propriétés toxiques de la saumure. A l'époque où je recueillis pour la première fois un exemple d'empoisonnement de huit petits porcs, je fis des recherches bibliographiques, et je ne trouvai dans les nombreux articles consacrés à l'examen de cette substance, soit dans les ouvrages, soit dans les recueils périodiques, que des considérations ayant trait à ses modes divers de préparation et à son emploi à titre de condiment.

Les premières observations relatives aux propriétés vénéneuses de la saumure ont été publiées en Allemagne.

Un des savants professeurs de l'école vétérinaire de Berlin, M. Spinola, a constaté l'empoisonnement de dix-huit porcs, qui sont tous morts après avoir mangé un mélange de son et de saumure de viande.

M. Albert, vétérinaire à Schverts, dans un article inséré dans le Magasin vétérinaire de Berlin, décrit avec soin les symptômes qu'il a observés sur les porcs empoisonnés par la saumure.

Les faits qui précèdent et ceux, quoique peu nombreux, recueillis en France, paraissent déjà concluants; cependant, pour leur donner une valeur pratique incontestable, je crus devoir les contrôler par l'expérimentation directe ; c'était d'ailleurs le seul moyen de connaître les circonstances au milieu desquelles la saumure acquiert des propriétés vénéneuses, la dose à laquelle elle occasionne la mort des animaux, les organes sur lesquels elle porte son action et les moyens d'atténuer ou d'annuler ses effets toxiques.

Un porc est bien portant et à jeun depuis douze heures. Dans cet état, on lui administre 1/2 litre de saumure vieille de deux ans. Au bout de quelques minutes, on observe de violentes éructations, auxquelles succèdent les nausées. Celles-ci durent une demi-heure environ, temps pendant lequel l'animal se montre inquiet et agité, enfin le vomissement se manifeste.

Dès lors les nausées cessent, une sorte de stupeur persiste pendant toute la journée.

Le lendemain, nouvelle administration de 1/4 de litre de saumure.

Quelques minutes après, les symptômes de stupéfaction et d'anxiété observés la veille se reproduisent; toutefois on ne remarque ni les nausées ni le vomissement. La respiration s'accélère considérablement; vers le soir on observe une grande gêne dans les mouvements du train postérieur.

Le surlendemain, à sept heures, il tombe comme frappé d'épilepsie. Tout le corps est agité par des contractions nerveuses subites et saccadées; une salive écumeuse sort en abondance de la bouche.

Dans cette position, l'animal semble être soumis à l'action de décharges électriques qui, fréquemment répétées, entraînent dans un mouvement simultané et général les quatre membres, les muscles croupiens, l'encolure et la tête. Ces convulsions se prolongent jusqu'à la mort.

A l'autopsie, on trouve l'estomac distendu par des gaz d'une odeur fétide; la muqueuse du sac droit est rouge; sur divers points de sa surface, on voit de larges places noirâtres et rugueuses au toucher.

La muqueuse intestinale est aussi fortement congestionnée, le cerveau est injecté, les sinus veineux sont gorgés de sang, les enveloppes sont ecchymosées.

De cette première expérience il est permis de conclure :

Que la saumure administrée pure et à la dose de 1/2 litre est toxique pour le porc.

Deux porcs parfaitement sains et d'un bon embonpoint sont enfermés dans une boxe pour y être soumis à l'alimentation suivante : mélange de saumure avec de la chair de cheval, de la farine et un peu d'avoine.

Le 16 janvier 1853, on commence par la dose de 1/4 de litre ; le 18, elle est portée à 1/2 litre : le 22, on la porte à un litre. Durant les premiers jours, les porcs mangeaient avec plaisir le mélange qu'on leur présentait, seulement la soif était très-augmentée : le 23, la saumure est supprimée, puis donnée de nouveau le 28.

Depuis le commencement de l'expérience, ils ont considérablement maigri.

Le 29, treizième jour de l'expérience, l'un d'eux succombe.

On trouve le cœur gorgé d'un sang noir et poisseux, les intestins fortement congestionnés dans toute leur étendue ; quelques glandes de Peyer paraissent indurées ; parmi celles de Brunner, deux sont ulcérées ; la muqueuse du sac droit de l'estomac est très-congestionnée et épaissie.

Le second porc succombe le dix-huitième jour.

De cette dernière expérience on peut conclure que la saumure mêlée à d'autres aliments peut agir comme poison quand elle est prise pendant un certain temps, et qu'elle est toxique pour le porc, qui en est quelquefois très-friand, à la dose de 1/2 à 1 litre.

Cette substance paraît exercer sur l'économie deux actions différentes : l'une locale irritante donnant lieu à une congestion et à une inflammation violente sur le canal intestinal ; les nombreuses autopsies que j'ai faites en donnent la démonstration : l'autre générale ; la saumure agit alors sur la peau, sur l'appareil urinaire et plus directement sur le système nerveux.

Quelques auteurs ont cherché à déterminer le principe qui a donné à cette matière des propriétés toxiques. En Allemagne, on a invoqué la présence d'un acide gras formé pendant la salaison sous l'influence du chlorure de sodium ; cet acide gras se trouverait surtout dans les parties surnageantes et serait d'autant plus abondant que la saumure daterait d'une époque plus éloignée. J'ai vérifié ces dires au moyen d'expériences et n'en ai pas reconnu le bien fondé. M. Fuchs, professeur à l'école de Carlsruhe, prétend que le sel marin, mêlé à des substances animales, suffit amplement pour expliquer ces effets. M. Spinola, professeur à l'école vétérinaire de Berlin, ne croit pas non plus que la saumure contienne une substance vénéneuse. — M. Adam, vétérinaire municipal à Augsbourg, a constaté la mort de vingt-cinq porcs qui avaient mangé du résidu de salaison de viande associé à des aliments, mais il n'a pas signalé la nature toxique de cette matière. M. Plasse est venu soutenir que le principe nuisible de la saumure dépend de la présence de champignons microscopiques dans cette substance. M. Goubaux a pensé, après de nombreuses expériences, que l'administration du sel à haute dose suffit bien pour tuer les animaux. Je borne là les citations plus ou moins contradictoires ; aller plus loin ne serait d'aucun intérêt.

— Quoi qu'il en soit du principe toxique de la saumure, de sa nature et de son mode d'action, il est constant, dit M. Reynal, que ce n'est pas au sel, ainsi que l'admet M. Fuchs, que l'on doit attribuer les propriétés toxiques de cette substance ; car, en administrant une quantité de sel proportionnelle à celle que contient une dose toxique de saumure, on pourra produire une inflammation du canal intestinal, des nausées et des vomissements chez le porc, mais jamais on ne déterminera ces phénomènes nerveux qui, en épuisant l'économie, sont la cause de la mort, et si, au lieu de donner cette quantité de sel pur, on le mélange à la nourriture, les animaux n'en seront point incommodés.

Peut-on invoquer la présence de matières animales en putréfaction? Je ne le pense pas. J'ai administré plusieurs fois la saumure préalablement filtrée avec du charbon animal, ensuite mélangée avec ce charbon ; l'action toxique de la saumure a toujours été aussi intense.

L'action de la saumure sur les intestins et sur le système cérébro-spinal est hors de doute. Les lésions trouvées dans ces organes consistent en injections et vascularisations plus grandes des tissus, en un engorgement considérable du système urineux et dans la sécrétion forcée de l'urine. —

M. Degoix, vétérinaire à Pont-Aubert, raconte qu'il fut appelé pour donner ses soins à plusieurs cochons malades. Certaines personnes croyaient qu'ils étaient frappés par une espèce de choléra, quelques autres pensaient qu'on leur avait donné un *sort*. Les renseignements qu'il prit lui démontrèrent que ces animaux avaient bu de la saumure, et que cette substance était la cause du mal.

— On mélange à la pâtée de quatre porcs six litres de vieille saumure; cette ration n'est mangée qu'en partie par ces animaux qui la prennent avec répugnance. Le lendemain matin, ce qu'il en reste dans les auges est jeté dans la cour sur le fumier, mangé par quelques volailles. Les porcs se battent sans cesse, surtout deux d'entre eux; l'un de ces animaux paraît malade, on le met à part, pensant que les autres l'avaient battu ; il meurt le surlendemain après avoir éprouvé des crises violentes qui lui roidissaient les membres. Ce jour même, on s'aperçoit de la maladie de deux autres porcs : ces animaux sont presque toujours couchés sur le sternum dans un coin de l'étable, la tête appuyée sur le sol et le bout du nez dans la litière ; ils conservent cette position tant qu'on ne les dérange pas, leur respiration est calme, et ils ne font pas entendre le moindre cri. Si on les force à se lever, ils le font avec peine ; la tête est basse, les oreilles abattues, l'œil fixe, le flanc tranquille, le bout du nez humide et froid, la démarche lente et moins assurée, l'œil fixe, la pupille dilatée, la sensibilité diminuée et la vision pervertie. En leur présentant un seau d'eau, ils y plongent la tête jusqu'aux yeux, y restent avec plaisir en agitant continuellement le liquide, n'en boivent que quelques gorgées et à leur insu, ressemblant en cela au cheval atteint de vertige. Il y a inappétence et constipation.

Cet état se continue pendant douze heures environ ; alors apparaissent des phénomènes nerveux, de véritables accès épileptiformes : le bout du nez est porté de côté, les lèvres s'agitent, les membres se roidissent, un tremblement général s'empare de tout le corps, la tête est violemment frappée sur le sol par des mouvements convulsifs de l'encolure ; l'œil, à demi fermé, pirouette dans l'orbite ; un peu de salive écumeuse existe à la commissure des lèvres. Chacun de ces accès, après avoir duré quelques minutes, est suivi d'une intermittence dont la durée est variable, pendant laquelle l'animal est dans un état de prostration complète. Les accès sont d'autant plus rapprochés que la mort est plus voisine ; il suffit souvent pour les faire naître de tracasser l'animal. Cette dernière période a duré environ douze heures.

L'ouverture du premier porc malade fut faite deux heures après la mort et à la suite d'une saignée pratiquée par un boucher, dans le but d'utiliser la viande. Dans le sac droit de l'estomac on remarque les traces d'une vive inflammation, la muqueuse est épaissie et d'un rouge brunâtre dans les deux tiers de son étendue ; les mêmes traces inflammatoires se font remarquer dans plusieurs parties du gros intestin. Dans la cavité crânienne, les enveloppes du cerveau sont rouges, vergetées et la substance cérébrale vivement injectée. —

Le *traitement* préconisé par M. Reynal comprend : les saignées pour dégorger le système veineux, les tisanes de graine de lin additionnées de sel de nitre, les boissons acidules, les refrigérants sur le front et les sinapismes sur divers points de la surface cutanée.

La *médication* recommandée par M. Degoix se compose de saignées en amputant la queue, de trochisques aux oreilles, de douches sur la tête, de frictions de vinaigre sur la colonne vertébrale, de boisson nitrée et laxative donnée en quatre fois. La formule est la suivante :

Nitrate de potasse....	15	grammes.
Sulfate de soude..	50	—
Eau......................	1,000	—

HÉPATITE.

Synonymie : Jaunisse, ictère.

Sous ces trois noms, on désigne l'inflammation de l'appareil sécréteur de la bile tout entier, c'est-à-dire du foie, des capsules, des canaux et de la vésicule biliaires.

L'*étiologie* de cette maladie est fort obscure dans toute l'échelle animale. Les médecins pensent bien que les saisons et les climats chauds et humides, les chutes, les coups et les blessures de foie, ainsi que les parasites de cet organe, la gastro-entérite, etc., etc., prédisposent à son inflammation ou la déterminent, mais c'est tout. Les vétérinaires, aussi pauvres de bonnes raisons, se sont mis à la remorque des disciples d'Esculape ; la vérité oblige à dire que les deux médecines ont besoin de continuer leurs travaux, afin de saisir la nature de cette affection. Il est tout à fait impossible de faire comme Viborg, et d'invoquer les souffrances de la faim et la distribution de mauvais aliments comme point de départ de l'hépatite. Ces raisons n'ont aucune valeur. La seule cause certaine nous vient de quelques vétérinaires, et surtout de Gurlt, qui rapporte qu'un porc, chez lequel il trouva un magma biliaire dans la vésicule et les canaux hépatiques, avait eu longtemps l'appétit irrégulier, les déjections lentes et dures, et que, six semaines avant sa mort, l'animal avait refusé toute nourriture. Des mouvements désordonnés s'étant manifestés, on prit le parti de le sacrifier.

Les *symptômes*, au contraire, se manifestent à l'envi les uns des autres. Tristesse, accablement, dégoût, tête basse et battement des flancs, fièvre, chaleur de la peau, gonflement des veines, dureté des pouls, sécheresse de la bouche et soif intense, telle est la cohorte des phénomènes morbides observés en premier lieu. Puis la soif augmente encore, mais, par contre, l'appétit diminue; la digestion est troublée, la constipation ou la diarrhée se manifeste; les muscles se tendent; le mouvement ne s'effectue que par force et avec répugnance; les oreilles sont alternativement chaudes ou froides, les soies hérissées; les membranes muqueuses et la peau, quand elle est blanche, prennent une teinte jaunâtre et comme cuivrée; les urines deviennent rares, troubles, safranées, d'une odeur rappelant celle du musc, et sont expulsées avec difficulté; le sédiment qu'elles déposent sur le pavé est rouge. Il y a des vomissements bilieux. Quand la constipation existe, les matières fécales sont petites, rares, dures et noires; lorsque règne la diarrhée, et c'est heureusement le cas le moins commun, elle débilite promptement les malades et les mène à la mort.

La respiration plutôt costale qu'abdominale et plus grande à gauche qu'à droite, la diminution de la résonnance et du murmure respiratoire à la partie moyenne et inférieure droite de la poitrine, le décubitus plus fréquent à droite qu'à gauche, la claudication antérieure droite, signalés par MM. Delafond et Lafosse, comme existant chez les ruminants et le chien, n'ont point été observés à propos de l'hépatite du porc.

Le symptôme aussi frappant que celui de la coloration en jaune des muqueuses et de la peau ne pouvait manquer de fixer l'attention. S'attachant outre mesure à ce phénomène, les médecins et les vétérinaires l'ont érigé en maladie spéciale et l'ont même divisé en plusieurs espèces, à cause des signes morbides qui s'y joignent. On a aujourd'hui, et avec raison, relégué l'ictère hors du cadre des affections primitives, et reconnu qu'elle tient toujours à une affection de l'organe biliaire, et qu'elle progresse ou décroît suivant l'intensité de la maladie qui l'a fait naître.

La *durée* de cette maladie est difficilement appréciable et encore peu connue dans l'espèce qui nous occupe ; quand la résolution s'annonce, c'est ordinairement du 10e au 15e jour. La *terminaison* a lieu par le passage à l'état chronique, la suppuration ou la gangrène ; quelle que soit la forme, l'animal est perdu sans ressource. Le *pronostic* est toujours très-sérieux.

Pour se convaincre de la corrélation intime qui existe entre l'hépatite et la jaunisse, il suffit de faire quelques autopsies ; on remarque que tous les animaux ictériques présentent des lésions pathologiques du foie : phlegmasie de cet organe, destruction des cellules hépatiques, oblitération du canal, altération des tissus et des fonctions biliaires, présence de vers, etc., etc.

Le *traitement* indiqué par Viborg, et basé sur cette croyance que la maladie provient de la mauvaise alimentation, n'est ici qu'un accessoire utile pour la convalescence. Celui que préconise Pradal, et qui consiste à distribuer des pâtées cuites et de facile digestion, à placer des sétons, est moins encore préférable.

La saignée sur les pléthoriques, la diète, les breuvages et les lavements adoucissants, les cataplasmes émollients sous le ventre, conviennent parfaitement au début ; et si le mal ne cède pas, il faut employer les sinapismes, les applications de pommade stibiée, les frictions irritantes, les lavements à l'eau de savon et les purgatifs légers. M. Weber, qui a fait paraître dans le *Recueil*, en 1869, une remarquable monographie de l'ictère du chien, dit avoir retiré d'excellents effets de l'administration du calomel à la dose de 50 centigrammes à 1 gramme, continuée pendant plusieurs jours, sutout si la purgation ne survient pas. Je n'ai pu mettre à profit les recommandations du vétérinaire précité, mais je crois qu'elles méritent d'être prises en considération dans la médecine du porc.

Si, malgré tous ces soins, les animaux continuent à rester sous les étreintes de l'affection, il faut se décider à les tuer pour les besoins de la ferme. Sans être de première qualité, la chair n'a rien de répugnant ni de désagréable au goût, et n'exerce aucune action fâcheuse sur la santé.

L'*hépatite chronique* est rare et n'a pas été souvent constatée sur l'espèce porcine. M. Pichon a vu une truie qui, bien que se nourrissant et marchant encore, présentait un développement anormal du foie, et en même temps une ascite assez considérable ; les muqueuses étaient pâles et nullement colorées en jaune. Il la fit abattre ; le foie pesait 11 kilogrammes, et l'épanchement abdominal existait dans de grandes proportions. Ce même vétérinaire eut encore l'occasion de constater, dans la même maison, des altérations analogues sur un porc de 10 mois. Il en attribue la cause à l'humidité excessive de la saison.

On peut essayer de guérir l'hépatite chronique par des frictions irritantes, par des électuaires diaphorétiques, des breuvages toniques, ou mieux encore émétisés. En voici une formule :

Émétique.....................	0,50 c.
Eau...........................	2 litres.

Ce traitement est énergique et réussit quelquefois.

CALCULS HÉPATIQUES.

Il arrive quelquefois que les canaux excréteurs du foie deviennent le siége de calculs dont la bile fournit les éléments. Ces concrétions ne sont pas rares, quoiqu'elles restent souvent inaperçues et qu'on ne les trouve guère que sur les porcs qui ont été sacrifiés pour la boucherie.

Les *calculs biliaires* du porc (d'après M. Verheyen) sont de petits corps arrondis et rugueux du côté libre, lisses et à facettes brillantes sur les points de contact; ils ressemblent à des morceaux de colophane ; on n'y rencontre pas une disposition stratifiée. Les plus volumineux ont un poids de 3 à 5 grammes ; pesanteur spécifique, 1,303 à 1,484. Ils sont composés de bile, de matière résineuse et colorante, de mucus et d'une trace de graisse. La couleur est verte, jaune ou blanchâtre ; la saveur et l'odeur rappellent celle de la bile. Thénard, Charlot, Magne et Lassaigne ont fait l'analyse des calculs et ont trouvé les mêmes éléments que Fuerstenberg, plus quelques traces de phosphate de chaux.

Les *causes* qui donnent naissance aux calculs sont la stabulation permanente et les aliments et les boissons contenant un excès de calcaire.

— Il ressort des analyses de Fuerstenberg, rapporte l'auteur précité, que, sous le rapport de la composition chimique, les calculs biliaires peuvent être ramenés à deux types : ceux contenant de la cholestérine, qui sont rares, et ceux ayant pour base la matière colorante ou le pigment. Ces analyses présentent une lacune ; nulle part l'auteur ne fait mention de l'incinération et des produits inorganiques qui entrent dans la composition des calculs. Cependant ils renferment du mucus auquel le phosphate de chaux est aussi intimement uni qu'aux corps protéiques ; la chaux se combinant avec le pigment donne naissance à un composé insoluble : celui-ci, de concert avec le mucus et les cellules épithéliales, constitue la base ou le noyau des calculs biliaires. Dans la bile normale, la chaux pigmentaire et la cholestérine sont maintenues en dissolution par l'acide taurocholique et le taurocholate de soude ; lorsque la bile et son acide taurocholique se décomposent, le pigment et les paillettes de la cholestérine se précipitent. Le résidu insoluble des calculs biliaires et leur noyau, mis en contact avec cet acide, se dissolvent, et on a un dépôt floconneux pour résidu.

On se demande donc si, dans la formation des calculs, la bile n'a pas éprouvé des modifications quant à sa composition, et si le dissolvant s'y trouve en suffisante quantité pour maintenir à l'état liquide le pigment calcaire et la cholestérine? Cette question restera à l'état d'hypothèse aussi longtemps que l'analyse chimique de la bile d'animaux portant des calculs n'aura pas été faite; elle acquiert néanmoins de grandes probabilités, lorsqu'on tient compte des conditions dans lesquelles ces produits morbides prennent naissance.

Il semble que l'on puisse conclure de l'influence de la stabulation permanente et de la nourriture contenant trop de calcaire, que tout excès de chaux introduit dans la bile s'attache au pigment et forme une combinaison insoluble, en remplaçant partiellement la soude et en diminuant ainsi le pouvoir dissolvant du taurocholate de cette base. Le noyau de l'immense majorité des calculs biliaires, étant constitué par les pigments, plaide en faveur de ce mode de formation. —

Les *symptômes* sont souvent très-obscurs, et l'on peut

dire, avec le savant vétérinaire belge, que la symptomatologie des calculs biliaires manque de base et que les éléments font défaut. Spinola, et en cela il montra beaucoup de sagacité, rangea les calculs au nombre des causes de l'ictère. Gurlt donna quelques renseignements sur les phénomènes que présenta un porc dont la vésicule et les canaux biliaires étaient obstrués par du sable. L'appétit avait toujours été irrégulier, les déjections lentes et dures ; six semaines avant sa mort, il refusa toute nourriture. Tout à coup il se livra à des mouvements désordonnés, auxquels succéda l'insensibilité ; l'animal fut sacrifié.

Les *lésions* consistent d'abord dans la présence des calculs dans l'appareil sécréteur de la bile, et nécessairement dans la dilatation des canaux biliaires, la grande dimension du canal cholédoque, l'hypertrophie et la dureté des parois de ces conduits, la stagnation et même l'arrêt de la bile, le ramollissement du foie et sa coloration en jaune verdâtre.

La *médication* doit avoir pour but de dissoudre les calculs actuels et de prévenir leur future formation. L'hygiène, bien plus que la pharmacie, peut apporter du soulagement dans l'état des malades. La liberté, les aliments aqueux et de facile digestion, les eaux privées de sels calcaires, tel est l'ensemble des moyens qui ne coûtent rien et réussissent beaucoup mieux que les alcalins, l'extrait de saponaire, l'essence de térébenthine, l'éther sulfurique, qui tour à tour ont été vantés et abandonnés.

Lorsque les coliques sont trop douloureuses, on parvient à les calmer par des frictions irritantes, des breuvages vineux ou éthérés. Quand il y a constipation, quelques purgatifs sont efficaces. Si la diarrhée existe, au contraire, il convient d'avoir recours aux breuvages opiacés, aux lavements calmants, en un mot, à tous les moyens usités en pareil cas.

ASCITE.

Synonymie : Hydropisie du ventre.

L'*ascite* est un épanchement de sérosité dans la cavité du péritoine, épanchement qui résulte le plus souvent de l'irritation des viscères abdominaux, de l'altération du foie et de la rate, des obstacles apportés à la circulation veineuse, etc., et aussi d'un vice de sécrétion ou d'exhalation de la séreuse péritonéale. Souvent elle se manifeste à la suite d'une autre maladie également chronique, et parfois obscure. M. Pradal a remarqué qu'elle se développe surtout après que la fonction exhalante de la peau et l'action sécrétoire des reins ont été supprimées ou diminuées.

L'humidité des étables, le pâturage dans les contrées marécageuses, les intempéries, les boissons froides, les aliments insalubres permettent aussi à cette affection de se manifester.

La *marche* de l'ascite est, en général, chronique; sa *durée* est assez longue.

Les symptômes, chez le porc, consistent dans la diminution de l'appétit, la difficulté de la marche, l'oppression de la respiration, et surtout le volume considérable du ventre.

L'épanchement qui en est la cause se distingue de l'inflammation aiguë du péritoine par l'absence du frottement, du météorisme et des douleurs abdominales. Chez les porcs de poids moyen et de caractère docile, on donne au ventre un aspect très-caractéristique en les dressant sur les membres postérieurs ou antérieurs. Dans le premier cas, les flancs s'élargissent au-dessus des hanches à la façon de ceux des grenouilles ; dans le second, ils se creusent et les hypochondres éprouvent un écartement considérable. La fluctuation se joint encore aux symptômes précédents : en plaçant la main sur l'un des flancs et en frappant un coup sur l'autre flanc, on sent un mouvement occasionné par le flot, dû lui-même à l'ébranlement du liquide.

Lorsqu'on est impuissant à arrêter la marche de l'ascite, le mal continue ses progrès; ainsi, le ventre devient énorme, les muqueuses pâlissent, le cœur bat avec force, le pouls faiblit, les œdèmes se manifestent aux membres, l'animal tombe dans le marasme et meurt.

Les *lésions morbides* existent en grand nombre. La cavité abdominale renferme une quantité plus ou moins considérable de sérosité claire, citrine ou roussâtre; le péritoine est blanc et épaissi, les ganglions et les vaisseaux lymphatiques péritonéaux sont volumineux, les viscères abdominaux pâles et gorgés de liquide, les parois ventrales amincies, et le diaphragme refoulé en avant.

La *thérapeutique* reste ordinairement sans effet sur l'ascite; il vaut mieux, quand le porc est en état passable, le sacrifier et utiliser sa chair plutôt que de perdre du temps et de l'argent.

Cependant, lorsqu'on soigne un reproducteur de prix et qu'il existe quelques chances de succès, il faut d'abord traiter la lésion essentielle d'où dérive l'épanchement séreux, et ensuite mettre en usage tous les moyens propres à exciter vivement l'action sécrétoire de la peau, des reins et de l'intestin. C'est pour cela qu'il est recommandé d'avoir recours aux diurétiques et aux purgatifs. La médication diurétique est la plus rationnelle : la scille, la digitale, le colchique, seuls ou associés au nitrate de potasse (à la dose de 2 à 10 grammes), produisent parfois de bons effets. Le traitement hydrothérapique préconisé pour l'entérite de l'homme pourrait être essayé contre cette maladie. Je n'ai pu le mettre en pratique, mais les résultats obtenus dans le traitement de l'homme donnent lieu d'admettre qu'ils pourraient se produire également dans celui du porc.

Des frictions irritantes et les applications de pommade stibiée ou de sinapismes complètent la médication.

La ponction ne servant qu'à soulager et non à guérir, il n'y a pas lieu de la mettre ici en pratique.

Poudre diurétique.

Digitale pulvérisée	1	gramme.
Scille, Colchique, de chacune	2	—
Baies de genièvre pulvérisées	20	—

On la donne en breuvage, ou bien on la mêle avec les boissons.

HERNIE INGUINALE.

Synonymie : Hernie scrotale, descente, effort.

On appelle *hernie inguinale* le déplacement des viscères abdominaux et leur sortie à travers l'anneau inguinal.

Le canal inguinal, dit M. Lafosse, est une sorte de cornet ouvert à ses deux extrémités et contenant simplement le cordon testiculaire. L'ouverture supérieure, anneau inguinal interne, est la plus étroite ; l'inférieure, anneau inguinal externe ou cutané, est une ellipse très-allongée et disposée obliquement. Les parois de l'anneau se trouvent comprises entre les deux ouvertures. Le canal inguinal est tapissé, dans toute son étendue, par le col de la gaîne vaginale. Quant aux enveloppes testiculaires, elles se composent de la peau ou scrotum, du dartos ou tunique fibro-musculaire, d'une couche de tissu lamineux, de la tunique érythroïde formée d'un tissu fibreux blanc, expansion du crémaster pour les uns, prolongation du fascia transversalis pour les autres. Quoi qu'il en soit, au-dessous d'elle se trouve la lame séreuse du péritoine, qui forme la gaîne vaginale et qui est très-intimement unie à la couche précédente. C'est dans cette gaîne que se trouve contenu le testicule, revêtu d'un repli péritonéal, tandis que son cordon est placé dans le col de la gaîne. Chez les verrats, le col de la gaîne est très-allongé et se dirige horizontalement, ce qui oppose un effort de plus à la production de la hernie. Cet accident s'effectue parfois dans le col de la gaîne, et nous avons une fois constaté l'arrivée de l'intestin jusque dans les bourses.

Ces quelques lignes explicatives sont d'un grand intérêt, et je n'hésite pas à les faire suivre de plusieurs autres.

La gaîne vaginale, ouverte pendant la vie intra-utérine, s'oblitère chez tous les animaux après la naissance. Les solipèdes font exception et sont, pour ce motif, particulièrement exposés aux hernies. Dans les autres espèces, y compris l'espèce porcine, c'est seulement par suite d'un vice de conformation que la gaîne reste en communication avec le péritoine ; aussi n'y rencontre-t-on guère que la hernie inguinale de naissance.

On distingue donc deux sortes de hernies inguinales : la forme congéniale et la forme acquise. La première est ordinairement double et fréquente chez les gorets, ainsi que l'affirment Viborg, Pradal, Magne et Lafosse ; les animaux qui présentent cette irrégularité de conformation sont appelés *gorets à bourses*.

Les causes de cette anomalie se divisent en prédisposantes et en occasionnelles. La cause prédisposante est la persistance de l'ouverture par laquelle la gaîne vaginale communique avec le péritoine. Les causes occasionnelles sont : la saillie, les mouvements violents, les brusques contractions des muscles abdominaux, etc.

Les *symptômes* sont occultes, ce qui prouve bien le peu de douleur ressentie par le porc ; le plus souvent la hernie n'est pas apparente.

Le *traitement* réside tout entier dans la castration, on musèle le verrat, on le suspend par les membres postérieurs, ou ouvre le scrotum, on refoule l'intestin et on applique les casseaux.

Si, après avoir opéré, rapporte Pradal, les boyaux reparaissaient encore en dehors, c'est qu'il existe une autre ouverture indépendante de l'anneau ; il faut les mettre à découvert en ouvrant la peau et se garder de les offenser avec la lancette ; on les réintègre dans le ventre et l'on coud l'ouverture par laquelle ils sont sortis ; il faut aussi arrêter la peau par quelques points.

M. Gaignard place le porc sur le dos et le fait solidement maintenir dans cette position ; puis il incise les bourses comme pour la castration, tord le cordon testiculaire afin de déterminer l'occlusion du canal, opère la castration par le râtissage, et termine par la suture du scrotum. Il a obtenu plusieurs cas de guérison ; une seule fois la hernie est revenue, mais le cochon fut néanmoins poussé au dernier degré de l'engraissement et vendu à bon prix. M. Bérard regarde la suture du scrotum comme la condition essentielle pour arriver à bien.

L'essentiel dans tout cela, c'est la façon d'opérer la castration sur les porcelets affectés d'une hernie latente. L'homme prudent doit toujours explorer le scrotum avant de prendre le bistouri ; s'il sent un corps plus volumineux que d'habitude, compressible et élastique, il convient d'agir avec précaution. Faute de négliger ces recommandations, on est exposé à ouvrir l'intestin et à déterminer la mort.

Pour finir, disons deux mots sur la hernie ombilicale et la hernie ventrale. La première se soigne par la suture, comme chez le chien. La seconde, qui est assez fréquente lorsque l'incision de la peau et des muscles abdominaux de la truie a été faite dans le même sens, et quand on ne déchire pas le péritoine en même temps que la couche musculaire, reconnaît pour causes secondaires la nourriture abondante ; c'est pourquoi les châtreurs habiles recommandent toujours la diète pendant un jour ou deux. Elle se manifeste sous forme de tumeur descendant très-bas dans l'aine, et d'œdème du ventre.

RENVERSEMENT DU RECTUM.

On appelle *renversement du rectum*, le déplacement partiel de cet organe, déplacement par lequel la partie interne devient externe, la supérieure devient inférieure, et l'antérieure se porte en arrière. Cet accident est fréquent sur les sujets vieux, maigres et au commencement de l'engraissement; on l'observe surtout sur les femelles, plus rarement sur les porcelets.

Sous l'influence de causes dont les principales sont relatées plus loin, la muqueuse du rectum, trop lâchement unie à la musculeuse, glisse sur elle pendant les efforts de la défécation et vient former un bourrelet à l'anus. La muqueuse n'est pas toujours en jeu; toutes les tuniques du rectum sont souvent sorties. La tumeur anormale se montre alors sous forme d'un bourrelet plus ou moins volumineux, ou sous l'aspect d'un corps cylindrique, pendant, plus ou moins long, et représentant assez exactement la figure d'un boudin.

Les *causes* déterminantes du renversement du rectum sont: les efforts pour opérer la défécation, la constipation, la diarrhée, la dysentérie, les tumeurs dans le rectum, les coliques violentes, la météorisation, la toux persistante, les efforts nécessités lors de la parturition, etc., etc.

Les *symptômes* varient suivant l'intensité du mal. Dans le renversement simple, on observe hors de l'anus un bourrelet rouge peu douloureux et ayant une ouverture centrale apparente; l'animal fait des efforts violents et expulse des mucosités sanieuses. D'autres fois, cet accident s'accuse par des phénomènes plus graves ; une grande partie de l'intestin est renversée, et l'on voit une tumeur semblable à un boudin, rouge, violette ou brune, humide et infiltrée. Dans quelques cas, il se manifeste des symptômes d'étranglement intestinal.

Le *traitement*, assez simple dans la plupart des circonstances, n'est cependant pas toujours facile à mener à bonne fin. Fort souvent le bourrelet rentre tout seul ; il n'y a donc plus, en cette occurrence, qu'à prévenir une rechute possible. On obvie à cet inconvénient en ne différant pas le traitement de la maladie principale ; c'est, du reste, ce qu'on doit encore faire pour faciliter les manœuvres exercées sur la partie herniée.

Lorsque l'intestin se renverse de nouveau, il convient de réduire autant que possible l'intestin à chaque sortie, afin d'éviter l'engorgement, l'étranglement et la gangrène. On procède à cette opération en repoussant la tumeur avec les doigts de la main droite huilés et réunis en faisceau, tandis qu'on en comprime le pourtour avec la main gauche. Il est souvent impossible, sur les tumeurs volumineuses et pendantes, de remplir le but proposé, si l'on n'a commencé par mettre en usage les lotions astringentes et les scarifications destinées à produire le dégorgement.

M. Seché a toujours réussi en scarifiant la muqueuse rectale et en enlevant l'exsudation.

Lorsque les lotions, les mouchetures, les incisions longitudinales et le taxis ont été impuissants, on conseille, pour les grands animaux, la cautérisation, la résection des plis de l'anus et l'excision des tumeurs ; et il n'est aucun vétérinaire qui n'ait eu à se louer de l'emploi de ces moyens. On les applique avec succès à l'espèce porcine. M. Seché enlève la muqueuse avec des ciseaux, puis rentre l'organe et le maintient en place par quatre bourdonnets fixés dans la peau des fesses au voisinage de l'anus et attachés en croix. Il n'a jamais eu besoin de recourir à la suture.

Notre confrère fait mettre devant le patient un vase rempli de lait, en ayant la précaution de placer ce liquide au bas d'un plan incliné, de manière que le sujet ait le train de derrière fortement relevé, ce qui favorise la rentrée de l'intestin. Pendant que le glouton est en train de boire, il exécute l'opération. Sur les petits animaux, un homme peut venir en aide à l'opérateur, en relevant le train postérieur avec les mains et en laissant l'animal sur ses membres antérieurs.

Il ne faut jamais laisser courir dans une basse-cour un porc atteint d'un renversement du rectum, car les poules suivent l'animal et finissent par attaquer la muqueuse herniée et traverser la tunique musculaire de part en part, ce qui amène une complication mortelle.

M. Seché a constaté un cas de ce genre ; la muqueuse seule, heureusement, avait été détruite par les coups de becs de plusieurs gallinacées ; la réduction fut possible et la guérison s'en suivit.

IMPERFORATION DE L'ANUS.

L'*imperforation* ou *atrésie* de l'anus n'est pas rare dans l'espèce porcine ; MM. Lafosse et Rainard, et plusieurs autres vétérinaires en ont parlé. M. Bérard et bon nombre de mes confrères ont constaté plus de vingt fois l'existence de cette anomalie.

Elle peut exister à plusieurs degrés différents : dans un premier cas, c'est une simple membrane qui couvre l'anus ; dans un second, ce sont les bords de l'anus qui restent unis dans une étendue plus ou moins grande ; dans un troisième, le rectum fait défaut sur une longueur plus ou moins considérable ; dans un quatrième cas, enfin, ce conduit s'ouvre dans un point quelconque du trajet génito-urinaire.

Cette imperforation a pour effet immédiat de s'opposer à la sortie des premiers excréments qui apparaissent après la naissance et de déterminer des coliques ; le jeune goret, dès le deuxième ou troisième jour, refuse de téter, fait des efforts expulsifs, se campe souvent, prend de la fièvre, et finit par périr s'il ne reçoit pas de prompts secours. On voit cependant des cochonnets chez lesquels la membrane obturatrice, relatée dans le premier cas, s'ulcère et se rompt spontanément. Mais, malgré cette terminaison, il y a toujours avantage à tenter l'opération.

Averti par des symptômes aussi caractéristiques, le vétérinaire doit aussitôt porter son attention vers l'anus et s'assurer du jeu des fonctions excrémentitielles.

Lorsqu'il n'existe qu'une simple membrane, elle est alors tendue et conique, par suite de la poussée des matières fécales, mince, rougeâtre et peu résistante ; il suffit en pareille occurrence d'une incision cruciale pour rétablir l'ordre habituel des choses. A peine cette cloison est-elle entamée par l'instrument tranchant, que le méconium, pressé par les parois intestinales, s'échappe avec impétuosité. L'introduction dans l'anus d'un petit tampon de filasse, enduit préalablement avec un corps gras, écarte les bords et s'oppose à la cicatrisation. On peut, et ce procédé mérite la préférence, exciser les lambeaux résultant de l'incision cruciale. Après l'opération, il est bon de suivre le conseil de M. Rainard, c'est-à-dire d'introduire l'index aussi avant que possible dans l'intestin, pour s'assurer s'il n'existe pas de membranes ou de valvules à une certaine profondeur.

Quand les bords de l'anus sont réunis dans le tiers ou la moitié de leur étendue, une cicatrice dénote la position que devrait occuper cet orifice ; on introduit alors une sonde cannelée ou un doigt pour indiquer au bistouri le point de réunion, on incise et on panse comme il vient d'être dit. En dépit de ces précautions, la plaie se rétrécit à la longue chez certains individus, et de cette diminution de calibre de l'anus résultent des coliques et des affections intestinales. On doit alors sacrifier l'animal et ne pas attendre de graves embarras digestifs.

Si le rectum manque, il y a peu de chances de succès, car on ne parvient jamais, malgré toutes les investigations possibles, à découvrir exactement le point où le rectum se termine en cul-de-sac. On ne sent nulle part de saillie et de bosselure qui dénonce la présence de l'intestin et des fèces. Comme l'animal est infailliblement perdu, si on l'abandonne à lui-même, on doit tenter l'opération et mettre en pratique les recommandations suivantes, qui sont de M. Lafosse. On enfonce le trocart dans le trajet qu'aurait dû occuper le rectum, jusqu'à ce que l'on soit parvenu dans cet intestin; une sonde cannelée, dépourvue de spatule, est alors substituée au poinçon; la sonde étant parvenue dans le rectum, on retire la canule; la sonde sert alors de guide à un bistouri boutonné et à lame étroite, à l'aide duquel on pratique quatre incisions assez profondes pour remplacer, par leur réunion, le calibre du rectum. Lorsque l'opération est ainsi faite, on doit, pendant quelques jours, tenir dans toute l'étendue de l'incision des tentes enduites de corps gras: on les enlève seulement lorsque le besoin d'expulser les matières fécales se fait sentir. On continue encore ce pansement jusqu'à ce que les lèvres des incisions se soient cicatrisées isolément, ou n'offrent plus aucune tendance à l'adhésion.

Des lavements, des laxatifs sont souvent nécessaires; on est même parfois obligé de vider le rectum avec des pinces *ad hoc* ou des curettes.

Chez les truies où le rectum manque, il arrive que l'intestin s'ouvre parfois dans le vagin et que les fèces sortent par cette ouverture. M. Rainard a vu ce vice de conformation chez plusieurs jeunes femelles, et, pour créer un anus artificiel, ce professeur opéra de la manière suivante : — comme le point du vagin qui communique avec le rectum n'est jamais bien profond, il se sert d'une sonde courbée sur elle-même en moitié d'S ; une des extrémités, étant introduite par le trajet anormal, est poussée du côté du rectum jusqu'à ce qu'elle soit arrêtée par son cul-de-sac. L'opérateur, armé d'un bistouri droit à lame étroite et longue, fait une incision à la place que devrait occuper l'anus. La peau divisée ainsi que le tissu cellulaire sous-cutané, il se sert de l'index gauche qu'il fait pénétrer dans la plaie pour aller à la recherche de la sonde courbée qu'il a engagée dans le rectum Lorsqu'il l'a rencontrée, il confie la sonde à un aide, glisse sur l'ongle de l'index la lame du bistouri jusque sur l'intestin qu'il ouvre ; l'index est alors plongé dans cette nouvelle ouverture et sert de nouveau à conduire le bistouri, avec lequel on l'agrandit autant qu'il est nécessaire. — Après qu'on a incisé la peau et le tissu cellulaire sous-cutané, au lieu de continuer de se servir du bistouri, on pourrait employer un trocart gros comme le petit doigt. L'occlusion de l'ouverture anormale de communication de ce conduit avec le vagin est peu aisée à obtenir et entrave souvent le succès.

La communication de l'ouverture anormale de l'anus se fait chez les mâles avec la portion pelvienne de l'urèthre ; et les matières excrémentitielles s'échappent avec l'urine. L'opération est, dans ce cas, extrêmement difficile, et le résultat toujours négatif. Mieux vaut sacrifier le porcelet. Peut-être s'étonnera-t-on quelque peu de la peine que l'on se donne pour conserver un cochon qui n'a de valeur que si ses organes di gestifs sont en parfait état. On dira sans doute que c'est de la part de ceux qui recommandent l'emploi des soins que j'ai relatés, une imitation des dires et des actes des chirurgiens, imitation que rien ne vient légitimer.

Je répondrai à cela que ce n'est nullement pour singer la médecine humaine, qui n'a plus grand'chose à nous apprendre, que j'ai parlé de ce qui peut être utilement appliqué à la médecine vétérinaire, et surtout à celle du porc. Les Spartiates, dit-on, sacrifiaient les enfants mal conformés ; aujourd'hui les chirurgiens les guérissent et les conservent : c'est évidemment un bienfait ; si les vétérinaires peuvent, à peu de frais, empêcher la perte d'un animal, ils consacrent un progrès auquel je serais heureux de contribuer.

CHAPITRE IV

MALADIES DE L'APPAREIL GÉNITO-URINAIRE

Les maladies qui vont trouver leur place dans ce chapitre sont : l'avortement, la parturition, la métrite, l'inflammation des mamelles, le renversement du vagin, le renversement de l'utérus, l'uréthrite et les calculs urinaires.

Plusieurs affections génito-urinaires décrites dans la pathologie chevaline et bovine n'ont pu entrer dans le cadre nosologique propre à l'espèce porcine; je veux parler de la néphrite, de la cystite, des altérations du fourreau, etc., qui sont peu connues, et qui, par suite, nous offrent aujourd'hui un intérêt assez restreint. Lorsque le domaine de la médecine vétérinaire aura pris de l'extension, nos successeurs pourront tracer le tableau des découvertes dues à leur esprit d'observation.

Au lieu d'inscrire en tête du second paragraphe de ce chapitre le mot *parturition*, j'aurais dû mettre celui de *part laborieux et contre nature*, comme étant plus conforme à l'idée pathologique, car la parturition n'est après tout qu'une fonction purement physiologique. Mais j'ai cru devoir étendre un peu ma description et sortir des bornes qui m'étaient tracées, afin d'indiquer à bien des personnes les soins que réclame la race porcine avant, pendant et après la parturition. On n'est d'ordinaire jamais réprimandé pour avoir voulu bien faire, et c'est là le cas.

AVORTEMENT.

L'*avortement* est l'expulsion des fœtus à une époque de la plénitude où ils ne sont pas viables. Il diffère essentiellement de l'accouchement prématuré, qui consiste dans l'expulsion des fœtus avant le terme prescrit, mais cependant dans des conditions de viabilité suffisantes. Cet accident est assez rare chez la truie, c'est pourquoi j'en parlerai succinctement.

Les *causes* de l'avortement sont divisées en causes directes et en causes indirectes.

Les premières résultent des coups, des heurts, des chutes, des sauts répétés, de l'alimentation avec le trèfle vert, qui a la propriété de météoriser, des saillies vers la fin de la gestation, des maladies de la matrice, des affections des fœtus ou de leurs enveloppes, etc. Les secondes dérivent des altérations générales éprouvées par l'organisme, des purgations énergiques, de l'extrême jeunesse ou de la vieillesse avancée, de la constitution lymphatique ou pléthorique, du manque d'exercice, de l'excès de graisse, de l'ingestion d'eau de savon, d'aliments excitants ou vénéneux, de choux et de raves absorbés en trop grande quantité, d'eau boueuse et croupie, de boissons froides, en un mot, de tout ce qui agit vivement sur la matrice.

La *Gazette d'agriculture* rapporte qu'en Allemagne on observa, il y a bien longtemps, un avortement épizootique après le passage d'une armée de souris que les porcs dévorèrent. On attribua cet accident à la nielle et surtout à la rosée dont les souris et les herbes des pâturages étaient imprégnées; n'était-ce pas plutôt à la trichinose survenant après de nombreux repas faits avec des souris que les truies ont dû leur maladie et la mort de leurs petits? Il n'y aurait rien d'impossible.

Les *symptômes* varient suivant que l'avortement s'effectue avec plus ou moins de facilité et de promptitude.

L'avortement facile n'est précédé d'aucun signe avant-coureur; il semble que les adhérences des fœtus avec la matrice sont peu intimes, à voir seulement le peu d'efforts et la rapidité de l'opération. Les truies se débarrassent de leur fardeau comme d'un produit excrémentitiel qui les gène. La physionomie n'exprime aucun malaise. Les fonctions reprennent aussitôt leur cours normal, et rien ne trahit l'acte qui vient d'avoir lieu.

L'avortement laborieux est accompagné de symptômes précurseurs qui font pressentir sa gravité. Les truies perdent l'appétit, deviennent turbulentes, poussent des cris, se jettent à terre et se relèvent, vont et viennent sans cesse, éprouvent des douleurs qui les forcent à se coucher une dernière fois pour expulser leurs petits qu'elles mangent souvent ainsi que les enveloppes. Malgré l'intensité de ces phénomènes, l'avortement a lieu parfois à l'insu du propriétaire, qui est réellement étonné, au bout de quelques jours, de voir que le ventre a perdu de son volume sans qu'on puisse trouver les petits ou leurs enveloppes. Quelques traces de sang révèlent bien l'accomplissement du travail, mais c'est tout.

La *marche* de l'avortement est généralement rapide lorsque cet accident survient à la suite d'une cause violente et inattendue; la durée en est quelquefois longue, quand il n'y a en jeu que des causes qui agissent lentement.

Les *terminaisons* sont le retour à la santé, ce qui arrive toutes les fois que la femelle possède une bonne constitution et que la gestation est peu avancée; l'irritabilité de l'utérus et la prédisposition de cet organe à contracter des inflammations et à rejeter, plus tard, une autre portée; quelquefois, enfin, la mort.

Les *complications* qui peuvent survenir sont : les hémorrhagies, le renversement de la matrice et la déchirure de cette cavité. Les hémorrhagies dérivent de la rupture violente des villosités utérines; ces pertes de sang ne sont généralement pas à craindre. Le renversement de la matrice résulte des brusques efforts auxquels se livrent les truies : le fond de cet organe est entraîné dans sa propre cavité, et est amené aussi par les mouvements progressifs des fœtus à s'engager dans le détroit vaginal. Peu à peu l'utérus se retourne sur lui-même et vient faire hernie au dehors. Je consacre du reste un article spécial à cette complication. La déchirure, chez la truie, est un fait très-rare que je ne cite que pour mémoire.

Le *diagnostic* de l'avortement n'exige pas une longue attention pour être porté sûrement; le *pronostic* se tire des considérations précédentes; il est toujours grave pour les fœtus, puisqu'il annonce la mort.

Le *traitement* se divise en traitement préventif et en traitement curatif.

Les moyens thérapeutiques applicables au premier appartiennent tous au domaine de l'hygiène : distribuez une nourriture satisfaisante; assainissez les étables; évitez de faire porter les truies trop jeunes ou trop vieilles, trop lymphatiques ou trop sanguines, etc., et vous couperez le mal dans sa racine.

La médication curative intervient lorsque l'avortement est laborieux. Nul remède n'est assez efficace pour prévenir l'avortement d'une truie. Il est recommandé, dans ce cas, de placer la bête à part, dans une loge bien préparée, où elle puisse se mouvoir à l'aise, et d'attendre les symptômes caractéristiques. Au début, si les efforts expulsifs s'effectuent avec trop d'énergie, et si la constriction du col de l'utérus est considérable, il faut saigner la truie aux oreilles ou à la queue, la mettre à la diète, la purger même légèrement, et lui donner des boissons acidulées. Les femelles maigres doivent, au contraire, recevoir de bons aliments dans le but de ranimer leurs forces abattues.

Quand la dilatation du col de la matrice est trop lente, on tâche de la hâter par l'introduction du doigt dans la cavité de l'utérus, par des injections émollientes et belladonisées dans le vagin, par des lavements qui détruisent la constipation et empêchent le rectum de comprimer la cavité vaginale. On met ensuite la truie en complète liberté, et l'on n'intervient plus que lorsque les fœtus se présentent.

Quand les fœtus sortent suivant le rhythme normal, il importe de laisser la puissance expulsive agir seule et de n'apporter l'aide de la main que pour exercer une légère traction et faciliter le passage du détroit vaginal. Après la sortie des avortons, il est bon de s'assurer si les enveloppes ont été expulsées, et, dans le cas contraire, d'attendre quelque temps, et ensuite de provoquer leur élimination avec le breuvage suivant :

Ergot de seigle pulvérisé..........	5 grammes.
Infusion aromatique..............	1/2 litre.

Lorsque les fœtus sont en fausse position, il faut recourir aux manœuvres indiquées pour la parturition.

Les soins à donner à la femelle après l'avortement sont les mêmes que ceux qui conviennent après la parturition.

Il est utile d'attendre plusieurs semaines avant de faire saillir les truies à nouveau. Celles qui avortent une deuxième fois, alors surtout que l'accident est dû à des causes indirectes et difficilement appréciables, doivent être châtrées et livrées à l'engraissement.

PARTURITION.

La *parturition* est l'action par laquelle les fœtus parvenus au terme de leur accroissement sont expulsés de la matrice à travers les parties génitales.

La durée moyenne de la gestation chez la truie est généralement fixée à trois mois, trois semaines et trois jours, soit 114 jours. D'après un relevé exactement fait sur 65 truies : 2 ont fait leurs petits le 104e jour, 10 du 110e au 115e, 23 du 115e au 120e, 27 du 120e au au 125e, 2 le 126e, 1 le 127e jour. Il résulte donc de ce relevé que la femelle du porc peut porter dix jours de moins et treize jours de plus qu'on ne l'a cru ; la moyenne est de 120 jours, et la différence entre le part le plus précoce et le plus tardif de 23 jours.

Les truies accouchent ordinairement d'elles-mêmes et par le seul secours de la nature, quand elles sont dans les conditions d'une bonne santé ; il arrive cependant que la mise-bas ne pourrait s'effectuer sans l'assistance de la main de l'homme, sous peine d'être funeste à la mère ou aux jeunes sujets, et quelquefois à eux tous.

Ce n'est pas une maladie proprement dite, comme on le voit bien ; si je l'ai décrite, c'est en raison de son importance pour l'éleveur.

La parturition a été divisée en : *parturition prématurée*, lorsque les produits sortent viables avant terme ; *parturition retardée*, quand elle arrive après la durée ordinaire de la gestation ; *parturition simple*, lorsque la sortie des fœtus a lieu sans difficulté, vers le moment fixé par la nature ; *parturition laborieuse*, quand l'expulsion est longue et douloureuse pour la femelle ; et *parturition contre nature*, lorsque les produits de la conception sont mal conformés ou se présentent dans une position vicieuse.

La *parturition simple* ou *naturelle* est précédée de

signes avant-coureurs tels que : le volume du ventre qui pend parfois jusqu'à terre, l'abaissement et la concavité de la colonne vertébrale, la distension volumineuse des mamelles, l'état de malaise anxieux, la pesanteur de la marche, la tendance au repos, la fuite des approches de l'homme, la recherche des lieux obscurs, etc., etc. Plus tard, la truie exprime sa souffrance par des grognements plaintifs, et révèle la venue prochaine de sa future progéniture par les soins qu'elle met à préparer une litière propre et moelleuse. Elle ramasse les brins de paille et les porte dans les coins ; elle s'irrite contre les autres porcs et les chasse loin d'elle.

Aux dernières approches du part, les douleurs et l'agitation augmentent, les mouvements des flancs se précipitent, les urines et les matières fécales sont fréquemment expulsées, la vulve et le col de la matrice se dilatent, et un écoulement muqueux s'observe dans le conduit vaginal afin de faciliter le glissement des fœtus. Si l'on introduit alors le doigt dans le vagin, on remarque que ses parois sont tuméfiées, que le col de la matrice est mou et s'est rapproché de l'extérieur, et que la poche des eaux commence à se former et à sortir.

Lorsque le travail est complet, la poche des eaux, c'est-à-dire le sac formé par les enveloppes des fœtus et rempli d'eau, vient faire saillie dans le vagin et dans la vulve, où elle se présente sous forme d'un boyau plus ou moins allongé ; bientôt cette poche s'amincit, s'éraille et se rompt ; les eaux s'écoulent, et le premier fœtus se présente ; à peine un goret est-il né, que les douleurs se répètent et précèdent l'apparition d'un autre petit. La poche des eaux n'apparaît qu'une fois et à l'occasion de la sortie du premier petit ; les autres sont précédés ou suivis de leurs membranes déjà déchirées.

La truie reste couchée sur le côté et ayant la colonne vertébrale courbée. Cette position instinctive, dit M. Rainard, est d'un accord parfait avec la direction de l'excavation qui est légèrement courbée en bas, de devant en arrière, et qui offre supérieurement une légère éminence sous l'articulation sacro-lombaire qui se trouve ainsi effacée. Cette position a, en outre, l'avantage d'empêcher les petits de tomber d'une certaine hauteur; leur corps se pose sur le même plan que celui de leur mère qui les lèche sans changer de place. Chez les grandes femelles, le petit tombe réellement; aussi l'expression de mettre bas est-elle plus applicable à leur part, et celle d'accoucher convint-elle mieux pour les petites. Le porcelet sort doucement de l'utérus; il arrive cependant qu'il est quelquefois lancé avec tant de force, par la matrice, qu'il fait un tour sur lui-même.

La sortie du fœtus enveloppé par la membrane est impossible chez la femelle du porc, attendu, selon l'auteur précité, que tous les petits d'une même corne sont contenus dans le même placenta et les mêmes enveloppes. Il est évident que ces dernières ne peuvent sortir qu'avec ou après le petit, et qu'elles sont alors déchirées largement.

Nous savons déjà que chaque délivre suit la sortie du petit auquel il appartient. — Il n'en saurait être autrement, puisque les contractions de l'utérus qui expulsent le deuxième, le troisième ou le quatrième fœtus contenus dans une corne, poussent nécessairement devant lui le placenta et les membranes du petit qui était placé en avant. Le retard de la délivrance chez ces femelles ne peut donc provenir que du retard des petits qui vont naître. Mais les derniers délivres après lesquels il n'y a plus de fœtus, ceux-là n'étant pas chassés par d'autres petits, peuvent séjourner plus longtemps. Dans la truie, la disposition des houppes filamenteuses qui vont du chorion s'implanter dans l'utérus est la même que chez la chienne.

Bien que cette enveloppe dépasse de beaucoup le fœtus qu'elle entoure et qu'elle s'accole à l'enveloppe des fœtus voisins, comme si on avait affaire à un chorion unique, elle ne s'en détache pas moins aussi facilement que chez la chienne. —

Cela explique suffisamment comment il se fait que l'expulsion de l'arrière-faix ne soit pas longue à s'opérer chez la truie. Dès que la délivrance est terminée, le goret déchire le cordon ombilical, puis, après être resté quelques moments en repos, il se met à marcher et cherche le mamelon de sa mère.

La *parturition laborieuse* est déterminée par l'excès de force ou de faiblesse de la mère, les obstacles tenant aux organes génitaux de la femelle, les hernies de la matrice, les solutions de continuité de cet organe, la paralysie du train de derrière, la mort des fœtus.

Le premier cas s'observe chez les bêtes fortement constituées et pléthoriques. Dans cette occurrence, le col de l'utérus reste dur et laisse à peine passer la poche des eaux, et les contractions s'exercent sans résultat.

Le second dépend de la maigreur, de l'insuffisance des aliments, de l'humidité des logements, de la jeunesse, etc. La truie n'éprouve que des douleurs légères, le col utérin est relâché, et la matrice dans un complet état d'inertie.

Il n'est pas extrêmement rare de rencontrer des truies rachitiques, chez lesquelles les os du bassin sont tellement déformés qu'ils s'opposent à la sortie des porcelets. Les fractures des os des iles ou des premières vertèbres caudales produisent le même effet. Chez les animaux de service, les déformations osseuses sont très-appréciables pendant la vie et peuvent faire craindre la difficulté du part; mais chez le porc, animal de rente, la couche graisseuse s'oppose parfois à ce qu'on reconnaisse parfaitement ces altérations.

M. Rainard raconte, à ce propos, qu'il vit un jour une forte truie anglo-chinoise, qui mourut sans pouvoir faire ses petits parvenus à terme. Elle avait eu deux mois auparavant une fracture de la branche montante de l'iléon près de la cavité cotyloïde, fracture qui l'avait laissée boiteuse. Le col n'était pas encore solide et formait en dedans du bassin une saillie considérable. Sur les six petits qu'elle portait, deux étaient morts depuis longtemps.

On comprend aisément que les hernies et les solutions de continuité de la matrice doivent apporter un grave obstacle à l'accouchement. Il en est de même de la paraplégie, ainsi qu'on le voit dans l'observation de M. Pradal, rapportée plus loin.

La mort des fœtus peut survenir à la suite d'une course, d'une chute, d'un coup, ou bien après une maladie quelconque. Cet accident peut encore arriver avant l'époque du part, ou à cette époque même; dans tous les cas, la mort n'entraîne pas toujours des effets soudains d'expulsion. La truie perd l'appétit, paraît abattue, et éprouve des souffrances analogues à celles de la colique; elle se couche, se relève, s'agite et fait entendre des grognements sourds et plaintifs. Lorsque la nature prend le dessus, la poche des eaux se montre et le travail s'opère comme à l'ordinaire. Mais quand la sortie est impossible, les mamelles s'affaissent, le lait devient séreux, la vulve laisse écouler un liquide fétide, le ventre se ballonne, la température du corps s'abaisse et la vie s'éteint. La mort d'un ou de deux cochonnets ne s'annonce, en général, par aucun symptôme apparent; et, dans certains parts laborieux, il n'est point étonnant de trouver un ou deux petits dont le corps est ramolli et commence à se décomposer. Ce qui prouve bien, d'après M. Rainard, que chaque renflement fœtal constitue à lui seul une espèce d'utérus jouissant en quelque sorte d'une vie particulière et ne faisant pas partager son désordre à tout l'utérus, quoiqu'il ne se contracte cependant qu'avec tout le reste de l'organe.

La *parturition contre nature* a lieu lorsque les produits de la conception sont trop gros ou mal conformés, ou lorsqu'ils se présentent dans une position vicieuse. Ces circonstances ne se rencontrent presque jamais chez la truie, et les observations sont trop rares pour en parler plus longuement. Je dirai seulement que lorsque le petit se présente de travers, un simple tour de main suffit pour le redresser ; s'il vient à tomber dans l'utérus, on emploie la main d'un enfant pour le retirer; c'est un moyen qui réussit là où tous les autres échouent.

Soins des truies et des porcelets avant et pendant la parturition.

Quoique la parturition soit une fonction physiologique et que la truie suffise seule, dans l'immense majorité des cas, à se débarrasser de son faix, il est bon de surveiller cette femelle pendant les quelques jours qui précèdent la mise-bas. Des complications imprévues et des accidents inattendus surgissent tout à coup et viennent retarder, entraver même le part. Ces cas sont parfois assez graves pour occasionner la mort.

Quand arrive le temps ordinaire de la gestation, dit M. Magne, vers le 112e jour après la copulation, on doit surveiller les truies ; il faut les placer dans des loges ni trop chaudes en été, ni trop froides en hiver, bien fermées dans cette dernière saison, assez spacieuses, de 2m,50 à 3 mètres carrés par exemple. Dans des loges trop étroites, elles étouffent leurs petits. On a conseillé, pour prévenir cet accident, de placer contre les murs des barreaux disposés obliquement, qui ménagent un espace dans lequel les gorets sont à l'abri Cette précaution est inutile, l'accident n'arrive jamais si les loges sont assez spacieuses. La litière sera faite avec de la paille courte, brisée, fine et débarrassée de tout le grain, afin que les truies ne soient pas portées à la remuer. Les siliques de colza conviennent pour faire cette litière.

La parturition n'a pas toujours lieu avec facilité et d'après les lois ordinaires de la nature ; le travail devient alors difficile et laborieux, et nécessite l'intervention de l'homme.

Si la truie manque de force, il convient de l'exciter en lui donnant des infusions aromatiques faites avec la sauge, la menthe, la camomille, etc., du vin chaud, et dans certains cas, huit grammes d'ergot de seigle en décoction. Il est également recommandé d'administrer des lavements émollients dans le rectum, pour vider cet organe, et des injections légèrement aromatiques dans le vagin, afin de stimuler tout le système général et d'activer la sortie des porcelets. Si la femelle est pléthorique, il faut tenir une conduite diamétralement opposée, c'est-à-dire saigner une ou deux fois à la queue, administrer des boissons calmantes, dans le but de tempérer les efforts précipités de la matrice, et donner des injections continues d'eau tiède belladonisée dans le vagin, afin de dilater cette région, ainsi que le col de l'utérus.

Les obstacles tenant aux organes génitaux proviennent presque toujours d'une altération du système osseux et souvent, dans l'immense majorité des cas, sont difficiles à vaincre. L'inspiration doit seule guider le praticien. Il en est de même des solutions de continuité dans la matrice et de la paralysie du train de derrière.

Les hernies de l'utérus sont assez fréquentes et méritent, en raison de leur importance, un article spécial, comme on le verra plus loin. La mort et le gonflement des fœtus exigent quelquefois l'introduction du bras dans le vagin et la matrice, et la sortie forcée des petits avec la main, le forceps, des crochets ou des cordes. Il est préférable de temporiser et de n'agir qu'en dernier lieu, plutôt que de brusquer un travail qui pourrait s'accomplir de lui-même.

Dans le mois d'août 1828, dit M. Pradal, M. Périlhou me fit appeler à son domaine de Masclaret pour y voir une truie qui depuis deux jours était traitée par un empirique qui abandonna la bête comme incurable. A mon arrivée, je trouvai la truie qui faisait des efforts pour mettre bas ; elle était comme paralysée du train postérieur, faible, épuisée et dans un état de souffrance extrême. Sa vulve tuméfiée donnait issue à un écoulement d'une matière fétide.

Je procédai à l'examen des parties ; j'introduisis d'abord les doigts de la main droite dans le vagin, et, après un effort que fit la truie, je pus toucher le museau d'un fœtus mort ; je parvins avec la main huilée à essayer d'en opérer l'extraction, mais je n'eus pas assez de prise sur lui, vu que le conduit était étroit. Me trouvant ainsi dans l'impossibilité d'agir, je fis, pour l'extraire avec plus d'aisance et de facilité, un crochet en fer ressemblant à une forte érigne. Je pris avec cet instrument le fœtus par la mâchoire inférieure, et, après quelques efforts que fit la truie, aidé des tiraillements que j'opérai, je parvins à l'extraire ; il était énorme. Je m'attendais à en extraire d'autres ; mais les efforts ayant totalement cessé, et la truie se trouvant soulagée, je restai environ deux heures dans la ferme pour être à portée de donner de nouveaux secours s'il les avait fallu ; mais la truie reprenait ses forces à vue d'œil. Elle but un peu d'eau tiède blanchie par la farine de blé, ce qu'elle avait refusé pendant sa maladie. Je recommandai avant mon départ de la tenir trois ou quatre jours à une nourriture liquide, farineuse, de facile digestion : c'est pourquoi on lui fit des bouillons avec des boyaux de veau. Je vis le fermier quatre jours après; il me dit que la bête était gaie, qu'elle ne désirait que de manger. Vu cet état, je lui permis de la sortir avec les autres porcs dans les champs. J'appris plus tard qu'elle fut saillie de nouveau et qu'elle fit neuf petits pourceaux qui vinrent à bon port.

Lorsque les produits de la conception se présentent mal, ce qui est rare chez la femelle du porc, il faut essayer de les repousser, de les placer dans une meilleure position et de les amener au dehors, soit avec la main, soit, quand on ne peut agir autrement, avec des crochets de fer ou des cordes minces.

La mauvaise présentation n'est pas grave quand toutes les autres bonnes conditions existent. La femelle souffre un peu plus à cause des manipulations exercées et des tiraillements indispensables en pareille occasion. Lorsque les petits sont trop volumineux, on doit employer, si faire se peut, les mêmes moyens mécaniques préconisés chez les autres femelles domestiques, c'est-à-dire l'écrasement, l'arrachement ou la section des parties qui s'opposent à l'accomplissement du part.

Lorsque les fœtus sont vivants, il convient de pratiquer l'opération césarienne et, de cette façon, utiliser la chair de la truie et sauver les porcelets qui sans cela sont condamnés à une mort certaine. Cette opération a parfaitement réussi entre mes mains et même entre celles de plusieurs personnes assez inexpérimentées; elle n'a, du reste, que des avantages sur un animal de rente. On égorge la truie, et pendant que cette bête perd son sang, on ouvre le flanc, on écarte les intestins, on incise la matrice avec précaution et on extrait rapidement les cochonnets que l'on confie à une autre mère ou que l'on allaite artificiellement. Les animaux que l'on obtient ainsi doivent être lavés à l'eau tiède, essuyés soigneusement et placés dans un endroit sec et chaud, dans une grande manne et près du foyer quand on est en hiver.

Dans tous les cas, que les obstacles viennent du côté de la mère ou du côté des fœtus, il est expressément commandé, alors qu'on a mis en œuvre tous les moyens possibles et qu'on a complétement échoué, de sacrifier la truie, plutôt que de la laisser périr sans profit pour le propriétaire.

Soins des truies et des porcelets après la parturition.

— De toutes les femelles domestiques la truie est celle dont le naturel est le plus farouche et exige le plus de ménagements quand elle fait ses petits. C'est aussi celle qui montre le plus de faiblesse et d'affaissement après la part. Plus que les autres femelles elle a de la tendance à manger les enveloppes fœtales, et il n'est pas rare qu'elle pousse sa voracité jusqu'à dévorer ses petits eux-mêmes. Ce sont surtout les jeunes truies qui, après leur première parturition, font preuve de cette singulière perversion d'instinct. Plus tard, le sentiment maternel se développe, et elles sont moins portées à se livrer à des actes qui révoltent la nature. Pour éviter dans les jeunes femelles cet *appétit pervers*, il est toujours prudent de les débarrasser de leur arrière-faix, afin de les empêcher de le dévorer.

Mais d'où procède chez la truie cette perversion d'instinct que l'on observe quelquefois aussi chez la lapine et même chez la poule qui mange ses œufs, au lieu de les couver. On prétend que cette dernière ne commet cet acte si contraire aux *sentiments* maternels dont elle fait preuve d'habitude à un aussi haut degré, que parce que les aliments qu'on lui donne ne contiennent pas une sante quantité de sels calcaires, pour la formation de la coq de ses œufs.

Serait-ce aussi à un instinct de cet ordre qu'obéirait la truie qui dévore sa progéniture? M. Magne est porté à l'admettre. Suivant lui, la femelle du porc ne mangerait ses petits que lorsqu'elle n'est pas suffisamment nourrie, et la meilleure manière de prévenir cet accident serait de la rassasier d'aliments. Car, une fois son appétit satisfait, elle ne chercherait pas à manger son délivre, et par suite ses petits, sur lesquels sa gloutonnerie la porte à se jeter, quand le premier est dégluti.

Il est probable qu'en pareil cas, l'instinct maternel est obscurci par la voracité, et que les petits ne sont dévorés que parce qu'ils excitent sur les organes olfactifs de la femelle une impression identique à celle du délivre lui-même.

Cette opinion est aussi celle de M. Gossin. Cet agriculteur dit s'être assuré que la plupart des truies bien nourries ne touchent point à leur arrière-faix : il est fort porté à croire que la voracité de ces bêtes tient à la faim, à la gêne occasionnée par la présence de leurs surveillants, à la longue captivité qu'on leur fait éprouver dans leur loge, qui est malpropre et incommode. Pour prévenir cet accident, on conseille de frotter les porcelets avec une décoction de coloquinte ou d'une autre substance amère.

Crud, cité par M. Rainard, propose, pour combattre cette voracité après le part, de purger la femelle avec quarante-cinq ou soixante grammes de manne. L'inconvénient de cette méthode est d'augmenter la faiblesse toujours assez marquée dans la truie, d'irriter la matrice ou les intestins, et de retarder la sécrétion du lait.

D'autres fois elle mange ses petits après les avoir écrasés en se couchant. Cela a lieu quand ils sont dans des loges trop étroites ou sur une litière trop longue dans laquelle ils s'enterrent et s'entravent. Il suffit d'indiquer les causes de ces accidents ; il est facile de les éviter. Une truie qui mangerait ses petits par voracité, sans cause particulière, devrait être réformée. L'homme chargé de soigner les truies, et il est bon qu'il soit connu d'elles, se tiendra à leur portée au moment de la mise-bas. Il aura à sa disposition une caisse ou un panier garni d'une litière douce et chaude et même une couverture. Il mettra les petits à mesure qu'ils naissent, dans ce panier, et après la naissance des derniers il les placera tous à côté de la mère pour les faire téter; quand la truie a été tétée, soulagée par ses petits, elle les prend en affection; on aura dans tous les cas soin de ne pas l'irriter.

Dans les premiers jours qui suivent la parturition, les truies ont assez de lait pour leurs petits; aussi doit-on les nourrir avec modération, afin de prévenir les indigestions, les diarrhées et les maladies pustuleuses de la peau qu'on remarque parfois chez les porcelets. La ration des mères peut être augmentée sans danger lorsque les jeunes sujets sont devenus forts; mais encore faut-il toujours proportionner la nourriture à la taille, à l'activité de l'appétit, et surtout l'administrer souvent, et par petites quantités.

Après la parturition, les truies restent parfois affaissées et indifférentes à tout ce qui les entoure, elles ont le pouls faible, la respiration accélérée, et refusent de recevoir leurs petits. Cet état qu'il faut bien se garder, comme l'ont fait Viborg, Pradal et plusieurs autres, de confondre avec la fièvre qui survient après le part, est de peu de durée, et l'on en a facilement raison en administrant aux bêtes des eaux grasses tièdes et blanchies avec de la farine d'orge ou de froment. Si cet état persiste, il faut porter son attention sur les organes de la génération, et voir s'il n'existe aucune lésion qui mérite un traitement particulier.

Les *hémorrhagies* sont parfois à redouter, M. Jarry fut appelé, en 1870, à donner ses soins à une truie qui, après avoir mis bas sept gorets, fut prise d'une hémorrhagie vaginale des plus intenses, au point qu'elle resta couchée sur la litière pendant cinq jours sans pouvoir se relever, et qu'elle refusa de donner la mamelle à ses petits. Les muqueuses étaient très-pâles, et la faiblesse extrême. L'écoulement sanguin fut arrêté avec des injections de perchlorure de fer étendu d'eau, des pilules de poudre de quinquina et de carbonate de fer, des breuvages vineux et aromatiques. Le dixième jour, elle prit un peu de nourriture, ce qu'elle avait constamment refusé de faire, et elle commença à se lever.

Je dois à l'obligeance de M. Rousseau la description d'une maladie convulsive, qui paraît se rapprocher de celle qui se manifeste chez la femme pendant la grossesse et le travail de l'enfantement; je veux parler de l'*éclampsie*.

Trois cas ont été observés par notre confrère : deux sur des truies qui avaient mis bas depuis quelque temps, et un autre, le 25 mars dernier, sur une truie à terme le jour même. Je relaterai seulement le dernier.

La fille de la ferme entend un cri aigu partant du toit; elle court précipitamment et trouve la bête couchée et agitée convulsivement, comme si elle allait perdre la vie. Appelé aussitôt, M. Rousseau vit la truie dans la position précédemment indiquée, les deux membres antérieurs pliés sous la poitrine, la tête reposant à terre par sa face inférieure, le groin enfoncé dans la litière. La respiration était accélérée et bruyante, la langue sortait en partie de la bouche, l'œil était ouvert, la pupille dilatée, la rétine ne recevait plus l'impression des objets extérieurs, la peau était chaude. Tout à coup le corps est pris de mouvements désordonnés, l'animal tombe sur le côté, les membres s'agitent avec violence, la tête se fléchit sur l'encolure, la langue sort de la cavité buccale; puis la bête se lève, se couche, et recommence le même manége.

Les accès ont duré une ou deux minutes, et sont constamment revenus après un intervalle de quinze à vingt minutes. La mort est arrivée après cinq heures de souffrances semblables.

MÉTRITE.

La *métrite* est l'inflammation soit d'une partie ou de la totalité de la membrane muqueuse de la matrice, soit de toutes les membranes de cet organe.

Chez la truie, cette affection ne se fait guère remarquer pendant la gestation, ni pendant la vacuité qui a précédé cet état; c'est ordinairement après le part qu'on la voit survenir, ou à l'occasion d'avortement lorsque les petits sont morts, ou encore quand le premier à naître est dans une position vicieuse qui empêche l'expulsion des autres, ou enfin lorsque le dernier ou les placentas sont restés dans l'utérus. Elle se développe principalement sur les sujets sanguins, en bon état, et particulièrement sur les jeunes laies qui portent pour la première fois; elle peut se présenter sous la forme aiguë ou sous la forme chronique, ainsi qu'on va le voir.

Les *causes de la métrite aiguë* sont divisées en directes et en indirectes.

Les premières dérivent des coups, des chutes, de l'avortement, des manœuvres exercées pendant la parturition, du renversement de la matrice, du séjour prolongé du placenta ou de ses débris, etc. Les secondes résultent des aliments couverts de rosée, des boissons froides, des courants d'air, des purgatifs violents, des médicaments emménagogues administrés pour combattre l'inertie de l'utérus, de la castration faite au moment du rut, etc.

Les *symptômes* peuvent débuter d'emblée ou être précédés de signes précurseurs tels que : la diminution de l'appétit, la sécheresse de la bouche, la tension et la douleur du ventre, les frissons, la tristesse.

On reconnaît définitivement la maladie à la fièvre de réaction et à la cohorte des phénomènes suivants : voussure des reins, chaleur de la peau, intensité de la voix, petitesse du pouls, persistance de la constipation, rougeur et rareté des urines, chaleur de la muqueuse vaginale, écoulement mucoso-purulent et sanieux, disparition de la sécrétion lactée, plaintes continuelles, etc. A mesure que le mal devient plus intense, tous les symptômes s'aggravent en même temps. La fréquence du piétinement annonce un malaise anxieux, la station debout devient difficile, la tête reste basse, le faciès exprime la souffrance, le corps chancelle, les jets d'urine et les évacuations alvines se montrent à chaque instant, un écoulement muqueux et brunâtre s'établit par la vulve, le ventre se gonfle encore, l'animal se laisse tomber et ne peut plus quitter cette position à cause de sa faiblesse. Dans cet état, la respiration est bruyante, le regard abattu, la vulve entr'ouverte et repoussée en arrière, et l'utérus se renverse parfois.

La *marche* de la métrite aiguë est rapide; *la terminaison* a lieu par la résolution qui arrive au bout de cinq ou six jours, à l'aide des seules forces de la nature ou sous l'influence d'un traitement bien dirigé; par la gangrène qui survient généralement à la suite du renversement de l'utérus; par la mort ou le passage à l'état chronique. Lorsque cette affection marche avec rapidité, quand, par exemple, on n'a pu terminer le part ou extraire les placentas, les symptômes deviennent fort intenses et la mort arrive en deux ou trois jours au plus tard.

Les *lésions* consistent dans l'épaississement de la muqueuse utérine qui renferme un liquide sanieux ou du sang coagulé, dans la décomposition du placenta et l'accumulation de gaz fétides dans l'organe principal de la génération.

La *thérapeutique* doit employer des ressources capables de faire cesser les causes qui ont donné naissance à la maladie, c'est-à-dire de prévenir les avortements, accomplir la parturition, extraire le délivre, réduire le renversement de la matrice, etc. Reste ensuite à combattre l'inflammation, ce qui a lieu au moyen de la médication suivante : diète, saignée, lavements calmants, breuvages émollients et légèrement narcotiques, cataplasmes sous le ventre, résolution à l'aide des sinapismes ou des frictions excitantes sur les membres.

Boisson calmante.

Racine de guimauve..............	125	grammes.
Graine de lin....................	50	—
Têtes de pavot...................	4	—

Faites bouillir, passez et édulcorez avec un peu de miel.

Le retour à la santé est indiqué, sur la femelle du porc, par l'appétit, la gaieté, l'attention pour les petits, la disparition de la fièvre, le rétablissement des sécrétions et des excrétions, la cessation de l'écoulement vaginal, la liberté des mouvements, en un mot par la reprise du cours normal de toutes les fonctions.

La *métrite chronique* est fort rare dans l'espèce porcine. L'inflammation, d'après M. Rainard qui l'a décrite d'une manière générale, peut persister pendant un temps plus ou moins long, et être entretenue par des lésions locales qui résultent du part et de toutes les causes déjà énoncées, ou par une disposition particulière de l'économie ou de l'utérus, ou enfin par l'insuffisance du traitement. Tels sont les motifs qui donnent naissance au type chronique.

En cette circonstance, les mamelles restent molles

et vides ; les bords de la vulve deviennent flasques, et donnent passage à un écoulement brunâtre et d'odeur désagréable; la truie n'a plus d'appétit, perd ses forces, tombe dans le marasme et meurt.

On n'attend jamais au dernier moment afin de prendre le parti de sacrifier l'animal. Comme il est impossible de l'engraisser et de le vendre, il est préférable de le tuer dès qu'on s'aperçoit de l'inutilité du traitement.

INFLAMMATION DES MAMELLES.

Les *mamelles* peuvent devenir le siége d'une congestion sanguine ou d'une inflammation. Comme les mêmes soins s'appliquent en partie à l'une et à l'autre de ces maladies, je passerai la première sous silence et ne m'occuperai que de la seconde dont l'importance est plus considérable et la fréquence plus grande chez la truie.

Les *causes* de cette affection sont faciles à discerner. Les frottements sur le sol, surtout chez les femelles à courtes jambes, le séjour prolongé du lait, l'oblitération des conduits du mamelon, les coups de tête des nourrissons, les chocs, les piqûres d'insectes, les blessures, l'action irritante des fumiers, le refroidissement, une nourriture trop irritante, l'avortement, la parturition, la fièvre aphtheuse et diverses autres maladies, tels sont les agents pathogéniques que l'on rencontre généralement. C'est ordinairement dans les quatre ou cinq premiers jours qui suivent la parturition que cette inflammation apparaît. Les truies bonnes nourrices, bien nourries, et, comme on l'a vu plus haut, celles qui ont les mamelles volumineuses, pendantes et près de terre, y sont plus exposées que les autres.

La mammite est générale ou partielle, suivant qu'elle affecte une mamelle ou bien la totalité de l'appareil de la sécrétion lactée ; superficielle ou profonde, selon qu'elle sévit avec plus ou moins d'intensité. Il est bien rare qu'elle frappe à la fois sur toutes les glandes mammaires.

Les *symptômes* varient selon le siége du mal. En général, la mamelle enflammée est gonflée, dure, chaude, rouge, luisante et douloureuse ; on observe de l'œdème, de la fièvre générale, et, plus tard, du trouble dans la sécrétion du lait. Ce liquide, en passant par toutes les phases de l'affection, devient séreux, trouble, roussâtre et caillebоté. Les truies cherchent à se dérober à la douleur occasionnée par la succion des gorets. Quelquefois la fièvre de réaction passe inaperçue.

La mammite se termine par la résolution, la suppuration, l'induration ou la gangrène.

La résolution s'annonce par la diminution des symptômes généraux et locaux, et par le retour à la santé. La suppuration se produit vers le septième ou huitième jour ; la fluctuation se caractérise alors sur un ou plusieurs points et le pus se fait jour à l'extérieur, si l'on ne l'aide dans sa marche. Il aboutit quelquefois dans les canaux lactifères, et sort avec de la sérosité, des grumeaux, des débris glandulaires, exhalant une odeur ammoniacale. Les plaies se cicatrisent promptement, ou restent fistuleuses pendant un temps plus ou moins long. La gangrène est rare ; quand elle doit se produire, on voit la mamelle prendre une couleur verdâtre, se ramollir, se couvrir de phlyctènes, se déchirer aisément, répandre une mauvaise odeur et offrir tous les caractères communs à cette terminaison.

Le *traitement* est très-difficile à mettre en pratique lorsque la truie nourrit ses petits. Quand les circonstances commandent, il faut les donner à une autre mère ou les sevrer si c'est possible, et traire la malade pour que son lait ne la gêne pas et disparaisse de lui-même. Ceci fait, on emploie la saignée sur les bêtes pléthoriques, les cataplasmes émollients, les embrocations calmantes, combinés avec la diète, les boissons adoucissantes et nitrées, le séjour dans une étable chaude et propre, une litière sèche et molle. Par ces moyens on amène souvent la résolution.

Cataplasme calmant.

Feuilles de jusquiame	200	grammes.
— belladone	150	—
— mauve	300	—
Graine de lin	q. s.	

Faites cuire les feuilles de jusquiame, de belladone et de mauve ; hachez-les assez menu ; ajoutez ensuite la graine de lin cuite, mélangez et appliquez sur les mamelles. Inutile d'ajouter qu'il faut surveiller la bête de peur qu'elle ne s'empoisonne en mangeant le cataplasme.

Quand il y a de la suppuration, le mieux est d'ouvrir les abcès et de panser les plaies avec de l'eau vineuse. L'induration est combattue par les cataplasmes confectionnés avec la ciguë ou avec la belladone. La gangrène des mamelles exige l'extirpation de toute la partie mortifiée.

RENVERSEMENT DU VAGIN.

Le *renversement du vagin* est le déplacement partiel ou total de cet organe ; déplacement dans lequel la partie interne devient externe, la partie supérieure devient inférieure, et l'antérieure se porte en arrière.

Le renversement est partiel lorsque le conduit vaginal conserve son ampleur et est seulement raccourci au point de n'offrir qu'une très-petite distance entre l'entrée de la vulve et le col de l'utérus. On remarque une tumeur vulvo-anale, qui se montre bien plus prononcée au moment où la bête sort de la porcherie ; l'anus est entr'ouvert, et quelques parcelles d'excréments y sont engagées.

Le point de départ du renversement du vagin est sa partie profonde qui se replie dans l'intérieur de son propre canal, en se retournant à la façon d'un gant. Tant qu'il reste renfermé en lui-même, bien que renversé, il n'y a pas de tuméfaction inflammatoire; mais si la muqueuse se met en contact avec l'air, elle se tuméfie et s'enflamme, au point que le vagin ne peut plus rentrer spontanément : c'est le renversement complet.

Alors il y a gêne dans les fonctions, douleurs qui provoquent des efforts expulsifs et la tendance au décubitus, ce qui ne fait qu'augmenter le mal. Une fois l'organe sorti, il est exposé à des contusions, à des déchirures et à des ecchymoses; avec le temps, il se recouvre de mucosités qui se concrètent sous forme de pellicules qui finissent bientôt par l'abriter du contact de l'air. De sorte qu'après avoir eu un volume considérable, il diminue peu à peu et quelquefois rentre spontanément.—

Les *causes* de cet accident sont nombreuses. Suivant M. Coculet, vétérinaire distingué de Montguyon, l'état de réplétion des organes digestifs et des divers organes du bassin, favorise la production des renversements; l'effet produit est encore augmenté par l'action de la pesanteur, qui est d'autant plus marquée que le plan du bassin est plus déclive sur celui de l'abdomen. — Lorsque le rectum et la vessie sont vides, leurs parois se rapprochent et leurs moyens de contention sont dans un état de tension qui favorise leur fixité. A mesure, au contraire, que ces organes se remplissent, leurs parois se rapprochent de celles de la cavité où ils sont maintenus; leurs liens se relâchent à un tel point qu'ils peuvent être poussés au dehors comme une tumeur, et l'anus et la vulve deviennent proéminents. Si l'état de réplétion continue, par habitude, il en résulte un état pathologique que l'on observe souvent chez la truie, et qui est un indice qui peut faire prévoir la prédisposition au renversement. — Ces considérations expliquent pourquoi le renversement se produit chez les truies qu'on laisse trop longtemps dans leur loge et qui s'abstiennent d'opérer le rejet des matières excrémentielles. Les causes prédisposantes sont donc la grande ouverture sacro-ischiatique et la direction oblique de la croupe.

Les causes occasionnelles sont le rut, la gestation, la parturition, l'expulsion du délivre, la constipation, le météorisme, l'usage d'aliments peu nutritifs, l'irritation de la matrice et du vagin, etc. Le principal motif vient de ce que la femelle du porc s'abstient trop lontemps de rejeter ses excréments dans sa loge, lorsqu'on ne la fait pas sortir assez souvent.

Les *symptômes* peuvent être exposés maintenant en quelques lignes : écartement des lèvres de la vulve, sortie plus ou moins complète de la muqueuse vaginale, apparition au centre de la hernie du col de l'utérus, vive congestion qui s'annonce par la rougeur des tissus sortis de leur cavité, parfois inflammation révélée par l'épaississement de la muqueuse et l'infiltration du tissu cellulaire, efforts violents, gêne considérable et souffrance générale.

Le retour à l'état normal a difficilement lieu quand la bête est abandonnée à ses propres forces. Il faut donc s'empresser d'y apporter remède, sous peine de voir les phénomènes morbides s'aggraver, c'est-à-dire de voir la muqueuse herniée s'enflammer de plus en plus, se gangréner sur un ou plusieurs points de l'organe malade, et le vagin se déchirer ou se perforer, ce qui constitue de graves désordres.

Le *diagnostic* ne s'égare jamais. Le *pronostic* est grave en ce sens que la matrice peut à son tour se renverser; que les rapprochements sexuels peuvent devenir difficiles, les copulations infécondes, les rechutes fréquentes et la vie parfois compromise. Bien que le renversement vaginal ne fasse pas toujours souffrir les femelles, les obstacles qu'il apporte à leur rendement sont toujours à craindre.

Le *traitement préventif* consiste à donner des aliments de bonne qualité, à contraindre les truies à faire des petites promenades, pour qu'elles puissent opérer souvent l'expulsion des excréments.

La *médication curative* exige, suivant M. Coculet, lorsque le renversement est incomplet, la demi-diète, la saignée, l'administration d'un purgatif; s'il est complet, la réduction.

Il faut d'abord vider le rectum, soulever la tumeur afin de permettre à l'animal d'uriner, nettoyer le vagin avec de l'eau tiède ou des plantes stimulantes, s'il y a indication, puis opérer une compression méthodique. Quand la réduction offre des difficultés, M. Coculet conseille la compression préalable, qui diminue le volume de la tumeur, par l'emploi d'une force répartie également sur tous les points de l'organe, et qui en évite les blessures. Le vagin, diminué et assoupli par une compression d'une durée variable, selon son volume et l'ancienneté du renversement, est ensuite facilement rentré à la main.

Pour éviter des répétitions inutiles, le procédé de M. Coculet est relaté dans l'article suivant, avec une observation de ce vétérinaire.

Dans le cas où la réduction est impossible, on peut encore tenter l'ablation du vagin, et sacrifier l'animal si le résultat paraît douteux. Elle a été faite avec succès en liant tout simplement le pédicule de la tumeur, c'est-à-dire en passant un fil ciré plié en quatre autour de la partie rétrécie par laquelle la tumeur s'enfonce dans l'intérieur du bassin. On occasionne de vives douleurs, de la fièvre et une grande inflammation; cependant les bêtes guérissent et le vagin se rétrécit sans s'obstruer.

RENVERSEMENT DE L'UTÉRUS.

On entend par ces mots : *renversement de l'utérus*, l'invagination du corps de la matrice, et parfois aussi d'une partie de ses branches.

De même que le renversement du vagin, celui de l'utérus est partiel ou complet. Le premier cas comporte à son tour deux catégories : il consiste parfois en un simple recul de la matrice qui s'engage dans le vagin et dont le col vient apparaître entre les deux lèvres de la vulve; d'autre fois, la moitié du corps de l'utérus a franchi le col où il reste étranglé, et pend en dehors de la vulve sous l'aspect d'un cylindre rétréci à sa partie antéro-supérieure.

Lorsque le renversement est complet, la matrice s'invagine en commençant par les parties les plus voisines du col, et présente ainsi sa muqueuse à l'extérieur. La masse est molle et flasque; bientôt elle devient rénitente, volumineuse, infiltrée; elle se salit et se déchire. Quand chez la truie le renversement s'étend jusqu'aux branches, le cas est généralement mortel.

MM. Chanel et Sorillon ont vu les cornes de la matrice d'une truie être expulsées au dehors, pendant la plénitude et cela sans accident. M. Chanel, cité par M. Rainard, a encore vu pratiquer l'extirpation de la moitié d'une des cornes expulsées avec les deux fœtus qui y étaient contenus, sans que les deux autres fœtus de la même corne en aient souffert, car ils ont continué à vivre jusqu'au terme de la gestation.

Les *causes* sont celles du renversement du vagin. Toute femelle prédisposée au renversement de cet organe, ou exposée aux causes qui l'occasionnent, est également prédisposée ou exposée au renversement de l'utérus. Cet accident se produit généralement après le part, et même peu de jours après l'accomplissement de cet acte, attendu que le renversement du col s'y oppose plus tard, à moins cependant qu'il n'ait été maintenu dilaté par la présence du délivre, ce qui est exceptionnel.

Les *symptômes* peuvent encore être relatés en deux mots : invagination et chute de l'utérus; rougeur, chaleur et douleur de la muqueuse de ce viscère; efforts violents, gêne considérable, souffrance générale, malaise anxieux, agitation, mouvements répétés du flanc, injection des yeux, expulsion difficile de l'urine et des excréments. La bête se couche, se relève, se plaint sans cesse et ne tarde pas à mourir, si l'on ne s'occupe de remédier à son mal.

La plupart des femelles succombent avant le terme de deux jours; quelques-unes même beaucoup plus tôt, et avant qu'on ait pu tenter la réduction, tant la phlegmasie est violente et la mortification rapide. Les complications de métrite, de rupture et de gangrène de l'utérus ne sont pas rares. Le pronostic est grave, en raison de la cohorte des phénomènes morbides qui compromettent la vie.

Le *traitement* comporte deux séries d'opérations : la préparation des parties et la réduction.

La préparation consiste dans l'emploi des moyens propres à disposer la bête d'une façon convenable et à faciliter la rentrée de l'organe hernié. On arrive au but désiré, en vidant le rectum et la vessie, en débarrassant la muqueuse utérine de tous les corps qui la souillent, en enlevant les portions de placenta encore adhérentes, en pratiquant des scarifications sur la muqueuse, en détachant, au moyen d'excisions, les parties indurées ou gangrenées, en un mot, en favorisant le travail de la main par tous les moyens possibles.

La réduction peut être conduite de trois manières, suivant que l'on adopte soit le procédé décrit par Viborg; soit le manuel opératoire recommandé par M. Roche-Lubin et appelé réduction; soit enfin la méthode de M. Coculet qui mérite la préférence.

La truie étant presque toujours couchée, cette position est défavorable à l'opérateur, d'abord parce qu'il est forcé de se coucher lui-même, et ensuite parce que le ventre de la femelle, comprimé par le sol, perd de sa capacité, et que les viscères refoulés s'opposent à la rentrée et au maintien de l'utérus à sa place. Si pourtant la laie ne peut se tenir debout, ce qui arrive souvent, on est bien obligé de la laisser couchée ; mais il faut avoir soin d'élever son train de derrière au moyen d'une grande quantité de paille placée sous le bassin et disposée en creux sous le ventre, afin de loger aisément cette région. Quelques praticiens profitent du décubitus de la truie pour plonger l'utérus dans un petit vaisseau dans lequel on verse de l'eau tiède pendant quinze à vingt minutes, ce qui fait beaucoup diminuer le gonflement de ce viscère.

Viborg recommande de suspendre la laie par les membres postérieurs, et, comme elle criaille au moindre attouchement, de faire comme pour la castration, c'est-à-dire de placer quelques aliments dans un petit tonneau. Lorsque l'animal y a engagé la tête, il faut le saisir par les membres de derrière et le relever en même temps qu'on redresse le tonneau dans lequel il continue quelquefois à manger. On fait alors rentrer, doucement et peu à peu, au moyen des doigts, premièrement les cornes, ensuite la matrice et finalement le vagin. Les parties rentrées, il faut à l'instant injecter dans la matrice une décoction astringente tiède, ou bien encore de l'eau tiède un peu acidulée avec du vinaigre. Les manœuvres de la réduction doivent être suspendues chaque fois que la femelle exerce de violents efforts ; on se borne alors à contenir ce qui a été réduit et l'on s'estime souvent heureux quand on n'a pas perdu une partie du terrain conquis, car une lutte violente expose à déchirer la matrice. Les procédés anesthésiques qui faciliteraient les manœuvres de la réduction ne peuvent guère être employés pour la truie, à cause de l'odeur contractée par les chairs, odeur qui les rendrait immangeables dans le cas où il faudrait sacrifier la bête.

La réduction opérée, la truie s'efforce de repousser encore la matrice, ce qu'il importe d'empêcher par tous les moyens possibles. On a recommandé pour les grandes femelles les bandages de diverses sortes : ces moyens ne sont généralement pas applicables à l'espèce qui nous intéresse. Le pessaire et la suture seuls sont aptes à produire de bons effets. On prend une vessie de porc montée sur une tige creuse, on la place dans la vagin et on l'insuffle au degré convenable. On peut remplacer cette vessie, comme chez la femme, par un pessaire en caoutchouc. Il ne faut pas laisser en place cet instrument de contention pendant plus de deux à quatre jours, parce qu'il gêne la défécation, et qu'il peut devenir une cause d'inflammation du vagin. La suture à points séparés peut aussi rendre de grands services. Elle consiste en deux points obliques, allant chacun de la partie supérieure d'une lèvre à la partie inférieure de l'autre, de façon à se croiser et à former un X. Au lieu de réunir par des nœuds les deux bouts de la ficelle dont on se sert pour la suture, il est préférable de les arrêter sur la peau de la vulve par des bourdonnets d'étoupes qui occasionnent moins de déchirures.

Le renversement de la matrice de la truie, dit M. Roche-Lubin, est assez fréquent ; sa réduction par les moyens indiqués en pareille occurrence est très-difficile et souvent impossible. Bien plus, on prévient rarement la nouvelle chute qui suit de près une première réduction. On doit en chercher les causes dans l'indocilité de cet animal, dans la difficulté de le maintenir dans une position convenable, dans la plus grande difficulté encore de fixer les liens, les pessaires ou les bandages que la mère ou les petits s'empressent d'arracher : en outre, l'orgasme utérin, existant toujours après la parturition, peut être la principale cause du second renversement. Après avoir mis en usage, mais le plus souvent sans succès, les diverses méthodes de réduction, le moyen le plus simple et le plus efficace est la castration.

La truie étant abattue, fixée et maintenue comme dans le cas de l'extraction simple des ovaires, l'opérateur lotionne l'utérus avec une décoction émolliente ; il pratique de larges scarifications si cet organe est tuméfié, et fait des fomentations avec du vin tiède. Les parties dégorgées, le rectum vidé et les soies coupées, on pratique au flanc, à un doigt en avant de l'os de la hanche, une incision verticale d'un pouce et demi de longueur, afin que l'index qui doit ramener l'ovaire pénètre plus facilement dans le bassin, vers le fond duquel les ovaires sont refoulés, vu le déplacement de l'utérus. L'index de la main droite étant introduit dans la cavité abdominale, on fait soulever le train postérieur de la truie, et de cette manière on pousse les intestins vers le diaphragme ; on cherche alors dans la cavité pelvienne un des ovaires qu'on saisit bientôt vers la région sacrée et qu'on amène au dehors au moyen du doigt logé vers le creux de la main. On tire graduellement sur les attaches de cet ovaire ; par ce moyen on rapproche de l'ouverture l'autre ovaire. Ces deux organes étant saisis, il faut tordre autour de l'index de la main droite leurs attaches, c'est-à-dire les trompes utérines et les ligaments sous-lombaires, tandis que progressivement on refoule avec le pouce et l'index de la main gauche l'utérus déplacé dans sa position naturelle. Il faut avoir soin de ne pas opérer lors des mouvements expulsifs de la truie ; d'un autre côté, il ne faut pas craindre, en tordant les parties sus-énoncées, les suites du tiraillement, car quelque temps après le part les ligaments sous-lombaires ont encore une texture fibreuse qui permet de tirer sur eux sans craindre de les arracher.

L'utérus réduit, on cesse la torsion et le tiraillement qui donne un cordon dur, résistant, d'une longueur de deux à trois pouces. Ce cordon est de suite compris dans un casseau appliqué en sens contraire de l'ouverture pratiquée au flanc. On fait sur les côtés quelques points de suture; on graisse la plaie. La laie, ainsi opérée, doit être muselée et soumise à l'usage des boissons tempérantes, des lavements émollients, des injections astringentes dans la vulve. On laisse téter les cochonnets. Ce régime doit être rigoureusement suivi pendant huit jours, et on prévient ainsi l'inflammation du péritoine. La mortification étant opérée, le casseau tombe le plus souvent de lui-même. La tuméfaction des lèvres de la vulve, qui persiste encore quelques jours, disparaît sans traitement.

Une fois la matrice préparée, la compression est, suivant M. Coculet, indispensable pour opérer avec plus de sécurité. — Le 18 septembre 1867, rapporte ce vétérinaire, nous fûmes appelé pour voir une truie dont l'utérus était sorti depuis environ quatre heures. Nous fîmes contenir la bête le ventre en haut, le derrière élevé; nous nettoyâmes la matrice à l'eau chaude; nous nous munîmes d'une sache qui fut réduite à la longueur de l'organe renversé, au point qu'introduite dedans la matrice touchait le fond. Un morceau de bois cylindrique, de la grosseur du bras d'un homme, fut enroulé par un bout sur un pli fait à la partie supérieure de la sache, dans le sens de la longueur, après avoir soulevé cette sache pour réduire sa capacité au volume de la matrice, tout en envahissant une plus grande étendue des parois de la sache au fond qu'à son entrée. On commença un mouvement d'enroulement, en soulevant toujours autant que possible. Nous fîmes continuer ce mouvement par un aide, et nous surveillâmes l'opération, de crainte que la matrice ne fût pincée entre les parois de la sache au point d'enroulement. Après quelques minutes de cette compression, la tuméfaction était réduite à un volume plus de moitié moindre, et à sa résistance succéda une grande flaccidité dont nous profitâmes pour opérer la réduction qui fut faite sans peine, ni obstacle, et ne dura qu'un instant. Une suture enchevillée fut appliquée sur la vulve, et la laie guérit parfaitement au bout d'une semaine. —

Le grand volume qu'acquiert l'organe renversé tient à sa congestion, à son infiltration, et, selon M. Coculet, aux liquides et aux organes flottants abdominaux qui s'y introduisent sous forme de hernie.

Les trois manuels opératoires décrits ci-dessus ne sont possibles que si l'organe sur lequel on opère n'est atteint ni de déchirures, ni de gangrène, ni de toute autre lésion dangereuse. Des praticiens expérimentés nous ont fait connaître des cas de cette nature, qui les avaient obligés à sacrifier l'animal ou à tenter l'ablation de de la matrice.

On a publié un grand nombre d'exemples d'extirpation de l'utérus de nos femelles domestiques. L'observation de M. Chanel prouve que la section de la matrice n'est pas constamment mortelle, et que l'ablation de cet organe peut se faire avec quelques chances de succés. M. Cros, de Milan, a pratiqué cette opération sur une chienne en plaçant une ligature aussi près que possible du col utérin, et en coupant, le troisième jour, les tissus à un pouce au-dessous de la ligature; il coula peu de sang et il ne sortit qu'un peu de sérosité. Dès que la section fut faite, la partie herniée rentra brusquement en entraînant la ligature. On fit des injections aromatiques dans le vagin jusqu'au quatrième jour, époque à laquelle la ligature se détacha et sortit. Pendant ce temps, la santé générale ne se dérangea pas, et on ne donna à la femelle qu'une petite quantité d'aliments de facile digestion. M. Lafosse, qui a également tenté l'ablation de la matrice avec habileté et succès, recommande expressément de ne jamais lier l'urèthre et de comprendre, dans la ligature, tout ce qui est gangrené ou déchiré dans l'utérus ou le vagin. Ne peut-on imiter ces praticiens dans le cas du renversement de la matrice chez la femelle du porc? Rien ne s'y oppose, d'autant plus qu'on peut faire égorger la bête quand on voit qu'elle va mourir.

M. Pradal n'est pas de cet avis. En voulant faire saisir une truie pour essayer de réduire l'utérus, il arriva que cet organe se déchira tout entier, ce qui donna lieu à une forte hémorrhagie. Il essaya d'en faire l'amputation, après avoir établi une ligature à la base, mais l'animal ne survécut que vingt-quatre heures à l'opération. Cet échec le rebuta, et, dans la suite, comme il le rapporte lui-même, il conseilla d'égorger les truies plutôt que de les laisser périr des suites du renversement. Bien des vétérinaires agissent de la même façon, et font livrer à la consommation toutes les bêtes de qualité passable.

URÉTHRITE.

L'uréthrite est l'inflammation de la membrane muqueuse du canal de l'urèthre. Cette maladie est peu fréquente et peu connue; on la divise en aiguë et en chronique; je ne parlerai que du premier type.

Les *causes* résultent de contusions, de frottements, de la présence d'un calcul dans le canal uréthral, etc. Chez les femelles, cette affection accompagne ordinairement la cystite ou la vaginite.

Les *symptômes* consistent dans le prurit de l'extrémité de la verge, les trépignements lors du passage de l'urine, le gonflement douloureux de la verge, la chaleur et la douleur du périnée, et la fièvre de réaction. Le bond uréthral est le symptôme particulier de l'uréthrite; il augmente avec l'obstacle que l'urine éprouve en parcourant le conduit.

La *terminaison* s'opère par la résolution qui peut se produire en quelques jours, ou par le passage à l'état chronique. Dans le premier cas, il survient alors un écoulement mucoso-purulent et jaunâtre qui ne persiste guère plus de huit jours; dans le second, l'écoulement sus-indiqué continue, diminue et disparaît, puis revient à nouveau. — Les *complications* d'abcès et d'infiltrations urineuses dans le conduit uréthral, d'engorgement des testicules, sont assez rares.

Le *pronostic* est peu fâcheux, car cette inflammation est moins rebelle que celle qu'on observe dans l'espèce humaine.

Le *traitement* doit consister dans la saignée, les lotions émollientes, les cataplasmes de même nature, les boissons d'eau de graine de lin, additionnée de laudanum, et les lavements calmants. En cas d'insuccès, il faut avoir recours aux lotions et aux injections astringentes. La présence d'un calcul nécessite l'extraction de ce corps étranger.

M. Baron m'a rapporté que la rétention d'urine causée par les calculs uréthraux est fréquente dans les pays qui avoisinent les Pyrénées. Il engage souvent les propriétaires à donner de temps à autre du sel de nitre à leurs cochons. Les éleveurs intelligents appellent le vétérinaire lorsque l'opération est difficile et sacrifient leurs animaux quand il n'existe aucune chance de succès.

CALCULS URINAIRES.

Synonymie : Lithiase, pierre, gravelle.

Les *calculs* sont des concrétions accidentelles, d'apparence pierreuse, et formées par des matières salines qui se développent dans les canaux et les réservoirs tapissés par une muqueuse. On les trouve principalement dans les conduits salivaires, les voies biliaires, les intestins, le cerveau, les poumons, les voies lacrymales, les articulations et les organes génito-urinaires. Dans l'ordre de leur importance, ce sont les calculs biliaires et urinaires qui occupent la première place chez l'espèce porcine, ce sont les derniers qui font l'objet de ce chapitre.

Les *calculs urinaires* se divisent en calculs rénaux, urétéraux, vésicaux, uréthraux et préputiaux : les deux premiers n'ont pas, que je sache, été constatés sur le porc ; les trois derniers seulement nous intéressent, à cause de la similitude de leurs manifestations.

Les *calculs vésicaux* comprennent cinq variétés : *les blancs rugueux, les crétacés, les noirs, les sédimenteux et les graviers.*

Les calculs blancs rugueux, dit M. Verheyen, ont une forme ronde, allongée, presque ovale ; ils doivent leurs rugosités aux aiguilles de phosphate ammoniaco-magnésien dont ils sont surmontés. Leur structure offre un noyau cristallisé de phosphate ammoniaco-magnésien ; de petits cristaux s'y implantent, leurs intervalles se remplissent par le même sel, à l'état sédimenteux ; sur cette première couche s'en déposent deux à trois autres très-minces ; des aiguilles plus longues que les premières s'y implantent. La formation se complète de cette manière jusqu'à la périphérie qui elle-même est surmontée de cristaux. Ils atteignent un poids de 60 à 80 grammes. Pesanteur spécifique : 1,437. L'analyse donne du phosphate ammoniaco-magnésien (84 °/₀), du phosphate de chaux, une trace de carbonate de la même base et de la matière organique.

Les calculs crétacés se caractérisent par leur peu de consistance et leur structure. Leur surface blanche, unie, déteint comme la craie. Du centre, constitué par un noyau sédimenteux, partent de longues aiguilles cristallisées. Ces calculs pèsent de 12 à 40 grammes. Pesanteur spécifique : 1,391. Le phosphate ammoniaco-magnésien s'y trouve en une proportion plus forte (91 °/₀) que dans la précédente variété.

Les calculs noirs ont une forme semblable à celle de la première variété ; ces concrétions possèdent aussi la même structure. La couche périphérique seule a une coloration noire, qui doit être attribuée aux hémorrhagies capillaires que les frottements ont provoqués ; leur poids est de 90 grammes. Pesanteur spécifique : 1,326. Ils contiennent des traces d'hématine.

Les calculs sédimenteux sont blancs ou jaunâtres, lisses. Ces calculs ont une forme arrondie, lamelleuse ou angulaire ; la forme arrondie est la plus fréquente ; quelle qu'elle soit, toutes sont dépourvues de couches. Leur poids est de 750 grammes à 1 kilog. Pesanteur spécifique : 1,138 à 1,576. Le phosphate ammoniaco-magnésien en constitue l'élément principal.

Les graviers ont avec les calculs sédimenteux les mêmes rapports que les graviers du cheval.

Les *calculs uréthraux* ont été plus souvent observés sur les truies que sur les verrats ; on en distingue deux variétés ; les blancs rugueux et les crétacés. Les *premiers*, assez fréquents et d'une forme ovale allongée, varient du volume d'une noisette à celui d'une petite noix et ont un poids de 16 grammes. La rugosité de la surface dépend des aiguilles de phosphate ammoniaco-magnésien ; elles sont en partie perpendiculaires, en partie couchées. Ces concrétions très-dures ont une grande analogie avec la première variété des calculs du porc. Pesanteur spécifique : 1,549. Les *calculs crétacés* ont le même volume que ceux de la précédente variété, mais ils sont beaucoup plus rares. Peu cohérents, leur surface, d'un blanc pur, déteint. Ils sont formés de longues aiguilles cristallines de phosphate ammoniaco-magnésien, qui partent du centre et viennent aboutir à la périphérie. Pesanteur spécifique : 1,401. Les deux variétés ont pour principes constituants le phosphate ammoniaco-magnésien (85 à 90 %), le phosphate de chaux et de la matière organique ; la deuxième variété contient en plus du carbonate de chaux.

Les *calculs préputiaux* se forment dans la cavité du prépuce. Ce sont des corps ronds, allongés, parfois sphériques, de couleur blanche ou blanche jaunâtre, et que de petits cristaux de phosphate ammoniaco-magnésien rendent rugueux. Ils se composent d'un noyau et de couches régulières d'une structure cristalline ; leur poids est de 8 à 20 grammes. Pesanteur spécifique : 1,348 à 1,410. Le phosphate ammoniaco-magnésien (88 à 90 %), le phosphate et le carbonate de chaux et de la matière organique en forment la base.

La *composition chimique* des calculs urinaires du porc est la suivante : phosphate ammoniaco-magnésien, carbonate de chaux, phosphate de chaux, traces de matières organiques et d'hématine. Leur densité est à peu près celle des calculs des autres animaux. Ils n'ont ni odeur bien nette ni saveur ; ils sont de consistance variable et généralement insolubles.

La *structure* de ces concrétions affecte celle d'une agglomération autour d'un noyau central et par couches concentriques. Les unes sont lisses, les autres rugueuses, d'autres criblées de dépressions profondes. Leur *forme* dépend des organes où on les trouve : celles de la vessie sont sphériques ou ovoïdes, celles de l'urèthre, fusiformes ou cylindriques. Leur volume et leur poids sont très-variables.

Les *causes* qui donnent naissance aux calculs vésicaux, uréthraux et préputiaux, sont encore mal déterminées et assez hypothétiques. — Le rôle que jouent les organes urinaires dans la nutrition, rapporte M. Lafosse, est sans doute la cause essentielle des calculs qui se forment dans leur appareil excréteur : ce sont eux, en effet, qui sont chargés de séparer du sang et de rejeter à l'état liquide une forte proportion d'eau ajoutée à la majeure partie des matières minérales ou organiques ingérées et qui n'ont pu être assimilées, ainsi que celles qui, fixées dans les tissus, en ont été séparées par l'action désassimilatrice; il s'ensuit, par conséquent, qu'ils recèlent en permanence les éléments que l'analyse démontre dans la composition des calculs. A cette cause principale se joint le mode même d'après lequel s'effectue l'excrétion de l'urine. Ce fluide, on le sait, une fois séparé du sang par l'action de la partie glandulaire des reins, coule et séjourne pendant un certains temps dans les réservoirs et les conduits de l'appareil avant d'arriver à l'extérieur. Or, dans ce trajet, il est déjà presque entièrement en dehors du cycle vital, et il subit les lois communes des affinités et des attractions qui régissent les corps inorganiques. Comme toute solution aqueuse de matières salines, il peut permettre sur les parois des réservoirs des incrustations, des dépôts, des cristallisations des matières solides qui entrent dans sa composition. En conséquence de ce qui précède, tous les agents qui augmenteraient la proportion de ces matières dans l'eau de l'urine, toutes les conditions propres à favoriser leur dépôt, les affinités moléculaires propres à les transformer et à les rendre insolubles, de solubles qu'elles étaient, seront de puissants auxiliaires de ces prédispositions. La source la plus palpable de la surabondance des matières solides dans l'urine se trouve dans l'ingestion des boissons et des aliments. Il existe une corrélation entre la fréquence des calculs formés de phosphate, de carbonate de chaux et de magnésie, avec la constitution des terrains recélant la plus forte proportion de ces sels, qui par suite doivent se trouver plus abondants dans les aliments et dans les eaux des puits et des réservoirs; et un rapport non moins grand entre la rareté des calculs avec la constitution des terrains granitiques. Ce qui est vrai pour les eaux ne l'est pas moins pour les aliments, ainsi que le prouve M. Bouley à propos d'une enzootie calculeuse observée chez l'espèce ovine. Dans quelques parties de l'Hérault, où le porc est nourri avec la châtaigne, riche en phosphate de magnésie, les calculs deviennent si communs pendant la période de l'engraissement, que souvent force est d'abattre les animaux avant que l'opération soit arrivée à son terme. — Bien que l'organisme emprunte aux aliments, dans la jeunesse, une plus forte proportion de phosphate de chaux, de carbonate de chaux, de magnésie, etc. etc., que dans l'âge adulte, ces matières *sont rares* dans les urines des jeunes sujets qui les emploient à la constitution de leurs os; il n'en est plus ainsi à l'âge avancé, le système osseux n'ayant besoin d'aucun des éléments précités, on trouve dans l'urine ces matériaux désormais sans objet.

La réclusion perpétuelle à l'étable favorise le dépôt des matières de l'urine et leur cristallisation, tandis que la vie plus libre permet des évacuations fréquentes qui ne tolèrent pas la formation du calcul.

Les *symptômes* qui accusent la présence des calculs dans la vessie sont communs à plusieurs autres maladies des organes urinaires, et difficiles à discerner si l'on n'est témoin de la difficulté d'uriner, et si l'on ne reconnaît la présence des concrétions dans les organes, ou celle du sédiment graveleux dans l'urine. Le porc crie, trépigne, se couche, s'étend sur sa litière, agite ses membres, se relève, se campe pour uriner et fait des efforts nombreux. Lorsqu'on l'examine, on peut constater, en avant du pubis, que la vessie est fortement distendue.

Appelé, chez le sieur Bastien, à Buzière, dit M. Ris, je fus surpris de voir tuer, chez son voisin, un cochon qui était très-maigre. Je lui demandai pourquoi il faisait tuer cet animal. Voici sa réponse : J'achetai ce cochon à l'âge de deux mois, il était assez bien venu jusqu'à sept mois ; il n'avait pas même souffert de la castration ; mais depuis deux mois, quoiqu'il ait toujours bien mangé, il n'a cessé de dépérir. J'attribue ce amaigrissement à une difficulté d'uriner qui lui occasionne des souffrances telles que chaque fois qu'il doit satisfaire ce besoin, il fait des cris horribles, se met sur le dos, les pieds en l'air, se relève, se campe, courbe la colonne dorsale et fait des efforts violents quelquefois infructueux ; d'autres fois, et le plus souvent après s'être longtemps campé, il rend une très-petite quantité d'urine ; de nouveaux efforts viennent bientôt succéder aux premiers. D'autres fois, après s'être roulé ou mis sur le dos, il se lève, et urine comme à l'ordinaire, c'est-à-dire à plein jet ; les urines sont toujours claires. Ces renseignements étaient suffisants pour me faire reconnaître la présence d'un calcul vésical,

Je manifestai le plaisir que j'aurais eu que le porc fût encore en vie pour pratiquer l'opération, et je priai le propriétaire de me permettre de faire l'autopsie cadavérique de ce sujet.

La vessie, n'offrant aucune lésion extérieure, était à moitié pleine d'une urine assez claire dans laquelle nageait, pour ainsi dire, le calcul. On apercevait à la surface interne et à la partie inférieure du viscère quelques légères traces inflammatoires : le pourtour de son col était le siége d'une inflammation très-vive, se propageant à un pouce dans l'urèthre; l'examen du trajet de ce canal n'offrit rien de particulier; le péritoine était légèrement enflammé. Les autres organes ne présentaient rien de remarquable.

Les *phénomènes* symptomatiques des calculs uréthraux consistent dans la diminution du jet de l'urine, les efforts fréquents, l'agitation continuelle, les cris incessants, les coliques, la dureté du canal de l'urèthre depuis la vessie jusqu'au point où est arrivé le calcul, puis la rétention de l'urine, la rupture de la vessie et enfin la mort. Chez le porc, pourvu, comme les ruminants, d'une S, les calculs uréthraux occupent, le plus souvent, le même siége. Lorsqu'ils sont arrivés au bas de la première anse de l'S, ils éprouvent de la difficulté pour remonter la branche ascendante de cette anse, ils s'arrêtent dans le repli où ils sont parvenus, et grossissent en empruntant les éléments de couches nouvelles aux sels dissous dans l'urine. Il n'est pas facile sur le vivant de les sentir par l'exploration rectale.

On me présenta, rapporte encore M. Ris, un porc, qui depuis quatre mois qu'il avait subi la castration avait maigri sensiblement; il conservait cependant sa gaieté et mangeait avec appétit. Cet animal restait très-longtemps dans l'attitude convenable pour uriner; quelquefois les urines coulaient involontairement, d'autres fois il urinait par jet au point de lancer l'urine sur les pieds de devant; sa croupe se berçait pendant la marche.

Après avoir fait mettre ce porc debout sur une table, le train antérieur très-élevé, pour renvoyer la masse intestinale postérieurement, et par conséquent avoir plus de facilité de rencontrer la vessie, je lui introduisis les doigts indicateur et médius de la main droite dans le rectum pour m'assurer de l'état de la vessie. Cette exploration me fit reconnaître parfaitement à travers les parois de la vessie, qui contenait alors peu d'urine, un calcul de forme ronde, dur, mobile, et que je ramenai facilement près du col de l'organe sans pouvoir le faire entrer dans l'urèthre, dont je proposai l'ouverture. Elle fut pratiquée le lendemain. J'incisai sur une sonde de plomb boutonnée préalablement, introduite dans le canal, et je me servis d'une petite tenette pour extraire le calcul de la vessie.

Vingt-deux jours d'un traitement aussi simple que celui qui a été indiqué dans la première observation suffirent pour guérir la plaie, qui livra cependant passage aux urines pendant quatorze jours. Enfin, l'animal reprit de l'embonpoint, et deux mois après sa guérison il pesait 94 kilogrammes.

Les *symptômes* des calculs préputiaux qui s'attachent dans la poche du fourreau du porc ne fixent l'attention qu'après qu'ils ont pris assez de développement pour gêner la sortie de l'urine de l'extrémité du canal de l'urèthre. L'écoulement, dit M. Verheyen, se fait lentement et non à plein jet; les animaux prennent du temps pour achever l'acte. L'attention étant éveillée par ce mode insolite d'uriner, on passe le doigt dans le fourreau, on visite cette cavité et on ne tarde pas à rencontrer le corps étranger.

La *terminaison* des désordres occasionnés par les calculs est généralement la rupture de la vessie, rupture qui s'annonce par un calme apparent, le hérissement des soies et le ballonnement du ventre. On n'attend presque jamais ce moment pour sacrifier l'animal.

Les *lésions* principales sont l'inflammation aiguë ou chronique de la muqueuse en contact avec les calculs, le ramollissement partiel ou la destruction totale de cette membrane, la dilatation du canal de l'urèthre, la rupture de la vessie, et encore la présence de l'urine dans le péritoine et l'infiltration du tissu cellulaire de la verge.

Le *diagnostic* des affections calculeuses ne s'égare guère que lorsqu'il n'est pas posé à temps. Le *pronostic* est toujours grave, puisqu'il faut généralement l'intervention de la chirurgie qui est loin de toujours réussir.

Le *traitement* comprend deux catégories : les soins préventifs, et les soins thérapeutiques.

Il importe, au premier chef, de soustraire les porcs aux causes occasionnelles ou déterminantes rapportées en commençant. Filtrer les eaux calcaires ou séléniteuses, tenir compte des besoins d'assimilation selon les âges, procurer un exercice salutaire, tel est l'ensemble des moyens propres à empêcher la formation des concrétions calculeuses.

La méthode thérapeutique, pour les calculs vésicaux, consiste, soit à dissoudre les concrétions par des moyens médicamenteux, soit à les faire sortir par des procédés mécaniques.

Le premier mode comprend l'emploi des boissons acidulées par l'acide chlorhydrique, et concurremment la nourriture aqueuse qui, en favorisant la sécrétion d'une grande quantité d'urine, entretient un courant urinaire, propre à entraîner les calculs de petite dimension.

La réussite est nulle dans l'immense majorité des cas.

Le second système, mis en pratique par M. Ris, consiste dans l'extraction du calcul à la faveur d'une incision pratiquée à l'urèthre, immédiatement au-dessous du rectum, et prend le nom de cystotomie. On met le porc debout, on incise dans son milieu le canal uréthral; puis on introduit les tenettes dans la vessie, et l'on cherche le calcul que l'on ramène aussitôt qu'on l'a saisi. On préfère ordinairement sacrifier l'animal, plutôt que de l'exposer à de nombreux accidents consécutifs tels que le pincement ou la perforation de la vessie, l'hémorrhagie, etc. C'est pourquoi je ne m'appesantis pas sur la description de la cystotomie, et je passe sous silence celle de la lithotritie.

Lorsque le calcul est dans l'urèthre, on débride ce

conduit à l'endroit où se trouve le corps étranger que l'on extrait avec les doigts.

M. Bayrou, lit-on dans les Mémoires de la Société vétérinaire de Lot-et-Garonne, vit un porc qui n'urinait qu'avec difficulté, se campait fréquemment et chancelait en marchant. A ces signes assez équivoques, et qui firent supposer d'abord une inflammation de la muqueuse de la vessie, vint se joindre pour lever tous les doutes le symptôme pathognomonique, c'est-à-dire le calcul dont M. Bayrou reconnut l'existence en passant la main sur le trajet de la verge à une distance de sept centimètres environ de son extrémité.

Le cochon avait été couché pour l'exploration. Immédiatement après, dit le vétérinaire précité, je m'armai d'un bistouri, je saisis la verge au point où le corps résistant faisait saillie, je pratique une incision longitudinale d'où sortit un calcul pesant dix-sept grammes. Je rapprochai ensuite les lèvres de la plaie par deux points de suture simple et j'appliquai un emplâtre agglutinatif. L'urine s'écoula pendant quelques jours malgré l'emplâtre et la suture. La cicatrisation fut néanmoins complète en quinze jours.

Les calculs préputiaux, selon M. Verheyen, sont détachés à l'aide des doigts huilés que l'on introduit dans le fourreau. Si la manœuvre ne réussit pas, que le corps étranger adhère trop fortement, on incise le bord du fourreau. Cette opération facilite son décollement. Les bords de la plaie sont enduits d'un corps gras; jusqu'à leur cicatrisation, on s'abstient de les réunir, car l'espace plus grand que l'on donne au pénis prévient le retour des concrétions.

CHAPITRE V

MALADIES DU SYSTÈME NERVEUX

Les maladies du système nerveux des animaux de la race porcine n'occupent qu'une toute petite place dans le cadre nosologique; d'abord parce qu'elles sont peu nombreuses, ensuite parce qu'elles sont, pour la plupart, mal connues et qu'elles exigent une grande habitude d'observation pour qu'on puisse les étudier avec fruit dans leurs causes et leurs manifestations; enfin parce qu'elles sont d'une difficile guérison et qu'elles échappent fréquemment aux investigations des plus habiles chercheurs.

J'ai pu décrire, avec l'aide de savants professeurs et avec les documents de plusieurs vétérinaires distingués, la congestion cérébrale, l'inflammation du cerveau et de ses enveloppes, la paralysie, le tétanos, l'épilepsie, la rage et l'ivresse; mais j'ai été forcé de négliger la mention des inflammations de la moelle épinière et des nerfs dont on ne trouve pas la trace dans la pathologie du porc. Il en est de même du tournis que j'ai été à même d'observer et dont j'ai entendu parler par M. Léon Gaignard et quelques autres vétérinaires. Les phénomènes sont les mêmes que dans l'espèce ovine. Tout d'abord j'ai rapporté ce symptôme à une inflammation de l'encéphale ou de ses enveloppes; mais l'engraissement régulier de l'animal éloigna promptement cette idée. En pareil cas, doit-on admettre la présence d'un cœnure? Rien ne repousse cette hypothèse. M. Léon Gaignard et moi aurions certainement fait l'autopsie de ces porcs, si nous n'en avions été empêchés par des occupations pressantes, et si nous ne nous étions trouvés loin de la demeure de l'éleveur.

De même encore pour la chorée. Les quelques rares exemples que j'ai observés et qui m'ont été communiqués par M. Clavel et par quelques autres vétérinaires, ne sont pas assez affirmatifs pour établir nettement l'entité morbide dont il est question. Les symptômes sont les suivants : décubitus forcé, élancements généraux, respiration entrecoupée, et tout le cortége habituel connu des praticiens.

Les affections reproduites dans ce chapitre n'on peut-être pas tout le développement désirable; cet aveu ne me coûte guère après les explications que j'ai fournies en commençant cet exposé.

CONGESTION CÉRÉBRALE.

Synonymie : Congestion méningo-céphalique, congestion méningée, coup de sang, apoplexie foudroyante.

La *congestion cérébrale* est une affection constituée par l'accumulation du sang et quelquefois l'épanchement de ce liquide dans la cavité de l'arachnoïde, dans le tissu cellulaire sous-arachnoïdien et dans les ventricules du cerveau.

Cette affection très-rare sur nos animaux s'observe cependant de temps à autre sur le porc : au début, ce n'est souvent qu'un engorgement sanguin qui détermine du malaise, et qui, si l'on n'y remédie promptement, se transforme en un épanchement produit par l'exhalation séreuse ou par la rupture de quelques vaisseaux. Dans l'un comme dans l'autre cas les symptômes sont les mêmes.

Les *causes* de cette maladie se partagent en trois catégories; savoir : les causes prédisposantes, les causes occasionnelles et les causes déterminantes.

Les causes prédisposantes dérivent principalement de la nourriture trop active, de la pléthore, de l'encolure courte et de l'excès de graisse, ainsi qu'on l'observe souvent sur les —cochons phénomènes —exposés dans les concours. Les causes occasionnelles proviennent de chaleurs excessives, de la raréfaction de l'air, de l'exposition continue au soleil, de repas trop copieux, de marches forcées, du serrement considérable éprouvé dans les charrettes et les wagons, etc., etc. Les causes déterminantes sont dues aux coups violents portés sur la tête et aux chutes qui produisent de forts ébranlements de l'organisation.

La congestion cérébrale débute avec ou sans épiphénomènes, et procède par invasion graduelle ou par attaque foudroyante; dans ce dernier cas, les signes avant-coureurs font complétement défaut.

Les épiphénomènes qui caractérisent parfois la venue de la maladie consistent dans l'assoupissement, la lenteur des mouvements, la diminution ou la perte de la sensibilité, la lenteur des inspirations, la largeur et la rareté du pouls, l'obscurcissement de la vision, l'affaiblissement de l'ouïe, la perte de l'appétit et parfois des vomissements, etc., etc. C'est avec intention que je parle des épiphénomènes et non des *prodrômes*, et cela pour deux motifs : d'abord, parce que ces signes précurseurs font souvent défaut et qu'en tous cas il n'existent que d'une façon inconstante et fort obscure; ensuite, parce qu'on les rencontre dans un grand nombre de maladies. Quand la congestion cérébrale se manifeste, rien ne peut faire supposer au juste que les perturbations observées dans les fonctions motiles et sensoriales soient des signes d'apoplexie plutôt que de toute autre affection. Il ne faut donc leur accorder que la valeur qu'ils méritent.

L'*invasion graduelle* succède toujours aux signes morbides précités; alors ces phénomène s'exaltent : l'animal porte la tête basse et oscille en marchant; les sens sont presque abolis, la respiration est irrégulière, le pouls plein et dur, et les muqueuses injectées. A ce moment le porc se livre à des mouvements spasmodiques et tombe à terre, où il reste étendu dans un état de complète immobilité.

L'*attaque foudroyante* n'est annoncée par aucun signe apparent qui puisse la révéler tant soit peu. L'animal tombe privé de tout sentiment et périt bientôt, sans autres mouvements que ceux des flancs. Parfois la circulation et la respiration continuent de s'effectuer avec irrégularité; la dernière s'accompagne d'un bruit stertoreux, sorte de râle signalé par Viborg, Pradal et M. Lafosse.

M. Carrière a observé un cas de congestion cérébrale à invasion graduelle dont il nous a laissé la relation suivante. Une truie présenta des symptômes d'apoplexie après un repas ordinaire de son et d'eau de vaisselle. Sa tête était lourde, l'œil hagard, la pupille dilatée, la démarche chancelante, les vaisseaux apparents étaient engorgés; puis elle se renversa sur le côté et resta sans mouvement. Le vétérinaire précité diagnostiqua une congestion au cerveau, et coupa la queue de l'animal pour obtenir une déplétion sanguine. Les symptômes de congestion persistant malgré cette saignée, il eut recours à l'émétique et administra 25 centigrammes qui produisirent un très-bon effet; une demi-heure après la truie s'était relevée. Elle vécut huit mois encore après cette secousse sans qu'aucun accident de ce genre se soit reproduit.

Les cochons de lait, selon M. Pradal, sont souvent, dans le Midi, foudroyés par de semblables attaques qui détruisent des portées tout entières. A la sortie du toit, ou dans les champs, l'animal qui paraît être sous le coup de l'apoplexie tourne plusieurs fois en décrivant une piste circulaire, tombe et meurt subitement comme frappé de la foudre. On est parvenu à en guérir lorsqu'on a eu le temps de les saigner copieusement et lorsqu'on a pu leur appliquer des douches fraîches sur la tête. Le vinaigre moutardé, ou la pommade stibiée en friction à la face interne des cuisses ont été aussi employés avec succès.

La *marche et la durée* de la maladie, nous venons de le voir, sont forcément subordonnées à l'intensité de l'attaque. La *terminaison* s'opère par le retour à la santé, si l'on a été assez prompt à procurer les secours nécessaires, mais dans ce cas les rechutes et la paralysie sont imminentes; elle a encore lieu par la mort, la paralysie ou le passage à l'état inflammatoire.

L'*autopsie* montre les altérations suivantes : les vaisseaux du crâne sont gorgés de sang; la substance blanche du cerveau est parsemée de points rouges, mais n'est pas ramollie, la substance grise non plus. Après l'hémorrhagie on rencontre quelquefois la déchirure du cerveau qui forme des foyers irréguliers; la quantité de sang épanché dépend de la position des vaisseaux rompus.

Le *diagnostic différentiel* n'est pas facile à établir, en raison du grand nombre des perturbations et des altérations matérielles qu'on ne peut sûrement distinguer dans cet état pathologique.

Cependant, d'après un de nos meilleurs professeurs, il paraît prouvé que les paralysies partielles correspondent aux hémorrhagies limitées dans l'arachnoïde, l'encéphale et ses ventricules; la paralysie générale, à un épanchement séro-sanguinolent dans les ventricules à l'extérieur de l'encéphale et dans l'arachnoïde cérébrale; la paralysie générale rapide, à la forte congestion étendue à tous les organes encéphaliques.

Le pronostic est toujours très-grave.

Le *traitement* trouve plutôt sa place dans l'hygiène que dans les moyens curatifs. Il faut distribuer les aliments avec précaution, préserver les animaux d'un soleil ardent, éviter de les entasser à l'étroit dans des voitures ou des wagons, les asperger d'eau fraîche, etc., etc.

Dans le cas d'une attaque graduelle ou foudroyante, il est expressément recommandé tout d'abord de pratiquer la saignée d'une façon modérée chez les animaux maigres et d'une manière plus copieuse chez les sujets pléthoriques, et de renouveler cette opération suivant la violence et la durée de l'attaque. L'ouverture des saphènes, coïncidant avec celle des auriculaires, détermine une évacuation sanguine suffisante, dans bien des cas, pour procurer une amélioration immédiate. Les moyens secondaires consistent dans l'ingestion de breuvages ou d'électuaires émétisés, dans l'administration de lavements irritants confectionnés avec le sel de cuisine, le savon, le sulfate de soude, l'aloès, etc.; dans l'emploi des purgatifs et surtout des vomitifs, dont M. Carrière se trouva très-bien; dans l'application de frictions énergiques à l'essence de térébenthine, de sinapismes, de pommade stibiée, qui provoquent un afflux vers leur siége et dégagent ainsi le cerveau; dans les aspersions d'eau froide sur la tête, les douches répétées, etc., etc.

Dans un cas de congestion cérébrale dont la résolution n'était pas complète, M. Cruzel a constaté que l'infusion d'arnica administrée à un bœuf, deux fois par jour en breuvage, avait produit un excellent résultat; cette préparation peut réussir chez le porc et doit être essayée.

Poudre d'arnica..................	10	grammes.
Eau..............................	250	—

Quand on ne peut rappeler promptement l'animal à la vie, il faut le transporter promptement dans un endroit convenable et l'égorger dans le but de l'utiliser avec avantage.

Il convient de se mettre en garde contre certains accès épileptiformes qui, chez l'espèce porcine, font souvent croire à la congestion cérébrale.

Lorsque l'épilepsie joue le principal rôle, les individus se débattent d'une manière plus ou moins énergique et pendant un temps d'une durée variable, mais ils se relèvent presque toujours et ne restent pas sous l'étreinte terrible de la paralysie et de l'inflammation du cerveau.

INFLAMMATION DU CERVEAU ET DE SES ENVELOPPES.

Synonymie : Encéphalite, méningo-encéphalite, cérébrite, etc.

L'expression de *méningo-encéphalite* convient parfaitement pour désigner l'inflammation du cerveau et de ses enveloppes, attendu que cette double phlegmasie existe la plupart du temps, et qu'en fût-il autrement, les symptômes ne seraient pas assez distincts pour établir un diagnostic différentiel sur le vivant, et n'auraient pas alors une bien grande valeur au point de vue de la pratique, car le traitement est le même.

Les *causes* de l'inflammation de l'encéphale ne diffèrent guère de celles de la congestion cérébrale ; ce sont : la chaleur excessive, l'insolation, la raréfaction de l'air, les coups, les chutes, les fractures du crâne, avec compression des organes qu'il renferme ; et surtout la congestion lente du cerveau et de ses enveloppes.

Les symptômes rappellent par leur mode d'expression ceux de la maladie dont nous avons étudié la marche dans le paragraphe précédent ; ils se manifestent graduellement ou éclatent avec impétuosité ; ils sont également, dans l'invasion progressive, précédés d'épiphénomènes analogues à ceux de la congestion cérébrale. Les réflexions faites à propos de ces manifestations morbides trouvent ici leur place.

La période des signes épiphénoménaux est caractérisée par la perte et la dépravation de l'appétit, la mastication lente, l'assoupissement continuel, la paresse des mouvements, la diminution de la sensibilité, et tout le reste du cortége antérieurement mentionné.

Quand la maladie est déclarée, suivant l'un ou l'autre des modes connus, on peut observer les symptômes suivants : lourdeur de la tête, difficulté de l'équilibre, irrégularité de la marche, trouble des sens, affaiblissement de la vision et de l'ouïe, diminution de la sensibilité générale, lenteur de la respiration, irrégularité de la circulation, rougeur des muqueuses, roideur des reins, difficulté de l'évacuation excrémentitielle et urinaire, etc. Chez certains sujets il se passe une sorte de surexcitation assez remarquable : les animaux sont agités, ont les yeux rouges, les oreilles chaudes, le regard inquiet et marchent par secousses; ils s'agitent, s'en vont comme égarés, grattent le sol avec les pieds et le groin, courent, se heurtent sur les obstacles environnants, tombent, etc., en un mot présentent, selon Viborg, tous les phénomènes du délire.

Le calme succède à cette agitation momentanée, pour être remplacé à son tour par d'autres signes d'égarement, se rapprochant plus ou moins de ceux que je viens de relater. Il ne faut point exagérer la valeur des agitations subites, des frayeurs inexplicables, des mouvements brusques et des troubles divers qui constituent l'existence du vertige. D'abord ces manifestations passent souvent inaperçues et sont, par conséquent, mal étudiées chez le porc; de plus, elles se rattachent à tant de troubles divers, que l'on comprend aisément que l'esprit d'observation ait encore besoin de nombreuses remarques, afin de rattacher à une origine vraie les déductions tirées jusqu'à présent de phénomènes difficiles à saisir.

Il en est de même de l'étude des autres symptômes et surtout de ceux qui caractérisent la période de début. En matière d'observation, les symptômes négatifs ont une plus grande importance que ne semblent le croire beaucoup de praticiens. Dire, en parlant de la congestion cérébrale et de la méningo-encéphalite, que l'appétit n'a été ni augmenté ni diminué, que les excrétions se sont produites comme de coutume, etc., c'est, d'après un de nos meilleurs écrivains vétérinaires, donner une garantie exacte de l'observation, c'est préparer à la statistique des documents plus positifs, c'est fournir à la médecine des inductions plus précieuses.

La *durée* de cette maladie n'est pas longue. La *terminaison* a lieu par résolution, ou par ramollissement et suppuration. La résolution s'annonce par l'affaiblissement des symptômes et le retour progressif des fonctions à leur rhythme normal. Les altérations précitées ne sont que très-exceptionnellement constatées chez le porc, que l'on sacrifie aussitôt qu'on s'aperçoit de l'incurabilité du mal.

Le *traitement* doit encore être calqué sur celui de la congestion cérébrale : saignée, réfrigérants maintenus à demeure sur la tête, au moyen d'une pièce d'étoffe continuellement humectée et fixée comme il est expliqué page 70 (*fig.* 24); boissons ou électuaires émétisés, purgatifs répétés, frictions révulsives, lavements irritants, tel est l'ensemble des moyens usités en pareil cas.

La méningite granuleuse, qui m'a été signalée par M. Gay et plusieurs autres vétérinaires distingués, n'est pas encore assez connue pour mériter une description particulière. C'est une besogne qui regarde les jeunes observateurs.

PARALYSIE.

La *paralysie* est l'affaiblissement ou l'abolition de la contractilité musculaire d'une ou de plusieurs parties du corps, avec ou sans lésion de la sensibilité.

Elle est : *essentielle* quand elle n'est due à aucune lésion matérielle appréciable ; *symptomatique* lorsqu'elle se trouve sous la dépendance d'une affection primitive; et encore : *générale* ou *partielle. Ces deux mots s'expliquent d'eux-mêmes.* Je ne poursuivrai pas plus loin l'étude des divisions scientifiques sans application utile à la race porcine.

Dans l'espèce qui nous intéresse, la paralysie est presque toujours symptomatique, et survient à la suite de la congestion ou de l'inflammation de l'encéphale ou de la moelle épinière. M. Lagrèze a observé plusieurs cas de paralysie complète chez des nourrices pendant la lactation. M. Chataigner a surtout remarqué la paralysie sur les porcs de six à dix mois. Le décubitus et l'impossibilité d'exécuter des mouvements accusent la paralysie générale; l'exécution imparfaite du jeu de certains organes caractérise la paralysie partielle. Les animaux se traînent en s'appuyant sur les fesses, et vont ainsi d'un bout à l'autre de leur loge.

L'indication thérapeutique consiste à stimuler tout le système nerveux et spécialement les parties affectées. Chez le cheval et le chien on emploie les excitants généraux et les révulsifs tels que les frictions irritantes sur le dos, les sinapismes, les purgatifs, les lavements stimulants. On a raison de réveiller à tout prix la sensibilité nerveuse, car la machine animale perd de ses qualités lorsqu'elle est privée d'un de ses rouages.

Les mêmes moyens peuvent réussir chez le porc, et cela s'est vu plusieurs fois. M. Chataigner recommande, au début, les purgatifs légers, le sulfate de soude ou de magnésie à la dose de 40 grammes, les frictions d'essence de térébenthine sur toute la colonne vertébrale, et les bandages de flanelle autour des membres. Ce traitement n'a de chances de succès qu'autant qu'il est appliqué au début de la maladie, car au bout de sept à huit jours les résultats sont à peu près nuls. Dans l'immense majorité des cas, la médication reste infructueuse, tourmente beaucoup l'animal et le fait maigrir. Il est donc souvent préférable, à moins de soigner un sujet précieux, de sacrifier les individus paralysés, dès qu'on s'est aperçu de la gravité du mal.

Cependant quand le porc ne souffre pas, qu'il profite malgré la paralysie, et qu'il y a de la perte à le tuer de suite, on peut tenter l'engraissement, et cela souvent avec avantage, ainsi que le prouve le récit suivant, dû à la plume de M. Léon Gaignard.

Le 10 août 1869, étant chez un fermier des environs de Craon pour donner mes soins à un cheval, je fus frappé de la manière de faire d'un jeune porc. Au moment de mon arrivée il était couché dans la cour de la ferme, en compagnie de plusieurs animaux de la même portée. Peu de temps après on cherche à les faire rentrer dans la porcherie, mais, au lieu de suivre le mouvement général, notre sujet ne se dérange pas et reste sur le flanc dans le plus grand calme. Je demande au fermier la raison de cette particularité et j'apprends que le jeune cochon est paralysé depuis l'âge de six semaines, qu'il marche un peu quand on le soutient par la queue, et qu'il grossit à vue d'œil.

Désirant me rendre compte de la vérité de ces dires, je soulève l'animal par la queue; aussitôt il se met à marcher, ses mouvements précipités sont sûrs pour ce qui regarde le train de devant, mais difficiles en ce qui concerne le train de derrière; il n'appuie que faiblement du membre postérieur droit et traîne le gauche sur le sol. Ce dernier est émacié depuis le tronc jusqu'à l'extrémité inférieure ; la pression n'y fait développer aucune sensibilité, les articulations sont saines.

Quelques mois après j'ai revu le fermier qui m'a fait savoir que son élève, quoique toujours dans le même état, se nourrit bien et profite, ce qui lui importe le plus.

TÉTANOS.

Synonymie : Mal de cerf.

Le *tétanos* est une maladie caractérisée par une contraction involontaire et permanente des muscles de la tête, du cou, du tronc et des membres. Tout le corps se trouve dans un état de roideur et d'immobilité.

Les observations de tétanos sur les grands animaux ne nous manquent pas; mais il n'en est point de même en ce qui concerne les petites espèces. D'Arboval affirme bien que cette affection est commune chez le chien; Gellé dit l'avoir vue sur la chèvre, etc.; du porc, on n'en parle nulle part si ce n'est pour indiquer qu'en Égypte cet animal devient souvent tétanique après la castration.

J'étais presque décidé, n'ayant rien remarqué moi-même, à passer cette affection sous silence, lorsque j'eus l'occasion d'en entendre parler dernièrement par des vétérinaires et des éleveurs, et la bonne fortune de mettre la main sur une description insérée dans le journal de la Société agricole de l'Est de la Belgique. L'auteur paraît compétent, et doit, à ce titre, garder l'honneur et la responsabilité de son travail placé entre guillemets.

Le tétanos est essentiel et traumatique : essentiel quand son existence n'est pas liée avec celle d'une autre maladie; traumatique lorsqu'il y a solution de continuité; il est encore partiel et général.

On attribue les causes du tétanos essentiel au froid, aux arrêts de transpiration, à l'ingestion de boissons froides, etc.; celles du tétanos traumatique aux coups, aux blessures et aux opérations chirurgicales.

« Cette affection est des plus faciles à reconnaître, mais on ne l'observe ordinairement que quand elle est tout à fait déclarée; cependant il arrive souvent qu'elle se déclare insensiblement. La contraction musculaire ou le spasme commence par une partie du corps, et s'étend aux autres, et il se passe deux ou trois jours avant qu'elle devienne générale. Ce sont presque toujours les muscles de la mâchoire où le spasme se fixe en premier lieu; les animaux sont dans l'impossibilité de remuer les mâchoires et de les écarter convenablement. C'est surtout pendant le repas que cette gêne se remarque; le porc fait des efforts infructueux pour prendre des aliments, et encore, quand il y parvient, ne sait les mastiquer. A ces phénomènes ne tardent pas à se joindre une forte salivation, la fixité des oreilles, la rétraction du globe oculaire dans l'orbite et la proéminence de la conjonctive, principalement à l'angle nasal, ce qui diminue encore les dimensions de l'œil, déjà naturellement petit.

« Le spasme gagne bientôt les muscles de la nuque, du cou, sans que la roideur qu'il occasionne devienne bien apparente, car cette partie chez le porc est peu mobile. On acquiert une certitude parfaite de l'existence du tétanos, par l'impossibilité d'écarter les mâchoires, et par la dureté des muscles. On a donné à ce spasme partiel la dénomination de *trismus*. Dans les cas les plus heureux, la contraction reste bornée aux mâchoires; le relâchement arrive peu à peu, il est suivi de guérison. Le plus souvent le spasme fait des progrès, gagne le dos, devient général et constitue le tétanos.

« Le tétanos commence aussi par l'arrière-train, et il s'annonce par une marche roide, gênée, la roideur et la dureté des muscles, le peu de flexibilité des articulations. Il gagne les parties antérieures, et le trismus se déclare. Cet état ne saurait se prononcer sans être accompagné d'autres désordres; la peau et les soies paraissent humides, le ventre est tendu, les digestions et l'excrétion urinaire sont nulles; la respiration est accélérée, difficile et pénible. Les malades cherchent à se tenir debout sur les membres; lorsqu'ils tombent, il est rare que la mort ne survienne pas dans les douze heures.

« Cette affection est très-grave, nous ne pourrions citer qu'un seul cas de guérison, auquel l'art est resté étranger. Nous conseillons donc de ne pas soumettre les malades à un traitement, mais de les tuer et d'utiliser la viande, qui n'est pas nuisible à la consommation. D'ailleurs, le resserrement des mâchoires ne permet pas d'administrer des médicaments, et si elles s'écartent encore pour laisser quelque espace, il serait dangereux d'en profiter, car la suffocation en résulterait presque inévitablement. »

Parmi les vétérinaires, quelques-uns prétendent que la médecine a réalisé de tels progrès que les difficultés qui entourent le tétanos semblent, en partie, résolues, et que l'on enregistre bon nombre de succès. M. Anginiard, s'inspirant des essais heureux faits en médecine humaine, a mis en pratique les lotions sur l'étendue du rachis avec la décoction de belladone, les lavements avec la digitale et les inhalations de chloroforme. Cette médication ayant réussi sur le cheval peut être tentée sur le porc.

On peut encore essayer les opiats suivants :

Opium........................	2 grammes.
Poudre de réglisse................	10 —
Miel...........................	q. s.

Faire huit pilules et les administrer d'heure en heure, après que la digestion est supposée faite.

Noix vomique....................	4 grammes.
Valériane..........................	6 —
Camphre..........................	2 —
Miel...........................	q. s.

Même administration que ci-dessus. On donne ces opiats en les faisant pénétrer sur la langue au moyen d'une spatule mince.

Enfin, il faut tuer le malade et en utiliser la chair, si faire se peut, quand les résultats ne sont pas prompts et heureux.

ÉPILEPSIE.

Synonymie : Haut mal, mal caduc, mal sacré, mal divin, mal lunatique, mal d'Hercule.

L'*épilepsie* est une névrose chronique et intermittente, caractérisée par des accès convulsifs, et par l'abolition complète du sentiment et de l'intelligence.

Cette maladie fut parfaitement connue des anciens; mais les modernes qui l'ont encore mieux étudiée n'ont pu lui opposer aucun moyen curatif certain.

Elle se montre assez fréquemment chez le porc; nous possédons, à cet égard, le témoignage de beaucoup de vétérinaires éclairés. Pour mon compte, j'ai été à même de l'observer plusieurs fois, et de corroborer en partie les dires de ceux qui m'ont précédé dans la carrière médicale.

Depuis longtemps, on croit, en vétérinaire, que l'épilepsie se transmet par voie d'hérédité. Notre médecine a peut-être eu le tort de trop se calquer sur la médecine humaine, et nous en avons la preuve dans cette croyance sans preuves certaines à la transmission héréditaire. Les expériences les plus récentes ne peuvent, il est vrai, démontrer aujourd'hui d'une façon péremptoire que cette idée est vraie ou erronée; mais il est permis de supposer, en attendant mieux, qu'elle est probablement exagérée.

Cette affection est idiopathique ou symptomatique, c'est-à-dire que son existence n'est pas liée avec celle d'une autre maladie, ou bien qu'elle est le symptôme d'une autre altération, causant une douleur assez vive pour exercer une action en retour sur les centres nerveux, et provoquer sympathiquement des accès épileptiformes.

Quelques auteurs, se basant sur la durée plus ou moins longue des accès, ont distingué une *épilepsie aiguë* et une *épilepsie chronique*. Cette division, acceptée par M. Delafond et reproduite par M. Pradal, qui a inséré, dans son travail, les prétendues observations d'épilepsie aiguë du professeur d'Alfort, n'a peut-être pas sa raison d'être. Que la durée et l'intermittence des accès soient plus ou moins longues, l'état morbide reste à peu près le même, et rien n'est changé dans l'essence de la maladie.

L'épilepsie idiopathique provient ou peut provenir de deux ordres de causes parfaitement distinctes : les causes prédisposantes et les causes occasionnelles.

Les *causes prédisposantes* tirent leur source de la constitution lymphatico-nerveuse, et de la jeunesse. C'est à dessein que j'ai dit que l'épilepsie *peut provenir* de causes prédisposantes, attendu que je n'ai fait que relater l'opinion de savants écrivains, et que je n'ai pu constater, sur le porc, la véracité de leur assertion. L'histoire de l'épilepsie, chez l'espèce qui nous occupe, est beaucoup trop tronquée pour que l'on soit à même de résoudre avantageusement la question étiologique.

Les *causes occasionnelles* sont presque aussi obscures. Les auteurs ont, tour à tour, rattaché l'apparition du mal caduc à la frayeur, aux mauvais traitements, à l'irritation de l'encéphale, etc., etc., parce qu'ils ont vu coïncider la maladie avec ces accidents. Y a-t-il simple coïncidence ou dépendance directe? Je crois être sage en imitant l'exemple d'un savant professeur vétérinaire et en évitant de me prononcer, ce qui, je le répète, me serait difficile n'ayant jamais observé de faits probants. J'ai vu, chez un cochon, la maladie se déclarer quelques jours après un refroidissement. Il se pourrait qu'il existât ici un rapport certain de causalité, mais je n'oserais l'affirmer. Les *symptômes* précurseurs bien accentués font totalement défaut, chez la race porcine, alors que chez l'homme l'*aura epileptica* ne manque jamais d'annoncer la venue d'un accès. Je ne puis admettre, comme prodrômes, ces phénomènes peu fidèles et mal déterminés, tels que l'inquiétude, le grognement et la défaillance, signalés par quelques vétérinaires comme les signes avant-coureurs de l'attaque.

Voici ce que j'ai constaté : le porc éprouve un tremblement général plus ou moins marqué et des mouvements convulsifs du cou et de la tête, il va et vient sans avoir conscience de ce qu'il fait et se frappe contre les objets qui se trouvent à sa portée : à ce moment déjà, sa pupille est contractée, sa respiration embarrassée; puis sa marche, comme je l'ai vu une fois, devient vacillante : il s'arrête un peu, écarte les membres et s'efforce ainsi d'élargir la base qui le soutient; s'il est à l'étable, il cherche quelquefois un point d'appui sur les objets qui l'environnent; puis la tête et l'encolure sont agitées en tous sens, les mâchoires s'écartent et se rapprochent, les dents claquent, la colonne vertébrale se roidit et se tord, la bouche se remplit de bave écumeuse, la vue s'obscurcit et la respiration s'accélère et s'exécute d'une façon laborieuse. Tous ces symptômes se précipitent et, avant même que celui qui est témoin d'un accès ait pu en distinguer nettement toutes les manifestations, l'animal tombe à terre, comme frappé de la foudre, et reste quelques instants sans mouvement ; puis il témoigne de son existence par des soubresauts convulsifs ; les membres se rapprochent de la poitrine et du ventre et s'agitent avec force; les lèvres, les muscles du cou, du ventre et du fourreau éprouvent des tiraillements désordonnés, les veines superficielles se gonflent et les muqueuses deviennent violettes. Dans cette position, le porc écume, serre les mâchoires avec force et se coupe la langue lorsque cet organe est sorti de la bouche; puis il mord ce qui se trouve à sa portée, il grince des dents, respire avec force et laisse échapper quelques jets d'urine et un peu de liquide sécrété par la prostate. Les yeux sont fixes ou roulants, les sensations totalement abolies. Il paraît que le pouls est généralement faible et irrégulier et que les battements du cœur sont tumultueux et violents. Sur un porc de trois mois observé par M. Seché les accès ont été si fréquents que la mort est survenue du deuxième au troisième jour; ils se rapprochaient de plus en plus jusqu'au moment de la mort qui eut lieu pendant une forte attaque. Il est fâcheux que ce vétérinaire laborieux n'ait pas fait l'autopsie; peut-être aurait-il trouvé des vers dans le tube intestinal ou quelques lésions dans les centres nerveux.

Peu à peu ces phénomènes cessent : l'agitation désordonnée diminue, les fonctions respiratoires reprennent leur cours normal, l'animal se relève et semble éprouver de l'abattement; il marche lentement, en regardant à droite et à gauche, et finit par reprendre ses habitudes.

La *marche* de l'épilepsie est beaucoup plus rapide chez le cochon que chez nos autres espèces domestiques; les attaques se succèdent à des intervalles assez rapprochés et le malade en est parfois tellement affecté qu'il succombe sans qu'on s'en doute. Cette névrose affecte la forme périodique, et il est fort difficile de préciser l'époque du retour de l'accès. Par la multiplicité on peut prévoir l'approche de la mort.

La *durée* des désordres de l'épilepsie n'excède jamais plus de 2 à 3 minutes; il est bien rare de les voir durer 10 minutes; la douleur qui se traduit à nos yeux est trop grande pour exister longtemps sans tarir les sources de la vie. Les accès se répètent plus ou moins souvent. M. Delafond en a observé chez un porc cinq ou six dans la même heure.

Le *diagnostic* est sûrement porté quand on assiste à la chute du sujet; mais si l'on n'a été témoin de l'invasion des symptômes, il est impossible d'établir son jugement. Les meurtrissures et les excoriations, résultant des chocs répétés, ne peuvent être interprétée affirmativement; dans tous les cas, leur valeur n'est que fort secondaire.

Le *pronostic* est grave, car d'une part l'affection résiste à tout traitement, et d'autre part peut occasionner la mort d'un individu pendant l'accès.

Les *lésions* font défaut. Pour cette névrose, comme pour la majeure partie des altérations du système nerveux, on ne trouve aucune lésion appréciable à laquelle on puisse rapporter de si graves symptômes.

Le *traitement* préconisé chez les grands animaux et chez le chien consiste dans l'administration des substances suivantes : valériane, ammoniaque, sulfate de cuivre ammoniacal, éther, camphre, acide cyanhydrique, cyanure de fer et de potassium, assa-fœtida, etc., etc.

Je ne sache pas qu'il ait été fructueusementemployé chez le porc, et je n'en conseille pas l'usage, à moins qu'on ait à soigner un animal de prix. Si le sujet est en état convenable, il y a toujours avantage à ne pas attendre qu'il se blesse ou meure et il faut le tuer promptement. S'il est trop jeune et trop maigre, rien n'empêche de le garder quelques mois, en ayant bien soin de le confiner à l'étable pour qu'il ne fasse pas de chutes dangereuses.

Il est toujours prudent, malgré le doute qui subsiste au sujet de la transmission héréditaire, de ne pas employer à la reproduction les porcs qu'on a vus tomber sous l'étreinte du mal caduc.

L'*épilepsie symptomatique*, à proprement parler, n'est point une véritable maladie, mais plutôt une manifestation extérieure des troubles intestinaux dus à la présence de vers.

Les symptômes ne peuvent former un groupe spécial et distinct, puisqu'ils ne diffèrent en rien de ceux de l'épilepsie primitive.

Chez le porc c'est l'échinorrynque géant et le ténia qui provoquent les attaques de mal caduc symptomatique. La vive douleur occasionnée par la présence de ces helminthes agit sur les centres nerveux et détermine des accès épileptiformes. Les lésions que l'on découvre après la mort peuvent être considérées comme causes directes de l'épilepsie, quoique cette dernière ne soit pas toujours le symptôme obligé des désordres occasionnés par l'échinorrynque géant et le ténia. Ces entozoaires, en perforant quelquefois l'intestin, permettent le passage des matières alimentaires dans la cavité péritonéale, et déterminent une violente péritonite et par suite la mort, avec le cortége des phénomènes morbides appartenant aux inflammations de ce genre.

Les renseignements donnés par le propriétaire permettent de distinguer l'épilepsie symptomatique de l'épilepsie primitive. Dans tous les cas, et bien que la forme vermineuse soit souvent incurable, il convient de tenter deux ou trois essais et d'administrer des vermifuges tels que l'écorce de racine de grenadier en poudre à la dose de 90 grammes, la poudre de fougère mâle à celle de 40 grammes, etc.

Breuvage vermifuge et purgatif.

Racine de fougère mâle............	90	grammes.
Aloès..............................	3	—
Eau..................................	250	—

Faites bouillir la racine pendant une demi-heure, faites ensuite dissoudre l'aloès, passez le liquide et administrez à jeun.

Quand l'animal n'est pas fréquemment atteint d'accès épileptiformes, ou lorsqu'on n'est pas très-certain de son diagnostic, il est préférable de se servir de pâtées vermifuges confectionnées comme suit :

Farine d'orge.....................	50 grammes.
Calomel à la vapeur..............	15 centigrammes.
Lait............................	quantité suffisante.

Du tout, on fait une pâtée que l'on donne le matin à jeun. Les échinorrynques géants sont tués et expulsés par cette préparation.

Ces essais sont peu coûteux et faciles à tenter; on les continue si l'on en obtient de bons résultats, on sacrifie l'animal, s'ils restent sans effet.

Dans certaines années, M. Pichon a traité bon nombre de jeunes porcs pris d'accès épileptiformes très-accentués et très-rapprochés, qui les faisaient mourir; rattachant ces symptômes à une affection vermineuse, il donna du calomel, du sirop d'éther et de la poudre de valériane, et des portées entières guérirent parfaitement. M. Gaignard s'est servi avec succès d'un purgatif salin sur un porc qui pendant deux jours tombait toutes les fois qu'il essayait de boire.

En terminant, je ne puis m'empêcher de mentionner une affection assez commune et propre exclusivement aux gorets à la mamelle. Dans la Dordogne et les pays environnants elle est connue, dit M. Lagrèze, sous le nom de *gingle*. Les animaux qui en sont atteints, et cela subitement et aux heures de repas, poussent des cris retentissants, vont et viennent au hasard et ne tardent pas à se laisser choir en proie à d'affreuses convulsions; quelques minutes après, les sens, un instant anéantis, reprennent leurs facultés, et les sujets ne tardent pas à récupérer leur tranquillité habituelle. On en a vu cependant succomber pendant un accès.

Jusqu'ici tout fait prévoir l'existence d'une maladie épileptiforme. Mais, en poussant plus loin l'examen, on arrive à se demander quels rapports peuvent exister entre cette anomalie et les accidents rachitiques qui se produisent plus tard sur les mêmes sujets. En effet, la plupart des gorets qui survivent conservent après le sevrage une déformation plus ou moins sensible des membres, du dos et des reins. La question est posée, qu'on y réponde.

RAGE.

La *rage* ne se développe jamais spontanément chez les sujets de l'espèce porcine, mais seulement chez les individus du genre *chien* et du genre *chat*.

Lorsque le cochon contracte cette terrible maladie, c'est toujours à la suite de morsures faites par un chien, ou par un chat enragé.

Viborg et plusieurs écrivains soutiennent, fort à tort, qu'elle provient de la privation de nourriture, et aussi d'un ardent désir pour la procréation et d'une vive excitation vénérienne. Cette dernière raison, admise pour la race canine, doit encore être repoussée quand il s'agit du porc.

Quelques savants, MM. Renault et Rey, par exemple, prétendent que cette affection peut se transmettre du cheval, du bœuf et du mouton au porc et encore de cet animal à un de ses semblables.

La rage n'est pas très-fréquente dans l'espèce qui nous occupe, surtout dans les pays où les cochons demeurent confinés à l'étable, ce qui les met à l'abri de la dent des chiens. Mais comme plusieurs cas ont été observés par des vétérinaires et par des cultivateurs, et comme il peut s'en présenter de nouveaux, j'ai cru devoir tracer, en quelques mots, le tableau de cette maladie et la marche à suivre en pareille occasion.

Les *symptômes* de début sont peu sensibles; l'affection s'annonce généralement par un malaise *vague;* par la tristesse, la perte de l'appétit, les grognements répétés, et une espèce de délire caractérisé par l'agitation et les mouvements exécutés sans motifs appréciables. Plus tard la salive devient écumeuse, et l'animal, soit qu'on l'attaque, soit qu'on le laisse en repos, éprouve le besoin de saisir avec les dents et de mordre les objets qui l'environnent. Tous ces symptômes s'exagèrent bientôt; le malade respire avec difficulté, ne peut plus boire, éprouve des convulsions, tombe paralysé du train postérieur, et meurt tranquillement ou dans des accès convulsifs.

Il s'en faut de beaucoup que les phénomènes morbides soient aussi accusés chez le porc que chez le chien; et il convient de mettre en garde les propriétaires contre ce calme relatif, et contre le peu d'abondance de la sécrétion salivaire. La nature et le tempérament du cochon ne le disposent pas à une explosion très-alarmante de symptômes. Quoique l'on ne sache pas positivement si la morsure d'un porc enragé peut transmettre son mal à l'homme, il est extrêmement important d'agir comme si elle était dangereuse.

Le *diagnostic* est parfois obscur, surtout lorsque les accès sont peu caractérisés, et qu'on ne sait à quoi s'en tenir sur l'origine de la perturbation remarquée; il devient, au contraire, facile à établir quand les renseignements abondent et démontrent la source de l'infection. Le *pronostic* est toujours excessivement grave.

L'*incubation* de la rage porcine n'a pas été, jusqu'à ce jour, déterminée d'une manière certaine; c'est encore une étude à faire. La *durée* n'excède jamais huit jours; la paralysie apparaît ordinairement vers le cinquième ou sixième jour; la mort arrive le huitième jour environ. Les *lésions* font complétement défaut; tout se borne, comme on le verra dans l'observation qui termine cet article, à quelques légers désordres gastriques.

La *médication* antirabique n'offre rien de certain et rien d'engageant. Aussitôt qu'un porc a été mordu par un chien enragé, il faut l'abattre, et, s'il est gras, en utiliser les débris pour la cuisine.

Ce serait, la plupart du temps, une faute immense que d'attendre la confirmation du mal et de séquestrer le cochon, d'abord parce que l'on peut voir des mois entiers s'écouler sans être plus avancé qu'au commencement, et ensuite parce que l'on s'expose à des accidents en gardant des individus suspects.

On a vanté les bons résultats obtenus par la cautérisation; je n'en persiste pas moins à conseiller le sacrifice immédiat, surtout dans les fermes où il y a des enfants. Pendant la période d'incubation, l'animal, alors que les phénomènes alarmants ne se sont pas manifestés et que l'on se croit à l'abri de tout malheur, peut mordre une personne et la plonger, ainsi que ses parents, dans des craintes épouvantables. Qu'en serait-il si la rage était déclarée ?

M. Mansuy, vétérinaire à Remiremont (Vosges), a fait paraître, en 1867, dans le *Recueil de médecine vétérinaire*, un intéressant article sur la rage du porc. L'auteur, de crainte de se tromper, a intitulé ainsi sa relation : « un cas *supposé* de rage chez le porc ; » l'absence du grognement et de la plainte, signalés comme constants par M. le professeur Delafond, ont jeté du doute dans l'esprit de M. Mansuy et lui ont fait préférer la forme dubitative. S'il avait eu l'occasion d'étudier davantage la rage, s'il avait pu consulter des confrères et des agriculteurs, il aurait appris que ces deux symptômes, et même beaucoup d'autres, font souvent défaut dans l'espèce porcine. Je reproduis ici sa note pour bien faire comprendre l'infidélité de certains phénomènes symptomatiques.

Un chien inconnu et pourchassé à coups de pierres escalada le mur d'enceinte d'une petite cour où trois jeunes porcs prenaient leurs ébats et se jeta sur eux comme sur une proie longtemps guettée. Il reçut à cette occasion un vigoureux coup de bâton, après quoi il disparut sans qu'on le revît. Ce qui frappa toutes les personnes qui observèrent ce chien, ce fut le silence qu'il garda dans toutes les circonstances relatives à son apparition.

Après son départ, on s'empressa de visiter les gorets. Deux d'entre eux ne portaient aucune trace de blessure; le troisième, seul, avait deux plaies à l'avant-bras droit. On ne douta pas que ces plaies ne fussent le résultat d'une morsure faite par le chien; mais, en somme, on y fit peu attention et on rentra les petits animaux dans leur réduit commun. Ceci se passait le 1er novembre 1867. Trente jours après, on constatait chez le goret mordu un peu de tristesse et une diminution de l'appétit. Le lendemain, il ne voulait plus manger et mordait un de ses compagnons à l'oreille. On lui construisit alors, à la hâte, une loge, et, dans le trajet qu'il fit de l'ancienne à la nouvelle, on remarqua qu'il chancelait du train postérieur.

Le 3 décembre, je fus appelé chez le propriétaire. A mon arrivée, on me fit voir un tong-king de trois mois, couché sur une épaisse litière, dans la position habituelle des carnassiers, c'est-à-dire les membres postérieurs parallèles et allongés sur les côtés du ventre, les antérieurs dans la même direction que les premiers et la tête reposant dessus. J'eus quelque peine à le faire changer de position; le bruit que l'on fit autour de lui ne parut nullement l'impressionner. Il fallut le frapper pour le faire sortir de son immobilité. Ce fut d'un bond alors, et comme mû par des ressorts, qu'il se mit sur ses jambes. Il serait resté debout, sans faire un mouvement, si je ne l'eusse de nouveau frappé vigoureusement sur le dos. Excité de la sorte, ses yeux s'animèrent et devinrent brillants ; sa respiration devint haletante ; par des mouvements brusques et saccadés, il se porta tantôt en avant, tantôt à droite, tantôt à gauche, et chercha à grimper le long de la paroi de son réduit. Jamais il ne fit de retraite, et il ne se jeta sur le bâton dont j'étais armé que lorsque je le frappai sur le groin. Laissé tranquille, il redevenait ce qu'il était ; des tremblements généraux, qui allaient en s'amoindrissant, précédaient le calme; l'animal reprenait, debout ou couché, l'immobilité primitive que j'avais fait rompre.

Plusieurs fois j'ai fait reparaître les symptômes que je viens de relater, et toujours ils se sont reproduits dans l'ordre que j'ai suivi pour les indiquer. Jamais je n'en ai remarqué d'autres; jamais, par exemple, je n'ai entendu le moindre grognement, ni la moindre plainte de la part du petit sujet. Il est resté constamment muet sous mes yeux, et les personnes qui m'entouraient m'ont dit n'avoir pas entendu sa voix depuis le moment où on l'a vu triste et sans appétit.

Le même jour il devint tellement faible qu'il ne pouvait plus se porter; le devant allait encore, mais le derrière traînait le plus souvent sur la litière. Le 4, rien de nouveau. Le 5, l'animal parut plus faible que de coutume; enfin, dans l'après-midi de ce jour, il mourut sans se débattre et sans pousser le moindre grognement.

L'autopsie montra les organes abdominaux sains, à l'exception de la muqueuse de l'estomac qui, à gauche, était un peu rouge; le sac gastrique contenait de la paille, des feuilles d'arbres, de petites parcelles de bois déchiquetées, et une énorme quantité de gravier. Cette autopsie, rapprochée des renseignements que j'avais recueillis, des symptômes dont j'avais été témoin, me donna fort à penser que l'observation que je venais de faire était un cas de rage. J'étais d'autant plus porté à croire que mon diagnostic était fondé que, dans la même commune, j'avais été appelé à faire, le 7 novembre dernier, l'autopsie d'un chien abattu dans la même journée. Ce chien s'était jeté sur deux roquets, et, pour ce fait, on l'avait assommé comme suspect de rage. Après examen du cadavre, je fus d'avis qu'il y avait lieu de prendre des mesures sanitaires contre les chiens mordus par lui.

M. Dubois, de la Châtre, m'ayant fait connaître un cas de rage parfaitement caractérisé, je ne saurais mieux faire que de rapporter les paroles de cet excellent praticien.

Au mois d'octobre 1861, je fus appelé, dit-il, chez le sieur Hardy du bourg de Vicq-Exemplet pour voir un porc qui avait été mordu par un chien enragé et qui était devenu enragé à son tour. A mon arrivée, j'examinai cet animal qui était couché, enfonçait son nez sous la paille et faisait continuellement entendre un grognement tout particulier. On avait de la peine à le faire lever même en le frappant; mais si on lui présentait un corps blanc, un morceau de papier, par exemple, attaché au bout d'une longue baguette, il se jetait dessus avec fureur et parcourait son étable en grognant très-fort et en paraissant très-agité. Retirait-on le corps blanc, il se couchait de nouveau et redevenait relativement calme. En répétant l'expérience, il rentrait dans les mêmes accès. Je recommençai cette épreuve jusqu'à quatre fois; à la dernière, il devint si furieux, que les personnes qui étaient présentes en furent effrayées. Il tomba paralysé le sixième jour et mourut le septième.

IVRESSE.

L'*ivresse* est un état passager de délire ou d'altération des fonctions cérébrales.

Elle résulte, chez les animaux, de l'ingestion de breuvages trop alcoolisés et donnés par une main imprudente, de résidus de vin, de cidre, de bière, etc. L'ivresse déterminée par les narcotiques porte le nom de *narcotisme*.

De tous nos serviteurs, le porc est celui qui est le plus exposé aux accidents de cette sorte, en raison de son instinct quêteur qui le porte à chercher partout, et de sa voracité qui l'excite à engloutir tout ce qu'il trouve.

On distingue, chez les animaux de même que chez l'homme, deux périodes dans l'ivresse, une période d'excitation et une période de coma. C'est cette dernière qui constitue plus particulièrement l'ivresse.

Les *symptômes* se développent par degrés et se montrent plus ou moins promptement, avec des phénomènes variés, suivant la dose de boisson ingérée et la susceptibilité individuelle. La vue devient trouble, la pupille se dilate, la peau est froide, la station chancelante, les mouvements irrésolus et irréguliers ; les muscles n'obéissent plus qu'incomplétement à l'influence de la volonté. Plus tard la station devient impossible, les muscles se relâchent, les membres se fléchissent, les animaux tombent sur le sol, dorment pendant plusieurs heures pour se relever ensuite, ou meurent si la dose d'alcool a été trop forte.

La mort survient par suite d'une congestion cérébrale ou d'un épanchement sanguin dans l'encéphale; elle est encore quelquefois la conséquence d'une congestion ou d'une apoplexie pulmonaire.

J'étais il y a quelque temps chez M. Seché, lorsqu'on vint prier ce vétérinaire d'aller voir un porc malade pour avoir trop bu de vin. Le fermier, qui croyait au bon effet de ce liquide sur les individus de la race porcine, en faisait tous les jours une petite distribution à un animal qu'il possédait ; sa femme, autorisée par cette manière d'agir, fut moins prudente et donna en une seule fois trois litres de vin altéré par ce qu'on appelle dans le pays le *goût de feu.*

Trois heures après l'ingestion, le porc, qui était âgé de six à sept mois, présente les symptômes suivants : odeur de vin très-prononcée en son logement, démarche mal assurée, queue droite, grognements sourds; l'animal se relève, tourne continuellement autour de son habitation. il urine fréquemment; la respiration est accélérée, embarrassée même par des vomissements.

La *médication* consiste en 10 ou 12 gouttes d'ammoniaque liquide versées dans un verre d'eau froide et données d'heure en heure. Pour administrer ce breuvage, M. Seché accula le porc dans un coin du toit, le saisit par les oreilles et le maintint fortement entre ses jambes; un aide lui ouvrit la bouche avec un bâillon et versa tout doucement la potion. Après que l'excitation fut passée, on laissa le malade tranquille; il guérit très-bien.

J'ai lu dans le *Recueil de médecine vétérinaire*, dit M. Pradal, que deux cochons, ayant avalé chacun une dizaine de litres de lie de vin que l'on venait de retirer des tonneaux, ne parurent nullement incommodés par l'effet de cette substance. Mais le lendemain on les trouva étendus sans mouvements sur la litière, et ne donnant aucun signe de vie; on se préparait même à les mettre dans une fosse lorsqu'on s'aperçut qu'ils paraissaient un peu souffler; alors ils furent laissés sur la paille, dans une cour, jusqu'à l'arrivée de M. Testu, vétérinaire, qui les trouva dans l'état d'affaissement e d'insensibilité que nous venons de décrire.

Le pouls se faisait à peine sentir, la peau et le groin étaient d'une couleur rose foncée et les yeux injectés. M. Testu, n'ayant à sa portée que de l'eau de fleur d'oranger, en administra à chacun des animaux une cuillerée dans un verre d'eau; puis il fit frictionner l'abdomen et imprimer à l'épigastre de légères secousses afin d'exciter le vomissement, lequel eut lieu au bout de peu d'instants. On administra ensuite douze gouttes d'ammoniaque dans un verre d'eau, et bientôt après les animaux commencèrent à respirer. On les laissa environ deux heures tranquilles, puis on employa de nouveau les mêmes moyens qui ne tardèrent pas à être suivis d'efforts que firent ces cochons pour se relever; le mouvement se manifesta dans les membres antérieurs. Après qu'ils se furent relevés entièrement, il leur fut impossible de se soutenir : on leur souleva encore l'épigastre et on détermina par ce moyen de nouveaux vomissements. Bientôt ils commencèrent à grogner et à marcher, mais ils chancelaient encore et allaient se heurter dans les obstacles qu'ils rencontraient; ce ne fut qu'au bout de trois jours que la guérison fut complète, et, pendant le traitement, on avait employé un demi-litre d'eau de fleurs d'oranger pour chaque animal, et vingt-deux gouttes d'ammoniaque.

Le rédacteur du journal théorique et pratique trouve avec raison que cette observation est curieuse en ce qu'elle confirme l'influence de l'ammoniaque dans le cas d'ivresse occasionnée par des alcooliques. Il croit qu'il convient, dans de telles circonstances, d'employer l'ammoniaque non-seulement en breuvages, mais encore en lavements et même en injections dans les veines, surtout lorsque la difficulté de la déglutition fait craindre que les breuvages ne s'introduisent dans la trachée et dans les bronches. Les injections dans les veines constituent un mode de traitement assez difficile à conduire, chez l'espèce porcine principalement; je crois, en conséquence, qu'il est bon de s'en tenir aux breuvages malgré les difficultés qu'ils offrent en maintes occasions.

Le *traitement* exige rarement l'intervention de la médecine; dans l'immense majorité des cas, le temps et le sommeil suffisent pour dissiper l'ivresse; lorsque les symptômes paraissent graves, on peut mettre en usage les moyens préconisés par MM. Seché et Testu. L'acétate d'ammoniaque et l'infusion de café ont la même action. La première indication, selon moi, est d'administrer l'émétique et de provoquer les vomissements, qui abrègent la durée de l'ivresse.

L'indigestion qui est quelquefois la suite de l'ivresse ne demande pas d'autre médication que celle que j'ai indiquée à la page 142.

Il me reste à parler d'une sorte d'ivresse ou délire occasionnée par le sarrasin et relatée par M. de Guaita qui l'a observée sur son domaine.

A court de pâture pour mes porcs, dit-il, je les avais envoyés, quelques jours avant de retourner mon sarrasin, dans la pièce déjà en fleur. Au bout d'une demi-heure, ils furent tous atteints d'une sorte de délire furieux, commencèrent à se battre et attaquèrent même le chien et le berger. Ce dernier fut obligé de se réfugier sur un arbre jusqu'au moment où l'on arriva pour le délivrer. Cet accès présentait tous les caractères de l'ivresse ; les porcs chancelaient sur leurs jambes, tournaient sur eux-mêmes et s'endormirent lourdement une fois renfermés. Cet accident n'influa aucunement d'ailleurs sur leur santé ; quelques-uns seulement avaient été mordus. Il est bien établi pour moi aujourd'hui que le pâturage du sarrasin produit chez le porc des accidents de folie qui d'ailleurs ont été signalés par plusieurs auteurs. Les moutons blancs qui mangent du sarrasin éprouvent les mêmes effets. Pourquoi pas les noirs ? *That is the question.*

Le professeur Röll dit que ce vertige est analogue à celui des bêtes chevalines et bovines, et qu'il est indépendant d'une inflammation érysipélateuse de la tête.

CHAPITRE VI

MALADIES DES ORGANES DE LA VISION

Les organes de la vision se composent des parties essentielles qui forment le globe oculaire, des parties accessoires, c'est-à-dire des paupières, du corps clignotant, de la conjonctive, de la glande, de la caroncule lacrymale, des conduits, du sac et du canal lacrymaux.

Les maladies qui atteignent les organes de la vision se partagent donc à leur tour en deux catégories : celles qui ont leur siége sur les parties essentielles, et celles qui affectent les parties accessoires.

Toutes les altérations du globe oculaire existent chez le porc, comme du reste chez tous les autres animaux domestiques; elles sont moins connues, il est vrai, par suite du petit nombre d'observations qu'on est à même de recueillir. Deux raisons principales s'opposeront longtemps aux investigations de la science : la première dérive de l'isolement dans lequel vit le porc, et la seconde de la qualité de bête de rente qui caractérise cet animal.

Soit qu'il aille au pâturage, ce qui est une exception dans un grand nombre de contrées, soit au contraire qu'il demeure constamment à l'étable, ce qui tend de plus en plus à devenir général, le cochon n'attire guère le regard de son maître. Lui si choyé après sa mort, il n'obtient pendant sa vie aucune marque d'attention. Le monde croit justifier son indifférence en taxant le porc d'égoïsme; cette raison est mauvaise, car si l'on établissait, à ce sujet, un parallèle entre l'homme et l'animal, la palme ne reviendrait certainement pas toujours à l'espèce humaine. Il ne rend, dit-on, de services qu'après sa mort, et cela lui a valu de servir de comparaison aux individus qui attendent le passage de vie à trépas pour rendre quelques bienfaits. Le rapprochement est parfois inexact, attendu que chez le porc le don est certain et que l'heure du sacrifice dépend de son propriétaire; alors que chez le roi de la nature le départ de la terre n'est souvent que le signal de la sortie de maux nombreux qu'il tenait en réserve, à l'instar de Pandore.

Qu'on me pardonne cette petite digression en faveur de mon héros si calomnié, si moqué, si conspué. En bonne vérité on devrait bien justifier ses dires, et ne pas être dédaigneux, injurieux, même avec une apparence de raison. On caresse volontiers le cheval, le bœuf, la vache, le mouton et la chèvre; parler du porc donne des nausées à certaines personnes qui trouvent ce serviteur malpropre. S'il pouvait parler, comme il remettrait fréquemment les choses à leur place et comme il prouverait que les bains sont plus dans ses goûts que dans ceux des trois quarts des gens qui le houspillent. Je m'arrête; sans cette résolution j'écrirais pendant deux jours sur ce sujet; je suis, du reste, à pardonner de ce que j'aime beaucoup nos serviteurs et que je tente parfois de les réhabiliter.

Il est donc reconnu que ce pauvre déshérité est laissé dans l'incurie la plus complète. Or, puisque cet abandon est général, il s'explique qu'on ne fasse guère attention à l'état d'une partie de lui-même, partie peu développée et cachée par d'immenses oreilles. L'œil devient malade, on ne s'aperçoit de cet état que lorsque le mal est déjà grand ; et l'animal ne vaut pas la peine qu'on use à son égard d'une médication compliquée. Du reste, la cécité déprécie peu les porcs, surtout quand on les nourrit à la porcherie ; les porcelets aveugles peuvent devenir de bons animaux.

Les seules maladies des yeux qui doivent attirer notre attention sont : les plaies des paupières, l'onglet et la conjonctivite; je vais les examiner successivement.

PLAIES DES PAUPIÈRES.

Les *plaies* des paupières sont des solutions de continuité qui se font assez souvent remarquer, et qui, en général, ne se compliquent pas de lésions de l'œil.

Les *causes* qui les produisent sont : les piqûres, les déchirures, les coupures et les morsures. Ces mots s'expliquent assez d'eux-mêmes, sans qu'il soit besoin de les commenter.

Les *signes* qui caractérisent les plaies sont variés : tantôt le bord libre des paupières n'est pas intéressé, tantôt la division existe, mais sans perte de substance tantôt, enfin, il y a division, écartement et destructio des tissus. Les deux premiers degrés sont les plus simples et les plus fréquents.

Le *traitement* est élémentaire. Lorsqu'il n'y a pas nécessité d'envoyer son élève cueillir des couronnes dans les concours régionaux — qu'on est convenu d'appeler des solennités agricoles — il faut laisser de côté l'attirail qui sert pour le cheval et le bœuf, c'est-à-dire les bandes agglutinatives et les sutures au moyen d'épingles et de fil ciré. Modérer d'abord l'inflammation par quelques petites lotions à l'eau froide, vinaigrée ou saturnée et, s'il y a meurtrissure et désorganisation des tissus, mettre en jeu les lotions vineuses.

ONGLET.

Synonymie : Onglée, drapeau, onyx, ptérygion.

Sous ces noms, tout au moins insignifiants, on désigne l'hypertrophie qui résulte de l'inflammation chronique du corps clignotant.

— On appelle corps clignotant cette sorte de troisième paupière placée sous la conjonctive, dans l'angle nasal, entre le globe oculaire sur lequel sa base cartilagineuse se moule, et la gaîne fibreuse. Le corps clignotant, continu par sa base au coussinet graisseux, balaye la vitre de l'œil de son extrémité libre ou unguiforme, par une contraction des muscles du globe de l'œil qui exprime en avant le coussinet graisseux, support et moteur médiat de la troisième paupière. —

Les *causes* qui déterminent cette maladie sont les chocs, les frottements, l'introduction de corps étrangers, et beaucoup d'autres accidents de ce genre, inappréciables le plus souvent. L'onglet survient fréquemment aussi à la suite de la conjonctivite. Dans la majorité des cas, la muqueuse qui tapisse l'onglet est seule enflammée, et devient rugueuse et d'aspect carcinomateux ; pourtant le cartilage peut participer à l'inflammation, lorsque l'affection est ancienne ou qu'elle a débuté avec des caractères alarmants.

On distingue, en conséquence, dans l'onglet trois degrés différents : 1° l'inflammation aiguë de la muqueuse recouvrant le corps clignotant; 2° son gonflement chronique; 3° la carie du cartilage.

Les *symptômes* s'annoncent par la tuméfaction de la troisième paupière qui sort de l'angle nasal, s'avance plus ou moins sur la surface du globe oculaire, et se montre sous l'aspect d'un triangle de couleur rouge; l'œil est injecté et larmoyant, etc. Quelquefois, cet épaississement du tissu sous-conjonctival se caractérise de nouveau par le développement des vaisseaux sanguins, et par la transformation des tissus en une espèce de carcinôme. L'onglet s'accroît lentement et ne cause aucune douleur vive lorsqu'on le soulève avec des pinces; les cris que pousse le porc doivent être plutôt attribués à la contention et à l'effroi, qu'à la souffrance elle-même. Il n'a d'autre inconvénient que la difformité qu'il cause, à moins qu'il n'envahisse le centre de la cornée, ce qui gêne plus ou moins la vision.

Le *traitement* qui convient au début est celui de la conjonctivite : saignée à la queue ou aux oreilles, lotions émollientes, fomentations calmantes, maintenues par un bandeau (*fig.* 24, p. 70), régime diététique, étable obscure; et, après que l'inflammation est un peu diminuée, lotions astringentes avec l'extrait de saturne. Il ne faut jamais se servir des collyres secs (oxyde et sulfate de zinc, par exemple), car ils peuvent irriter vivement le globe oculaire, déterminer des ophthalmies intenses et rendre le porc plus farouche encore. L'application des pommades est peu commode. Sous l'influence de cette médication, la résolution s'opère quelquefois. Dans certains cas, le mal passe à l'état chronique, et la guérison devient difficile à obtenir. Lorsque la muqueuse s'indure et s'ulcère, que la carie et les fistules apparaissent, il convient d'employer des agents thérapeutiques plus actifs. On combat l'induration, l'ulcération et la carie par la cautérisation avec la pierre infernale, réitérée à plusieurs jours d'intervalle, et l'excision de la tumeur conjonctivale. A cet effet, on couche le porc et on l'assujettit solidement; puis on saisit la troisième paupière avec une pince et on la retranche d'un coup de ciseaux; si l'hémorrhagie ne s'arrête pas elle-même, quelques affusions d'eau froide suffiront pour déterminer la constriction complète des vaisseaux sanguins.

Malgré l'opinion de Viborg, qui dit que cette opération est barbare et qu'il faut la différer autant que possible, la plupart des praticiens ne balancent pas un seul instant lorsqu'il leur est prouvé que le succès ne se montrera pas sans elle. Il est évident qu'on ne doit pas imiter la témérité de certains ignorants, qui, au plus léger indice d'inflammation du corps clignotant, s'empressent de retrancher cet organe, et privent, fort mal à propos, l'œil d'un de ses moyens de défense. Terminons par une observation due à la plume de M. Pradal, qui avait été appelé pour voir une truie ayant perdu la vue, et ne pouvant se conduire depuis un mois, c'est-à-dire depuis qu'elle avait fait ses petits. Après avoir enfermé les porcelets, rapporte-t-il, je fis saisir la mère pour examiner ses yeux, et je reconnus qu'ils étaient clairs, mais que la vision ne pouvait s'effectuer; la troisième paupière ou corps clignotant était épaissie, indurée, et je vis la nécessité d'en pratiquer l'ablation. Voici de quelle manière je la fis : l'animal fut abattu, mis sur un bon lit de paille, muselé et bien tenu, un aide placé derrière écarta les deux paupières : je saisis en ce moment, avec une pince fine, le corps clignotant de la main gauche, et je l'excisai de la main droite, en un seul coup, avec des ciseaux très-déliés et courbés sur plat. Pendant deux ou trois jours après l'opération on bassina les yeux avec de l'eau tiède; l'animal fut tenu dans son toit; au bout de ce temps, on put le faire sortir, il avait recouvré ses facultés primitives. Quelques lotions d'eau froide, additionnée d'extrait de saturne, cicatrisèrent les plaies résultant de l'opération. Ces lotions préviennent le développement d'une ophthalmie subséquente et rebelle, l'apparition de végétations, et l'obligation d'une opération secondaire. Si, malgré toutes les précautions, l'inflammation continuait ses progrès, il deviendrait alors nécessaire d'exciser ou de cautériser les tissus malades.

CONJONCTIVITE.

Synonymie : Ophthalmie externe.

Cette maladie est constituée par l'inflammation de la conjonctive, c'est-à-dire de cette membrane muqueuse qui tapisse la face interne des paupières et le globe de l'œil. Elle est fréquente chez les porcelets.

Suivant sa nature et sa cause, on l'a divisée en aiguë ou en chronique, en primitive ou en symptomatique, etc., etc. S'il est avantageux au point de vue de la théorie de tenir compte de ces distinctions, il est inutile pour la pratique vétérinaire, surtout en ce qui concerne la race porcine, d'envisager autant de variétés. Je parlerai donc seulement de la conjonctivite aiguë, la forme chronique étant rare dans l'espèce qui nous occupe.

Les *causes* de cette affection sont : les coups, les frottements, les piqûres, les morsures, l'introduction de corps étrangers, la chaleur intense, la vive lumière, les vents violents, la poussière fine, etc., etc., et aussi les maladies éruptives qui se montrent à la tête et sur le reste du corps, le coryza, etc.

Les *symptômes* sont nombreux : paupières gonflées, rapprochées et collées par les matières muqueuses ; yeux rouges et parfois troubles ; larmoiement continuel. Si la cause subsiste et s'oppose à la résolution, la cornée s'enflamme et présente ces altérations appelées nuages, taies, albugo, qui rendent difficile la perception des objets environnants. Enfin l'onglet, les bourgeons, les ulcères et la cécité sont les complications fâcheuses de cette maladie.

Le *diagnostic* est exempt de toute difficulté ; *le pronostic* est peu sérieux quand les complications font défaut ; il est plus grave, au contraire, lorsque les lésions persistantes font craindre la perte de la vue.

Le *traitement* se trouve en rapport avec la cause. Si

les corps étrangers sont les agents de l'inflammation, il faut les extraire sans délai. On couche, on assujettit et on place le porc dans un jour convenable; un aide écarte les paupières, le corps clignotant et le globe oculaire; puis on amène au dehors les balles de graminées, les pailles, les grains de sable et tout ce qui gênait la libre fonction de l'organe visuel. On arrive quelquefois mieux au but en employant des pinces fines pour les corps pointus et enfoncés dans les tissus, et des injections pour les sables fins et les poussières : c'est l'affaire du praticien que de savoir choisir ce qui lui convient le mieux. La cause de l'irritation écartée, on calme l'inflammation au moyen de lotions ou de fomentations émollientes maintenues avec l'appareil mentionné à l'article : *Onglet* et représenté par la figure 24, p. 70. Les décoctions de tête de pavot conviennent très-bien lorsque la douleur est grande. Enfin, les lotions astringentes sont mises en œuvre quand le mal a résisté à la médication précédente.

Collyre belladoné.

Extrait de belladone..............	5 grammes.
Eau............................	100 —

Collyre astringent (H. Bouley).

Alun...........................	15 grammes.
Laudanum de Sydenham...........	10 gouttes.
Eau............................	1 litre.

Faites dissoudre le sel dans l'eau, et ajoutez le laudanum.

Les taies, les nuages, les albugos ne se traitent pas, ces altérations dépréciant fort peu les porcs. L'onglet fait exception, ainsi qu'on l'a vu dans le paragraphe précédent.

CHAPITRE VII

MALADIES DES OREILLES.

Les maladies de l'oreille n'ont guère été constatées chez le porc. A quoi attribuer cette circonstance? Est-ce à l'absence des affections de cet organe, ou bien au défaut d'observation de la part des praticiens? Je crois que ces deux raisons sont ici en jeu, et j'attends les révélations de la pratique pour confirmer par une série de faits authentiques ce qui n'existe encore dans mon idée qu'à l'état de probabilité.

Quoi qu'il en soit, les affections de l'oreille, dans l'espèce qui nous occupe, se bornent jusqu'à présent aux plaies dont cette région est le siége. Je vais les décrire successivement.

PLAIES DES OREILLES.

Par suite de leur développement excessif, les oreilles du cochon sont exposées à beaucoup d'inconvénients dont les plus communs sont les plaies faites à ces parties. La fréquence de ces légers accidents m'oblige à leur consacrer un chapitre spécial et à entrer dans quelques détails à leur égard.

Je divise les plaies des oreilles en six sections, savoir: les plaies par piqûre, les plaies par morsures de rats, les plaies par morsures entre animaux, les plaies avec des vers, les plaies envenimées et les plaies faites par les chiens enragés.

Je ne parlerai que des cinq premières, m'étant suffisamment étendu, page 269, sur la rage et les conséquences qu'elle peut entraîner sur la race porcine.

1° *Plaies par piqûre.* — Ces plaies, le nom l'indique sont produites par l'introduction d'un objet pointu dans les tissus vivants de l'oreille; elles sont généralement peu graves, quoiqu'il survienne parfois de l'œdème et des petits abcès sous-cutanés consécutifs.

Le traitement consiste à chercher le corps étranger s'il est resté dans l'oreille, et s'il est situé profondément; à débrider la partie malade, s'il y a engorgement et extravasation du sang. Quelques lotions d'eau vineuse ou aromatique conviennent aussi pour nettoyer les plaies qui se présentent avec un caractère de gravité.

2° *Plaies par morsures de rats.* —Les rats sont des ennemis déclarés de l'homme et des animaux. Le porc par son caractère indolent, laisse une large prise aux attaques de ces petits et redoutables rongeurs. Les cochons très-gras deviennent quelquefois insensibles à la dent de ces bêtes; on en a cité des exemples frappants. Le plus curieux est celui d'une nichée de souris vivant dans le tissu graisseux d'un porc et trouvant à la fois sur cette énorme proie et le vivre et le couvert.

La queue et les oreilles, par suite de leur longueur et de leur sensibilité affaiblie, sont particulièrement exposées aux morsures des rats.

Il n'est pas difficile d'apporter remède aux déprédations de ces ravageurs éhontés, car les plaies guérissent toutes seules. L'essentiel est d'éloigner l'ennemi en bouchant toutes les ouvertures des étables, en garnissant les croisées de grillages, et en fermant les portes hermétiquement. C'est la seule manière raisonnable d'opérer et qui laisse loin derrière elle la méthode consistant à graisser les cochons avec de l'huile de cade et de l'huile empyreumatique, toutes substances qui salissent les animaux et les dégoûtent.

3° *Plaies par morsures entre animaux.* — A la suite de jeux ou de discordes amenant un conflit, il arrive souvent que les sujets de l'espèce porcine cherchent à se mordre. Leurs grandes oreilles, généralement flottantes, sont toujours commodes à saisir et à déchirer au premier coup de dent. Le propre de ces blessures, c'est de faire naître des tumeurs pleines d'un liquide séro-sanguinolent. On les ouvre, on presse en tous sens pour les en débarrasser, et on les lave avec de l'eau aromatique.

4° *Plaies avec des vers.* — Les oreilles des porcs, surtout de ceux que l'on nomme *oreillards*, rapporte M. Pradal, sont sujettes à se fendre quand les animaux sont exposés à l'ardeur du soleil. Les mouches, attirées par ces petites plaies, viennent y déposer leurs œufs desquels naissent les vers qu'on rencontre sur cette région.

Il faut éviter de sortir les cochons par la grande chaleur, et l'on doit surtout les soustraire à l'effet prolongé des rayons solaires. Mais, si les oreilles sont crevassées, il est bon de les enduire avec de la glycérine ou du goudron qui forment une cuirasse protectrice ; ou bien encore de laver souvent ces parties avec des décoctions de feuilles de noyer, ou de toute autre substance très-amère dont le goût soit désagréable aux insectes ailés.

5° *Plaies envenimées.* — Dans les quatre sections que je viens de passer en revue, la solution de continuité constitue la principale lésion. Dans les plaies envenimées les choses se passent différemment : la division des tissus n'est qu'un fait accessoire, car la matière venimeuse introduite dans la profondeur de la blessure peut déterminer des altérations profondes et même mortelles.

Le principe destructeur le plus dangereux pour la race qui nous intéresse est le venin de la vipère.

Le porc qui passe sa vie à l'étable ou dans un enclos réservé n'est point exposé à être mordu par les reptiles; il n'en est plus ainsi de celui qui va chercher sa pitance çà et là, dans les chemins, les champs et les bois. En raison de son instinct quêteur et de son organisation particulière, le cochon aime à fureter partout, et il n'est nullement étonnant qu'il soit piqué par la vipère dont il a troublé les amours ou le repos.

Les effets de cette morsure sont locaux et généraux, et toujours très-rapides. La région blessée devient le siége d'une douleur très-aiguë; elle se tuméfie, et ce gonflement gagne bientôt les parties voisines. L'animal éprouve des tremblements, des nausées, des vomissements et un trouble général qui se manifeste pour l'ordinaire par un abattement considérable.

En soignant la piqûre due aux crochets d'un reptile venimeux, on a moins en vue la guérison de la blessure qui généralement s'obtient d'elle-même, que la cessation des effets généraux produits par le germe destructeur.

Au début, il faut débrider largement la plaie, la presser en tous sens afin d'en faire sortir le venin et le liquide qu'elle renferme, la laver à grande eau et la cautériser avec un fer rouge, un caustique quelconque, ou encore de l'ammoniaque. Sur un reproducteur de grand prix, on peut essayer au début l'application des ventouses; retirant le venin, elles en préviennent les effets. Si l'on n'est pas témoin de l'accident, ou si l'on arrive tardivement, il convient de scarifier la tumeur, afin de donner issue à la sérosité qu'elle contient, et de multiplier les frictions ammoniacales. Dans l'un comme dans l'autre cas, les breuvages ammoniacaux sont d'un excellent usage.

Cette médication peut s'appliquer indifféremment à toutes les morsures faites par les vipères sur un point quelconque du corps.

CHAPITRE VIII

MALADIES DE L'APPAREIL LOCOMOTEUR.

AGGRAVÉE.

Synonymie : Pieds échauffés, pressions, foulure, fourbure, sole usée.

L'*aggravée* est l'inflammation des tissus sous-cornés et de la matrice de l'ongle. Plusieurs auteurs désignent cette maladie sous le nom d'engravée, parce qu'ils prétendent, non sans raison, qu'elle est le plus ordinairement occasionnée par des graviers qui s'enchâssent dans l'ongle ou dans les parties flexibles du pied, et y restent fixés. — Du reste, le mot aggravée n'est probablement que le même nom rajeuni.

Elle attaque particulièrement les porcs qui sont menés à fortes journées et exposés de foire en foire, ceux qui parcourent des chemins raboteux et durs, en un mot tous ceux qui sont forcés d'exécuter des marches prolongées ou répétées à de courts intervalles.

Suivant son degré d'intensité, je divise l'aggravée en trois catégories, savoir : l'aggravée simple, la foulure et la fourbure.

Les *causes* de cette affection proviennent, ainsi qu'on vient de le voir, des heurts et des frottements incessants des pieds sur le sol, alors surtout qu'il est rocailleux et fortement échauffé par le soleil.

Les *symptômes de l'aggravée* apparaissent dans les conditions suivantes : le revêtement corné du pied est établi de manière à mettre les tissus qu'il protége à l'abri d'un rapport trop immédiat avec les corps extérieurs. Dans l'immense majorité des cas, le porc reste à l'écurie, et la sécrétion kératogène de ses ongles fait équilibre aux déperditions occasionnées par la marche ; mais, quand cet animal est soumis à des courses longues et inaccoutumées, la face inférieure des onglons s'use et laisse la sole charnue en contact incessant avec des corps qui l'irritent. Tel est le mode de développement de cette affection.

A ce premier degré, l'ongle est un peu usé, l'animal marche avec difficulté et reste constamment couché.

Par suite de l'amincissement de la corne, on fait fléchir facilement cette dernière sous une pression très-légère des doigts, et on détermine une vive douleur ; la chaleur du pied est plus grande ; il n'y a pas encore d'état fébrile, l'animal mange et boit comme à l'ordinaire. C'est l'*aggravée simple.*

Plus tard ces symptômes s'exagérant sous l'influence de causes continues, les pieds deviennent chauds et douloureux, mais la souffrance est toujours localisée à la région de la sole. Le porc ne se lève qu'après des excitations réitérées et se couche dès qu'il est libre de suivre son instinct ; il mange peu, boit beaucoup et demeure sous le coup d'un commencement d'excitation fébrile. C'est *la foulure* des anciens que j'adopterai faute de trouver une expression plus exacte.

Le troisième et dernier degré de l'aggravée est caractérisé par l'inflammation générale des tissus sous-ongulés et par celle de la peau qui existe sur les bords de l'ongle et entre les onglons. Comme conséquence d'une irritation portée à un tel excès, il s'opère, entre la boîte cornée et les tissus qu'elle renferme, une sécrétion purulente qui peut amener un décollement de proche en proche et par suite causer la chute de l'ongle : c'est *la fourbure.*

Le *diagnostic* est souvent incertain même en présence de symptômes aussi faciles à reconnaître. La cocotte peut parfaitement égarer le jugement du praticien inexpérimenté ou inattentif. Le *pronostic* est sans gravité pour les deux premières phases de la maladie ; il n'en est plus de même quand il y a décollement et chute de l'enveloppe cornée, quoiqu'on puisse toujours attendre la régénération de cette partie ou bien utiliser l'animal pour les besoins de la ferme.

Le *traitement* de l'aggravée simple consiste dans le repos absolu avec une abondante litière ; celui de la foulure, dans les bains froids, les cataplasmes d'argile, les petites saignées, la demi-diète et les boissons rafraîchissantes : on continue jusqu'à ce qu'on ait obtenu de l'amélioration. La médication de la fourbure demande, pour calmer l'inflammation, les cataplasmes émollients, la diète, les purgatifs légers, et, s'il y a décollement, l'enlèvement des parties désunies et les cataplasmes calmants. La chute de l'ongle oblige nécessairement à attendre la régénération de cette partie, à moins, comme je le répète, qu'on n'aime mieux sacrifier l'animal pour les besoins journaliers.

FURONCLE INTERDIGITÉ.

Le *furoncle interdigité* est une affection inflammatoire qui a pour siége la peau et le tissu cellulaire sous-cutané de l'espace interdigité. Il peut être considéré comme un petit flegmon circonscrit, avec le caractère spécial que lorsqu'il se termine par suppuration, ce qui a lieu le plus ordinairement, il laisse échapper une matière grisâtre, concrète, qu'on appelle bourbillon, et qui est considéré par les uns comme du tissu cellulaire désorganisé, et par les autres comme un produit de sécrétion.

Le furoncle interdigité du porc diffère du furoncle

que l'on remarque chez l'homme, en ce que la tumeur douloureuse et circonscrite ne se termine pas en saillie aussi pointue au-dessus du niveau de la surface cutanée, ce qui lui a fait donner par le vulgaire le nom de clou.

Certains auteurs, Delwart et Santin par exemple, en attribuant à cette maladie le nom de *limace*, se sont trompés et l'ont fait confondre avec une autre lésion de l'espace interdigité : lésion qui débute par une phlegmasie érythémateuse et devient ensuite ulcéreuse, ainsi qu'on le verra plus loin. M. Lafosse a su mettre les choses à leur véritable place, au moyen d'un titre convenable et d'une description qui ne laisse rien à désirer. C'est pourquoi je lui emprunte la majeure partie de ce qui est relaté dans cet article et dans celui qui a trait à la limace, certain de ne pouvoir rien reproduire de mieux.

Le furoncle interdigité, assez commun dans l'espèce porcine, mérite une attention toute particulière à cause de la gravité occasionnée par le voisinage du ligament interdigité, et en raison aussi des frottements qui s'exercent continuellement dans cette partie.

Les *causes* de cette maladie proviennent de la malpropreté des étables où séjournent trop longtemps des fumiers humides ou chauds, et surtout des corps durs qui s'introduisent dans l'espace interdigité et meurtrissent la peau de cette région.

Les *symptômes* débutent par un gonflement chaud, rouge et douloureux qui survient entre les ongles, et par une claudication marquée. Plus tard, la tuméfaction gagne la jonction des deux couronnes et détermine un mouvement fébrile assez accentué. — En quelques jours, la peau, là où elle est le plus enflée, passe au rouge violacé, prend même une teinte plombée, se mortifie; une fissure de laquelle s'écoule un pus jaunâtre, visqueux, sanguinolent, fétide, se forme aux limites de la partie mortifiée; celle-ci ne tient plus que par sa racine plus ou moins profonde, et bientôt sa chute s'achève. La fièvre s'apaise. Alors apparaît une plaie plus ou moins profonde, bourgeonneuse, qui donne un pus plus ou moins louable; elle se comble graduellement, devient lisse et se cicatrise.

Mais, parfois, la tuméfaction progresse, les ongles s'écartent, la douleur s'aggrave, la fièvre acquiert de l'intensité. Lorsque le bourbillon tombe, il laisse à découvert une plaie profonde dans le cul-de-sac de laquelle s'aperçoit le ligament interdigité d'une teinte jaunâtre, terne, comme macéré. Le mal alors, au lieu de décroître, s'étend; la corne se décolle; l'une des articulations phalangiennes ultimes ou toutes les deux s'enflamment, se perforent, laissent écouler une synovie altérée, les phalanges se névrosent. Il n'y a plus alors de différence entre le furoncle interdigité et le panaris. Ainsi compliqué, le furoncle interdigité est presque toujours considéré comme incurable chez les porcs, dont il exige le sacrifice.

Le *traitement* comporte en première ligne le repos et le régime diététique. On débarrasse d'abord l'espace interdigité des corps qu'il contient, et, si le mal est encore à son début, on applique une étoupade imbibée d'eau saturnée, d'eau sédative ou d'eau-de-vie camphrée étendue; on mouille fréquemment le pansement, et en quelques jours on provoque parfois la résolution. La saignée aux ergots, aux onglons, et même la saignée générale doivent être employées lorsque l'inflammation est violente. Mais, si le mal date déjà de plusieurs jours et que la mortification d'un lambeau et la suppuration paraissent imminentes, qu'il y ait beaucoup de douleur et fièvre intense, emploi des émollients et des calmants : mauve, guimauve, bouillon blanc, morelle, capsules de pavots en bains ou mieux en cataplasmes. On continue jusqu'à élimination du bourbillon.

A partir de ce moment, pansements avec eau-de-vie

camphrée, et successivement avec teinture d'aloès et même égyptiac dès que la plaie est comblée. Contre la nécrose du ligament on peut essayer la cautérisation actuelle, ou mieux encore les caustiques liquides, tels que la liqueur de Villate. Cette dernière façon d'agir me paraît tout à fait appropriée à la circonstance. Si, après cinq ou six jours, on n'a pas obtenu d'amélioration sensible, on excise toute la partie malade du ligament. Cette excision peut même précéder la cautérisation. Pour la pratiquer, on débride la plaie au préalable, s'il est nécessaire, en avant, en arrière, et puis on procède à l'excision au moyen d'un bistouri convexe sur tranchant et sur plat, ou au moyen d'une feuille de sauge à lame droite et bien tranchante. Pansements avec de l'eau-de-vie camphrée ou laudanum étendus, lotions calmantes froides, aussi continues que possible, après avoir enroulé une étoupade sur la couronne. Si le mal s'aggrave et s'étend, le mieux est de sacrifier l'animal pour la consommation.

LIMACE.

Synonymie : Limaçon, limassura, arsure interdigitée, intertrigo, etc.

La *limace*, dit M. Lafosse, est une inflammation érythémateuse d'abord, et puis ulcéreuse, de l'espace interdigité, affectant les porcs, produite par des causes déterminantes, le plus souvent sans gravité, mais pouvant se compliquer d'une manière redoutable. Elle a été confondue avec le furoncle ou javart interdigité et les vésicules des pieds, desquels il importe de la distinguer.

Étiologie. — La maladie affecte de préférence les roupeaux de porcs en marche et dans l'espace interdigité desquels séjournent du fumier, de la terre, des graviers, des épines et autres corps étrangers. Pendant le cours des étés d'une chaleur et d'une sécheresse excessives, elle est parfois épizootique : ce qui peut faire croire, mais à tort, qu'elle est contagieuse. Cette opinion résulte peut-être aussi de ce qu'on l'a confondue avec les aphthes, qui sont très-positivement contagieux.

Symptômes. — Claudication, écartement des onglons. Dans leur intervalle, et à la partie antérieure, la peau est épaissie et dessine un gros bourrelet rouge et douloureux. La fièvre peut apparaître alors, mais elle est légère. Bientôt, la peau devient grisâtre, se couvre d'une matière purulente, d'une odeur forte, analogue à celle du caséum en putréfaction ; puis elle se fendille ; les fentes se réunissent, se creusent, s'élargissent ; il en résulte un ou plusieurs ulcères à fond blafard, à bords saillants, durs et filandreux ; ils sécrètent un liquide purulent et corrosif. A force de gagner en profondeur, l'ulcère traverse la peau, le tissu cellulo-graisseux, et arrive sur le ligament interdigité qui se carie ou se nécrose.

Il n'est pas rare alors que de gros bourgeons s'élèvent dans l'espace interdigité, le remplissent et dérobent à la vue l'altération du ligament. Ce sont ces bourgeons formant une saillie longitudinale qui ont pu motiver l'appellation de *limace*, plutôt que l'ulcération qui creuse en rampant dans la peau qui réunit les ongles. Alors, la douleur est plus violente, la boiterie plus intense; l'animal refuse de manger. Arrivée à ce point, la maladie peut bientôt s'accompagner des mêmes complications que le furoncle interdigité. Mais, assez souvent, l'ulcère n'arrive pas jusqu'au ligament; il reste stationnaire, ou bien il végète, ainsi que nous l'avons dit précédemment, en même temps que son fond et ses bords deviennent de plus en plus calleux; ou bien même, les altérations encore superficielles se cicatrisent en même temps que l'inflammation se dissipe.

Traitement. — Au début, débarrasser l'espace interdigité des corps étrangers qui l'irritent; bains de rivière, ou mieux encore application de compresses imbibées fréquemment d'eau vinaigrée ou saturnée. Si l'ulcération se prononce, cautérisation à l'eau de Rabel, avec l'acide chlorhydrique, le nitrate d'argent; puis applications émollientes et calmantes : décoctions de mauves, de morelle, de belladone, de fanes de pommes de terre, de capsules de pavots; cataplasmes avec les feuilles cuites des précédentes substances. Si le mal s'arrête : pansements avec la liqueur de Villate, l'égyptiac, on badigeonne de goudron ou d'huile de cade. L'ulcère bourgeonne-t-il en même temps qu'il creuse? excision des végétations à fleur de peau; excision ou cautérisation du ligament. La cautérisation doit s'étendre aux callosités de la peau. (*Furoncle interdigité.*) Nous renvoyons aussi à cette maladie pour ce qui concerne les complications sous le rapport thérapeutique.

La persistance de la boiterie, après que la cicatrisation a été obtenue, avertit que le ligament est ou reste malade, et que le mal récidivera. Il faut alors sacrifier l'animal ou le remettre en état d'embonpoint avant de prendre ce parti. Des palliatifs : cataplasmes de farine de graine de lin, embrocations de substances émollientes et calmantes; pommade de peuplier, huile opiacée, etc., sont alors indiqués.

Pour faire cesser la limace, M. Pradal recommande l'emploi de la liqueur de Verret, qui se prépare ainsi :

Vinaigre blanc......................	200	grammes.
Deuto-sulfate de cuivre............	25	—
Acide sulfurique...................	30	—

On pulvérise le deuto-sulfate de cuivre, on le fait dissoudre à froid dans le vinaigre et on ajoute ensuite l'acide sulfurique.

Lorsqu'il n'y a qu'échauffement de la peau de l'espace interdigité, on met une seule fois de la liqueur sur la partie malade. Si le mal est plus avancé, on enlève, sans faire saigner, les portions de corne soulevées, soit avec une feuille de sauge ou un bistouri, soit avec un canif. On passe de la liqueur sur les parties mises à nu, et sans plus de précaution on laisse l'animal en liberté. On est rarement obligé de panser plusieurs fois, une seule application suffisant presque toujours pour obtenir la guérison. Quand bien même le mal, explique ce vétérinaire, serait assez grave pour que l'on crût devoir envelopper le pied d'un linge, il ne faudrait pas appliquer la liqueur avec un plumasseau, parce que l'on courrait risque de cautériser trop profondément; mais on se contenterait de l'employer avec une plume et on ne renouvellerait le pansement qu'une fois par jour.

ARTHRITE AIGUË.

L'*arthrite aiguë* est la vive et franche inflammation d'une ou de plusieurs articulations.

Cette maladie a été mal définie et mal étudiée chez le porc; comme mes observations ne sont pas nombreuses, et que je ne peux m'appuyer sûrement sur les remarques de mes confrères, j'ai dû être bref dans la rédaction de cet article plutôt que de m'égarer dans le domaine de la fantaisie.

L'arthrite aiguë se divise en simple et en traumatique. Je ne m'occuperai que de la première qui est la plus commune et la seule guérissable, attendu que la seconde exige le sacrifice de l'animal si l'on veut en tirer quelque parti.

Cette affection est due à une foule de causes dont la plupart échappent à notre appréciation, savoir : le froid humide, les habitations insalubres, etc. D'autres fois, elle est le résultat de contusions, d'efforts, d'entorses et de toutes les circonstances pathogéniques qui peuvent allumer la phlegmasie dans une articulation, sans que les parois soient intéressées. M. Gay, de Roanne, l'a souvent vue sévir sur des sujets de six mois, notamment sur ceux qui échappaient à la petite vérole.

Les *symptômes* existent en grand nombre. Au début l'animal indique sa souffrance par un état fébrile général, des grognements répétés et un piétinement continuel ; il rapproche ses membres du centre de gravité, se couche et se relève à la moindre pression douloureuse. Les articulations n'offrent point encore à l'extérieur de tuméfaction et de chaleur caractéristiques, mais les attouchements occasionnent une gêne au porc qui pousse aussitôt des cris. Jusqu'à ce moment, l'appétit n'a point diminué, et rien ne fait prévoir au juste la marche ascendante qui va se produire. Les jointures deviennent grosses, chaudes, rouges et endolories ; la dilatation de la synoviale est remarquable aux endroits où elle n'est pas soutenue par les ligaments ; la bouche est sèche, la soif intense, le pouls vite et plein, l'appétit nul, l'amaigrissement rapide et la marche impossible. Le malade ne se lève qu'à demi, marche parfois en traînant son derri re, et accuse, par tout son extérieur, l'acuité de la douleur qu'il éprouve. Quand la résolution ne s'opère pas avec promptitude, l'arthrite peut passer à l'état chronique. On a dit qu'elle pouvait aussi se terminer par épanchement ou par suppuration : cela me paraît étonnant ; mais je n'y puis contredire, faute d'expérience et de preuves suffisantes.

La durée de l'arthrite varie suivant les causes, la gravité des désordres et les conditions hygiéniques et thérapeutiques. Tantôt la guérison s'effectue en quelques jours ; tantôt, au contraire, l'amélioration n'a lieu qu'après quinze jours ou trois semaines. Le pronostic n'est jamais bien grave en cette circonstance, puisqu'il s'agit d'un animal de rente.

La *médication* la plus propre à retarder les progrès du mal exige des étables propres, sèches et aérées; des boissons calmantes au tilleul, à la bourrache et contenant 15 centigrammes d'émétique; les lavements, les cataplasmes confectionnés avec la morelle, la jusquiame ou la belladone cuites et hachées; la demi-diète, la saignée sur les pléthoriques, et le repos parfait. M. Gaignard se trouve bien des mélanges suivants : blanc de Meudon avec le vinaigre fort, alun cristallisé battu dans des blancs d'œufs.

On ne soigne jamais les porcs atteints d'arthrite chronique; on les tue et on les utilise plutôt que de les voir dépérir chaque jour.

ARTHRITE DES NOURRISSONS.

Cette maladie n'a encore été convenablement observée que sur les poulains, les veaux et les agneaux. Je l'avais bien remarquée plusieurs fois, mais les conditions dans lesquelles je me trouvais placé n'étant pas favorables, il ne m'a pas été permis de l'étudier suffisamment et, par suite, d'en faire une description intéressante.

J'allais donc laisser de côté cette affection, ou n'en dire que deux mots, comme M. Delwart, lorsque j'eus l'avantage d'entrer en relations avec M. Chaussade, vétérinaire au Bugue, et d'acquérir des connaissances qui me manquaient. Ce qui va suivre est dû en très-grande partie à la plume de ce praticien.

L'arthrite des nourrissons diffère de l'arthrite des animaux adultes sous plusieurs rapports.

La forme qu'elle revêt généralement est la forme exsudative.

Il y a lieu de supposer que, parmi les causes prédisposantes, la plus évidente est sans contredit l'âge; l'état morbide des ascendants et leur faiblesse constitutionnelle peuvent jouer le second rôle. Les variations brusques de température, les refroidissements, les logements humides, l'altération du lait constituent les causes déterminantes.

Les *symptômes* débutent par une fièvre intense; toutes les articulations des membres et quelquefois même celles des vertèbres dorsales et lombaires sont le siége d'un travail inflammatoire se traduisant par de la chaleur, de la douleur, de l'infiltration et de l'œdème.

Les malades ne peuvent se tenir debout; ils essayent souvent d'effectuer quelques pas, et retombent presque aussitôt; ils font entendre un grognement plaintif et continuel, et appellent leur mère qu'ils ne peuvent aller chercher. Celle-ci, lorsqu'elle a le sentiment maternel un peu développé, est inquiète, s'agite et finit par présenter à ses petits ses mamelles gonflées. Les porcelets ne sont pas toujours en état de se soulever et de s'asseoir sur leur derrière pour prendre leur nourriture, aussi ne vivent-ils pas longtemps. L'appétit diminue, les selles deviennent rares et dures, et la prostration s'accroît à chaque instant.

La mort survient ordinairement au bout de deux ou trois jours. Les sujets qui résistent aux atteintes du mal gardent des hydarthroses qui disparaissent dans l'immense majorité des cas.

A *l'autopsie* on trouve les synoviales distendues par la synovie; ce liquide est rougeâtre, épaissi par de nombreux flocons albumineux; les cartilages sont fortement injectés, et cette coloration rouge se continue jusqu'aux extrémités des os sur lesquels ils s'adaptent. M. Chaussade a souvent trouvé les cartilages ulcérés sur une plus ou moins grande étendue.

Dans les articulations vertébrales, même injection des cartilages de revêtement; mais ici ces parties étant très-minces, les surfaces osseuses qu'ils recouvrent sont très-injectées. Le fibro-cartilage inter-vertébral est rouge livide, parfois très-dur, parfois ramolli ; sur les animaux qui ont survécu, il a été possible deux ou trois fois à M. Chaussade de constater l'ossification de ce tissu. En général, les articulations vertébrales, si compliquées de cartilages et de ligaments, portent les traces d'une inflammation si vive qu'on les trouve étendues jusqu'à la dure-mère à laquelle sont unis les ligaments inter-annulaires.

Le *traitement* a été infructueux jusqu'à ce jour. M. Chaussade prescrit une bonne litière et des laxatifs mêlés à la nourriture de la mère ; mais il avoue qu'il n'en a pas obtenu de meilleur résultat que lorsqu'il abandonne les animaux aux seuls soins de la nature.

Quoi qu'il en soit, il est sage d'essayer la médication en usage pour les poulains, les veaux et les agneaux ; peut-être sera-t-on plus heureux que M. Chaussade et moi.

ARTHRITE RHUMATISMALE.

Synonymie : Arthrite goutteuse, goutte, rhumatisme.

Sous le nom de *rhumatisme*, on entend une maladie essentiellement mobile, très-sujette à se déplacer et à récidiver, paraissant avoir son siége dans les parties fibreuses et musculaires, et dont le principal symptôme est une douleur vive que la pression exaspère et qui augmente par le mouvement des parties malades.

On distingue donc deux sortes de *rhumatismes :* le rhumatisme musculaire et le rhumatisme articulaire. Le premier n'a pas été, que je sache, observé chez les animaux de l'espèce porcine ; le second apparaît chez eux à l'état aigu et à l'état chronique, et je vais le décrire sous le nom d'arthrite rhumatismale.

L'*arthrite rhumatismale aiguë* fait ordinairement élection de domicile sur les jointures à larges mouvements : le genou, le jarret et le boulet, par exemple. Il arrive cependant qu'on l'observe ailleurs ; mais, dans tous les cas, ce sont les membres seuls qui souffrent et jamais les articulations du reste du corps. Cette maladie presque toujours existe concurremment avec les altérations du système lymphatique.

Les *véritables causes* de cette affection sont encore inconnues. M. Pradal, faisant l'application des doctrines ayant cours dans la médecine humaine, accuse le défaut d'exercice, l'intempérie des saisons, la fatigue, l'humidité et la malpropreté des toits, d'occasionner le mal; M. Camille Leblanc ne connaît pas d'autre cause que l'insalubrité des logements servant à préserver cette espèce si utile des intempéries des saisons; M. Goux attribue le rôle d'agents morbides à la température humide, et secondairement à la prédisposition; M. Chaussade l'a vue survenir pendant l'engraissement poussé avec rapidité; M. Lafosse prétend que dans l'état actuel cette maladie ne peut être attribuée qu'à une diathèse spéciale; enfin, beaucoup de vétérinaires apportent sur cette intéressante question d'étiologie des opinions plus ou moins vraies, plus ou moins contradictoires, qu'il est inutile de rappeler. Je crois, en présence de faits malheureusement trop rares, qu'il ne nous est pas permis d'apprécier sûrement les causes de l'arthrite rhumatismale du porc.

Les *symptômes* éclatent de toutes parts. Au début, le cochon éprouve de la difficulté à se tenir debout et à se mouvoir, et accuse de la douleur lorsqu'on appuie au voisinage d'une ou de plusieurs jointures. Il y a fièvre et chaleur générale, mais pas de symptômes inflammatoires locaux. Dès ce moment, l'animal est triste, perd l'appétit, marche avec difficulté et fait entendre des grognements continuels.

Puis le pourtour des articulations se tuméfie et devient chaud; la peau se colore, les vaisseaux sous-cutanés se gonflent, la fièvre se prononce de plus en plus, et l'appétit disparaît tout à fait. On remarque parfois des engorgements lymphatiques à la face interne des membres et des crevasses, avec suppuration aux plis des jointures ; M. Gaignard a remarqué deux fois ces altérations.

Dans cet état, l'affection cède au bout de quelques jours, ou bien augmente d'intensité, ou bien encore passe à l'état chronique. Quand les symptômes s'exagèrent, on voit les jointures devenir extrêmement tendues, chaudes et douloureuses ; une infiltration se manifester à l'endroit de la région lésée ; l'animal exprimer sa vive souffrance, refuser malgré tout de se mouvoir, et rester dans les endroits frais et humides.

Les *complications* sont généralement rares ; cependant, on est parfois témoin du développement, simultané ou postérieur, d'une phlegmasie des voies digestives ou respiratoires. Quand c'est la pleurésie qui se montre, on doit considérer la mort comme certaine, dans l'immense majorité des cas, et sacrifier le sujet.

La *marche* de cette affection est fort irrégulière ; souvent elle débute aux membres antérieurs et se jette ensuite sur les postérieurs ; plus souvent encore elle abandonne une articulation pour se manifester dans celle qui lui correspond au membre opposé.

La *durée* est de quatre à vingt jours, à l'état aigu. La *terminaison*, nous le savons déjà, a lieu par la résolution, ou le passage à l'état chronique, c'est-à-dire, en ce qui concerne cette dernière forme, que l'arthrite se perpétue en déterminant moins de douleur que sous la dépendance du type aigu.

Le *diagnostic* est fixé principalement par la mobilité de l'inflammation qui se déplace fréquemment, se porte avec promptitude d'une jointure à l'autre, se multiplie, et envahit successivement les articulations jusque-là demeurées saines. Le *pronostic*, toujours sérieux, puisque la guérison est pour l'ordinaire difficile à obtenir, perd néanmoins de sa gravité, lorsqu'on envisage le caractère de bête de rente que possède le porc, et lorsque l'on songe à la facilité qu'on a d'utiliser cette propriété.

Les *altérations morbides* rencontrées à l'ouverture sont celles qu'on remarque chez tous les autres animaux : inflammation du tissu cellulaire, rougeur de la synoviale, épaississement de la synovie, apparence floconneuse de ce liquide; et, en cas de pleurésie, tous les désordres propres à cette maladie. M. Goux, qui a fait plusieurs autopsies, dit que les ligaments n'ont plus la résistance ordinaire du tissu fibreux blanc, qu'ils sont plus volumineux et ramollis.

Le *traitement* comprend deux indications : faire cesser la cause agissante et paralyser le développement du mal.

On remplit la première en prodiguant aux animaux tous les soins réclamés par une hygiène bien entendue, puisque l'on croit généralement que la maladie provient de l'incurie dans laquelle on les abandonne. M. Rousseau, qui voit sévir cette affection sur les deux tiers des porcs de son pays, recommande l'établissement d'une cour attenant à chaque toit.

Les moyens thérapeutiques les plus rationnels sont la saignée, mais seulement sur les pléthoriques et lors du premier accès; les frictions légères avec le vinaigre chaud, le liniment ammoniacal ou l'essence de térébenthine, sur les parties malades ; les tisanes rafraîchissantes, émétisées ou nitrées; et, encore, un logement sec et chaud. Cependant, il ne faut ajouter qu'une demi-confiance à cette médication, car elle demeure infructueuse la plupart du temps. Les paysans de Maine-et-Loire accordent une grande efficacité aux bains confectionnés avec le savon ou les cendres de sarment riche en potasse à ce qu'on prétend.

L'*arthrite rhumatismale chronique* présente les mêmes symptômes que la précédente, seulement avec moins d'acuité.

D'après MM. Goux et Camille Leblanc, les porcs ne peuvent se lever et se soutenir qu'avec une grande peine; les articulations sont douloureuses et comme empâtées; la peau n'est ni chaude, ni rouge; les mouvements sont très-bornés, les membres fléchis et contractés. On ne remarque pas de mouvement fébrile, quelle que soit la violence des douleurs. L'appétit est mauvais, l'animal reste chétif et maigre, et l'on se voit obligé de le sacrifier. M. Goux ajoute que les jointures se tuméfient, que la direction des rayons inférieurs change, que le mouvement articulaire est essentiellement gêné et qu'il devient parfois impossible par l'ossification des ligaments articulaires et la soudure des abouts osseux. Il ne m'a point été permis de voir de telles altérations et de vérifier les dires de ce laborieux vétérinaire.

Les lésions de l'arthrite rhumatismale chronique ne ressemblent en rien à celles de la forme aiguë. Ainsi, le tissu cellulaire sous-cutané est induré, les ligaments sont épaissis et ramollis, les cartilages sont également ramollis; au milieu de la synovie, et quelquefois au sein du tissu cellulaire, on trouve, quand l'affection est ancienne, des dépôts albumineux organisés qui rendent sans doute le rhumatisme incurable, par la difficulté que les vaisseaux éprouvent à en opérer la résorption.

L'arthrite rhumatismale chronique persiste longtemps et fait mourir l'animal. N'est-ce pas avouer implicitement l'impuissance de la médecine? Évidemment. M. Goux essaya pendant six mois, sur un porc, la médication prophylactique et curative, il opéra *intus* et *extra*, il employa tous les révulsifs possibles, le séton excepté, et ce fut peine perdue.

La *goutte*, décrite par Pradal seulement, ne me paraît pas avoir été bien constatée dans l'espèce porcine. Les symptômes signalés par ce vétérinaire ne diffèrent en rien de ceux de l'arthrite rhumatismale. Dans l'une comme dans l'autre de ces deux affections, la phlegmasie se déplace et se porte avec facilité d'une articulation à l'autre, ou bien envahit successivement toutes les jointures lésées d'habitude ; la direction des rayons change, les abouts osseux se soudent plus ou moins, l'articulation est énormément gênée par les tumeurs composées de matière gélatino-albumineuse concrétée, etc., etc. On ne voit donc pas les raisons qui militent en faveur de l'existence de *la goutte*, d'autant plus que rien n'est si vague que cette expression, et que rien n'est si peu connu que cette altération articulaire, aussi bien en médecine humaine qu'en médecine vétérinaire.

M. Lafosse s'est bien gardé de se prononcer sur cette question; il cite l'opinion de Pradal, mais refuse d'en accepter la responsabilité.

M. Magne ne croit pas à l'apparition de la goutte chez le porc; il pense avec raison qu'on a souvent confondu la goutte avec le rachitisme, et qu'on a faussement attribué à la première de ces maladies des caractères propres à la seconde.

ENTORSE.

Synonymie : Foulure, effort, écart.

On désigne sous ce nom les effets des distensions violentes dont les ligaments et les parties molles peuvent devenir le siége, par suite d'une forte contraction d'un membre, d'une glissade, d'un faux pas, d'une chute, en un mot de mouvements portés au delà des bornes fixées par les ligaments. Les désordres occasionnés sont susceptibles d'offrir des degrés très-divers depuis la gêne légère et la simple claudication jusqu'à la boiterie intense et l'impossibilité de la marche.

L'entorse diffère de la luxation en ce qu'elle n'est pas

accompagnée d'un changement de rapport dans les surfaces articulaires.

Cet accident est plus fréquent dans les jointures dont les ligaments sont serrés, les mouvements bornés à deux seulement, et qui ont de grands efforts à supporter : les articulations du jarret et du boulet par exemple. Les autres jointures peuvent cependant être le siége d'efforts plus ou moins douloureux, quoique cela arrive rarement chez le porc.

Une douleur extrêmement vive est le point de départ de l'entorse ; peu après l'articulation devient douloureuse ; la peau est ecchymosée, et les mouvements sont très-difficiles.

Quand l'entorse est légère, elle présente peu de gravité ; quand, au contraire, les accidents qui la caractérisent sont intenses, elle peut être le départ d'une grande gêne apportée dans le jeu de la jointure. Elle est toujours difficile à guérir, parce que la phlegmasie des tissus blancs est de longue durée et se calme difficilement, car les moyens qu'on leur oppose sont peu efficaces. C'est à cette circonstance qu'on doit voir l'engorgement et la claudication persister.

On combat l'inflammation commençante par des applications d'eau froide et d'eau blanche ; plus tard on emploie les légères frictions d'eau-de-vie camphrée, les cataplasmes émollients n'étant pas d'un usage facile et ne pouvant être employés longtemps.

FRACTURES.

On appelle *fracture* une solution de continuité d'un ou de plusieurs os ou cartilages.

L'étude des fractures, si importante en médecine humaine, offre moins d'intérêt en médecine vétérinaire, surtout en ce qui a trait à la race porcine. Le peu de valeur du sujet et la résistance au traitement expliquent aisément cette particularité.

La fracture est *simple*, quand elle n'est compliquée d'aucune lésion ; *composée*, lorsque la solution de continuité existe sur plusieurs points; *comminutive*, quand l'os est partagé en un grand nombre d'esquilles ; *compliquée*, lorsqu'elle se montre en même temps que d'autres accidents dont les plus communs sont les contusions, les plaies, la gangrène, etc. Elle est dite : *transversale* ou *en rave*, quand elle est nette et dirigée en travers ; *oblique* ou *en bec de flûte*, lorsqu'elle présente les dispositions contraires; *longitudinale*, quand elle est parallèle à l'axe de l'os. On la dit encore *complète*, quand elle intéresse toute l'épaisseur de l'os, et *incomplète*, lorsqu'elle n'affecte qu'une partie de cette épaisseur.

Les *symptômes* sont généralement faciles à saisir, surtout quand la fracture a son siége sur un membre et qu'elle intéresse un os long. Le déplacement de la partie fracturée, la mobilité contre nature, la crépitation, la douleur et la difficulté des mouvements, tels sont les principaux phénomènes morbides qui annoncent la lésion d'un os.

Le *pronostic* est toujours fâcheux, car, en général, il n'est pas facile chez les animaux d'obtenir une guérison parfaite; en effet, les moyens de réduction sont moins perfectionnés qu'en médecine humaine, l'opérateur doit vaincre la résistance des masses musculaires toujours en mouvement, les malades se refusent à conserver une attitude forcée, et souvent même essayent d'arracher le bandage avec leurs dents.

Le *traitement* doit-il être tenté. Deux cas se présentent, suivant que la fracture est profonde et grave ou superficielle et légère. Il est de toute évidence qu'il est difficile de guérir une fracture du crâne, du tronc, du coxal, du fémur, de l'humérus, etc., en un mot de tous les os dont la guérison est longue et surtout fort douteuse. Le sacrifice est donc indispensable. Mais si l'on n'a qu'une fracture du tibia, du radius, du cubitus, du métacarpien ou du métatarsien, l'opération se trouve alors dans des conditions de réussite. Il faut encore, avant d'en entreprendre la réduction, considérer l'âge et l'embonpoint du sujet. Le porc adulte et pesant s'appuie trop lourdement sur le membre malade, dérange l'appareil et compromet tout ; mieux vaut en ce cas le tuer pour profiter de ses dépouilles.

Les seules fractures avantageusement guérissables sont donc celles qui existent sur les jeunes animaux, qui intéressent le tibia, le radius, le cubitus, le métacarpien et le métatarsien, et qui sont simples, en un mot, qui fassent espérer un rétablissement tel que l'animal puisse engraisser parfaitement et rapporter un bénéfice certain à son propriétaire.

Les valets et les bergers savent très-bien réduire les os fracturés des agneaux ; rien ne s'oppose à ce que ces mêmes personnes, dans les circonstances favorables, mettent leur talent à profit en faveur des jeunes porcs.

La réduction des fractures des os indiqués en dernier lieu s'opère de la façon suivante : on étend l'os rompu de manière que les deux abouts osseux se trouvent disposés en ligne droite et parfaitement en rapport l'un avec l'autre ; on enroule autour du membre des mèches de lin, afin de former une gaîne appliquée immédiatement sur la peau. On commence par l'extrémité la plus grêle, et, quand la région ne présente pas à son extrémité inférieure un renflement susceptible de servir de point d'appui, on en prend un plus bas, sauf à envelopper une plus grande quantité. Dans le but de mieux fixer la filasse, on imbibe les mèches dans un liquide agglutinatif. Quand on a formé ainsi un coussin uniforme autour de la partie blessée, on applique ensuite quatre minces éclisses ou attelles de bois léger et non cassant comme le sapin, le hêtre, le noisetier ou le frêne, soigneusement recouvertes de filasse de lin sur cette même partie lésée, en ayant soin d'éviter toute compression qui ne serait pas uniforme (*fig.* 21, p. 64); aussi faut-il que ces éclisses soient solides et élastiques, de largeur et d'épaisseur proportionnées au volume des parties qu'elles soutiennent et sans aucune aspérité; puis on les recouvre d'une couche de mélange agglutinatif, et on les entoure d'un premier bandage destiné à les faire tenir à demeure; on recouvre ensuite le tout avec une bande de toile qu'on serre suffisamment pour obtenir la solidité désirable et maintenir l'os dans sa direction et sa coaptation naturelles. On procède de bas en haut; et, à chaque tour de bande, on a soin de consolider les éclisses et la toile qui les recouvre avec une matière agglutinative quelconque. L'opération terminée, on applique une dernière couche agglutinative, et on abandonne l'animal. Il ne faut pas seulement que les attelles s'étendent au delà des parties fracturées, il faut encore, dans l'application de l'appareil, condamner les articulations voisines au repos et prendre un point d'appui sur tout le membre. Les opérateurs soucieux de la réussite de leur travail emploient deux bandes dont l'une ne couvre pas l'autre et en est indépendante. Ce mode présente l'avantage de permettre de défaire et renouveler partiellement le bandage, sans déranger les autres pièces. L'art d'appliquer un pareil bandage ne s'acquiert qu'avec l'habitude, il faut être très-exercé pour parvenir à une certaine habileté et éviter les accidents de complication. Ce n'est pas dans un cadre aussi restreint que celui que je me suis proposé que je pourrais donner de longs détails sur les nombreuses modifications que les fractures peuvent présenter.

L'appareil doit être laissé en place pendant un mois, six semaines au plus; il arrive cependant, lorsqu'on l'a trop serré, qu'on soit obligé de le retirer beaucoup plus tôt, quand il se manifeste du gonflement.

Les principales substances agglutinatives dont on peut se servir sont : la colle de farine, l'albumine, la dextrine, l'amidon, la gomme arabique, le plâtre, la chaux délayée dans le blanc d'œuf, le mélange à chaud d'alun calciné et d'alcool, etc.

Si des complications très-graves surgissent après la pose de l'appareil et en nécessitent la suppression momentanée, il convient d'examiner sérieusement les chances de succès et de sacrifier l'animal plutôt que de le perdre par suite d'engorgement, de plaies ou de gangrène.

Les fractures des phalanges et des côtes se guérissent d'elles-mêmes; le repos suffit pour cela.

RACHITISME.

Le *rachitisme*, encore nommé *goutte* dans quelques pays, est une maladie cachectique et chronique, propre à la jeunesse et caractérisée par une altération générale ou partielle dans la direction, la longueur, le volume et la structure des os, avec affaiblissement de la constitution tout entière.

Cette affection était fort peu connue en vétérinaire il y a quinze ans ; les auteurs qui en avaient parlé s'appuyaient beaucoup sur les travaux des médecins et très-peu sur les observations de la pratique. En 1823, on vit à Alfort un cheval atteint de rachitisme. Dupuy publia une relation de cette maladie sur le porc qu'il confondit avec la scrofule. Thomas dit avoir guéri une trentaine de porcs par des boissons aromatiques, et des applications successives du cautère actuel sur les extrémités, le dos et les lombes; mais rien ne justifie son affirmation. Pradal, prenant un symptôme de rachitisme pour une maladie particulière, décrit le lumbago et lui attribue des caractères qui ne lui appartiennent pas, et voilà à peu près l'état dans lequel se trouvait notre science lorsque M. Lafosse fit paraître son traité de pathologie. Ce savant professeur, dans une description claire et méthodique, sut mettre en relief tout ce qui se rapporte à cette intéressante maladie et donner une vigoureuse impulsion aux recherches des vétérinaires. M. le professeur Röll a publié d'excellents travaux sur ce sujet ; depuis cette époque, beaucoup de nos confrères se mirent à l'étude, et j'ai pu dans mes pérégrinations obtenir d'eux des notes fort utiles. MM. Baron, Beylot, Clavel, Cauvet, Gaignard, Pichon, Seché et une foule d'autres m'ont donné des renseignements très-précieux.

Je fus très-heureux, en 1868, de trouver un magnifique spécimen de rachitisme, dont je traçai le tableau, après avoir consulté M. Lafosse qui voulut bien me mettre dans la bonne voie.

D'après son étymologie (ῥαχὶς, épine), le rachitisme ne serait qu'une affection du rachis ; mais, si la maladie est souvent localisée, si elle se fait remarquer de préférence sur la colonne vertébrale, très-souvent aussi les os du squelette sont altérés, tandis que ceux du rachis sont dans un état d'intégrité parfaite. Il en résulte qu'ondoit étendre sa signification et comprendre sous la dénomination de rachitisme toutes les altérations osseuses qui se révèlent par un gonflement ou une courbure des os.

Le rachitisme, malgré certains points de ressemblance avec le lymphatisme exagéré, les scrofules et la cachexie, n'est pas une forme de l'une ou de l'autre de ces affections, mais bien une maladie propre et caractéristique ainsi qu'on le verra plus loin.

L'hérédité remplit un rôle fort important dans cette maladie, au dire de M. Magne qui recommande de ne pas faire reproduire les truies et les verrats des familles qui en sont affectées, et d'employer, dans les fermes où elle règne, des reproducteurs importés d'un pays où le mal est inconnu. A-t-il raison? Rien ne le prouve encore. Il s'est probablement inspiré des idées de quelques médecins, qui pensent que certains individus apportent une prédisposition congénitale au rachitisme et qui font découler cette altération osseuse d'accouchements prématurés, de grossesses pénibles, d'une fécondité épuisée par de nombreuses conceptions, de la vieillesse des parents ou de ce qu'ils sont entachés de vice scrofuleux. Mais beaucoup de savants praticiens appartenant à l'une et l'autre médecine ne croient pas que l'on soit suffisamment autorisé à considérer ces raisons comme efficaces. M. Pichon n'ose affirmer l'existence de l'hérédité; mais il prescrit cependant de ne pas livrer les truies à la reproduction, car il a toujours vu les petits, issus d'une souche malade, rester faibles et souffreteux.

Causes. — Il est d'autres influences dont l'action ne saurait guère être révoquée en doute. Telles sont, dit M. Lafosse, celles des locaux mal aérés, humides, infects et privés d'air, du défaut d'exercice, de l'usage d'une alimentation trop uniforme et ne contenant pas, en proportion suffisante, les matériaux nécessaires à la constitution des os. C'est pour cette raison que le porc est si fréquemment rachitique. Il n'est pas, en effet, d'animal qui soit plus mal logé, ni plus mal nourri. Dès qu'il est mis en sevrage, il habite ordinairement des bouges infects et sombres; et, surtout au voisinage des grandes villes, il reste constamment confiné, ne recevant pour nourriture que des sarclures de jardin, des légumes, des pommes de terre altérées, du son. Parfois même les gorets à la mamelle n'ont à sucer qu'un lait mal élaboré par des truies entretenues dans les conditions hygiéniques vicieuses qui viennent d'être citées; aussi présentent-ils parfois, avant le sevrage, une inflexion de la colonne vertébrale en arrière du garrot qui souvent est le premier indice de la maladie.

Une mauvaise hygiène et le jeune âge, continue ce distingué professeur, tel est donc le concours de circonstances qui jouent le principal rôle dans la production du rachitisme. Ce sont là des causes tellement efficaces qu'on pourrait faire naître cette maladie à volonté, en les faisant agir. M. Guérin y est parvenu en expérimentant sur des chiens. Sans aucun doute, c'est à la privation d'air, de lumière, de chaleur, d'exercice qu'était dû le rachitisme que nous avons observé sur trois jeunes panthères (l'auteur l'a remarqué une fois sur un sujet de la même espèce). On a vu cette maladie attaquer des enfants soumis à une nourriture trop exclusivement animale; les panthères que nous avons vues atteintes de rachitisme ne mangeaient que de la viande désossée; les porcs, au contraire, deviennent rachitiques en se nourrissant exclusivement de végétaux. — Pour maintenir les individus de la race porcine en bon état, il ne suffit pas de leur donner une nourriture saine et variée, il faut encore faire intervenir ces agents salutaires qu'on nomme : air, lumière, chaleur et exercice.

Loin de secouer leur apathie et de se stimuler réciproquement dans l'application des soins hygiéniques nécessaires au porc, les éleveurs suivent les sentiers de la routine et laissent souffrir un animal qui ne demande qu'à donner plus. Ils ne comprennent guère leurs intérêts, en n'apportant pas eux-mêmes remède à cet état de choses ; car sous l'influence de soins judicieux, sans frais, rien que par un bon aménagement, non-seulement le porc croît et engraisse à vue d'œil, mais encore il évite toutes les maladies qui l'atteignent lorsqu'on cesse d'en prendre souci.

Les *symptômes* du rachitisme sont presque toujours

précédés d'autres signes morbides constituant une sorte de période d'incubation. Appétit capricieux, faiblesse, accablement, tristesse, accroissement difficile, frissons, trouble des organes respiratoires ou digestifs, tels sont les phénomènes qui caractérisent le début de la maladie et qui doivent mettre en garde l'éleveur, surtout lorsqu'ils apparaissent sur un porc dont la colonne vertébrale ou les rayons osseux sont déjà courbés d'une façon insolite.

A la période de déformation, lisons-nous dans M. Lafosse, les articulations des membres, de ceux de derrière généralement, se gonflent; la diaphyse des os elle-même augmente de volume, les genoux, les jarrets, les métacarpiens et les métatarsiens, présentent cette altération. Ces os, le tibia surtout, se courbent en différents sens et se touchent par en bas au point de former un grand arceau; la marche devient pénible. Les mâchoires et les os du nez se gonflent, et il survient de l'enchifrènement et de la gêne dans la mastication; rarement la colonne vertébrale se divise, cependant sur plusieurs sujets nous l'avons vue se creuser en arrière des épaules, en avant du sacrum, tandis qu'à la jonction du dos et des lombes elle formait une gibbosité bien prononcée. Nous avons actuellement sous les yeux un jeune porc qui présente cette déviation. Les côtes et le sternum subissent des déformations qui, en gênant les organes qu'ils contiennent, deviennent des causes de trouble dans la respiration et la digestion. Malgré ces altérations, les fonctions digestives ne présentent qu'exceptionnellement des désordres très-notables : l'appétit reste assez bon, et les matières alimentaires sont facilement digérées. Si la maladie n'est pas entravée dans sa marche, on voit survenir la troisième période, dite période *de consomption rachitique*. Le gonflement, la déformation se prononcent encore davantage; les os des membres se fracturent spontanément, et la locomotion devient à peu près impossible. Il arrive souvent chez le porc, que les cavités nasales se rétrécissent à tel point que le passage de l'air ne peut plus s'effectuer que par la bouche, qui à cet effet est constamment entr'ouverte : la respiration s'accompagne d'un bruit qui se fait entendre à distance; les dents s'écartent, s'ébranlent, et la mastication devient impossible; les muqueuses, la peau, prennent une teinte violacée; l'appétit se perd, le marasme se prononce et les malades succombent. M. Marchant a signalé la prédominance des sels calcaires dans l'urine. Il est permis de douter de la vérité de son analyse. Puisque les os manquent de calcaire, s'il y en avait dans le sang, il serait bien vite accaparé par ces derniers au lieu d'être éliminé à leur détriment.

La *marche* du rachitisme revêt généralement le type chronique, aussi n'est-ce jamais qu'après plusieurs mois que la consomption rachitique amène la mort.

La *durée* est impossible à préciser; tel animal meurt un mois après l'invasion des symptômes, tel autre, au contraire, vit encore pendant huit ou dix mois, et plus. La *terminaison* est presque toujours fatale, les quelques rares exceptions ne pouvant entrer sérieusement en ligne de compte. Le *diagnostic* ne peut s'égarer; le *pronostic* est toujours très-grave.

Les *lésions* varient avec la période de la maladie.

Au début, les radicules des vaisseaux nourriciers se dilatent, leurs parois se distendent, et le sang, s'échappant au travers, s'épanche dans les cellules du tissu spongieux où il forme une matière sanguinolente facile à apercevoir. Chez certains sujets le périoste est sain, chez d'autres, au contraire, il est altéré, c'est-à-dire injecté et épaissi. Plus tard l'épanchement dans les interstices osseux s'organise, les os gonflent, et la matière sanguinolente épanchée devient plus abondante, surtout dans les courbures et loin des parties saines, à cause de la pression moins grande qu'elle éprouve.

Si l'on examine avec un verre grossissant un morceau d'os malade, on aperçoit une multitude de petits points rougeâtres qui ne sont en réalité que le développement exagéré, des vaisseaux sanguins. On voit donc que le point de départ de l'altération est la dilatation des vaisseaux nourriciers. Plus tard l'os se dilate et se raréfie. Au fur et à mesure qu'il se gonfle, il se divise en cellules à l'infini, et se ramollit ; on peut par la pression faire fléchir les os sans les rompre. L'os se déprime et change de forme sous l'effort d'une pression longtemps exercée et la compression sur une partie peu volumineuse fait suinter un liquide sanguinolent. L'os a changé de nature, et le tissu spongieux ordinaire est, par suite de l'exsudation et de l'organisation de la matière épanchée, transformé en un tissu nouveau appelé tissu spongoïde.

On plie, on déforme, on tord certains os malades de la même manière que des os soumis depuis longtemps à l'action d'un bain composé d'eau et d'acide chlorhydrique.

Quand l'épanchement est tout d'abord considérable, les lamelles s'écartent beaucoup les unes des autres, et il en résulte une fonte de l'os et l'absence de matière spongoïde.

Les courbures des os affectent des formes très-irrégulières, souvent dans des sens différents : en dehors chez l'un, en dedans chez l'autre.

Les dents, comme on le verra plus loin, ne subissent pas d'altération sensible dans leur structure ; mais elles sont fréquemment mal implantées et un peu sorties de l'alvéole par le travail de gonflement qui déplace ces organes.

Généralement, la mort survient par suite d'affaiblissement continuel, ou de trouble dans l'appareil de la digestion et de la circulation, comme cela arrive si fréquemment dans la cachexie et le lymphatisme exagéré.

Quand a lieu la guérison, ce qui est rare, les urines deviennent normales, le travail d'ossification se rétablit, les digestions sont meilleures, et la vivacité s'accentue dans les mouvements. Plus tard les os peuvent se redresser un peu, et les difformités disparaître en partie.

Le rachitisme guérit quelquefois en administrant une bonne nourriture, en rendant les habitations salubres et en procurant de l'exercice aux animaux. Les toniques, et surtout les amers, sont d'un puissant effet; ils valent mieux que les pommades fondantes au mercure ou à l'iodure de potassium qui ne sont généralement suivies d'aucun succès. Il y a encore indication d'associer aux toniques et aux amers une certaine quantité de phosphate de chaux. Ce mélange a été recommandé pour hâter la consolidation des os fracturés; on ne doit peut-être ajouter qu'une foi modérée dans ce moyen thérapeutique, c'est pourquoi je n'en parle que pour ordre seulement.

Laissant de côté ce qui a été préconisé par les professeurs et les auteurs en renom, tels que MM. Lafosse, Röll, Roloff, etc., je vais citer en deux mots la manière de faire des vétérinaires habiles.

MM. Cauvet, Seché, Gaignard, etc., conseillent l'air pur, l'exposition au soleil, la litière sèche et propre, les frictions de vinaigre aromatique sur les articulations et sur le rachis, la nourriture animalisée dans laquelle ils font mettre des os calcinés et pulvérisés. De cette manière on arrive à donner plus de force au squelette, en y fixant une plus grande quantité de carbonate et de phosphate de chaux et de fer. On doit continuer ce régime pendant longtemps, si l'on veut retirer tout ce qu'on est en droit d'en attendre. On y joint parfois le sel marin qui facilite la digestion quand il est administré sagement; on néglige cette substance lorsque les porcs sont nourris avec de l'eau de vaisselle qui en contient déjà.

Ces honorables confrères ont vu des cochons très-menacés par la maladie récupérer la santé et acquérir un embonpoint satisfaisant, par suite du rétablissement rapide des fonctions naguère troublées profondément.

La convalescence ne marche pas toujours au gré de l'éleveur; il faut, dans ce cas, sacrifier les sujets, car des soins prolongés seraient impuissants à ramener des forces épuisées.

Quand le mal n'atteint les porcs que vers l'âge de 8 mois ou 1 an, il convient, selon M. Pichon, de s'empresser de les améliorer, s'ils veulent bien prendre de la nourriture animalisée, et de les livrer à la consommation.

J'arrive maintenant à la description d'une tête très-curieuse appartenant à un cochon rachitique.

Cette tête était volumineuse.

La peau, les muscles et le groin augmentaient encore ses dimensions d'un cinquième au moins. En pressant sur l'os maxillaire on le sentait fléchir sous l'effort des doigts.

La mâchoire inférieure n'offrait rien de remarquable si ce n'est la rondeur du maxillaire à sa pointe et son redressement subit, ce qui n'a pas lieu à l'état normal, car la mâchoire est pointue et allongée.

Le groin dont le diamètre est ordinairement de 8 à 10 centimètres en présentait un de 24 centimètres environ. Le porc vu de face avait l'aspect d'un hippopotame.

Parmi les dents, les unes étaient cachées sous la peau, les autres commençaient à faire éruption, d'autres enfin apparaissaient en entier. Leur disposition, en cercle parfait depuis la partie inférieure du maxillaire jusqu'aux ouvertures nasales, était remarquable.

Les ouvertures aériennes, situées au sommet de la tête et très-rapprochées l'une de l'autre, rendaient la respiration accélérée en raison de l'étroitesse des voies respiratoires. J'ai compté de 30 à 35 respirations par minute.

L'œil rejeté en arrière et enfoncé dans la cavité orbitaire ne pouvait apercevoir les corps placés en face de la tête, à cause de l'énorme protubérance formée par le maxillaire. On touchait la partie antérieure de la tête sans que l'animal effectuât le moindre mouvement pour se déplacer, ce qu'il ne manquait pas de faire quand on l'attaquait de côté.

Sur l'animal vivant, les oreilles larges et aplaties, au lieu de tomber sur les yeux et les joues, présentaient une disposition inverse en venant se reposer de chaque côté du cou.

Ce porc ne pouvait broyer les aliments solides et était obligé de se nourrir de bouillies ou de pâtées. En raison du volume assez considérable de son corps il mangeait beaucoup. mais la nourriture aqueuse et par suite débilitante qu'il absorbait l'avait rendu extrêmement lymphatique. Au premier aspect on devinait cette constitution : bouffissure générale, engorgement des membres, rondeur des articulations, lenteur des mouvements, tels étaient les indices les plus saillants. Il mourut quelques jours après ma visite.

Des occupations imprévues m'ayant empêché d'en faire l'autopsie, je pris des informations ultérieures, et j'acquis la certitude que rien d'anormal n'existait dans les organes essentiels, le tissu musculaire et les os.

Pas de tubercules ni d'engorgements ganglionnaires.

La tête fut mise à macérer et c'est après sa préparation que j'en pris le dessin. Sa description mérite d'être faite avec soin, afin de la rendre plus claire.

La hauteur de la tête prise au groin est de 25 centimètres; la largeur d'un maxillaire à l'autre, de 22 centimètres. La hauteur mesurée à l'occipital est de 8 centimètres, la largeur de 5. Chez un animal ordinaire, ainsi que l'on pourra s'en convaincre en examinant une tête à l'état normal, la hauteur prise au groin est de 6 centimètres et la largeur de 8. Mesurée à l'occipital la hauteur est de 22 centimètres, et la largeur de 15.

La tête du porc ressemble assez exactement à un cône dont la base serait à l'occipital et le sommet au groin, tandis que chez ce sujet la base est représentée par le groin et le sommet par l'occipital. Vue de côté, la partie antérieure de la tête est perpendiculaire au maxillaire inférieur; examiné de côté, le maxillaire supérieur, au lieu de présenter une inclinaison de haut en bas de 45 degrés, est oblique de bas en haut, c'est-à-dire dans le sens opposé.

La surface externe du maxillaire inférieur est compacte excepté à la partie antérieure et supérieure où les dents sont implantées dans du tissu spongieux qui s'épaissit en avant. Les dents sont vierges de tout contact avec un corps dur, car l'émail n'offre pas la plus petite trace d'usure.

Les deux maxillaires sont percés de nombreux trous nourriciers.

Le maxillaire supérieur constitue à lui seul les 7/8 de la tête. Il est extrêmement développé puisqu'il s'étend jusqu'au sommet de la tête où il représente une plate-forme sur laquelle reposent les petits maxillaires. C'est lui qui a rejeté le crâne en arrière et qui a arrêté le développement des cornets et des sinus. Il n'est composé que de tissu spongieux, excepté à la face externe où l'on remarque une lamelle compacte.

Les dents correspondant à celles du maxillaire inférieur sont absentes et remplacées par une gouttière contenant un bourrelet fibreux sur l'animal vivant.

En dehors de la bouche on voit trois dents molaires

de chaque côté; plus haut et en avant un crochet, et supérieurement trois dents incisives.

Cette disposition est des plus curieuses en ce que les dents sont toutes en dehors de la bouche, excepté quatre molaires, et qu'elles sont implantées dans un tissu disposé en lamelles rayonnantes; au sommet de la tête et dans la cavité orbitaire on aperçoit encore des dents.

Ces organes n'ont subi aucune altération dans leur structure.

La boite crânienne est fort petite et rejetée en arrière; il en est de même de la fosse orbitaire et du rocher. La protubérance occipitale, très-développée, se fait remarquer par une bifurcation saillante.

En résumé, à part quelques dispositions irrégulières, il est facile d'observer que cette tète doit son étrange anomalie au développement du maxillaire supérieur, seul. Tous les autres os sont bien un peu spongieux, mais aucun d'eux n'offre une particularité extraordinaire.

J'ai détaché un maxillaire supérieur; sa longueur est de 20 centimètres, sa largeur de 10. Avec ce volume considérable, il ne pèse que 200 grammes, et dans ce poids est compris celui des dents. En évaluant le poids de ces organes à 25 grammes seulement, on trouve que celui du maxillaire est réduit à 175 grammes.

J'ai fait la section de cet os, et j'ai constaté qu'il était composé d'une lamelle externe compacte, mais mince, cédant sous la pression des doigts et facile à enfoncer et d'un tissu spongieux tellement raréfié qu'on voit presque au travers. L'os était donc arrivé à la troisième période de la maladie, c'est-à-dire à la fin du travail d'ossification du tissu fibreux raréfié.

L'ostéite raréfiante, par suite de rachitisme et telle que je viens de la décrire, présente donc les deux caractères suivants :

1° Au lieu d'altérer tous les os de la tête, elle se borne à développer le maxillaire supérieur.

2° L'anomalie produite consiste dans la courbure du maxillaire et la raréfaction du tissu osseux.

De semblables cas se présentent rarement en médecine vétérinaire, et je crois que la relation de ce fait pourra servir à éclairer le diagnostic de mes confrères, s'ils se trouvaient quelquefois en face d'un développement osseux chez un sujet de la race porcine.

L'absence de tout autre symptôme extérieur pourra amener le praticien à reconnaître l'ostéite raréfiante due au rachitisme.

C'est le désir d'être utile qui m'a fait entrer dans de si longs détails.

DÉGÉNÉRESCENCE GRAISSEUSE CHEZ LES PORCELETS

(D'APRÈS M. RÖLL).

Roloff décrit une affection qu'il a souvent observée sur les jeunes porcs de la race anglaise ; elle consiste dans la dégénérescence graisseuse des muscles et autres organes, ne survenant pourtant pas à la suite d'inflammation, mais directement de troubles nutritifs.

Symptômes et marche. — Immédiatement après la naissance, les jeunes porcs paraissent sains et parfaitement développés, si la portée n'a pas été trop nombreuse ; mais bientôt ils perdent de leur agilité et résistent très-peu lorsqu'on les saisit ; ils se déplacent lentement. Un ou plusieurs porcelets d'une même portée cessent de téter ; ils sont tranquillement assis ou couchés, et ils meurent subitement ; d'autres maigrissent en quelques jours et succombent sans convulsions ; d'autres encore, dont la nutrition avait été satisfaisante et dont l'embonpoint s'était accru , meurent et présentent les symptômes de la débilité ; chez d'autres encore, il se déclare une diarrhée et de la météorisation auxquelles les animaux succombent; chez d'autres enfin, parfaitement sains en apparence, il survient brusquement des convulsions et des paralysies se terminant par la mort; quelquefois, tous les porcelets d'une portée de dix à douze succombent ainsi en une ou deux semaines.

Anatomie pathologique. — Tous les organes sont anémiques, surtout les muscles qui souvent ont subi la dégénérescence graisseuse au point de représenter l'aspect du lard. Les stries transversales et longitudinales sont très-peu prononcées dans la plupart des fibrilles musculaires où elles ont même complétement disparu. On trouve dans les fibrilles dans lesquelles ces stries ont disparu des molécules ou de petites gouttelettes de graisse. Les fibres musculaires sont amincies, étranglées par place; le tissu adipeux intermusculaire est fort peu développé chez les animaux qui ont succombé rapidement après la naissance, tandis que chez ceux qui ont succombé plus tard, ce tissu est parfois abondant. La dégénérescence graisseuse s'est également emparée du *cœur* (surtout à la surface interne), des colonnes charnues et de la partie musculeuse du diaphragme. Les poumons présentent ordinairement de petits extravasats sanguins et sont le plus souvent atteints d'œdème chez les animaux plus âgés. L'épithélium des alvéoles renferme des molécules graisseuses. Le foie est constamment augmenté de volume; on constate une coloration grise, même jaunâtre, qui n'envahit que le pourtour des lobules dans les cas où l'affection a été peu intense; dans les cas plus intenses, cette coloration s'étend vers la partie centrale: lorsque l'intensité du mal est à son summum, cet organe présente sur une étendue plus grande une coloration jaune clair; il est pulpeux et, si on l'entame à l'aide d'un couteau, celui-ci se couvre de graisse, et, dans les parties ramollies, on voit même la graisse en gouttes volumineuses. Le *pancréas* est pâle, jaunâtre et très-mou; les cellules épithéliales de ses *acini* renferment beaucoup de graisse; la *muqueuse gastro-intestinale* est anémique; celle du gros intestin, chez les animaux plus âgés, est parfois rouge et tuméfiée; dans la cavité de cet organe on rencontre parfois encore des grumeaux de lait. La partie corticale des *reins* est pâle, grise ou jaunâtre par places, ou flasque et molle; tout à fait jaune, pâle dans la substance corticale, le rein est rouge dans la partie qui correspond aux papilles; l'épithélium des canalicules rénaux est, surtout dans la partie corticale, rempli de granulations ou de détritus de graisse. L'encéphale est ordinairement pâle et présente une teinte qui tire légèrement sur le jaune.

La dégénérescence graisseuse des muscles et des cellules sécrétoires des glandes ne peut être rapportée à l'inflammation, car on ne constate, ni pendant la vie, ni sur le cadavre, aucun des symptômes et lésions de troubles inflammatoires. L'existence de ces altérations sur des animaux qui ont été étouffés peu de temps après la naissance sans avoir montré le moindre trouble morbide, et même sur ceux qui n'avaient pas encore atteint le développement complet de la vie intra-utérine, vient également prouver que cette dégénérescence ne dépend pas de troubles inflammatoires.

Les lésions des muscles nous expliquent suffisamment la faiblesse des mouvements chez les animaux, et cette faiblesse est à son tour une condition favorable à la dégénérescence graisseuse; la respiration souffre par suite de l'altération des muscles qui président à cette fonction. Les modifications du cœur sont la cause des troubles de la circulation. L'existence de ces altérations et la dégénérescence des organes glandulaires doivent nécessairement déterminer une altération de l'hématogénèse, et celle-ci à son tour des troubles fonctionnels de tous les organes et la terminaison fatale. Par suite du trouble de la circulation, il peut se développer de l'œdème pulmonaire, surtout en présence de l'hydroémie existante. Les épanchements séreux dans le cerveau sont la cause de paralysies et de convulsions. Les diarrhées paraissent être dues aux altérations des glandes abdominales et à l'hydroémie.

Étiologie. — M. Roloff considère avec raison, nous semble-t-il, comme prédisposés à cette affection les porcs anglais spécialisés pour l'engraissement; le fœtus tient de cette faculté de transformer les matériaux nutritifs en graisse, surtout chez les animaux de petite race; en outre, les truies qui servent à l'élève ne se livrent qu'à peu d'exercice, ce qui d'une part favorise l'accumulation de graisse et d'autre part enraye la digestion, surtout si les matières alimentaires ne sont pas administrées en mélange convenable, et que les aliments donnés pendant la gestation renferment une quantité insuffisante de matière minérale. Ce sont là des circonstances qui font que le sang de la mère fournit au fœtus des aliments favorables au développement de cette affection. La qualité du lait fourni par la mère au nouveau-né a enfin également une influence sur le jeune qui vient de naitre. D'après ce que nous venons de dire, les mesures prophylactiques doivent avoir en vue d'accroître la force de résistance des porcelets en choisissant convenablement les mères, de ne pas condamner celles-ci au repos pendant la gestation et de leur permettre plus d'exercice à l'air libre, en ayant soin de leur donner une alimentation suffisamment riche en matières minérales indispensables.

Quant à la première de ces indications, il a été constaté que les jeunes d'une même mère accouplée à un verrat moins disposé à l'engraissement présentent plus de résistance après leur naissance que ceux provenant d'un verrat qui est spécialisé pour la production de la graisse.

D'après l'opinion bien fondée de M. Roloff, il serait préférable d'élever des porcs des grandes races anglaises que ceux des petites races. Ces derniers, produisant principalement de la graisse et peu de viande, présentent une force de résistance très-faible, et leurs descendants succombent en grande partie, tandis que les premiers, tout en produisant beaucoup de graisse, résistent mieux aux influences extérieures.

Il va de soi que nous n'avons pas de moyens thérapeutiques à opposer au processus morbide dont ces animaux sont atteints.

CHAPITRE IX

MALADIES DE LA PEAU.

Les maladies de la peau, dans l'espèce qui nous occupe, se divisent en six sections parfaitement distinctes, savoir : une affection fébrile chromateuse, la rougeole ; une altération tubéreuse, l'urticaire ; une maladie pustuleuse simple, l'impétigo ; deux altérations fébriles pustuleuses, l'ecthyma et la variole ; une affection inflammatoire, l'érysipèle ; deux maladies vermineuses, la phthiriase et la gale.

Je décris seulement dans ce chapitre la rougeole, la maladie pustuleuse de la tête, l'ecthyma, la variole et l'érysipèle ; je renvoie, pour ce qui concerne la maladie pédiculaire et la gale, à la division si importante des affections parasitaires.

Je n'ai pu réunir assez de matériaux pour faire convenablement l'histoire du *lupus*, chancre de l'extrémité de la queue. J'espère combler plus tard cette lacune. Le traitement consiste dans la ligature faite progressivement et déterminant la mortification et la chute de la partie malade, ou dans la section à l'aide d'un instrument tranchant et la cautérisation légère.

ROUGEOLE.

Synonymie : Clavelée rouge, mal rouge, rouget.

La *rougeole,* de *rubeus* rouge, encore connue en quelques endroits sous les noms de clavelée rouge, ma rouge, rouget, etc., est une affection caractérisée par de petites taches rouges qui se forment spontanément sur la peau à la suite d'un mouvement fébrile.

Cette maladie n'a jamais été observée, dans notre médecine, que sur l'espèce porcine; mais elle a été parfaitement étudiée par bon nombre de vétérinaires qui en ont donné d'excellentes descriptions. Elle affecte principalement les gorets de trois mois à un an, et surtout ceux qu'on vient de sevrer; il est excessivement rare de la constater sur des sujets plus âgés. Les cas de rougeole remarqués par M. Barjaud et bon nombre d'autres confrères ont tous été présentés par des sujets encore à la mamelle, et chaque fois toute la ventrée en était atteinte.

La rougeole est simple et bénigne, ou bien compliquée et maligne. Je vais d'abord décrire la forme bénigne, je tracerai ensuite en deux mots le tableau du type qui offre des phénomènes de complication.

L'*étiologie* de cette altération est fort obscure. Les variations brusques de température, les habitations insalubres, les dispositions individuelles, etc., ont tour à tour été mises en avant afin d'en expliquer le développement; mais, malgré l'attention et les efforts des praticiens, la question n'est point encore élucidée. Espérons que ceux qui viendront après nous seront plus heureux, et qu'ils pourront, en connaissance de cause, opposer une plus grande résistance au mal.

Les *symptômes* se divisent en trois périodes, savoir : l'invasion, l'éruption et la desquamation.

La première phase s'annonce par des mouvements fébriles, très-sensibles dans l'espèce humaine où moindre trouble est remarqué, mais qui passent inaperçus dans l'espèce porcine où l'observation des phénomènes morbides est moins facile. En effet, les frissons, la chaleur des téguments externes, l'accélération du pouls, la diminution de l'appétit, signes communs à l'une et à l'autre espèce, s'apprécient aisément chez l'homme et échappent généralement à l'examen de l'éleveur de porcs. Ce n'est donc que plus tard que les symptômes s'accusent franchement : la perte de l'appétit, la tristesse, le vomissement, le gonflement des paupières, le larmoiement continuel, l'enchifrènement, l'écoulement nasal, la toux, le mal de gorge, la raucité de la voix sont autant d'indices certains qui annoncent le dérangement survenu dans l'organisme. M. Lafosse signale encore, comme caractère essentiel de la rougeole, l'exanthème qui se déclare sur le voile du palais. On ne peut guère établir la durée de cette période ; elle varie suivant la constitution plus ou moins robuste des individus et la force des agents perturbateurs.

L'éruption succède à cette phase. La fièvre persiste, et l'on voit apparaître à la surface du corps, et particulièrement au groin, aux paupières, aux oreilles, aux ars, etc., de petites taches rouges circulaires et semblables aux piqûres de puces. Ces taches disparaissent par la pression et reparaissent après que celle-ci a cessé. Elles ne sont ni saillantes, ni réunies ; mais il peut cependant se faire qu'elles se joignent par leurs bords réciproques et qu'elles finissent par former de véritables plaques. — Il peut arriver, dit M. Lafosse, que l'éruption s'effectue sans fièvre ; à cette variété de rougeole peut se rapporter ce cas de taches purpurines observées chez le cheval et signalé à la Société centrale de médecine vétérinaire par M. Jacob. On ne sait pas encore si la maladie peut se traduire, comme chez l'homme, par une fièvre sans éruption. Assez souvent, la maladie offre dans son cours de remarquables oscillations : l'éruption s'arrête, il y a même rétrocession de l'exanthème ; la fièvre augmente ; plus tard, l'éruption reparaît et la fièvre diminue. Parfois il survient, dans ce cas, une complication d'inflammation interne. — La durée de cette période est, comme celle de la précédente, fort variable.

La desquamation forme la dernière phase de la rougeole. Elle est caractérisée par la disparition de la fièvre, le soulèvement de l'épiderme aux endroits malades et sa chute en écailles blanchâtres et furfuracées. Les fonctions de l'organisme reprennent petit à petit leur cours normal, et la guérison a lieu.

La *durée* totale est de quinze à vingt jours, un peu plus, un peu moins, suivant l'état de l'atmosphère, la force des sujets et les soins donnés par le cultivateur.

Les *lésions* disparaissent avec l'affection; celles qui persistent et que l'on remarque en cas de mort dépendent des altérations qui existaient avant l'éruption, ou des complications qui se sont développées par suite de la répercussion de l'exanthème.

Le *traitement* est avant tout hygiénique et consiste, par ce fait, à prévenir et à combattre les complications.

Il est expressément recommandé de maintenir les étables en bon état, d'y entretenir une douce chaleur, d'éviter le froid et surtout la pluie qui serait mortelle, de mettre les animaux à la diète, et de leur donner des boissons émollientes tièdes et des aliments de facile digestion. On se réduit à l'expectation quand la rougeole suit son cours normal. Les ménagères soigneuses et intelligentes font boire à leurs gorets du lait chaud, et elles leur lavent les yeux avec de l'eau tiède lorsque les paupières se collent.

Si l'éruption languit ou rentre, il convient alors d'administrer aux malades des toniques alliés aux sudorifiques; on emploie pour cela les tisanes de fleurs de tilleul, de camomille ou de sureau; ou bien encore les décoctions de chiendent ou de graine de lin nitrée.

Voici une formule qui a procuré de bons résultats :

Fleurs de camomille	30 grammes.
— sureau	25 —
— tilleul	20 —
Graine de lin	15 —
Nitrate de potasse	8 —
Eau	2 litres.

Faites bouillir pendant un quart d'heure la graine de lin et passez; remettez l'eau au feu, et au moment de l'ébullition faites infuser les fleurs indiquées; décantez et donnez en trois fois, à quatre heures d'intervalle. On renouvelle cette médication jusqu'à ce que l'état du malade s'améliore. M. Bérard et plusieurs autres confrères recommandent l'emploi d'une cuillerée de soufre dans un litre de son sec et à jeun; c'est à essayer.

Viborg, et tous les autres après lui, ont préconisé les vomitifs et conseillé l'emploi de la poudre d'ellébore blanc à la dose de 2 à 8 grammes, selon la force des individus. On mêle de l'ellébore avec de la farine ou bien avec des poudres de réglisse et de guimauve, on délaye ce mélange dans de l'eau ou du lait, et l'on en forme une boule qu'on fait avaler aux malades. On peut remplacer ce médicament par l'ipécacuanha, l'émétique ou le kermès; le premier à la dose de 0, 50 à 2 grammes, le second à celle de 0, 20 à 1 gramme, le troisième à celle de 1 à 6 grammes.

Cette prescription thérapeutique ne vaut pas, à mon sens, la première, et je conseille, sous toutes réserves cependant, d'avoir plus souvent recours à celle que j'ai citée en commençant.

L'exanthème du voile du palais disparaît quand on emploie les gargarismes astringents.

Si l'on craint une métastase, ce qui est rare, toute l'attention doit se porter sur le malade. Il est utile de se servir encore de la première formule, mais de la modifier toutefois en y ajoutant 2 grammes de camphre ou 20 grammes d'ammoniaque, dans le but d'activer les fonctions de la peau, et en continuant jusqu'à ce que l'éruption soit parfaite. Les frictions avec le vinaigre chaud ou l'huile sinapisée ont produit de bons résultats entre les mains de M. Bérard.

Les complications de pneumonie, d'entérite ou d'hydropisie du tissu cellulaire exigent les saignées aux oreilles ou à la veine sous-mammaire, les sinapismes sous la poitrine et les lavements irritants.

La *rougeole* maligne est celle qui ne peut s'effectuer sans complication. Ainsi que nous venons de le voir, les phlegmasies du cerveau, du poumon et de l'intestin sont les affections qui entravent le plus souvent le cours de la rougeole. C'est à tort que M. Roche-Lubin, après avoir constaté un mouvement fébrile très-intense sur le cochon, et après avoir vu survenir chez cet animal de larges plaques gangréneuses à la peau, a pensé que ces phénomènes étaient des complications d'une rougeole maligne. Il n'y a point là de rougeole ; mais tout simplement une maladie charbonneuse.

La *contagion*, rapporte M. Lafosse, est tellement évidente chez l'homme qu'elle est considérée comme la seule cause de la rougeole. Il n'en est pas de même dans la race qui nous occupe.

La majeure partie des auteurs s'accordent à nier la présence d'un virus dans la rougeole. M. Heuzé seul affirme que cette altération est contagieuse ; mais son dire ne s'appuie sur aucune expérience bien conduite, aucune démonstration valable. « Dans le doute, abstiens-toi, » dit un sage proverbe ; ainsi ferai-je, n'ayant pas la main pleine de preuves.

URTICAIRE

(D'APRÈS M. RÖLL).

Cet exanthème apparaît le plus souvent au printemps et en automne, quelquefois après un fort échauffement du corps, mais le plus souvent sans cause spéciale au moins appréciable. Dans beaucoup de cas, il paraît dû à certaines anomalies constitutionnelles, comme tend à le prouver ce fait qu'il y a des animaux qui sont atteints de cette affection chaque année et même plusieurs fois par année; quelquefois on l'a vu se développer après des modifications dans l'alimentation, des refroidissements, etc.

L'urticaire est quelquefois annoncée par de l'anorexie, de l'abattement et une réaction fébrile légère; on constate également parfois des nausées au début de cette maladie ; dans d'autres cas, celle-ci se déclare d'emblée sans ces symptômes prodromiques. Il apparaît dans diverses parties du corps des élevures aplaties, circonscrites, dures et un peu sensibles, du volume d'un pois à celui d'une noisette et plus, qui quelquefois deviennent confluentes et forment alors des tumeurs plates plus étendues. Ces élevures tubéreuses présentent une coloration rouge due à l'hypérémie, tandis que les parties voisines présentent souvent une teinte rouge pâle ou même violette; les tumeurs plus volumineuses sont parfois blanchâtres à cause de l'infiltration séreuse dont la couche muqueuse de l'épiderme est le siége. L'éruption souvent disparaît tout aussi rapidement qu'elle a apparu, de façon qu'en peu de jours l'affection a parcouru toutes ses périodes; dans d'autres cas, la marche est retardée par de nouvelles éruptions ou par la persistance pendant un temps plus long (une ou même plusieurs semaines, comme nous avons eu à le constater à différentes reprises) et la rétrogression insensible de certaines de ces élevures dont l'infiltration avait atteint la peau plus profondément. Les cas légers n'exigent aucun traitement spécial; s'il existe une réaction fébrile intense, on recommande la saignée à laquelle pourtant jusqu'aujourd'hui nous n'avons encore jamais dû recourir ; à l'intérieur, on administre les purgatifs salins et, le cas échéant, le nitre; on peut également prescrire les ablutions froides répétées. Si les tumeurs persistent pendant assez longtemps sans se modifier, on peut obtenir un résultat favorable en ayant recours aux lotions savonnées ou alcalines, aux frictions à l'essence de térébenthine mélangée à partie égale d'alcool.

Haubner a aussi observé l'urticaire chez le porc. Mais sa description, qui ne diffère guère de celle de MM. Röll et Delwart, n'était pas assez complète pour occuper la place de la description du professeur autrichien.

IMPÉTIGO.

Pendant longtemps l'impétigo du porc fut désigné sous le nom de *teigne*, et l'on voit même cette expression figurer dans les ouvrages modernes sortis de la plume de MM. Hurtrel d'Arboval, Pradal, Magne, etc. M. Lafosse seul a su définir cette maladie de la peau et la classer méthodiquement; MM. Adenot et Chataigner m'en ont aussi donné une bonne description.

Le tort de beaucoup de vétérinaires, c'est de vouloir quand même établir des comparaisons entre l'une et l'autre médecine, alors surtout que la science n'a rien à y gagner. Le mot *teigne* est une expression depuis longtemps employée par les anciens médecins pour désigner les diverses éruptions qui, chez l'homme, ont leur siége à la tête.

Ils comparaient les ravages de cette affection à ceux produits sur les vêtements par l'insecte connu sous le nom de *teigne*. Si l'on rapproche la teigne de l'espèce humaine de l'impétigo du porc, on voit qu'il n'y a entre ces altérations qu'une simple analogie de ressemblance, puisque chez l'homme le mal est caractérisé par la présence d'un parasite végétal, tandis que chez l'animal ce parasite paraît faire défaut. Parmi les médecins, MM. Willan, Biett, Cazenave, Robin et Broca;

parmi les vétérinaires, MM. Reynal et Lafosse, tout en assignant à la teigne de l'homme la place qui lui convient, n'ont pu, après de longues et minutieuses recherches, trouver chez le porc de végétations cryptogamiques dans les bulbes, les poils des parties affectées et les croûtes que ces parties sécrètent. Mes propres recherches, encouragées par l'accueil toujours bienveillant de M. Lafosse, n'ont pas eu plus de succès. Le mot teigne, qui indique une idée de spécificité, doit être rejeté du cadre nosologique vétérinaire.

M. Lafosse m'a fait savoir qu'il ne décrit pas l'impétigo comme Pradal, parce que ce vétérinaire a confondu sous ce nom plusieurs maladies telles que l'herpès, la tricophytie, etc. En lisant dans son ouvrage les maladies désignées sous ces trois dénominations, on trouve séparément à chaque article tout ce qui a été réuni dans une confuse description par Pradal.

Ainsi donc les pustules de la tête sont le phénomène symptomatique de l'impétigo ou de l'herpès, plus rarement de la tricophytie. Ceci dit pour éviter des répétitions sans intérêt pour le praticien, au point de vue duquel il convient toujours de se placer, j'entre dans le vif du sujet, laissant à de plus instruits le soin de faire la monographie des deux autres affections précitées.

L'impétigo du porc se remarque presque toujours sur de jeunes sujets; malgré cela, il ne faut pas en conclure qu'on ne le voit jamais sur des individus adultes ou même vieux, car ce serait contraire à la vérité.

Les *causes* de cette affection sont encore obscures. Viborg et plusieurs savants disent qu'elle provient de l'excès de nourriture. Sans donner complétement tort à ces écrivains, je tiens cependant à me ranger sous la bannière de MM. Adenot et Chataigner et de tous les observateurs modernes qui invoquent l'action pernicieuse de la mauvaise saison, de la malpropreté des étables, des aliments détériorés et peu nutritifs, de la pluie, etc.

Les *symptômes* sont constants. La peau, autour des yeux et parfois dans divers autres endroits du corps, présente des taches rouges, chaudes et peu saillantes; un prurit assez intense tourmente les animaux, qui se grattent et se frottent presque continuellement. Puis sur les taches précitées une éruption pustuleuse ne tarde pas à se manifester. Ces pustules sont ordinairement très-rapprochées et même confondues, grosses comme un grain de mil, et se crèvent 36 ou 48 heures après leur apparition. Elles laissent échapper un liquide jaunâtre et purulent qui se dessèche avec promptitude, forme des croûtes et colle les poils.

Dans le principe ces croûtes sont peu adhérentes, et se crevassent facilement pour donner passage au liquide qui les a formées et qui vient encore les épaissir en se concrétant au contact de l'air.

Les pustules qui se trouvent sur les paupières déterminent quelquefois, par l'abondance du suintement, la réunion forcée de ces parties et par suite une cécité momentanée.

Lorsqu'on veut arracher les croûtes, on provoque beaucoup de douleur, et l'on fait souvent saigner la peau, surtout sur les bords des pustules. Quand le mal est intense, les croûtes se réunissent, et les régions endommagées semblent être couvertes d'un masque.

Au déclin, les croûtes tombent peu à peu, et la peau apparaît avec une nouvelle couche d'épiderme très-légère qui ne tarde guère à reprendre ses conditions premières.

Les complications sont rares; cependant, on est de temps à autre témoin d'inflammation de la conjonctive et de la membrane muqueuse qui tapisse les lèvres et les cavités nasales. Les sujets éprouvent alors de la difficulté pour respirer et pour prendre leur nourriture, ce qui implique la nécessité de parer promptement à ces inconvénients.

La *durée* de la maladie n'excède jamais plus de vingt jours, mais elle peut varier suivant la propreté des étables, l'état de la température et surtout la vigilance de l'éleveur. Lorsqu'on a placé les malades dans une loge sèche, propre, aérée et à l'abri des courants d'air, on est sûr d'obtenir de prompts résultats. Quand la température est douce, les conditions sont favorables, mais lorsqu'elle est ou trop basse ou trop élevée, les chances de guérison s'en ressentent : le froid empêche la résolution en entretenant un état stationnaire ; pendant la grande chaleur les mouches tourmentent les malheureux animaux qui se grattent, se déchirent, et aggravent ainsi leur situation. Aussi n'est-il pas rare de voir de petits abcès sous-cutanés, des œdèmes et des ulcérations se former rapidement. Dans ce cas, la maladie peut être longue et difficile à guérir.

Lorsque rien n'entrave la marche régulière de la maladie, les gorets ne perdent guère de leur embonpoint ; au contraire, quand leurs souffrances sont grandes, ils n'ont plus d'appétit, et maigrissent rapidement. Ainsi que je l'ai dit plus haut, l'éleveur ne peut s'en prendre qu'à lui-même si le résultat n'est pas en sa faveur. La surveillance et les bons soins ne doivent jamais faire défaut.

Le *traitement* comprend plusieurs indications. Au début, il convient de diminuer la nourriture des truies qui allaitent leurs petits, de tenir à la demi-diète les porcelets qui mangent seuls et de leur administrer des boissons tempérantes. Les lotions émollientes amènent un excellent effet en maintenant la peau propre et en opposant une barrière aux envahissements du mal.

Lorsque les pustules s'ouvrent, on nettoie les surfaces malades avec des lotions émollientes, en s'efforçant de les débarrasser des croûtes et des impuretés qui s'y trouvent, et en évitant d'arracher les croûtes adhérentes et de faire saigner les plaies.

Ceux qui veulent hâter la guérison essuient les parties endommagées avec des étoupes fines et les recouvrent de pommade de peuplier mélangée avec de l'égyptiac. Certains praticiens emploient la pommade de protochlorure de mercure et en reconnaissent les bons effets. MM. Adenot et Chataigner se servent, le premier du soufre sublimé en pommade, le second des lotions de sulfure de potasse.

Il arrive que la demi-diète et les boissons blanches ne soient pas assez efficaces, et qu'il faille avoir recours à la saignée et aux purgatifs doux, tels que le sulfate de soude à la dose de 15 à 30 grammes pour les jeunes animaux, et de 40 à 100 grammes pour les sujets adultes. On administre le matin à jeun et on répète une seconde fois si le mieux ne se fait pas sentir. M. Adenot s'est bien trouvé de l'emploi du sulfure d'antimoine dans les boissons.

L'état chronique est accusé par des éruptions successives ou bien par l'extension de la maladie sur place. Dans le premier cas, la demi-diète, les boissons tempérantes, les purgations et les onctions avec les pommades précitées suffiront pour combattre le mal; dans le second cas, les croûtes grossies par un suintement continuel s'épaississent, prennent une teinte brunâtre, et par leurs fissures laissent échapper un liquide qui répand une mauvaise odeur. A ce degré, l'affection se complique souvent d'ulcérations et d'œdème, et devient difficile à combattre.

Les acides sulfurique et chlorhydrique étendus d'eau, les solutions faibles de nitrate d'argent, la pommade d'iodure de soufre sont préconisés à l'extérieur ; les purgatifs salins administrés deux fois par semaine, l'usage du lait et des boissons blanches sont indiqués à l'intérieur, et l'ensemble de cette médication procure généralement de bons effets.

ECTHYMA AIGU.

Cette maladie, signalée par MM. Patté et H. Bouley comme pouvant exister chez le cheval, le chien et le *porc*, a été mentionnée par M. Lafosse dans son traité de pathologie, mais aucun de ces savants vétérinaires n'a décrit les symptômes relatifs à l'espèce porcine. Ce que j'en sais, je le dois au savoir de M. Chaussade qui m'a fourni les documents nécessaires pour rédiger ce court article.

L'*ecthyma aigu* est une affection peu grave, se terminant généralement par la guérison radicale et offrant toujours la même série de symptômes.

Les *phénomènes morbides* débutent par l'inquiétude, l'inappétence, la fièvre légère ou intense. Vingt-quatre heures après l'apparition de ces premiers désordres, on voit survenir tout à coup des plaques rouges, mal dessinées, augmentant de nombre et d'étendue, couvrant bientôt toute la surface du corps, et recherchant de préférence l'encolure et les côtés du thorax. Au milieu de ces plaques rouges naît un point purulent, qui au bout de 2 ou 3 jours se sèche et forme une croûte noirâtre qui se détache facilement. La peau, qui d'abord était rouge, devient livide après la chute des croûtes, mais passe bientôt au violet et, par gradations, reprend sa couleur normale.

Le *traitement* consiste tout simplement dans la saignée légère et quelquefois répétée, les bains émollients et sulfureux que l'on a soin d'alterner.

VARIOLE.

Synonymie : Petite vérole, picote, tolain, etc.

On donne le nom de *variole* à une maladie fébrile,

pustuleuse, offrant la plus grande analogie avec la clavelée et affectant généralement le caractère épizootique et contagieux.

Cette affection est appelée *discrète*, quand les pustules sont peu nombreuses et isolées les unes des autres; *confluente*, lorsque ces pustules existent en grande quantité et sont grosses et réunies; *bénigne*, quand elle suit une marche régulière et se termine par la guérison parfaite; *maligne*, lorsqu'elle présente des symptômes ataxiques; *naturelle*, quand elle dérive d'un cas fortuit; et *accidentelle*, lorsqu'elle est le résultat de la contagion.

Elle a été observée sur plusieurs de nos animaux domestiques par beaucoup de médecins et de vétérinaires distingués qui tous ont écrit d'excellentes monographies à ce sujet Viborg, Ruling, Wirtgen, Vitet, Gasparin, Sacco, d'Arboval, Pradal, Rousseau, Felix, Santin, Gohier, Magne et Lafosse ont parlé tour à tour de la variole du porc. Le travail du professeur de Toulouse est certainement le meilleur.

Le porc, le chien, le lapin, le dindon, l'oie et le pigeon sont, jusqu'à ce jour, les seuls commensaux de nos maisons qui aient subi l'étreinte de ce mal. Comme c'est sur le porc que les meilleures études ont été faites, nos connaissances actuelles nous permettent de pousser assez loin les investigations de la science. J'ai excepté, et à dessein, de la nomenclature ci-dessus, l'espèce ovine, parce que sa variole représente un type distinct.

Tout d'abord, quatre questions demandent à être résolues, pour la parfaite intelligence de ce qui va suivre. La longueur de cette digression trouve son excuse dans l'intérêt offert par la pathologie comparée.

1° La variole de l'homme peut-elle se transmettre aux solipèdes et aux bêtes bovines?

Numann d'Utrecht dit oui, et Hamon dit non. A

l'exemple d'Hippocrate et de Galien, ces deux expérimentateurs se sont livrés à la pratique des inoculations sur le cheval, l'âne, le taureau et la vache, et, en fin de compte, ont établi des conclusions absolument opposées. La contradiction qui existe dans ces faits permettrait, à propos du mouton, du porc et des animaux de basse-cour, d'affirmer que rien de bien concluant n'a encore été décidé, si les belles expériences de M. Chauveau, publiées dans le *Recueil vétérinaire*, à propos de la discussion sur le *Horse-pox*, et communiquées à l'Académie des sciences n'étaient venues prouver que le virus de la variole de l'homme inoculé à la vache et inoculé ensuite de la vache à l'homme est actif et dangereux.

Quant à la peste varioleuse des bœufs, que quelques auteurs ont voulu faire entrer ici en ligne de comparaison, elle constitue une altération toute spéciale et s'éloignant beaucoup de celle qui nous occupe.

2° La variole humaine peut-elle affecter les individus de la race ovine?

La quantité d'insuccès obtenus dans l'inoculation de la variole de l'homme au mouton contre-balance de beaucoup celle des succès annoncés, vrais ou faux. De sorte qu'on est autorisé à penser que ces deux maladies pourraient bien ne pas être du tout de la même nature.

La clavelée, qui sévit si souvent sur les bêtes à laine, et la variole porcine ne sont également pas semblables. Des observations de Paulet, Camper, Voisin, Brugnon, etc., il paraît implicitement résulter que le virus de la variole possède, dans chaque espèce, un caractère particulier, conforme à leur organisation, et ne pouvant avoir d'affinité qu'avec ces espèces seulement. En supposant même que les virus varioleux aient eu une origine commune, serait-il déraisonnable de supposer qu'ils ont pu changer en passant d'une espèce à l'autre, et qu'ils sont actuellement de nature différente?

3° La variole de l'homme peut-elle se communiquer au porc?

Röll dit oui, mais, malgré la ressemblance des pustules de la race humaine avec celles de la race porcine, personne n'a encore pu démontrer, par des expériences bien conduites, que ces deux affections fussent absolument identiques. Il n'est pas mieux prouvé que la variole porcine puisse, à l'instar de la variole humaine, être détruite dans son germe par l'inoculation de la vaccine. « Viborg croit à la possibilité de la transmission de la variole de l'homme au singe et au porc; il recommande de prendre les précautions nécessaires pour ne pas répandre la variole dans les troupeaux de porcs au moyen des hardes, des pailles de litière ayant servi à des individus varioleux; mais il ne cite aucune observation, aucune expérience qui prouve la contagion de la variole de l'homme au porc. » Cette troisième question ne peut donc se résoudre d'une façon qui ne laisse aucun doute dans les esprits.

4° La variole du porc est-elle communicable aux autres animaux domestiques?

Malgré l'affirmation du professeur Röll, nous ne trouvons à cet égard que des expériences qui manquent de garantie et qui nous amènent forcément à la négation. Chez le cheval et le bœuf cette éruption pustuleuse ne peut se développer; chez le mouton elle est de nature différente; sur le lapin, le dindon, l'oie et le pigeon, elle offre une certaine analogie avec ce qui se passe dans l'espèce porcine, mais rien n'est encore venu démontrer l'identité de ces diverses maladies. En conséquence, il n'y a pas d'avantage marqué, du moins jusqu'à ce jour, à séparer le porc varioleux des animaux avec lesquels il vit dans nos fermes.

D'après cet exposé, on est engagé à conclure: que la variole du porc ne peut se communiquer à aucun autre animal; pas plus que celle d'un autre animal ne peut se transmettre au porc; et que cette affection ne provient nullement, comme source, de la clavelée du mouton, et qu'elle est spéciale et distincte.

Toutes les varioles, je le répète, sont du même genre, cela ne produit aucun doute; mais elles possèdent chacune des caractères spécifiques particuliers aux espèces animales qui les présentent. Ne peut-on penser, dit M. Lafosse, qu'il en est du virus qu'elles engendrent, comme des parasites qui déterminent la gale et dont la plupart ne peuvent vivre et se régénérer que sur une seule espèce? Tous ces à peu près, si judicieux qu'ils soient, ne valent cependant pas une démonstration probante et attendue tous les jours avec impatience.

La *contagion* trouve ici sa place naturelle. Si l'on est mal renseigné au sujet de l'origine de la variole du porc et sur son extension aux autres animaux, on est mieux éclairé sur sa propriété contagieuse.

Nul doute que cette affection ne se transmette avec facilité entre les individus de l'espèce porcine et cela par contact immédiat. Viborg, Ruling, Wirtgen, Gasparin se montrent partisans de la doctrine virulente et citent des preuves à l'appui de leurs dires. Félix, cité par Pradal, croit que la contagion a lieu aussi par contact médiat et au moyen d'émanations animales. Le fait paraît douteux; le voici.

Douze porcs, sous le même toit, étaient placés dans une métairie attenant au château de Rivière. La maladie les atteignit et en moissonna dix dans l'espace de cinq jours. Huit autres porcs, dont le toit était à l'autre aile du château et qui n'avaient aucune espèce de communication directe avec les premiers, ni avec les cochons des voisins, ne tardèrent pas cependant à devenir malades. Les soins les mieux entendus leur furent donnés: quatre d'entre eux succombèrent en quarante-huit heures. Cet exemple n'a rien de convaincant. Est-il bien certain d'ailleurs, que des personnes, des objets divers, n'aient pas été des agents de transmission d'un virus fixe? On n'est pas encore éclairé sur ce point, et tout le monde approuvera ma réserve.

Les *causes* de la variole spontanée du porc (*variola suillæ*) sont fort obscures. Félix invoque le froid des vallées, l'humidité des brouillards, les logements insalubres et étroits, le passage subit du chaud au froid, la basse température des boissons, l'ingestion de plantes couvertes de rosée, etc., etc., toutes raisons qu'on ne met en avant que faute de trouver mieux. Je préfère l'aveu de M. Lafosse, qui termine le paragraphe relatif à l'étiologie de cette affection, disant que nous ne possédons que des présomptions sur les causes qui paraissent la provoquer.

Gasparin, Vitet, Wirtgen et Pradal prétendent que la jeunesse dispose à contracter la variole qui paraît, en effet, être l'apanage des gorets. Stegman et Miquel ont fait remarquer qu'elle avait, en 1698 et en 1846, sévi à la fois sur l'espèce humaine, sur les races porcine et ovine, sur les dindons, les oies et autres animaux domestiques; et que des variations de température avaient précédé cette épidémie et cette épizootie. Y a-t-il un rapport de causalité entre l'apparition de la variole de l'homme et celle des bêtes? Faut-il voir, dans les variations de l'atmosphère, les seules raisons de ces deux maladies existant simultanément? Cette dernière hypothèse me paraît plus probable.

M. Pichon, de Château-Gontier, a fréquemment observé que la variole est plus commune dans certaines années, qu'elle frappe généralement les gorets de l'âge de six semaines, que la portée est ordinairement atteinte toute entière, enfin que la mère est souvent, pour ne pas dire toujours, à l'abri du mal. M. Gay a observé que lorsqu'un porcelet meurt de la variole, le reste de la famille ne tarde guère à le suivre. M. Rousseau a vu la même chose.

Les *symptômes* se divisent en quatre périodes, savoir : l'invasion, l'éruption, la sécrétion et la desquamation.

Ces périodes sont parfois précédées d'une autre phase nommée incubation, qui comprend, dans la variole communiquée, l'intervalle écoulé entre le moment de l'introduction du virus dans l'économie et celui de l'apparition des premiers symptômes. La durée de l'incubation est variable, mais toujours plus longue dans les temps froids que dans les saisons chaudes. Avec un écart de deux ou trois jours, suivant la température, l'activité du virus et l'aptitude des individus, on peut dire que la durée de cette période est de douze jours.

La première phase est caractérisée par l'inappétence subite, l'abattement général, la gêne et la pesanteur de la tête; le dos s'arrondit, la queue pend au lieu d'être relevée en trompette, les frissons se manifestent, la peau devient chaude et rouge, la soif augmente, et le porc cherche les lieux sombres, anguleux et frais pour s'y tenir caché et s'y frotter à l'aise. Puis ces symptômes s'exaltent : les soies se hérissent, la gorge est vivement irritée et la déglutition est difficile, la bouche exhale une mauvaise odeur, le ventre est chaud et douloureux, les urines rares et foncées, les vomissements et la diarrhée bilieuse apparaissent. En même temps, la respiration et la circulation s'accélèrent, une toux pénible et des grognements plaintifs se font entendre, les paupières s'infiltrent, les jambes et les oreilles demeurent froides, le malade reste couché et ne veut quitter cette position que lorsqu'on l'y oblige. Cette période dure généralement quatre ou cinq jours.

L'éruption succède à cette phase. Elle s'annonce par la sensibilité exagérée de la peau, et surtout de celle du cou; par la production et l'apparition à la tête, sous le ventre, autour des organes génitaux et à la face interne des membres, de pustules peu élevées, d'égale grosseur et de couleur violette. La fièvre continue pendant le cours de cette période qui est ordinairement de quatre jours.

La sécrétion apparaît ensuite. Les pustules blanchissent à leur sommet, deviennent jaunes, et brunes en dernier lieu; puis elles se crèvent et laissent écouler le pus qu'elles renfermaient. A cette époque, la fièvre s'apaise et le malade recouvre la gaieté et l'appétit.

La desquamation ne tarde pas à s'effectuer. Les croûtes tombent, la rougeur de la peau et des cicatrices commence à disparaître, et les fonctions reprennent peu à peu leur cours normal. La peau reste très-sale à la suite de la maladie, et a besoin d'être soigneusement lavée avec de l'eau de savon.

La variole se termine souvent par le retour à la santé; la mort est assez commune et dépend, en général, de l'abandon dans lequel on laisse le porc. Il semble résulter d'observations, malheureusement trop rares, que cette affection, à l'instar de la clavelée des bêtes ovines, n'attaque les animaux qu'une fois dans leur vie; c'est, du moins, ce qu'affirme le docteur Ruling.

La *marche* de la variole n'est pas toujours régulière. Cette altération revêt quelquefois un caractère de malignité qui se décèle par une éruption confluente et générale, ou par des complications d'ophthalmie, de coryza, de bronchite, de pneumonie, de gastro-entérite, de diarrhée sanguinolente, etc. Dans ce cas, elle est très-meurtrière, car les sujets s'épuisent promptement, tombent dans le marasme, et succombent. Lors de la complication d'ophthalmie, les yeux deviennent chassieux, les paupières se collent, la cornée se couvre d'ulcères, et la cécité se produit; lors du coryza, les naseaux sont pleins de pus, et la respiration est sifflante; lorsqu'il y a inflammation des bronches ou des poumons, la toux et le jetage sanguinolent donnent des indications certaines.

La *durée* de cette maladie est d'environ dix-sept jours, un peu plus, un peu moins, suivant l'état de la température et les dispositions individuelles ; en général, elle parcourt ses périodes comme la clavelée sur les moutons.

M. Pichon a pu observer bien des fois que quand les porcelets sont tenus bien chaudement, qu'ils sont bien nourris et exempts de diarrhée, la croissance n'est presque pas retardée ; mais qu'ils meurent promptement lorsqu'ils sont placés dans les conditions opposées.

Le *traitement* est préservatif et curatif. Le premier consiste à éviter tout contact impur aux animaux sains, lorsque la maladie sévit dans une contrée ; et, en cas d'invasion, à séquestrer les porcs varioleux et à purifier les étables qu'ils occupaient. Viborg, Pradal, Eichorn, Rayer, Tardieu, Herpin, etc., recommandent la vaccination ; mais tout se borne de leur part à un simple conseil ; on peut sans inconvénient attendre les résultats de l'expérimentation à venir. M. Röll dit que l'inoculation n'est que rarement avantageuse.

La médication curative possède des recettes nombreuses. Viborg a préconisé le vésicatoire au plat des cuisses, les sinapismes, les breuvages excitants ; Pradal les vomitifs avec 3 ou 4 centigrammes d'ellébore blanc, Vitet et Félix le foie d'antimoine, et chaque praticien le remède qui lui a le mieux réussi.

Voyons ce qu'il convient particulièrement de faire suivant les phases et l'état de la variole.

Pendant l'invasion, il est bon de mettre les porcs à une demi-diète et de saigner ceux qui sont pléthoriques ; de leur donner des boissons tièdes confectionnées avec des infusions de foin, de bourrache, de tilleul ou de sureau et contenant quelques grammes de sel de nitre en dissolution ; de maintenir les étables en grand état de propreté et d'y entretenir une douce chaleur. Sous l'influence de cette médication, les animaux sont moins tourmentés par la fièvre, peuvent étancher leur soif et reposer tranquillement, et n'éprouvent aucun trouble lors de l'éruption.

Quand les pustules apparaissent, les mêmes soins suffisent ; cependant si l'éruption est languissante, le vomitif de Viborg, préconisé par M. Röll, rend quelques services, ainsi que les breuvages excitants avec le vin, ou avec l'absinthe ou tout autre plante aromatique. Si l'irritation, qui s'était manifestée à la gorge pendant la période d'invasion, s'accroît au lieu de diminuer, et rend la déglutition plus difficile, les gargarismes avec l'acide azotique, sulfurique ou chlorhydrique, ou l'eau de Rabel (30 grammes par litre d'eau) produisent de bons effets. Dans le cas de répercussion, les sinapismes sont un précieux moyen entre les mains du praticien.

On vient en aide à la desquamation lente et difficile, en détachant les croûtes et les impuretés adhérentes à la peau avec quelques lotions tièdes et légèrement aromatiques.

Les complications d'ophthalmie exigent parfois la cautérisation des pustules survenues sur les paupières ou sur la cornée; le traitement du coryza, de la bronchite et de la pneumonie, repose, à quelque chose près, sur les mêmes principes que celui qu'on leur oppose dans le cas où ces affections se montrent à l'état de simplicité; la diarrhée est combattue avec les boissons de riz, les lavements astringents avec l'amidon ou l'écorce de chêne ; et le flux diarrhéique et sanguinolent est arrêté par des breuvages toniques à la gentiane et les lavements laudanisés.

Les éleveurs qui ont eu à soigner des moutons claveleux peuvent mettre en usage la même médication pour le porc. En Maine-et-Loire les cultivateurs plongent leurs animaux dans des bains confectionnés avec le son ou la *croisette* (*galium cruciatum*, famille des rubiacées); M. Gaignard en a constaté les bons effets.

ÉRYSIPÈLE.

Synonymie : Feu Saint-Antoine, feu sacré, mal rouge, etc.

Sous le nom d'*érysipèle*, on désigne une inflammation diffuse de la peau, accompagnée de tuméfaction, de chaleur, de rougeur luisante de ce tégument, avec ou sans mouvement fébrile, et se terminant, pour l'ordinaire, par la résolution suivie de la dessiccation et de la chute de l'épiderme.

Cette maladie affecte tous nos animaux domestiques; elle sévit avec moins de force sur le cheval et le bœuf que sur le mouton et le porc qui, dans la majorité des cas, sont les seuls atteints par l'érysipèle gangréneux, c'est-à-dire par la forme la plus pernicieuse.

Le nom d'érysipèle (traduction : j'attire de proche en proche) a été donné à cette altération, suivant quelques personnes, à cause de sa tendance à envahir toute la surface du corps. En effet, bornée dans le principe à un point limité, cette affection ne tarde guère à s'étendre à la façon de la goutte d'huile déposée sur une étoffe. Cette dénomination, pourtant, n'est pas hautement justifiée ; attendu, d'une part, que le propre de beaucoup de phlegmasies étant de gagner jusqu'aux dernières limites, par conséquent la marche de l'inflammation érysipélateuse ne constitue nullement une exception ; et, d'autre part, que fort souvent cette irritation de la peau borne ses ravages à une région fort restreinte et envahie dès le début.

Certains étymologistes font venir la désignation d'érysipèle des mots grecs : ἐρυθρός, rouge et πέλας, proche. La rougeur constituant un des principaux caractères de la maladie, il en résulte que, sur ce point, les assertions de ces écrivains sont parfaitement acceptables. L'étymologie n'est point forcée, et il n'est difficile, à aucun égard, d'admettre qu'érysipèle dérive des mots grecs précités.

Cette affection est connue depuis longtemps. Hippocrate en parle dans ses écrits; Lucrèce, Virgile, Columelle, etc., la mentionnent également dans leurs ouvrages; mais les uns et les autres ne paraissent connaître que l'érysipèle gangréneux, qu'ils désignent sous le nom d'*ignis sacer* et que nous avons remplacé par sa traduction française *feu sacré*. De la forme érysipélateuse simple, il n'en est pas question.

La plupart des auteurs qui se sont occupés de cette irritation de la peau n'ont eu en vue que nos grands animaux domestiques et ont un peu dédaigné le porc. Leurs descriptions modelées sur les idées admises en médecine humaine n'ont été d'aucun profit pour le vétérinaire. MM. Reynal et Lafosse, dont les excellents travaux sont justement appréciés de tout le monde, ont suivi le torrent, car ils reconnaissent quatre formes d'érysipèle. Cela peut être vrai pour le cheval, le bœuf et le mouton, chez lesquels je n'ai recueilli que de vagues observations, mais cela est superflu et manque un peu de justesse à propos du porc. L'érysipèle gangréneux m'a paru être le partage exclusif des moutons et des cochons. J'expose seulement mes idées, je n'affirme rien.

J'ai remarqué, avec MM. Delwart et Röll, des cas d'érysipèle simple et d'érysipèle gangréneux; je n'ai jamais vu, par contre, les types phlegmoneux et œdémateux, attendu qu'une tuméfaction plus ou moins diffuse et qu'un œdème plus ou moins considérable accompagnent presque toujours la forme simple. Or, puisque ces deux ordres de symptômes font rarement défaut, pourquoi prendre acte de leur absence fortuite pour créer deux entités morbides nouvelles et reconnaître quatre variétés au lieu de deux qui existent normalement? Je reviens plus loin sur ce sujet, en parlant de l'érysipèle simple.

Me plaçant au point de vue de la pratique et désirant être aussi clair et aussi précis que possible, je divise l'érysipèle en deux sections ; l'érysipèle simple et l'érysipèle gangréneux. Je laisse également de côté ces sous-divisions d'érysipèle miliaire, vésiculaire, pustuleux, etc., qui ne servent qu'à tout embrouiller.

Érysipèle simple.

Les *causes* de l'érysipèle sont encore très-obscures. On a invoqué, tour à tour, l'influence des constitutions, l'action des climats et des saisons, etc., etc., sans être plus avancé. Nos remarques nous apprennent que l'état phléthorique, l'alimentation excitante, l'insolation, la malpropreté, les frottements, les piqûres, les coups, les heurts, l'arrêt de transpiration, l'application de remèdes onctueux et irritants, etc., etc., amènent l'irritation érysipélateuse. Mais si quelques-uns se contentent de ces raisons, il s'en faut qu'elles satisfassent tous ceux qui ont vu le mal apparaître sans le concours de causes appréciables.

Cette maladie est beaucoup plus commune qu'on ne le croit. Elle sévit d'une façon sporadique ou enzootique. En 1867, elle a causé d'affreux ravages en Irlande.

Les *symptômes* décrits sont extraits du *Dictionnaire de médecine vétérinaire ;* je les relate à dessein, parce que je veux m'appuyer sur le travail de M. Reynal afin de démontrer la valeur du raisonnement qui m'a engagé à n'admettre que deux variétés d'érysipèle.

Chez le porc, dit ce professeur, j'ai observé, pendant les chaleurs de l'été, une inflammation de forme érysipélateuse siégeant sur le cou, sous la poitrine, le ventre et susceptible de se déplacer. L'apparition de plaques d'un rouge vif très-appréciable sur les animaux à peau blanche, a lieu sans signes précurseurs; la rougeur gagne lentement et progressivement, de telle sorte que, au bout de 24 ou de 48 heures, toutes les plaques n'en forment qu'une seule; elle disparaît momentanément sous la pression du doigt. Le deuxième ou troisième jour la teinte varie; là elle est foncée et devient couleur lie de vin, ailleurs elle s'efface, plus loin on observe un reflet bleuâtre, jaunâtre; *la peau à cette époque est un peu infiltrée; l'infiltration est plus prononcée dans les parties déclives*, principalement dans la région du cou. Le porc est un peu triste, il mange moins, mais il n'a pas perdu l'appétit. Çà et là sur les oreilles, sur la peau fine du ventre, il apparaît de petites vésicules qui se dessèchent promptement; il y a des petites croûtes et des squammes d'épiderme épaissies qui provoquent un léger prurit rendu surtout sensible par le frottement de la main. Cette maladie dure de sept à huit jours; la peau reste pendant quelque temps écailleuse, rugueuse; il se forme parfois même des gerçures, surtout aux oreilles et au cou, qui disparaissent à l'aide de lotions vineuses astringentes.

En parlant de l'érysipèle vrai, l'écrivain précité rapporte encore que l'afflux sanguin, stimulant les parties sensitives du derme, produit un sentiment de prurit qui oblige immédiatement les animaux à se gratter et même à se mordre. *Une légère tuméfaction diffuse peut se produire.* Je suis de son avis, mais en ajoutant que cette légère tuméfaction est presque toujours une tuméfaction large et profonde, et que, au lieu de pouvoir se produire, elle se manifeste généralement.

Voilà donc l'érysipèle phlegmoneux marchant de pair avec l'érysipèle simple.

Mais poursuivons. Il dit que *la peau est un peu infiltrée*, et que *l'infiltration est plus prononcée dans les parties dé-*

clives. Mais puisque cette infiltration existe toujours, un peu plus, un peu moins, pourquoi reconnaître une forme œdémateuse pour les érysipèles à infiltration très-marquée et la refuser à ceux dont l'œdème est peu considérable ?

Voilà donc encore l'érysipèle œdémateux escortant l'érysipèle simple.

Le mieux n'est-il pas, des trois, de n'en faire qu'un seul ?

Passons maintenant à M. Lafosse.

Cet auteur dit que l'érysipèle simple est accompagné *d'une tuméfaction diffuse*, l'érysipèle œdémateux *d'une tuméfaction plus marquée*, l'érysipèle phlegmoneux *d'une tuméfaction plus considérable*.

Devant les citations de nos maîtres, j'ai cru bien faire en décrivant, sous un même nom, trois affections dont le caractère *commun* et *constant* ne diffère que par l'étendue de ses proportions.

J'ajouterai, pour compléter le tableau symptomatologique, que parfois l'inflammation gagne le tissu sous-jacent et accroît ainsi l'intensité du mal. Le prurit est plus excessif, la coloration plus vive, la tuméfaction plus considérable, l'infiltration plus marquée, et la fièvre de réaction plus accusée.

Le *diagnostic* n'offre rien de difficile, quoique cependant l'on puisse au début confondre l'érysipèle avec la variole, les dartres, et plusieurs autres affections éruptives ; mais le doute ne dure pas longtemps. Le *pronostic* est peu grave ; la *marche* ordinairement régulière.

La *terminaison* s'effectue par la résolution, la formation d'abcès, ou la métastase. Si l'inflammation du tissu cellulaire ne vient pas entraver la cure, elle se termine en six à sept jours par la résolution.

Celle-ci s'annonce par la diminution progressive des symptômes généraux et locaux, et par la desquamation de l'épiderme qui se détache sous forme d'écailles furfuracées ou de poussière farineuse. Quand il arrive que la tumeur, au lieu de s'affaisser graduellement, s'élève en pointe et se ramollisse, on sent la fluctuation; en ouvrant, par la ponction, le foyer purulent, il s'en écoule alors un pus séro-sanguinolent qui entraîne avec lui des débris de tissu cellulaire et même des muscles. La métastase, c'est-à-dire le changement subit du siége de la maladie, est rare, et redoutable en ce sens qu'elle se produit fréquemment sur les organes essentiels de la boîte crânienne et des cavités respiratoires et digestives, et qu'elle amène la perte du sujet.

La *médication* est générale et locale. Si les porcs sont pléthoriques, il est bon de les saigner, surtout si la fièvre de réaction est intense ; et encore de mettre à profit la diète, les boissons rafraîchissantes, les purgatifs doux et les lavements. Ce dernier moyen, tout humble qu'il paraisse, rend un service signalé en détruisant la constipation et en permettant la liberté du ventre. La propreté de la peau et des logements est le complément indispensable de la méthode thérapeutique.

Les lotions émollientes et calmantes, quoi qu'en dise M. Reynal, sont fort utiles, ainsi que les fomentations, dans le traitement de l'érysipèle simple ; lorsque le mal montre une grande ténacité, les lotions astringentes et calmantes méritent la préférence.

Je recommande la formule suivante :

Protosulfate de fer...............	60 grammes.
Feuilles de morelle...............	2 poignées.
Eau	2 litres.

Faire bouillir les feuilles de morelle pendant une demi-heure, passer, dissoudre le sel de fer, attendre le refroidissement et lotionner.

Quand il y a formation d'abcès, le bistouri doit aller trouver le foyer purulent, afin de paralyser ses effets désorganisateurs ; si l'œdème est volumineux, quelques mouchetures et ensuite quelques frictions de liniment ammoniacal en rendent l'issue heureuse. Lorsque la mortification s'est emparée de quelques lambeaux de peau, il faut les enlever.

Le traitement des complications métastatiques est le même que celui qui est usité lorsque ces altérations existent seules.

L'*érysipèle* chronique est excessivement rare ; on peut en dire autant de l'*érysipèle symptomatique* venant à la suite de l'irritation d'une membrane muqueuse quelconque.

Érysipèle gangréneux.

Synonymie : érysipèle épizootique, érysipèle malin, mal rouge, mal des ardents, feu Saint-Antoine, feu sacré, ignis sacer, pustula, etc.

Cette variété, fort connue de ceux qui nous ont précédé dans la carrière, ainsi que je l'ai rapporté plus haut, a été décrite, sur nos animaux domestiques, par MM. de Gasparin, Hastfer, d'Arboval, Delafond, Garreau, Paulet, Pradal, Delwart, Reynal, Lafosse et divers autres.

Avant de passer outre, posons d'abord cette question. L'érysipèle gangréneux est-il une complication ou plutôt une terminaison fâcheuse de l'érysipèle simple, ou bien une forme du charbon?

Afin de simplifier les choses, je mets de suite hors de cause tout ce qui a trait aux autres animaux, et je ne demande que la solution relative à l'espèce porcine.

MM. Röll et Reynal opinent en faveur de la forme charbonneuse. Ce dernier s'appuie, pour affirmer sa manière de voir, sur Paulet, et surtout sur Pradal qui n'a pas d'idée nette à ce sujet, et qui s'appuie lui-même sur Gohier. Nous verrons tout à l'heure ce qu'il faut penser, au juste, des appréciations des trois derniers auteurs. Beaucoup de vétérinaires, M. le professeur Delwart en tête, pensent que cette maladie n'est qu'un mode de terminaison de l'érysipèle simple. M. Lafosse ne dit rien, mais son silence parle pour lui et indique implicitement qu'il appartient au dernier camp. Cependant, en traitant du charbon, il sort de sa réserve, car il écrit que l'érysipèle peut bien former une tumeur, une rougeur diffuse simulant le charbon, mais qui ne se termine pas comme ce dernier. Il est des cas, dit-il, où le phlegmon diffus, où l'érysipèle se termine cependant par la gangrène, à l'instar du charbon; en outre, la gangrène peut être, comme pour ce dernier, ou limitée ou progressive; c'est alors que l'embarras est plus grand. Néanmoins, le charbon est rarement sporadique, tandis que l'érysipèle et le phlegmon diffus apparaissent presque toujours sous cet état. Il existe encore un autre moyen de diagnostic, c'est de s'assurer s'il existe des bactéries dans les éruptions érysipélateuses.

M. Röll étant très-concis, M. Reynal reste seul à soutenir le caractère charbonneux de l'érysipèle gangréneux. Voyons maintenant ce que disent les vétérinaires sur lesquels il s'appuie pour étayer son système. Paulet, qui le premier a parlé de cette maladie de la race porcine, n'avance pas un mot qui fasse croire au charbon; les symptômes qu'il énonce sont autant ceux de la forme gangréneuse que ceux de la forme carbonculaire. Pradal et Gobier mentionnent, dans leurs livres, un érysipèle à l'oreille droite, *suivi d'une tumeur charbonneuse sous le ventre*. Dans l'idée de ces auteurs, il n'existe aucune corrélation entre l'érysipèle et la tumeur; sans quoi ils n'eussent pas mis dans l'intitulé : *suivi*, mais bien : érysipèle à l'oreille droite *avec tumeur*, etc. D'un autre côté, en lisant leurs observations, on voit que l'érysipèle disparaît, et que de nouveaux symptômes se déclarent et amènent avec eux la fièvre de réaction et la tumeur ventrale, qui peut parfaitement être mise sur le compte de la métastase.

Reprenant cette thèse sous un autre point de vue, je demanderai des exemples de contagion. Si l'on n'en présente aucun, et c'est ici le cas, je suis autorisé à nier la présence du virus charbonneux dans cette affection. S'il n'y a pas de contagion, il n'y a donc pas de virus et, comme ce dernier n'existe pas sans la maladie qui l'engendre, on peut en conclure que son absence répond à l'absence même de la maladie.

Aucun écrivain vétérinaire n'ayant donc donné de preuve certaine à l'appui du caractère charbonneux de l'érysipèle, je reste, jusqu'à nouvel ordre, avec ceux qui croient simplement à une terminaison fâcheusement amenée par la violence même de l'inflammation. Je n'affirme rien, je le répète, j'expose seulement ma manière de voir.

L'*étiologie* de l'érysipèle gangréneux est tout aussi obscure que celle de l'érysipèle simple, son apparition coïncide avec les grandes chaleurs et les émanations miasmatiques, agents perturbateurs que l'on trouve toutes les fois qu'il y a explosion de symptômes propres également à la gangrène et au charbon. Cette affection tend à disparaître chaque jour avec les perfectionnements apportés dans l'économie rurale.

Les *symptômes* sont très-graves. En 1811 et 1821, elle sévissait avec violence sur le district agricole d'Allost; sur 10 animaux, 9 en mouraient. En 1844, elle reparaissait dans le même district et tuait les victimes avec une extrême rapidité, quelquefois en huit ou dix heures. M. Van den Eede, vétérinaire à Opwyck, en a le premier décrit les phénomènes morbides.

Elle s'annonce, dit M. Reynal, par un état fébrile très-prononcé. Le porc recherche les fruits aigres et les liquides acides; il est triste, inquiet, et reste immobile dans un coin humide du toit, sans écouter la voix qui l'appelle; ses mouvements sont sans vigueur; sa voix a perdu son timbre normal; l'appétit a disparu. A ces premiers symptômes, dont la durée est de sept à huit jours environ, en succèdent de plus violents encore. La marche devient chancelante, les oreilles pendantes, froides et injectées; la tête est basse, la queue est flasque, pendante, et n'est plus enroulée en spire; les soies sont hérissées; peu à peu on constate de la faiblesse dans le train de derrière, il devient vacillant au point que l'animal s'abat ou refuse de marcher. Alors un changement très-sensible se manifeste dans la couleur de la langue, l'haleine devient fétide, et des naseaux s'écoule une matière épaisse et visqueuse. Sous le ventre, à la face interne des cuisses, au cou, aux oreilles, aux membres, les caractères d'une phlegmasie cutanée, violente, se font observer; la peau est rouge et tellement douloureuse que l'animal pousse constamment des cris aigus. De rouge qu'elle était, elle apparaît bientôt livide, puis bleuâtre ou violette, complétement insensible, flasque, froide; c'est le début de la gangrène. Alors, la prostration est extrême, l'animal éprouve des tremblements généraux, grince des dents et laisse écouler, de sa gueule agitée d'un mouvement convulsif, une bave épaisse et filante. La mort met promptement un terme à ses souffrances.

Ce tableau me paraît un peu chargé; je préfère celui de M. Lafosse, qui répond mieux à ce que j'ai vu. — Les animaux en proie à cette maladie offrent tous les phénomènes d'une fièvre intense : il y a inappétence, agitation, anxiété et cris plaintifs. En même temps, il se manifeste dans un point de la peau, le plus souvent où elle est fine, une tuméfaction peu circonscrite, d'un rouge vif, passant bientôt au pourpre violacé; la main y ressent une chaleur brûlante; bientôt des phlyctènes apparaissent, la peau devient froide, molle, noire et crépite; la gangrène se déclare. Alors, le pouls se déprime, les forces s'épuisent, la respiration s'accélère, et l'animal ne tarde pas à mourir. —

Le *diagnostic* est plus difficile à établir que dans l'érysipèle simple, que l'on peut confondre au début avec la variole, les dartres, etc.; le *pronostic* est toujours très-grave; la *marche* rapide en raison de la prompte désorganisation des tissus.

Les *lésions* n'ont pas été bien étudiées. Paulet a rapporté ce qu'il avait trouvé ou cru trouver à l'autopsie; mais les descriptions un peu fantaisistes de cet écrivain demandent à être sérieusement confirmées. Ce sont toutes celles de la gangrène.

En présence d'un pareil fléau, il faut avoir soin d'entretenir les étables en bon état, de baigner fréquemment les porcs, de ne leur distribuer que des aliments choisis ainsi que des boissons salubres et acidules.

Le *traitement* est interne et externe. La propriété des décoctions antiseptiques est reconnue : le quinquina, la gentiane, les plantes aromatiques seules ou associées au vin, à l'eau de Rabel, au camphre, à l'ammoniaque, etc., conviennent parfaitement. A l'extérieur, les révulsifs à la face interne des cuisses, les mouchetures, les scarifications, et même les débridements dont on lotionne les plaies avec du liniment ammoniacal ou de l'ammoniaque pure rendent de grands services. Les ablutions froides et les applications d'argile sont préconisées en Autriche.

Lorsque la destruction des tissus est constatée, on doit enlever toutes les parties désorganisées, puis bassiner la plaie avec de l'eau-de-vie camphrée, et la saupoudrer avec un mélange de quinquina et de camphre pulvérisés.

La saignée est recommandée au début; si les nausées apparaissent, on administre deux fois par jour 1 gramme d'émétique. Plus tard les boissons acidules et les lavements adoucissants sont souvent utiles.

Les personnes qui croient à la contagion de l'érysipèle gangréneux isolent les malades, les tuent quelquefois et les enfouissent après la mort. Le premier et le dernier moyen annoncent une grande précaution; le second, un excès de zèle que l'envie de bien faire ne justifie pas complétement, il vaut mieux les soigner et suivre toujours les conseils d'un vétérinaire.

CHAPITRE X

MALADIE DU SYSTÈME SÉRO-LYMPHATIQUE.

SCROFULE

La *scrofule* est une maladie cachectique et chronique, propre au jeune âge, caractérisée par des altérations diverses des parties molles et du système osseux, et remarquable par la tendance à la suppuration, à l'ulcération, à l'induration ou à l'hypertrophie des tissus attaqués.

Elle tire son nom du mot *scrofa*, truie, à cause de la ressemblance que l'on a trouvée entre cette maladie de l'espèce porcine et les engorgements des scrofuleux. L'étymologie nous indique clairement l'ancienneté de la scrofule chez le porc, puisque cette affection a servi de terme de comparaison aux médecins, et que le nom de l'animal malade a été pris pour désigner l'altération similaire dans l'espèce humaine.

Aristote connaissait cette altération morbide. Dans son *Histoire des animaux*, il s'exprime ainsi :

« Parmi les quadrupèdes, les porcs sont sujets à trois maladies : celle qu'on appelle enrouement (angine ou esquinancie), et deux autres, qu'on désigne par le nom commun de scrofule..... »

Le porc et le chien sont les seuls exposés à la scrofule ; cette affection est peu connue en vétérinaire, et les relations qui ont été faites à son sujet manquent de justesse. Ainsi, suivant M. Lafosse, M. Lecoq, de

Bayeux, a pris une affection purulente qui sévit sur les poulains pour la scrofule; M. Ayrault, vétérinaire distingué, de Niort, l'a confondue avec la gourme chronique chez les animaux de l'espèce bovine; Dupuy a décrit, croyant avoir affaire à cette altération sur un porc, des symptômes propres au rachitisme; Toggia seul semble s'être rapproché le plus de la véritable voie. M. Lafosse, dans ces derniers temps, s'est mis à l'œuvre et a doté la science d'une excellente description. Son répertoire étant plus riche que le mien, j'ai dû laisser de côté ce que je possédais, et réserver au savoir de cet écrivain la plus large part dans l'étiologie et la symptomatologie.

On peut, dans la scrofule, établir cinq groupes, d'après les tissus affectés, savoir : 1° la scrofule des ganglions lymphatiques; 2° la scrofule du tissu cellulaire; 3° la scrofule des articulations; 4° la scrofule des muqueuses; 5° la scrofule de la peau. Je les ai placés dans l'ordre de leur importance. Je suis la même marche dans la description des symptômes.

Avant de pousser plus loin, il est bon de poser deux questions : 1° *Quelle est la nature de la scrofule?* Dans l'état actuel de la science, il est impossible de rien préciser à cet égard. Plusieurs auteurs, faisant application des principes de la médecine humaine à la médecine vétérinaire, rattachent la scrofule à la diathèse tuberculeuse. Mais, dit le professeur dont je reproduis la pensée, s'il est certain que beaucoup de scrofuleux comptent des phthisiques dans leur famille ou parmi leurs ascendants, que beaucoup deviennent phthisiques à un certain âge, que l'on trouve assez souvent des tubercules dans les ganglions et dans les os, etc.; d'un autre côté, ces produits morbides ne se rencontrent pas toujours, et la question n'est pas encore élucidée. Aujourd'hui les études microscopiques ont prouvé que ces maladies sont nettement distinctes. Les tubercules et la scrofule sont composés chacun d'éléments spécifiques agissant de manière différente. La médecine vétérinaire vient encore fournir des preuves à l'appui de cette dernière assertion, et c'est M. Lafosse qui les apporte.

Chez les animaux, dit-il, la coïncidence, sur les mêmes individus, des tubercules et des scrofules n'existe pas; nous n'avons pu en recueillir un seul cas, et il est à remarquer que les deux affections se partagent les animaux domestiques : de telle sorte que les solipèdes et les ruminants ne sont accessibles qu'à la première, tandis que les porcs et les chiens, exposés aux scrofules, ne contractent presque jamais l'affection tuberculeuse.

2° *La scrofule est-elle héréditaire ?* La médecine humaine dit oui, et la médecine vétérinaire, parlant par la bouche de M. Lafosse, n'ose encore se prononcer sur cette question, quoiqu'elle ait beaucoup de propension à se rapprocher de son aînée. — J'ai, dit ce professeur, constaté plusieurs fois la transmission, par voie de génération, d'ophthalmies, d'otites, d'affections cutanées, qui n'étaient que la scrofulose larvée. Actuellement j'observe deux chiens issus de père et mère atteints de maladies scrofuleuses du système tégumentaire. Bien que ces deux jeunes sujets aient été élevés dans les meilleures conditions hygiéniques, qu'ils aient été nourris presque exclusivement de viande de cheval, l'un d'eux a été atteint plusieurs fois de catarrhe auriculaire, d'eczéma impétigineux, et il offre encore aujourd'hui, bien qu'à un degré moins prononcé que dans sa jeunesse, les traits de la constitution scrofuleuse. — Je suis disposé à partager cette manière de voir, tout en regrettant la disette d'observations si utiles pourtant en pareil cas. M. Heuzé prétend que la scrofulose est héréditaire et que la consanguinité y prédispose. Cette assertion est tout hypothétique. Comme l'auteur précité n'est ni vétérinaire ni zootechnicien consommé, il y a lieu, quant à présent, de suivre l'opinion de M. Lafosse, ou, tout au moins, de se tenir sur une sage réserve.

La constitution scrofuleuse paraît quelquefois se déceler chez l'homme par la peau blanche et rosée, l'embonpoint, les formes arrondies, les pommettes saillantes, la tête grosse, les articulations volumineuses, etc. Mais ces caractères apparents peuvent se rencontrer chez des sujets qui ne deviennent jamais scrofuleux, et, d'un autre côté, on voit la scrofule se développer chez des individus qui n'y paraissent nullement prédisposés, à n'envisager que leur aspect extérieur. En vétérinaire règne une incertitude encore plus grande : s'il est vrai que l'on puisse parfois saisir quelques-uns de ces caractères, il s'en faut de beaucoup qu'on ne commette pas de fréquentes erreurs de diagnostic.

La scrofule peut exister à tous les âges de la vie, mais c'est principalement sur les jeunes porcs qu'elle exerce communément ses ravages, sans distinction de sexe.

Les *causes* de cette maladie sont mal connues ; on peut cependant invoquer l'inobservation des règles de l'hygiène, comme agent perturbateur principal, et placer suivant leur ordre d'importance : la réclusion dans les étables froides, humides et obscures; et l'alimentation uniforme et pauvre en principes alibiles. Le porc, en sa qualité d'omnivore, est organisé pour manger des aliments tirés du règne végétal et du règne animal; à l'état de domesticité, on ne lui accorde que des végétaux souvent de qualité douteuse qui débilitent son organisme et exercent une grande influence sur le développement de la scrofule. Cette affection, rapporte M. Magne, se montre le plus souvent sur les porcs des petits cultivateurs de quelques localités du Midi, qui logent ces animaux dans un coin retiré de leur cellier, où ne pénètre jamais la lumière et dont l'air se renouvelle très-difficilement. Dans les fermes où les porcs sortent tous les jours, vont au pâturage, ces altérations sont plus rares; l'exercice et le grand air, lorsque les animaux sont passablement nourris, agissent comme préservatifs des maladies atoniques.

Les *symptômes* qui caractérisent l'altération ganglionnaire font généralement élection de domicile à la tête et à l'encolure. Les ganglions de cette région s'engorgent, deviennent durs, restent indolents et parfois mobiles; quand ils ne disparaissent pas par suite d'une résolution heureuse, ils se ramollissent; la peau prend une teinte violette, s'amincit et s'ouvre pour donner passage à un pus muqueux ou sanguinolent. La plaie reste à l'état d'ulcère chronique ou bien se referme et s'ouvre de nouveau, ou se forme ailleurs.

Lorsque le tissu cellulaire est pris, on remarque des infiltrations, des décollements de la peau; des plaies fistuleuses violacées et mollasses; une sécrétion de pus séreux, etc., dont la guérison obtenue sur un point est bientôt ailleurs suivie d'une nouvelle lésion semblable à la première. Si les abcès à l'aîne et dans l'abdomen ne sont pas très-fréquents, c'est, d'après M. Magne, qu'on laisse peu vieillir les animaux.

Les articulations endommagées se gonflent et présentent là des tumeurs fibreuses ou osseuses, là des abcès, plus loin des fistules qui donnent passage à de la synovie purulente et à des débris osseux ou cartilagineux éliminés par suite de carie ou de nécrose. L'inflammation des surfaces articulaires détermine encore des ankyloses plus ou moins complètes.

M. Gaignard a remarqué les symptômes suivants sur un verrat de deux ans qui avait servi à la reproduction : dépérissement, tumeurs volumineuses à la parotide, en avant de la pointe de l'épaule, et à l'aîne suivant la direction du flanc. Ces trois engorgements étaient durs et indolents à l'épaule et à l'aine ; celui de la parotide offrait une fistule remontant à quelques semaines. Il existait, en outre, un engorgement induré du cordon testiculaire, une teinte violette des lèvres de la plaie ; le sujet avait été châtré récemment par un empirique.

Ce porc fut vendu à un boucher, mais notre confrère n'autorisa pas le débit de la viande et la fit porter à l'équarrissage ; il n'a point entendu dire que les descendants de ce verrat fussent atteints de scrofule.

La *marche* de cette maladie est chronique et très-lente ; il est rare, excepté dans l'âge adulte, de voir une terminaison heureuse.

La diversité des altérations existant à la fois dans divers organes, la complexité des tissus lésés rendent la guérison difficile ; les abcès sont les moins rebelles au traitement.

Le coryza, l'otite, l'ophthalmie, certaines affections chroniques des bronches et de l'intestin n'ont pas d'autre source que la scrofule ; il en est de même des eczémas, des impétigos, et de plusieurs autres affections cutanées, chroniques et rebelles, difficiles à tarir, et se succédant les unes aux autres.

La *médication* est hygiénique et pharmaceutique. Dans la première se rangent les habitations salubres, l'exposition à une douce chaleur, quelques moments d'exercice, etc. ; dans la seconde : la nourriture variée et alibile ; les boissons toniques à la gentiane, au houblon, à la feuille de noyer ; les provendes nourrissantes avec les farines, les recoupes, les baies de genièvre concassées ; les sels de fer sous forme de peroxyde ou de proto-sulfate, le phosphate de chaux, etc.

M. Adenot, qui a été à même d'étudier cette maladie, administre à chaque cochon, soir et matin, une cuillerée à bouche de poudre d'os. On prend des os de bœuf, on les râpe ou bien on les écrase tout simplement

21.

à l'aide d'un marteau, et l'on obtient ainsi un médicament qui, dès le début du mal, donne d'excellents résultats entre les mains de ce vétérinaire.

Les sujets malades doivent être rejetés impitoyablement de la reproduction.

CHAPITRE XI

MALADIES DES LIQUIDES CIRCULATOIRES.

Les maladies des liquides circulatoires, et du sang en particulier, qui avaient été niées pendant longtemps, ne font aujourd'hui l'objet d'aucun doute. Les altérations du sang proviennent ou du défaut de proportion entre ses éléments normaux, ou de la présence de produits anormaux ou de substances venues du dehors.

Je borne là ma définition et je renvoie le lecteur, pour ce qui concerne les généralités, à l'excellent travail de MM. Renault et Reynal inséré dans le troisième volume du *Nouveau dictionnaire de médecine vétérinaire.*

J'ai divisé en deux classes les maladies qui figurent dans ce chapitre : la première, l'hydrohtémie, comprend la cachexie scorbutique ; la seconde, l'apocrishémie, renferme la gourme, la fièvre aphtheuse et diverses variétés de charbon.

CACHEXIE SCORBUTIQUE.

Cette maladie de l'espèce porcine, imparfaitement appelée *pourriture des soies* par Pradal, qui a pris un symptôme pour le tout, et scorbut par quelques vétérinaires, qui n'ont vu que le gonflement et la flaccidité des gencives, doit, à mon sens, prendre le nom de cachexie scorbutique.

En effet, cette affection, due à une altération générale des liquides de l'économie, se manifeste par une foule de phénomènes morbides atoniques et propres à toutes les cachexies, ainsi qu'on le verra plus loin.

Les *causes* de la cachexie scorbutique proviennent principalement de la stabulation permanente ; de l'air chaud, humide et vicié des porcheries; de l'alimentation uniforme, et surtout, d'après Röll, de la distribution de matières animales putrides. Jamais on ne l'observe sur les porcs qui vont au pâturage, mais seulement sur ceux que l'on confine à l'étable pendant un temps beaucoup trop long : chose remarquable, c'est presque toujours sur les animaux en bon état et même en état voisin du gras, comme pour bien affirmer l'action des causes ci-dessus indiquées. Cette affection n'est souvent qu'un symptôme de la période terminale de la ladrerie ; d'autres fois c'est un caractère de l'érythème scorbutique.

Les *symptômes* débutent par la diminution de l'appétit, l'aversion pour le mouvement, la lassitude facile, l'essoufflement lors de la marche et les œdèmes : plus tard, l'affaissement des forces s'accuse de plus en plus; les gencives se tuméfient, deviennent molles, saignent au moindre contact, et s'ulcèrent ; les dents se déchaussent et branlent; l'haleine est fétide.

On remarque que le corps présente de nombreuses ecchymoses livides, que la peau est molle et qu'elle cède aisément sous la pression du doigt. Les soies s'arrachent à la moindre traction; leurs bulbes sont noirs et sanguinolents, ce qui offre un grand contraste avec l'état normal, pendant lequel ils sont légèrement fauves. Les symptômes de la cachexie générale, dit Röll, s'aggravent insensiblement, une diarrhée colliquative s'établit et les animaux succombent.

La *terminaison* est généralement fatale par suite de l'épuisement de l'organisme.

La *durée* est variable et dépend de la persistance et

de l'action plus ou moins vive des agents perturbateurs.

Les *lésions* externes sont celles que je viens de citer tout à l'heure; celles que l'on trouve à l'ouverture du corps se rencontrent dans le sang, qui est noir et fluide, dans les cavités de la bouche et du pharynx, qui présentent des extravasats, dans le tissu cellulaire, qui est infiltré, dans les muscles, qui offrent quelques traces de ramollissement, dans les os, qui sont quelquefois altérés ou détruits par des ulcérations, et enfin dans différents viscères, où l'on remarque des caractères inflammatoires.

Le *pronostic* n'est favorable que si la maladie ne fait que peu de progrès.

Le *traitement* ne doit pas être appliqué lorsqu'il s'agit d'un animal en bon état; il vaut mieux le sacrifier que de s'exposer à le perdre après des soins inutiles.

Mais quand on arrive un peu tard, que la maladie a fait de grands progrès et que la chair ne paraît pas susceptible d'être mangée, il faut avoir recours à la médication hygiénique, qui réussit encore le plus souvent. Assainir les locaux; procurer de l'exercice et des bains, varier l'alimentation; administrer des pâtées nourrissantes, des boissons toniques faites avec des plantes amères: absinthe, trèfle d'eau, écorce de chêne, racine de calamus, etc., tel est le traitement convenable. Pradal recommande l'eau de chaux et la solution d'alun mélangées avec les aliments. On combat l'état ulcéreux des gencives à l'aide de gargarismes toniques et antiseptiques, et les œdèmes avec des frictions sèches ou avec l'alcool camphré. Il faut des semaines pour guérir cette maladie; dans l'arrière-saison elle est encore plus opiniâtre qu'au printemps.

La cachexie scorbutique du porc est une maladie fort intéressante, qui n'a pas encore été bien étudiée, et, partant, qui n'est pas connue à fond.

Il serait important de savoir si la lésion primordiale consiste dans une modification du sang; et, dans ce cas, de spécifier la nature de cette modification. Il paraît certain que le sang possède moins de globules qu'à l'état normal et que le sérum de ce liquide présente une densité moindre; mais tout ceci est encore un peu douteux et vague, et j'appelle sur ce sujet l'attention de tous les vétérinaires. MM. les professeurs Lafosse et Röll ont classé cette affection, le premier dans les altérations par suite d'hydroémie, le second dans celles qui se produisent sous l'influence de principes septicémiques: c'est à nous maintenant d'approfondir la vérité.

GOURME.

MM. Wirtgen et Pradal admettent l'existence de la gourme chez le porc; d'après ces auteurs, cette maladie éclate au moment de la dernière dentition et se caractérise par des abcès qui se forment dans les régions parotidienne et inter-maxillaire, aux épaules, aux flancs, dans l'aine. Elle affecte généralement la forme chronique.

M. le professeur Lafosse croit aussi que cette perturbation, qui se développe au sein de l'économie porcine, est une expression de la diathèse gourmeuse, et se complique parfois de phénomènes éclampsiques ou épileptiformes.

— Sans doute, rapporte cet écrivain, ces indications sont loin de faire connaître tout ce qu'est la gourme, toutes les formes qu'elle revêt, toutes ses complications possibles chez le porc; mais cet animal est généralement sacrifié si jeune, on se donne si rarement le soin de le traiter, que bien du temps encore s'écoulera avant que l'on connaisse tout ce qui a trait à la gourme. —

Le traitement consiste à ponctionner les abcès, à panser les plaies convenablement, et à donner des boissons acidulées et nitrées.

FIÈVRE APHTHEUSE.

Synonymie : Fièvre aphthungulaire, stomatite aphtheuse épizootique, exanthème inter-phalangé, bouche ulcérée, cocotte, etc.

La *fièvre aphtheuse* est une maladie éruptive, enzootique ou épizootique, contagieuse et caractérisée par le développement de phlyctènes isolées ou confluentes sur la membrane buccale, sur les lèvres, le groin, les mamelles et l'origine des onglons.

On l'observe sur la majeure partie de nos animaux domestiques : le bœuf, le mouton et le porc entre autres. Elle est généralement peu grave et de courte durée.

Les connaissances médicales sur la fièvre aphtheuse, en général, remontent à une époque assez avancée. Ruini et Francini en parlent dans leurs écrits ; Michel Sagar, de Moravie, l'étudia en 1763 ; Lafosse fils, en 1777, la remarqua aux environs de Paris ; Baraillon, en 1785, la vit éclater dans la généralité de Moulins. Depuis le commencement de ce siècle jusqu'à nos jours, toute une pléiade de savants composée de Huzard, Girard, Dehain, Saloz, Fabre, Barréra, Vatel, d'Arboval, Delafond, Mathieu, Maret, Gellé, Lafore, Levigney, Reynal, Charlier, Caussé, Tisserant, Rayer, Knoll et Lafosse, en France ; Leroy et Lamberlicchi, en Italie ; Kraff, en Hollande ; Héring, Röll, Spinola, Tannenhaüer, en Allemagne ; Gessen, en Russie, etc., etc., a rassemblé de nombreux et importants documents sur cette maladie. Les auteurs qui ont particulièrement parlé de la fièvre aphtheuse du porc sont : MM. Pradal, Heuzé, Magne, Reboul, Castéra, Adenot, Tannenhaüer, Boulcy, Reynal, Lafosse, etc., etc.

La *contagion* de la cocotte est-elle certaine ? Quelles

sont ses voies de contagion? Quels sont ses modes de transmission? Autant de questions qu'il est urgent de résoudre tout d'abord.

Vainement contestée par Huzard père et fils, Girard père, Mathieu, Imlin, Tisserant et plusieurs autres, la contagion est admise sans conteste par Baraillon, Levrat, Maret, Fabre, Knoll, Gessen, Tannenhaüer, H. Bouley, Reynal et Lafosse. Ces derniers ont établi que la contagion est peu active au commencement et au déclin de l'épizootie, tandis qu'elle est, au contraire, plus redoutable lorsque le mal est dans toute son intensité. C'est au moment où les ampoules sont pleines de liquide virulent, où l'écume sort abondante de la bouche, que la contagion est plus active. Suivant M. Fabre, elle peut avoir lieu par communication directe et même par l'air ; selon M. Adenot, elle se transmet non-seulement par le contact du virus, mais encore par l'évaporation de ce principe porté par l'air aspiré par un sujet susceptible d'être atteint.

Le virus étant renfermé dans la salive et dans le liquide contenu dans les bulles, il résulte que tout ce qui lui sert de véhicule porte avec lui la contagion ; cela est universellement admis. Qu'un bœuf, un mouton, un porc passe dans un chemin, séjourne dans une écurie, et laisse de la bave sur des aliments ou dans le seau destiné à contenir de l'eau, il dépose dans le chemin et l'écurie, sur les aliments ou les boissons un principe morbide qui pourra être recueilli par un individu de son espèce ou par un sujet d'espèce différente, et qui portera le trouble dans l'économie de l'animal infecté ! Les porcs s'inoculent souvent en se roulant sur les fumiers.

Ce n'est pas exclusivement entre les grands ruminants que la maladie se propage ; elle se communique de ces derniers aux moutons, aux chèvres et aux porcs, et réciproquement.

M. Levrat de Lausanne nous apprend que ce sont des cochons qui ont donné la maladie aphtheuse aux vaches sur les montagnes du canton de Vaud. Ces animaux, achetés dans les endroits contaminés, et transportés à six lieues de distance, dans des écuries saines et dans des endroits où le mal n'avait point encore paru, sont tombés malades au moment de leur arrivée, et les vaches des étables dans lesquelles on les avait placés, quoique séparées, n'ont pas tardé à être atteintes de la même affection.

M. H. Bouley a vu la cocotte se propager dans toutes les étables de l'école d'Alfort et sévir aussi sur les porcs. M. Pichon et bon nombre de vétérinaires ont fait des constatations analogues. Le rédacteur de la *Revue trimestrielle* a porté à notre connaissance que la fièvre aphthungulaire, en 1856, avait été transmise aux bêtes bovines de Lot-et-Garonne par des convois de porcs qui de la Dordogne, où régnait l'affection, étaient dirigés sur la Gironde.

M. Reboul rapporte le fait suivant : deux porcs ont été achetés dans une foire; après quelques heures, le conducteur s'aperçoit que l'un d'eux est atteint d'une claudication qui s'aggrave progressivement et qui ne lui permet d'arriver à sa destination qu'avec beaucoup de difficulté. La campagne où ils ont été conduits possédait au moment de leur arrivée onze vaches laitières et sept veaux. Il était cinq heures du soir. Le lendemain matin, celui des deux porcs qui avait bien fourni sa course est aussi boiteux que son compagnon de voyage, ne mange, comme celui-ci, qu'avec beaucoup de peine. A midi, l'une des vaches laitières offre une claudication assez marquée et mange peu, ce qui détermine le propriétaire à me faire appeler. A mon arrivée, le premier porc qui a été atteint ne peut aucunement se tenir debout ; il a les ongles postérieurs en partie séparés de la cutidure, les couronnes tuméfiées, chaudes et douloureuses. La base et le dessus de la langue offrent plusieurs vésicules ou phlyctènes de grosseur inégale, mais révélant ostensiblement l'existence de la maladie. L'autre cochon n'a encore aucune vésicule dans la bouche et ne laisse voir, comme la première vache attaquée, que la perte de l'appétit, l'écoulement d'une salive visqueuse et divers autres symptômes qui, tous, annoncent le commencement de la fièvre aphtheuse. Le soir, à quatre heures, trois autres vaches et un bœuf étaient atteints, et, le lendemain, à ma deuxième visite, bœufs, vaches et veaux, tout était malade, moins un bœuf nouvellement acheté et qui, seul, a toujours montré toutes les conditions de la santé au milieu de ce foyer de contagion.

M. Castéra fut appelé pour visiter deux vaches reconnues malades depuis deux jours. En homme prudent il demande des renseignements pour bien établir son diagnostic; le propriétaire lui répondit que jamais auparavant ses vaches n'avaient été atteintes de la cocotte, mais qu'il avait eu plusieurs fois des porcs ayant à peu près la même affection que les vaches, ne pouvant manger et marchant difficilement, que même dans ce moment il en avait deux, ainsi qu'un de ses voisins, qui étaient dans ce cas et continuaient à boiter. Je me fis alors raconter, dit-il, tout ce qui avait trait à ces animaux et voici ce qu'il me dit : Il y a huit jours j'allai avec mon voisin à la foire acheter des porcs; nous en amenâmes quatre. Le lendemain de notre arrivée deux ne voulaient pas manger et boitaient fortement; dans la journée, les deux autres refusèrent de manger et boitèrent à leur tour. Nous crûmes que c'était l'effet de la fatigue. Au bout de deux jours l'appétit revint, mais la boiterie continuait. Je demandai à voir ces porcs, il me les montra; ils boitaient, en effet, comme il me l'avait dit; j'examinai les pieds, et je remarquai une sécrétion analogue à celle que je venais le voir sur les vaches. Je demandai alors si ces porcs n'avaient pas été mis en rapport avec les vaches. Il me fut répondu qu'ils étaient entrés dans la même écurie et que, de plus, ils avaient mangé dans la même auge; enfin que trois jours après l'arrivée des porcs les vaches étaient tombées malades.

A Boury, commune de Chaumont (Oise), dit M. Dubos, la maladie aphtheuse a été apportée par des animaux de l'espèce porcine achetés à Gournay. Les bêtes malades laissées en liberté sont allées se coucher sur le fumier ; elles ont aussi souillé les fourrages préparés pour les autres animaux de la ferme. Quelques jours après l'arrivée de ces bêtes, on s'aperçut que les moutons étaient atteints du même mal. Puis plus tard encore, toujours chez le même cultivateur et seulement chez lui, les vaches commencèrent à baver et eurent des aphthes. Enfin, les bêtes malades n'ayant point été séquestrées par leur propriétaire, mais continuant à aller aux champs et à la mare commune, l'affection se répandit dans les autres étables et tous les cultivateurs du pays virent leurs animaux en subir les atteintes.

La fièvre aphthungulaire paraît se transmettre au chien et au chat, Saga l'affirme; elle se communique encore à l'homme : Hertwig, Marin et Villain ayant bu du lait sortant du pis de vaches atteintes de la cocotte, ont eu, peu de jours après, des aphthes dans la bouche et une fièvre assez intense. La chair des vaches, des bœufs, des moutons et des porcs sacrifiés pendant le cours de l'affection, ne communique pas le mal, et ne possède aucune propriété malfaisante.

L'*étiologie* de la cocotte est extrêmement obscure : c'est en vain qu'on a invoqué l'action du froid, de l'humidité, de la mauvaise qualité des aliments, et surtout celle des variations de température et de la constitution du sol; car tout prouve, au contraire, que cette affection n'est liée à aucune circonstance climatérique et qu'elle est complétement indépendante de la situation topographique. Tant qu'on ne découvrira pas le mode de génération du virus et de son introduction dans l'organisme, on restera forcément dans le domaine de l'hypothèse. La seule cause connue, c'est la contagion.

Les *symptômes* forment trois périodes distinctes : le début, l'éruption et le déclin.

La première phase est constituée par la tristesse, le hérissement des soies, la recherche des lieux sombres, les grognements sourds, l'inappétence, la rougeur des muqueuses, la chaleur et la rougeur de la bouche, l'abondance de la salivation, la difficulté de la mastication, la douleur et la chaleur des mamelles et des pieds, le trépignement, et le décubitus continuel. Les porcs hésitent beaucoup à se lever. La durée de cette phase est de douze à vingt heures.

La période d'éruption localise ses phénomènes morbides dans la bouche, sur le groin et aux pieds; elle se distingue par la formation de petites ampoules arrondies, de forme variable, et de 1 à 3 centimètres de diamètre ; ces vésicules augmentent de volume et deviennent comme des noisettes sur la base de la langue. Les phlyctènes sont produites par l'accumulation, sous l'épiderme, d'un liquide limpide, incolore, ou légèrement roussâtre et visqueux. Les ampoules de la bouche ne sont pas entourées d'une auréole rouge; elles s'accompagnent d'une sécrétion salivaire abondante et rendent la mastication presque impossible; celles du groin ressemblent aux précédentes et se crèvent avant d'être entièrement formées : celles des mamelles sont entourées d'une auréole rouge, et renferment une sérosité d'abord claire qui plus tard prend une teinte opaline et laiteuse. Elles attaquent ordinairement le bout des mamelles, obstruent parfois le conduit du lait, et, dans ce cas, déterminent l'inflammation de l'organe mammaire; enfin, celles que l'on rencontre à la jonction de la peau de la couronne avec la corne et surtout dans l'espace interdigité, sont lactescentes, exhalent une mauvaise odeur, gênent beaucoup la marche, et occasionnent souvent la tuméfaction du bourrelet, le décollement de la corne et la chute des ongles. C'est à ce moment que la fièvre aphtheuse acquiert son complet développement; aussi voit-on la marche et la station devenir très-pénibles, l'appétit disparaître entièrement, le lait se tarir et s'altérer chez les truies nourrices, la fièvre persister et la maigreur arriver à grands pas. Cette période dure deux ou trois jours au plus.

La troisième et dernière phase est celle du rétablissement des fonctions. Les ampoules se crèvent; la muqueuse buccale, dénudée par la chute de l'épithélium, se régénère; les vésicules des mamelles s'ouvrent, sécrètent un peu de pus et se cicatrisent; les phlyctènes des pieds donnent naissance à des ulcérations superficielles, à un écoulement purulent passager et au décollement de la corne : mais tous ces symptômes diminuent promptement et disparaissent au bout de trois ou quatre jours.

La *marche* de la cocotte, surtout lors de l'éruption, s'éloigne parfois du type tracé. Il arrive, en effet, qu'un porc soit frappé de phlyctènes en nombre égal à la bouche, aux mamelles et aux pieds ; qu'un autre n'ait de vésicules qu'aux onglons, ainsi que l'a vu M. Bardel, qu'un troisième n'en présente qu'à la bouche, etc., etc. Lorsque l'éruption est légère, le mal revêt, en quelque sorte, une forme bénigne.

La *durée* de cette affection est ordinairement d'une semaine; sept ou huit jours après l'apparition des premiers phénomènes morbides la fièvre est éteinte, l'épiderme et l'épithélium sont régénérés, et l'appétit est rétabli. La *terminaison* la plus commune est celle que je viens d'indiquer ; on observe cependant sur certains sujets des complications dangereuses telles que la chute des onglons, la nécrose de la dernière phalange, l'inflammation des mamelles, et la formation d'œdèmes sous-cutanés.

Le *pronostic* est peu grave, si l'on n'envisage que la terminaison communément bénigne de la maladie. Mais il change d'aspect lorsque les truies nourrissent et peuvent transmettre le mal à leurs petits, ou quand l'affection atteint tous les cochons d'une ferme, ou bien encore lorsque les animaux maigrissent beaucoup au moment d'être utilisés, en un mot toutes les fois que les soins exigent un temps précieux et que la perte est considérable.

Les *lésions externes* étant visibles, je les laisse de côté. Celles que l'on trouve à l'intérieur ont été mal étudiées sur l'espèce porcine ; elles sont, m'a-t-on dit, constituées par des ulcérations légères sur les premières voies respiratoires et digestives ; je ne les ai jamais rencontrées. D'après Delafond, qui a expérimenté sur la vache, le lait est crémeux ; ses globules sont plus nombreux, plus gros, et associés à du mucus ; lorsqu'il existe une inflammation de la mamelle, ce liquide devient jaunâtre, caillebotté, et renferme des globules purulents.

La *médication* est presque nulle dans la cocotte ; moins on médicamente et plus on réussit.

Certains praticiens prétendent qu'on active la guérison des vésicules de la bouche et du groin par les gargarismes avec l'eau phéniquée ou vinaigrée, rendue légèrement caustique par l'addition de quelques gouttes d'acide chlorhydrique. Sur le porc, animal indocile et farouche, il est difficile d'employer de semblables moyens ; on ne réussirait, neuf fois sur dix, qu'à enlever la membrane buccale, ce qui aggraverait singulièrement la situation. La salive suffit pour déterger les ulcères et n'a nul besoin qu'on lui vienne en aide.

Le mieux est de combattre le mal par la demi-diète, la nourriture aqueuse et distribuée fréquemment, les boissons blanchies par la farine d'orge, et les lavements émollients.

On conseille, pour les phlyctènes des mamelles, les lotions émollientes confectionnées avec de la mauve, et les applications de crème ou de beurre frais; pour celles des pieds, les bains dans du lait de chaux, dans des solutions de chlorure de chaux, de sulfate de fer ou de cuivre, dans l'eau phéniquée, etc., etc.

Lorsqu'on possède beaucoup de porcs malades, on comprend que l'on ne puisse les traiter séparément. Il est préférable alors d'agir comme pour les moutons, c'est-à-dire, lorsque les vésicules des pieds sont ouvertes, de conduire les animaux à l'eau afin de nettoyer les plaies, et, en hiver, de les faire passer dans une grande auge plate contenant une solution des matières précitées. Si l'ongle est décollé, on fait l'extirpation des matières qui n'adhèrent plus, en suivant le manuel opératoire en usage chez le bœuf et le mouton. On n'attend jamais la venue d'accidents plus graves, car la prudence commande de sacrifier l'animal. Tant qu'il n'apparaît aucune complication et qu'on se sert de moyens rationnels, la maladie ne fait jamais périr les animaux.

Le traitement prophylactique commande d'isoler les malades, de ne plus les envoyer au pâturage, même dans des endroits séparés et par des chemins distincts, si ces chemins et ces pâturages sont boueux; il vaut mieux les mettre, surtout dans la mauvaise saison, dans une loge saine et sur une litière propre, molle et souvent renouvelée.

La fièvre aphtheuse n'attaque-t-elle qu'une seule fois le même animal? Les uns disent oui, les autres disent non; cependant l'expérience nous apprend que les sujets qui ont déjà été atteints peuvent parfois être frappés de nouveau, mais qu'ils résistent davantage au mal. Elle ne paraît donc pas préserver sûrement d'une nouvelle invasion ceux sur lesquels elle a sévi avec plus ou moins d'intensité.

CHARBON.

Le *charbon*, ainsi nommé à cause de la coloration noire que revêtent les tissus, est une maladie contagieuse consistant dans une altération spéciale des éléments du sang, avec tendance à former dans le tissu cellulaire des tumeurs diversement dénommées suivant leur siége.

Les maladies charbonneuses, par leur fréquence et leur gravité, occupent une large place dans la pathologie porcine. D'après MM. Baron, Barjaud, Beylot, Chataigner, Dubois, Lagrèze, Gay, etc., elles sévissent avec beaucoup d'intensité sur l'espèce qui nous occupe. M. Lagrèze dit que, dans la Dordogne, elles font, à elles seules, périr annuellement plus de cochons que toutes les autres affections réunies. M. Gay, de Roanne, tient le même langage. Le charbon se montre dans toutes les saisons, sur les animaux de tout âge, et souvent sous la forme enzootique. M. Chataigner lui a vu faire de grands ravages sur les gorets à la mamelle; des portées entières succombent très-rapidement. Le jeune sujet paraît en bonne santé, tette bien, et deux heures après on le trouve présentant les traces irrécusables de la maladie. Généralement les plus beaux succombent les premiers.

Les variétés remarquées jusqu'à ce jour sont toutes identiques, quant à leur nature; aussi n'imiterai-je pas ceux qui ont établi autant de divisions que de types et ne reconnaîtrai-je qu'une seule forme : la fièvre charbonneuse, avec deux modes de manifestation : la fièvre charbonneuse sans éruption et la fièvre charbonneuse avec éruption de tumeurs extérieures.

Cette dernière distinction n'a donc pas pour effet d'appuyer les anciennes théories qui admettent plusieurs espèces de charbon, car ce serait contraire à la vérité; mais elle a simplement pour but de frapper les yeux et de rappeler ce que nous sommes à même d'observer chaque jour. Aucune tumeur n'existe-t-elle à la surface du corps, alors même que les organes intérieurs en possèdent peut-être de nombreuses? c'est la fièvre charbonneuse sans éruption; au contraire, c'est la fièvre charbonneuse avec éruption, quand apparaît une tumeur extérieure, fût-elle la seule existante dans tout l'organisme.

On voit donc, je le répète, que le charbon est unique dans son essence et qu'il ne diffère que dans ses manifestations.

Il est, à mon avis, moins exact de reconnaître une fièvre charbonneuse lorsque aucune tumeur n'existe à la surface du corps, un charbon essentiel quand la tumeur apparaît sans fièvre, et un charbon symptomatique alors que la fièvre et la tumeur se manifestent à la fois, mais avec préexistence de la fièvre. Cette classification n'a rien qui la justifie, même au point de vue de la pratique.

Les *causes* qui font naître le charbon sont encore assez obscures; malgré les remarquables travaux de MM. Renault, Reynal et Lafosse, nous ne possédons rien de certain à cet égard. La genèse de cette maladie a généralement été placée sous la dépendance des trois agents suivants : altération de l'atmosphère, insalubrité des étables, alimentation de mauvaise nature, auxquels on a rapporté tous les désordres constatés jusqu'à présent. Avant d'aborder ce qui a trait à chacun d'eux en particulier, je ferai remarquer le peu de corrélation qui existe constamment entre la cause et l'effet. Si ces agents morbides occasionnent une action réelle sur le développement du charbon, il y a lieu de s'étonner de ne pas voir sévir cette affection bien plus fréquemment. Pourquoi tel cultivateur est-il éprouvé plutôt que tel autre dont la situation topographique et la manière d'opérer sont les mêmes? Pourquoi la maladie règne-t-elle sporadiquement ici, épizootiquement ailleurs, lorsque les conditions se ressemblent? autant de questions qui restent sans réponse.

On est obligé d'user d'une semblable réserve à l'égard de la contagion qui, dans les rapports ordinaires des animaux entre eux, ne saurait être considérée comme un des agents principaux du développement du charbon.

D'un autre côté, on a cru remarquer que parfois une seule de ces causes suffisait, tandis que souvent, au contraire, il fallait une certaine combinaison de ces causes entre elles ou avec d'autres, pour provoquer l'apparition du mal. En résumé, on est forcé de reconnaître le peu fondé de ces assertions et l'insuffisance des causes spéciales invoquées par les uns et par les autres. C'est pourquoi je passerai une revue étiologique très-succincte, et seulement pour relater les opinions des auteurs et des praticiens.

L'*altération de l'atmosphère* peut avoir lieu par la température orageuse, les chaleurs succédant tout à coup aux pluies, les exhalaisons marécageuses, la nature du sol, etc. Les écrivains qui ont étudié le charbon ont tous un exemple à citer pour prouver l'influence pernicieuse de cette altération atmosphérique.

La maladie s'est manifestée, en effet, dans le temps humide, dans les alternatives des chaleurs excessives et des pluies orageuses, dans les années d'inondation, après les travaux de desséchement des marais et des mares, sur les sols argilo-calcaires, etc. Les effluves des contrées marécageuses semblent tenir le premier rang dans le cortége, car si la nature des miasmes est ignorée, leurs effets sont connus, et il est facile d'apprécier les ravages qu'ils produisent sur l'organisation animale.

L'*insalubrité des étables* a été souvent mise en avant, afin d'expliquer la production de ce terrible ennemi de l'agriculture : cependant il s'est abattu sur des habitations réunissant toutes les conditions hygiéniques et a respecté des bouges infects. Quoique l'insalubrité des étables ne puisse être sûrement invoquée comme cause génératrice, il n'en faut pas moins se garder d'apporter aucune négligence dans l'appropriation intelligente des locaux.

L'*alimentation* de mauvaise nature a joué pendant longtemps un rôle prépondérant dans la production du charbon. Les partisans de la doctrine cryptogamique ne nous ont laissé que des assertions insuffisantes ; il en est de même de ceux qui ont invoqué le concours de divers facteurs pathogéniques, car aucune des causes précitées, soit seule, soit réunie à d'autres, n'a le privilége authentique de faire naître les affections charbonneuses.

Les *lésions* observées dans les maladies carbonculaires portent sur les liquides et sur les solides.

Le sang, selon M. Lafosse qui a bien étudié ce groupe d'affections, n'offre pas de modifications bien sensibles au début; cependant il est plus noir, plus sirupeux, plus facile à se séparer et à entrer en putréfaction. Lorsqu'il y a gangrène, il ne se coagule plus ; il reste à l'état noir et poisseux, teignant fortement les membranes et se putréfiant très-vite. Il est plus dense et possède moins de fibrine, mais par contre davantage de matière colorante. — Une des lésions les plus essentielles du sang est la présence dans ce liquide de petits corps bien visibles à un grossissement de 5 ou 600 et sur lesquels nous allons donner quelques détails.

Aperçus d'abord par Pollender, dans la rate, ils ont

été vus aussi par Leysering, Fuchs, Brawel ; ce dernier les a désignés sous le nom de *corpuscules bâtonnés,* il croît que ce sont des germes de vibrions. Delafond, qui les a constatés après ces derniers observateurs, leur a d'abord donné le nom de *bâtonnets* et les a ensuite comparés aux *bactéries*. M. Davaine les a nommés *bactérides.* Ils ont 1/200 de millimètre de diamètre ; on les trouve placés entre les globules, tantôt agglomérés en grand nombre, entre-croisés de manière à simuler un épais taillis, d'autres fois isolés ou en groupes très-peu compactes. Ils ont la forme de petites baguettes, droites ; leurs bords sont limités par des lignes foncées, inscrivant un espace plus clair. Delafond les a vus sur plus de trois cents sujets qui tous avaient le charbon ; il n'a pu parvenir à les rencontrer chez des sujets atteints d'autres maladies. M. Davaine les croit aussi particuliers au charbon. — Plusieurs auteurs affirment avoir vu ces bactéries dans diverses affections appartenant au groupe des maladies septicémiques; cette opinion demande confirmation. Les bactéries sont-ils des germes ou des êtres du règne végétal ou animal ? Les études modernes n'ont encore pu élucider cette intéressante question.

Les tumeurs charbonneuses sont formées par du sang en nature épanché dans le tissu cellulaire et associé à des gaz qui contribuent à déterminer la prompte désorganisation de la peau, des muscles, des glandes, etc.

La gangrène se présente avec son cortége habituel : ramollissement des tissus, bulles gazeuses, infiltrations séreuses, odeur fétide; rien ne manque. Le cœur est flasque et ramolli ; ses cavités renferment du sang semblable à de la poix fondue, et l'endocarde est teint en rouge ; il en est de même des gros vaisseaux qui partent du cœur, et des aortes dans leur trajet thoracique et abdominal.

Les poumons sont gorgés d'un sang noir et poisseux, et marqués de nombreux pointillements rouges; la muqueuse bronchique est violacée. La muqueuse digestive est épaissie, ramollie et d'une couleur rouge foncée. Le foie est gonflé et sans consistance; lorsqu'on le coupe, il s'échappe des incisions du sang noir et épais. La rate est également plus volumineuse qu'à l'état normal, et de sa coupe s'écoule une sorte de bouillie noirâtre. Les reins sont tuméfiés, ramollis et contiennent du sang noirâtre; la muqueuse de la vessie offre des maculatures sanguines et renferme une urine rougeâtre. Les vaisseaux du système nerveux sont gorgés d'un sang poisseux, la substance cérébrale est ramollie.

La *contagion* du charbon s'effectue par virus fixe et par virus volatil.

Par virus fixe, elle se transmet facilement de porc à porc et même de cet animal à l'homme.

La transmissibilité du virus d'une espèce domestique à l'espèce porcine n'est pas encore définitivement reconnue; M. Roche-Lubin, ayant affirmé que le cochon résistait à l'inoculation du virus qui n'était pas pris sur ses congénères, a vu battre en brèche sa doctrine par des vétérinaires qui ont prouvé que le charbon du cheval se communique au porc.

La contagion par virus volatil, admise par les uns, contestée par les autres, a lieu dans deux conditions principales : par la cohabitation et par le séjour dans des locaux antérieurement occupés par des animaux malades.

Elle a été observée par M. Roche-Lubin sur des porcs sains habitant la même porcherie que d'autres qui étaient charbonneux. Afin de prouver l'influence des lieux infects, ce laborieux vétérinaire plaça, dans une étable non désinfectée et vingt jours après la mort de dix-neuf bœufs atteints de fièvre charbonneuse, quatre brebis dont trois succombèrent le cinquième jour; le trentième jour, il introduisit dans la même étable deux brebis, un porc et une ânesse : ce dernier animal succomba le onzième jour, les deux autres le quatorzième jour.

La *nature* du charbon n'est pas parfaitement connue. On sait que c'est une maladie primitive du sang avec altération de tout l'organisme. Mais quel est le mode d'altération?

Tout porte à supposer que les corpuscules bâtonnés en sont la véritable cause et que le charbon n'est autre chose qu'une maladie parasitique du sang.

Le *siège du virus* existe donc dans la masse sanguine et les éruptions charbonneuses; l'évidence de ce fait saute aux yeux; Gilbert, Godine, Guillaume, Moussis, Wagner, MM. Henri Bouley et Reynal ont vu des animaux carnassiers et des porcs périr après avoir mangé les débris d'animaux morts du charbon. M. Lafosse a constaté, lui aussi, la perte de dix porcs qui avaient mangé la chair d'un chien charbonneux.

Quant à la question relative à la durée de la conservation du virus dans les débris cadavériques et à celle ayant trait à l'épuisement du virus en traversant divers organismes, rien n'est définitivement établi à cet égard.

La *vente* d'un porc malade ou suspect expose le vendeur non-seulement à restituer le prix de la vente, mais encore à payer des dommages-intérêts proportionnés aux pertes éprouvées par le fait de la contagion, et aux accidents survenus à la suite de manipulations ou d'ingestions dangereuses. Le détenteur de porcs charbonneux doit confiner ses animaux à l'étable et consulter un vétérinaire sur ce qu'il doit faire en pareil cas.

L'*usage* des viandes provenant de n'importe quelle maladie est en général sévèrement défendue; — bien qu'elles puissent, dit M. Raynal, ne renfermer aucun principe malfaisant, cependant, sous l'influence de la fièvre et de la douleur, du ralentissement de la circulation pendant l'agonie et des stases sanguines qui se forment dans les organes après que le cœur a cessé de battre, elles subissent diverses altérations qui les rendent impropres à l'alimentation.

Cette interdiction s'applique donc avec plus de fondement aux viandes provenant d'animaux charbonneux qui, par leur virulence, sont susceptibles de communiquer des maladies très-graves. Du reste, la rapidité avec laquelle ces viandes se décomposent, la teinte noire qu'elles revêtent, l'odeur infecte qu'elles répandent peu de temps après la mort, sont autant de circonstances qui s'opposent à ce qu'on les livre à la consommation publique. Dans tous les cas l'autorité doit continuer à en défendre la vente et à maintenir contre les infractions la sévérité et la rigueur des peines prescrites par les lois et les règlements sanitaires.

Cette défense est légitimée par des considérations d'hygiène publique des plus puissantes. En effet, les annales de la science contiennent plusieurs faits qui attestent que des hommes ont succombé après avoir mangé de la chair d'animaux charbonneux. — L'usage de ces viandes ne transmet pas à l'homme des maladies charbonneuses et putrides, mais des dérangements d'estomac et des diarrhées fort désagréables.

Si parfois le praticien, surtout dans le cas où il désespère du succès, conseille d'abattre un sujet sous le coup d'une maladie qu'il craint de voir se terminer par la gangrène, afin d'utiliser les débris au profit d'une famille peu aisée, il ne doit jamais approuver, même tacitement, la consommation de la chair d'un individu charbonneux ou même suspect de charbon. Le seul moyen de tirer quelque parti d'un porc affecté d'une semblable maladie, c'est de le dépecer, de faire fondre la graisse et d'utiliser cette dernière pour les usages industriels ; hors ce cas, le plus sage est d'enfouir la bête avec le fumier sur lequel elle reposait, de laver la loge et de la passer au lait de chaux.

Fièvre charbonneuse sans éruption.

Les caractères anatomiques de la fièvre charbonneuse dans l'espèce porcine, rapportent MM. Reynal et Renault auxquels j'emprunte une partie de cet article, diffèrent sous plusieurs rapports de ceux de la même maladie chez les autres espèces animales; aussi les auteurs l'ont-ils décrite sous des noms divers qui rappellent, pour la plupart, le siége et la prédominance de la lésion pathologique.

« Les uns, frappés par l'aspect que présente la peau, la désignent sous la dénomination de *rouget*, de *mal rouge*, d'*érysipèle gangréneux ;* les autres, frappés par l'état congestionnel et hémorrhagique de la muqueuse intestinale, lui ont donné le nom de *gastro-entérite charbonneuse ;* d'autres, uniquement préoccupés du nombre des animaux atteints, emploient, pour la dénommer, l'expression très-vague d'*épizootie* (Félix, de Bergerac); d'autres enfin se sont servis des appellations de *typhus charbonneux* (Roche-Lubin), de *fièvre typhoïde* (Gellé), d'*apoplexie de la rate*, d'*inflammation gangréneuse de la rate* (Tscheulin).

« Ces noms divers, appliqués à la désignation d'une même maladie, la *fièvre charbonneuse*, n'ont pas peu contribué à obscurcir son histoire. A cette cause s'en est ajoutée une autre qui a jeté des éléments nouveaux de confusion dans l'étude des affections carbonculaires des porcs. Chez cet animal, les maladies aiguës offrent ce caractère particulier qu'elles parcourent très-rapidement leurs périodes; elles se terminent promptement par la mort ou par la résolution. Soit que les tissus, surtout ceux qui composent les régions extérieures, possèdent une vitalité moindre, soit que la circulation s'opère d'une manière plus active dans les parties concentriques que dans les parties périphériques, toujours est-il que, chez cette espèce animale, la réaction vitale est moins grande ; il existe en elle une prédisposition remarquable à la gangrène, aux raptus hémorrhagiques, aux congestions sanguines et aux exsudations plastiques. Aussi a-t-on souvent confondu le *charbon* avec d'autres affections simplement inflammatoires, par exemple avec la troisième période, ou période gangréneuse de l'angine aiguë, avec l'angine *pseudo-membraneuse* (voyez ces mots), avec la soie, ou soyon (voyez ces mots), avec des tumeurs gangréneuses ou avec l'état congestionnel des organes internes.

« Chabert, Viborg, Hurtrel-d'Arboval, dans leurs ouvrages connus de tous nos lecteurs, ont confondu l'*angine gangréneuse* et la *soie* avec *le charbon* de la gorge. Cette erreur se trouve reproduite par la plupart des auteurs qui ont écrit sur les maladies du porc ; il faut cependant en excepter M. Delafond qui, dans sa *Police sanitaire*, a assigné à chacune de ces maladies les caractères qui leur sont propres.

« Parmi les travaux qui ont été publiés sur les maladies charbonneuses du porc, nous citerons les suivants : *Épizootie sur les porcs*, par M. Félix, de Bergerac (*Rec.* 1828) ; *Typhus charbonneux des porcs*, par Roche-Lubin (*Rec.* 1834) ; *Fièvre charbonneuse*, par M. Festal Philippe (*Journal des Vét. du Midi*, 1844) ; *Gastro-entérite charbonneuse*, par G.neux (*id.*, 1844) ; *Recherches sur la fièvre typhoïde des cochons* (Gellé, feuilleton sur la pathologie bovine) ; le *Traité des maladies des porcs*, par Amédée Pradal.

« C'est avec ces recherches et celles qui nous sont propres que nous allons tracer l'histoire de la *fièvre charbonneuse chez le porc*. Comme chez les autres animaux, elle affecte tantôt une marche rapide et tantôt une marche lente.

« *Symptômes.* — Quand la maladie revêt la forme rapide ou foudroyante qui est très-ordinaire, les animaux tombent et meurent dans le court espace d'une heure, sans que l'on ait aperçu le moindre signe précurseur, avant même qu'on ne les soupçonne malades.

« Roche-Lubin, qui a fait un bon travail sur la fièvre charbonneuse du porc, lui assigne les caractères suivants : perte subite de l'appétit, prostration générale, petitesse et fréquence du pouls, oreilles pendantes, rembrunies et douloureuses, yeux saillants et hagards, conjonctives d'un rouge foncé, gueule entr'ouverte, rougeâtre, le plus souvent écumeuse ; groin porté en avant, caché dans la litière et prenant sensiblement une teinte plombée ; respiration fréquente et laborieuse ; anxiété, cris plaintifs, convulsions continuelles, précédant toujours l'apparition de tâches rougeâtres, qui deviennent de plus en plus foncées aux oreilles, au ventre et à la face interne des cuisses ; paralysie du train postérieur, défécation involontaire et fétide.

« A ces symptômes, nous en ajouterons quelques-uns qui ont été omis par M. Roche-Lubin, ou qui ont manqué chez les animaux qu'il a observés ; ce sont les suivants : abaissement de la température du corps ; la main appliquée sur les points où apparaissent les taches éprouve une sensation de froid ; ces taches sont couvertes d'humidité, les soies et l'épiderme s'en détachent facilement, elles sont insensibles ; l'action du bistouri n'y provoque aucune douleur ; il s'en écoule une sérosité jaunâtre ; les matières alvines sont ramollies et mélangées avec un sang très-noir et très-fétide.

« Lorsque la fièvre charbonneuse revêt un caractère moins foudroyant, les symptômes se succèdent avec moins de rapidité ; on distingue alors d'une manière assez tranchée la période du début d'avec la période d'état.

« *Début.* — Les porcs sont tristes, ils refusent les aliments solides et recherchent les boissons froides ; ils restent cachés sous leur litière, ne se relèvent qu'avec peine et marchent difficilement ; les oreilles sont chaudes et douloureuses, la queue est pendante, les conjonctives sont injectées et d'un rouge brique, le pouls est petit, les mouvements du cœur sont vites ; la respiration est accélérée, le flanc est tendu et douloureux.

« Ces symptômes restent stationnaires pendant douze, vingt-quatre à quarante-huit heures.

« Au bout de ce temps, ils redoublent d'intensité, les oreilles et la peau deviennent brûlantes ; le corps est partout sensible, notamment du côté des parois inférieures du ventre ; l'animal témoigne les douleurs qu'il éprouve par des cris plaintifs ; à ces symptômes s'ajoutent des tremblements, des convulsions, des grincements de dents, des contractions comme tétaniques des muscles fléchisseurs qui font que le malade n'appuie que sur la pointe des ongles (*Ginoux*). La température s'abaisse, le corps se refroidit, l'œil devient terne et chassieux, la conjonctive a une couleur brune, la langue est chargée et bleuâtre. Il existe une constipation opiniâtre ou une diarrhée séro-sanguinolente fétide ; l'urine est rare, rougeâtre ; le pouls s'efface, les battements du cœur s'affaiblissent, puis cessent de se faire entendre ; la respiration est haletante ; la peau, naguère impressionnable, devient insensible. L'animal est étendu sur la litière ; le corps, presque sans mouvements, est agité par intervalle par des convulsions brusques et saccadées ; enfin, le malade succombe dans un laps de temps de vingt-quatre à quarante-huit heures, en faisant entendre des grognements sourds et plaintifs.

« Dans le cours de cette dernière période de la *fièvre charbonneuse*, on voit apparaître un symptôme des plus importants pour le diagnostic, que nous avons à dessein passé sous silence pour mieux le signaler à l'attention des praticiens : nous voulons parler des taches ecchymotiques qui se développent sur diverses parties du corps durant la période d'état.

« Elles débutent ordinairement par une coloration rouge de la peau, plus ou moins foncée, comme marbrée, inégalement répandue, mais qu'on observe plus particulièrement aux oreilles, à la partie antérieure et supérieure du cou, sous le ventre, à la face interne des membres, aux endroits où la peau offre le plus de finesse.

« Bientôt on voit apparaître sur cette surface colorée et particulièrement aux régions indiquées, des taches rouges, brunes, violacées, ou couleur lie de vin, de forme ronde ou irrégulièrement arrondie.

« Ces taches augmentent en étendue, deviennent considérables ou restent discrètes selon les cas.

« Lorsque la fièvre charbonneuse affecte une forme moins foudroyante et que les symptômes tendent à s'amender dans la période de début, ces taches, constituées alors par des ecchymoses sous l'épiderme, pâlissent et finissent par s'effacer et par disparaître avec la maladie dont elles sont l'expression.

« Si au contraire, ce qui est le plus ordinaire, la fièvre charbonneuse parcourt rapidement ses périodes, ces taches s'agrandissent, se rapprochent, se réunissent enfin par leur circonférence de manière à envahir presque toute la surface du corps. Elles ont alors un aspect marbré de couleur noire, blanche, jaunâtre et violacée; une sérosité froide suinte à leur surface, les soies et l'épiderme se détachent, et la sensibilité est éteinte; chez quelques animaux des parties sphacélées se détachent, et laissent à nu des plaies ulcéreuses.

« L'apparition de ces taches rouges et surtout leur persistance et leur extension sont toujours l'indice d'une mort certaine. Les taches qui couvrent la peau des cochons qui sont atteints de la fièvre charbonneuse représentent, chez ces animaux, les tumeurs charbonneuses qu'on observe dans les autres espèces animales. En effet, on voit quelquefois ces taches se concentrer sur les oreilles, sur les membres ou sur la queue et y former des tumeurs séreuses circonscrites. Ces régions où s'opère l'élimination du virus charbonneux sont d'abord le siége d'une vive sensibilité, qui bientôt s'éteint, et alors les tissus deviennent le siége d'un travail de mortification qui entraîne la chute des oreilles, de la queue et des extrémités des membres.

« Le développement de ces tumeurs s'accompagne d'une amélioration notable dans l'état général ; on observe un mieux marqué et une atténuation dans l'intensité de tous les symptômes qui font bien augurer de l'issue de la fièvre charbonneuse.

« Dans ce cas, en effet, il n'est pas rare de voir les animaux guérir et ne conserver d'autres traces de cette maladie que la mutilation résultant de la perte de l'organe où elle avait fait élection. Quelques-uns cependant restent paralysés du train postérieur et engraissent difficilement. »

D'autres, au contraire, prennent de l'embonpoint et peuvent être livrés avantageusement à la consommation.

Les taches sont surtout très-visibles sur les porcs à peau blanche ou à plaques sans pigment.

M. Lafosse, qui a observé plusieurs épizooties, en 1860, dans les environs et dans l'arrondissement de Lombez, M. Barjaud et la plupart des vétérinaires ont fait cette remarque.

Le *sang* présente des altérations caractéristiques, il en a été parlé dans l'exposé commun à la fièvre charbonneuse sans éruption et à la fièvre charbonneuse avec éruption.

Le *traitement* est à peu près le même dans ces deux modes de manifestation; c'est pourquoi je le place tout à la fin de la description des maladies charbonneuses.

Les cultivateurs de certaines parties du centre de la France et du Poitou prennent pour la fièvre charbonneuse sans éruption un état pléthorique ou congestionnel qui n'a rien de contagieux. Pourtant cette affection est endémique, mais cela s'explique par le régime commun, l'abondance de nourriture, et surtout le manque d'eau pendant l'été. M. Ravard, de Lusignan, a pu obtenir, dans une exploitation agricole considérable où il y avait des centaines de porcs, la guérison de presque tous les malades, grâce à l'eau et au sulfate de soude dans la pâtée, de 30 à 50 grammes par sujet; ce même moyen lui a encore réussi dans bien d'autres fermes.

Fièvre charbonneuse avec éruption.

La perturbation générale qui caractérise le début de la fièvre charbonneuse avec éruption de tumeurs extérieures diffère peu de celle qui apparaît au commencement de la forme précédemment étudiée. A la période de début, ou dans le cours de l'affection, on voit apparaître sur les diverses parties du corps des éruptions charbonneuses qui peuvent essentiellement varier, quant au siége et à la forme. A ce moment on observe un phénomène tout particulier; il semble que la fièvre d'invasion s'apaise et que le calme se rétablisse, comme si le trouble était dû à un principe nuisible qui cesserait d'agir après son expulsion de la masse sanguine et sa localisation dans une région quelconque de l'organisme.

Ce sont ces éruptions qui ont servi de base à toutes les divisions qui ont été établies à propos des maladies charbonneuses. Les seules qui nous intéressent particulièrement sont celles qui ont leur siége à la langue et à la gorge et qui constituent le glossanthrax et l'angine charbonneuse ; c'est pourquoi je les décris plus loin d'une façon toute spéciale, me bornant, quant à présent, à parler d'une façon générale des autres efflorescences charbonneuses, quels que soient les caractères qu'elles affectent.

Qu'il me soit permis, avant d'aller plus loin, de suivre l'exemple de M. Lafosse et de revenir sur ce que j'ai déjà dit afin de reprocher à certains écrivains l'insistance qu'ils ont mise à placer l'angine gangréneuse simple, l'angine couenneuse et la soie dans les altérations carbonculaires. Dans l'angine couenneuse il n'y a pas de tuméfaction sensible de la région parotidienne ; le voile du palais est recouvert d'une couche pseudo-membraneuse et ne présente jamais la couleur violette de la gangrène charbonneuse.

La *soie* consiste en une aberration pileuse caractérisée par un enfoncement de faisceaux de poils qui pénètrent avec leurs bulbes dans les tissus profonds, jusqu'au point d'aller comprimer le pharynx et le larynx, et de gêner la déglutition.

L'éruption charbonneuse se développe de préférence dans le tissu cellulaire sous-jacent et surtout dans les endroits où le tissu est lâche et abondant. Le développement de cette éruption s'annonce par le hérissement des soies, la sensibilité de la peau, la crépitation ; tantôt on voit un simple empâtement, tantôt des nodosités multiples, tantôt enfin des tumeurs plus ou moins étendues. La marche de ces altérations est lente sur un sujet, rapide chez un autre ; la froideur, la tension, la crépitation et l'insensibilité des parties lésées sont les signes certains de la gangrène dont elles suivent toutes les phases. Quand on plonge l'instrument tranchant dans la profondeur des tissus endommagés, il s'échappe des gaz fétides et un liquide caractéristique.

Sur certains engorgements charbonneux et dans les derniers temps, apparaissent des phlyctènes, plus ou moins grosses, constituées par la présence d'un amas de sérosité sous l'épiderme, affectant la forme vésiculaire, s'ouvrant au bout d'un certain temps et se transformant en ulcères.

Le *diagnostic* des éruptions charbonneuses met souvent le praticien dans l'embarras, cependant il est à remarquer que les efflorescences carbonculaires proprement dites apparaissent tout d'un coup et sans qu'on en puisse apprécier la raison ; qu'elles sont toujours précédées de mouvements fébriles ; qu'elles s'accroissent rapidement et s'accompagnent d'emphysème et de crépitation; qu'elles se couvrent de taches noires ou de phlyctènes; enfin qu'elles offrent, par la tendance à la gangrène et les altérations du liquide sanguin, des symptômes s'éloignant beaucoup de ceux des tumeurs phlegmoneuses et gangréneuses à marche rapide et à terminaison fatale. Malgré cela on est exposé à de fréquentes erreurs ; ce qui alors guide assez sûrement le diagnostic nous vient de renseignements puisés dans le double caractère épizootique et contagieux qui fait toujours défaut dans les maladies inflammatoires simples.

Le *pronostic* de la fièvre charbonneuse sans éruption est excessivement grave ; celui de la fièvre charbonneuse avec éruption l'est un peu moins. En effet, les métastases internes de la première forme sont les préludes d'une mort certaine, tandis que les métastases externes de la seconde peuvent faire naître des chances de succès. Ainsi que le dit si à propos M. Lafosse, tant que l'inflammation disjonctive n'a pas commencé à limiter le pourtour des éruptions du charbon, on doit redouter leur terminaison ; elles sont mortelles dès qu'avec la gangrène apparaît la fièvre putride. Le siége du charbon sur des organes essentiels est toujours une circonstance aggravante. En dehors des conditions inhérentes à la maladie elle-même, il est à remarquer que les animaux gras et jeunes, exposés à la chaleur humide et aux brusques variations atmosphériques sont les plus en danger.

La *marche* des tumeurs charbonneuses est rapide, surtout lorsque la maladie est épizootique, et que les éruptions se rapprochent de la période d'invasion. Mais lorsque les symptômes fébriles qui précèdent l'efflorescence cutanée sont si faibles qu'ils échappent à bien des yeux, la maladie revêt un caractère de bénignité qui fait qu'on en triomphe parfois. La localisation du virus charbonneux et son élimination deviennent alors le signal d'une amélioration notable, et constituent une véritable crise qui semble avoir pour but de concentrer le principe virulent et de le rejeter au dehors de l'organisme. Aussi, dans l'ordre ordinaire des choses, la fièvre charbonneuse sans éruption est presque constamment mortelle, la fièvre charbonneuse avec prompte éruption ne pardonne guère, et l'éruption précédant l'apparition des phénomènes fébriles guérit quelquefois seule, et à plus forte raison quand on la seconde par un traitement rationnel.

La *terminaison* s'opère par la gangrène, ou à défaut de cette forme par la délitescence, la résolution et la métastase. La délitescence est la résorption des produits morbides épanchés et leur expulsion par les voies d'élimination; la résolution, œuvre de la main de l'homme, exige du temps et des soins, et n'apporte malheureusement guère de profit à l'éleveur; la métastase, crise malheureuse, amène toujours la mort.

Le *traitement* de la fièvre charbonneuse sans éruption est généralement infructueux, à cause de la rapidité de la marche de la maladie. La saignée, utile au début et chez les animaux pléthoriques, est d'un mauvais effet dans le cours de l'affection et sur les sujets peu robustes et attaqués d'une manière enzootique.

A l'intérieur, les breuvages toniques et excitants, fréquemment répétés, peuvent produire de bons résultats : les décoctions d'absinthe, de centaurée ou de sauge contenant de l'eau de Rabel, de l'acide sulfurique, de camphre, ou de sels ammoniacaux, l'eau phéniquée, ont été préconisées. Il en est de même des lavements laxatifs. M. Gay, dans un excellent rapport sur le charbon du bœuf et du porc, adressé à M. le sous-préfet de Roanne, insiste sur l'emploi à l'intérieur de l'eau phéniquée au centième.

A l'extérieur, les sinapismes et les frictions avec l'essence de térébenthine, le vinaigre chaud, le liniment ammoniacal, ont été également recommandés.

M. Festal a eu l'idée de recourir aux bains froids ou aux ablutions d'eau froide. Il fait plonger les porcs deux fois par jour dans le bain pendant quatre minutes; il les fait essuyer convenablement à leur sortie, et les laisse sous un hangar où l'on met à leur disposition de l'eau salée pour boisson. D'autres vétérinaires dans le Midi de la France administrent des douches plusieurs fois dans la journée, et comptent plus de guérisons par ce système que par la médication tonique. M. Barennes, de Clairac, annonce la guérison de plusieurs porcs, 12 sur 20, due à un traitement particulier qui consiste uniquement dans l'administration d'une dilution d'arsenic à dose homéopathique, et dans quelques soins hygiéniques. Mais il omet d'indiquer en quoi consiste exactement sa dilution d'arsenic. Or, comme le dit M. Trasbot, en insistant sur ces mots : *dose homœopathique*, il donne à penser qu'il administre son médicament à dose infinitésimale, et dans ce cas, même avec de l'arsenic, il ne fait que de la médecine expectante. Ces faits prouvent en faveur des soins hygiéniques indiqués par M. Barennes contre le traitement suivi d'ordinaire, et non en faveur de l'arsenic.

La fièvre charbonneuse avec éruption de tumeurs extérieures est arrêtée dans sa marche par l'application des dérivatifs ci-dessus indiqués, par l'incision des tumeurs soit avec le bistouri, soit avec des pointes de feu, et l'introduction dans ces incisions de substances irritantes, telles que l'eau de Rabel, l'essence de térébenthine, l'eau-de-vie camphrée, la teinture de cantharides, etc.; par l'extirpation des parties gangrenées, et le pansement des plaies avec l'eau phéniquée et la poudre de quinquina et de charbon.

Quand on constate seulement l'apparition de plaques ou taches charbonneuses, il suffit d'inciser la peau et d'introduire dans les incisions du liniment ammoniacal ou de l'essence de térébenthine.

La *convalescence* doit être guidée avec soin. Une nourriture de facile digestion, tonique et légèrement salée, rend de grands services, surtout si l'on sait y associer les préparations phéniquées, la gentiane, les décoctions de plantes amères, les écorces de chêne ou de saule, le houblon, etc.

Glossanthrax.

Synonymie : Charbon à la langue, chancre à la langue, ulcère à la langue, vessie, boussole, louet, ampoule, boucle, etc.

Ainsi que l'indique son nom, le glossanthrax est le charbon de la langue. Viborg, et après lui Hurtrel d'Arboval, qui fait une description double et inutile, décrivent cette maladie sous le nom de *boucle*.

Les *symptômes* du glossanthrax débutent par la fièvre violente et la prostration des forces. Le porc refuse de manger, pousse de petits cris plaintifs, grince des dents et se meut avec difficulté. En lui ouvrant la bouche, on remarque une ou plusieurs phlyctènes qui occupent l'un ou les deux côtés du frein de la langue, et qui sont entourées d'une auréole dure et violacée. Ces vésicules existent parfois à la base ou à la pointe de la langue. Tout d'abord, elles sont blanchâtres, mais elles deviennent promptement livides, s'entr'ouvrent spontanément et laissent écouler la sérosité sanieuse qu'elles renfermaient. Elles se trouvent ensuite remplacées par des ulcères à bords saillants déchiquetés et secrétant une sanie infecte. L'inflammation continuant, la langue se tuméfie, le ptyalisme est abondant, la mastication est difficile, et l'état général très-peu satisfaisant. Bientôt la gangrène apparaît, toute la partie libre de la langue se gonfle au point de sortir de la bouche et de porter l'empreinte des dents; elle devient livide, se sphacèle et tombe. La gangrène envahit alors les organes situés dans la bouche et l'arrière-bouche; des matières roussâtres et fétides s'écoulent de la cavité buccale, les forces diminuent progressivement, les évacuations alvines sont quelquefois fétides et mélangées avec un sang noir, le pouls devient très-faible, inexplorable même, la respiration est fréquente, le flanc s'élève et s'abaisse avec précipitation, les fonctions du système nerveux se pervertissent, l'animal tombe et meurt.

La *durée* de la maladie varie selon les conditions hygiéniques et la force des animaux, et suivant aussi l'attention qu'on apporte à les soigner. Les phénomènes morbides peuvent accomplir leur évolution en douze heures lorsqu'on abandonne les porcs à eux-mêmes, et en deux ou trois jours, quand on a pris soin d'inspecter la bouche et de traiter l'ulcère de la langue.

La *terminaison* est généralement mortelle en raison de la négligence des éleveurs.

Le *diagnostic* est facile à établir, et personne n'est excusable d'une erreur lorsqu'on peut si facilement examiner la cavité buccale, et s'assurer de son état.

Le *pronostic* est grave lorsque les sujets ne sont pas secourus à temps et que la maladie est avancée, et peu sérieux lorsque les désordres locaux sont à leur début.

Le glossanthrax isolé n'est jamais aussi dangereux que celui qui sévit épizootiquement.

L'*autopsie* révèle encore d'autres lésions que celles

observées dans la bouche. D'après quelques auteurs, il y a souvent phlegmasie et gangrène de plusieurs parties des voies digestives.

Le *traitement* comprend deux indications, l'isolement et la médication proprement dite.

Comme la contagion joue ici un grand rôle, il importe essentiellement d'isoler les animaux sains de ceux qui sont malades; de visiter souvent la bouche des premiers, de les tenir propres, de leur accorder des logements convenables, de leur distribuer des aliments de bonne qualité, en un mot de remplir toutes les conditions prescrites par l'hygiène.

Les moyens curatifs consistent à ouvrir les ampoules avec des ciseaux; à cautériser les plaies avec de l'eau de Rabel, de l'ammoniaque ou de l'acide sulfurique étendu d'eau ; à donner de fréquents gargarismes d'eau fraîche acidulée, afin de prévenir le gonflement de la langue et de nettoyer la bouche.

Si la langue se tuméfie, il faut avoir recours aux scarifications, et on laisse écouler le sang suffisamment. La gangrène est-elle imminente? on emploie les gargarismes antiputrides d'eau aromatique aiguisée d'eau de Rabel. La partie libre de la langue sort-elle malencontreusement de la bouche? il convient de la couper et de la cautériser immédiatement. Cet organe est-il en partie tombé? il est recommandé dans ce cas d'enlever les portions désorganisées, et de cautériser avec le nitrate d'argent, la potasse caustique, ou le sulfate de cuivre.

La diète est le plus souvent forcée, à cause de la tuméfaction de la langue et de la difficulté de la déglutition. Lorsque les animaux peuvent avaler, il est bon de leur donner des boissons toniques et excitantes, confectionnées avec des décoctions de plantes aromatiques contenant du chlorhydrate d'ammoniaque; des lavements stimulants sont aussi fort utiles.

Boisson stimulante.

Espèces aromatiques............	250	grammes.
Chlorhydrate d'ammoniaque.......	4	—
Eau...........................	1/2	litre.

Traitez les espèces par infusion et passez; puis faites dissoudre le chlorhydrate d'ammoniaque.

Lavement stimulant.

Espèces aromatiques..............	250	grammes.
Eau-de-vie camphrée.............	100	—
Eau..........................	1	litre.

Faites infuser les espèces aromatiques, passez et ajoutez l'eau-de-vie camphrée.

Pendant la convalescence, les bouillies et les panades nourrissantes contribuent beaucoup à relever les forces.

Angine charbonneuse.

L'*angine charbonneuse* appartient à la famille des affections carbonculaires, et, à cet égard, il ne reste aujourd'hui aucun doute dans l'esprit des praticiens. Parmi nos espèces domestiques, elle s'attaque de préférence au bœuf et au porc.

Bourgelat, Chabert, Gellé, Huzard et Viborg, parmi les anciens; MM. Delwart, Lafosse, Röll, Reynal, etc., parmi les modernes, ont parlé de l'angine en termes différents. Seuls, MM. Lafosse, Röll et Reynal, ont établi que l'angine charbonneuse n'est autre chose que l'angine gangréneuse décrite par Bourgelat, Chabert, Gellé, Huzard et Viborg, qui n'ont pas suffisamment étudié la nature de ces affections.

Les caractères qui distinguent l'angine charbonneuse de la terminaison par la gangrène de l'angine aiguë sont assez tranchés pour ne craindre aucun rapprochement. D'abord, la marche est plus rapide dans l'angine charbonneuse, tandis que la destruction gangréneuse n'arrive qu'à la dernière période de l'angine aiguë et quatre ou cinq jours après l'apparition des premiers phénomènes morbides. Ensuite l'autopsie révèle, en dehors des désordres locaux, des altérations caractéristiques qui emportent la conviction sur la nature charbonneuse de cette espèce d'angine. La putréfaction s'empare plus promptement du cadavre, et la section des muscles logés dans la région de la gorge montre que la chair est blafarde et sphacélée. Il survient généralement de petites tumeurs dans toutes les parties du corps, et même dans les organes des cavités splanchniques; les régions endommagées sont, en outre, tuméfiées, noires, privées d'élasticité et disposées au sphacèle. Il n'est pas jusqu'au mode de manifestation du mal qui ne tende à séparer nettement les deux maladies. L'angine charbonneuse est contagieuse et sévit, le plus souvent, d'une façon épizootique; l'angine aiguë à terminaison gangréneuse est sporadique, et n'offre pas de dangers de contagion bien certains.

Donc, sous le rapport des symptômes, de la marche et des lésions, il n'est pas permis d'établir un rapprochement entre l'angine sur-aiguë à terminaison gangréneuse et l'angine charbonneuse. L'angine gangréneuse proprement dite n'existe pas; la forme gangréneuse qu'on observe comme terminaison de l'angine sur-aiguë et de l'angine charbonneuse n'a pas de caractères à elle et ne se développe que sous l'influence de causes particulières à l'une ou à l'autre de ces maladies.

Les *causes* de l'esquinancie charbonneuse sont les mêmes que celles des esquinancies aiguë et couenneuse. Cependant, et c'est ce qui sert à la différencier, on remarque que les vallées humides, les contrées marécageuses, le voisinage de matières organiques en putréfaction, les aliments altérés, les eaux croupissantes, les chaleurs excessives, l'ingestion de viande provenant d'animaux charbonneux, et surtout la contagion ont le triste privilége de lui donner naissance.

Les *symptômes* ne s'éloignent guère de ceux qui caractérisent l'angine aiguë à terminaison gangréneuse et ne méritent pas qu'on les mentionne longuement. C'est ainsi qu'on voit apparaître la cohorte ordinaire, c'est-à-dire la fièvre, la tristesse, la marche chancelante, la tendance au repos, le refus de prendre des aliments, le grognement enroué, la fréquence et la gêne de la respiration, le cornage, la toux pénible, le jetage filant, la salivation abondante, le gonflement douloureux de la gorge, la tuméfaction et la teinte violette de la muqueuse de cette région et de celle du palais, la sécheresse du groin, la dysphagie et les envies de vomir, etc. Au pourtour du larynx et le long de la trachée se développe une tuméfaction dure, douloureuse, chaude, qui s'étend jusqu'à la région de la poitrine et des membres antérieurs.

Si le mieux ne se manifeste pas immédiatement, la maladie entre rapidement dans une voie nouvelle et ne tarde guère à revêtir les caractères les plus alarmants. La salivation et le jetage deviennent fétides et sanguinolents, le fond de la gorge est gonflé et livide, la région parotidienne se refroidit et crépite sous le doigt, la muqueuse du groin est plombée, la bouche exhale une odeur infecte, le cornage augmente, la respiration devient extrêmement difficile, l'abattement est considérable et le décubitus constant, les extrémités du corps se refroidissent et l'asphyxie, combinée avec l'infection, termine la vie.

Il n'est point étonnant de voir le malade présenter une sorte d'amélioration et faire croire à un retour à la santé, alors qu'il est tout près de succomber. Cette circonstance que je n'ai pas été à même de remarquer m'a été donnée comme vraie par plusieurs praticiens.

La *marche* si rapide de cette esquinancie suffit, à la

rigueur, pour l'établir à la véritable place qui lui convient. En deux ou trois jours, quatre au plus, les symptômes accomplissent leur évolution et la mort arrive. Le *pronostic* est toujours fâcheux, la maladie faisant en peu de temps de tels progrès qu'elle amène généralement un résultat funeste.

A l'autopsie on remarque les désordres suivants. La langue est livide; le tissu cellulaire de la région de la gorge, de la tête et du cou est infiltré; la muqueuse du pharynx et du larynx est épaissie, bronzée et ramollie, elle se détache par morceaux; celle de la trachée et quelquefois celle de l'œsophage présentent des traces d'inflammation plus ou moins vive.

Le *traitement* est le plus souvent inutile dans cette maladie à phases rapides. Cependant il ne faut rien négliger mal à propos, et bon nombre de praticiens obtiennent d'excellents effets de la médication suivante.

Aussitôt qu'on s'aperçoit de l'invasion du mal sur une porcherie, on doit mettre à part les malades à cause du caractère contagieux de cette esquinancie et de l'odeur infecte qui en résulte, et aussi pour préserver les individus de tout contact dangereux. Il est reconnu que si l'oubli des règles de l'hygiène occasionne le développement de l'angine charbonneuse, les soins intelligents apportés de suite à l'amélioration des étables et à la nourriture des animaux mettent ces derniers à l'abri de l'invasion et facilitent même le rétablissement de ceux qui ne succombent pas sous les premières étreintes du mal; d'où la nécessité impérieuse pour l'éleveur de combattre l'étranguillon gangréneux par les moyens simples et peu coûteux qu'il tient à sa disposition.

Le traitement curatif proprement dit comprend au début: la saignée, et, si l'on peut les administrer sans danger, les boissons acidulées ou stimulantes et les breuvages toniques au quinquina, à la gentiane; à l'extérieur : les frictions irritantes avec l'essence de térébenthine, le liniment ammoniacal, la teinture de cantharides, et encore les sinapismes ou les onctions avec la pommade stibiée. Les lavements excitants viennent encore en aide à la médication.

L'esquinancie charbonneuse est encore combattue par les cautérisations au fer rouge sur la gorge, les incisions que l'on traite avec l'eau de Rabel, l'acide chlorhydrique étendu d'eau, ou tout autre liquide irritant non vénéneux. L'irritation ainsi produite a pour but de déterminer une inflammation factice destinée à détourner l'inflammation primitive et à en paralyser les résultats fâcheux.

Les trochisques et les sétons, recommandés par MM. Pradal, Reynal et Röll, ne sont jamais d'un bon effet pas plus dans l'angine charbonneuse que dans toutes les affections de l'espèce porcine. Mon expérience personnelle et celle de tous mes confrères que j'ai consultés me démontrent de la façon la plus péremptoire l'inutilité, je dirai plus, le danger des sétons. Qu'il me soit permis à cette occasion de placer les vésicatoires dans la même catégorie ; ce sont les sinapismes, les onctions stibiées et les frictions irritantes qu'il convient d'appliquer à l'exclusion de tout autre dérivatif.

MM. Pradal, Reynal, Magne, Röll et autres insistent sur l'efficacité des vomitifs et des tisanes stimulantes ou toniques. Je suis de leur avis en tant que l'animal voudra bien les prendre seul ; mais s'il faut le forcer, il y a danger d'asphyxie et cette médication n'a plus de raison d'être. Je donne la préférence au moyen préconisé par Viborg qui consiste à administrer, sous forme de gargarisme, le breuvage suivant :

Infusion d'absinthe..............	2,000	grammes.
Eau-de-vie......................	400	—
Chlorhydrate d'ammoniaque.......	50	—

Le manuel opératoire est le même que celui décrit à l'article Angine aiguë; le liquide généralement utilisé se compose d'une décoction d'écorce de chêne renfermant une demi-cuillerée par litre d'eau de Rabel.

Les lavements irritants, confectionnés avec des plantes aromatiques et contenant de 2 à 6 grammes d'acétate d'ammoniaque, doivent être souvent employés dans cette affection où l'on ne peut facilement mettre en usage les breuvages, de crainte de déterminer l'asphyxie.

La *convalescence* se conduit de la même manière que celle de l'angine aiguë.

La *contagion* de l'étranguillon charbonneux est suffisamment démontrée pour m'autoriser à faire cette dernière mention pour ordre seulement.

CHAPITRE XII

MALADIES PARASITAIRES.

La plupart de ces affections, qui reconnaissent pour cause la présence d'un hôte incommode ou dangereux, n'étaient pas connues dans leurs détails intimes, il y a vingt ans. Cela explique, ainsi qu'on le verra dans le cours de la description, la quantité d'écrits erronés qui sont répandus dans le public et qui ont faussé le jugement d'une foule de personnes très-instruites d'ailleurs.

Il a fallu les recherches de quelques médecins et vétérinaires fort distingués pour dissiper les ténèbres dont nous étions environnés, et pour rendre à cette partie de la science la place qu'elle méritait véritablement. Les noms de ces savants se présentent l'un après l'autre lorsqu'on parcourt cette intéressante étude.

Grand amateur des travaux micrographiques, je n'ai pas su résister à ma propre impulsion et rester dans les limites que je m'étais précédemment assignées; cette déclaration sincère donne la raison du développement qu'a reçu ce chapitre.

MALADIE PÉDICULAIRE.

Synonymie : Phthiriase, pouillottement, maladie des poux.

Avant d'entrer dans le vif de la question, il convient

de redresser quelques erreurs très-graves qui continuent à se propager au grand détriment de la vérité et de la science.

Viborg, d'Arboval, Pradal, Hocquart, M. Magne et plusieurs autres vétérinaires ont décrit la maladie pédiculaire : « une affection pendant laquelle les poux se développent avec *une rapidité prodigieuse et sortent de toutes les parties du corps* (?). »

Viborg va même jusqu'à dire que, dans l'espèce porcine, « les poux fourmillent sur toutes les parties du corps, *se fraient, en rongeant, un passage sous la peau, sortent par le nez, la bouche et les yeux, et peuvent être évacués avec les urines et les excréments* (?). »

Un pareil exposé prouve surabondamment que le professeur danois n'a jamais vu ce qu'il écrit, et qu'il a rapporté des faits empruntés au domaine de la fantaisie, tant goûtée des peuples du Nord. Jusqu'ici le mal n'était point grand, car Viborg a fait son temps et n'est plus consulté que par les bibliomanes. Ce qui a principalement aggravé la situation, c'est l'incroyable persistance avec laquelle on a reproduit une aussi étonnante assertion, sans même se donner la peine de réfléchir sur son invraisemblance. Il est réellement singulier, pour ne pas dire autre chose, de voir des hommes de mérite comme d'Arboval, Pradal et M. Magne, se mettre à la remorque *des idées* du vétérinaire de Copenhague, et n'avoir rien de mieux à offrir que des opinions émanant du commencement de ce siècle.

Il y a déjà longtemps que je m'étais insurgé contre cette doctrine ; et, en 1868, dans un petit traité sur la race canine, je m'efforçais de donner à la maladie pédiculaire les seules proportions qu'elle mérite réellement. En médecine vétérinaire et en économie rurale, la plupart des livres sont copiés les uns sur les autres, et chaque auteur pense avoir droit à la reconnaissance publique quand il a cousu des phrases bout à bout, et ressassé, à tort ou à raison, les idées de ceux qui l'ont précédé dans la carrière.

J'ai vu beaucoup de porcs dans ma vie ; d'un autre côté, j'ai interrogé bien des confrères et bien des cultivateurs : tous m'ont avoué qu'ils regardaient la phthiriase comme une maladie peu commune, se guérissant facilement et bornant ses effets à tourmenter les animaux. La description de Viborg, reproduite plus ou moins par d'Arboval, Pradal et M. Magne, leur a paru fort inexacte. Si des cas aussi remarquables s'étaient rencontrés dans la pratique, on n'aurait pas manqué depuis soixante-dix ans de les signaler à l'attention générale.

M. Lafosse, que j'aime à citer en toute occasion, a consacré, dans son traité de pathologie, quelques pages à l'histoire du pouillottement. Il parle de cette affection en termes généraux et évite l'écueil dans lequel sont tombés les autres écrivains, en ne disant rien d'applicable au porc ; cependant il attribue à la phthiriase une gravité qu'elle ne possède pas toujours lorsqu'il signale un dépérissement qui peut aller jusqu'à la mort : en poussant les choses à l'extrême, peut-être ; mais, généralement, il n'en est pas ainsi, et le savant auteur le reconnaît lui-même plus loin, puisqu'il ne s'appesantit nulle part dans sa description sur cette terminaison fâcheuse, non-seulement chez le porc, mais chez aucune de nos races domestiques.

Les volailles, autant que je puis l'affirmer, sont les animaux qui ont le plus à souffrir des poux, et qui offrent l'organisation la plus facile à détériorer ; malgré cela, les accidents sont extrêmement rares et ne se remarquent que sur celles qui demeurent enfermées dans un réduit trop étroit, boueux et sale. D'un autre côté, cette séquestration irrationnelle peut suffire seule pour amener la maigreur, le marasme et la mort. Les puces, qui vivent parfois en si grande quantité sur les chiens, occasionnent, par leurs piqûres, de vives démangeaisons à ces malheureuses bêtes et les forcent à se gratter et à se mordre avec violence. En voit-en mourir? Jamais.

Cette digression m'amène à formuler ainsi la définition de la phthiriase:

Maladie caractérisée par la présence des poux à la surface du corps, communicable, peu commune, et n'occasionnant que de rares désordres.

La rareté des poils du porc ne precure pas un séjour bien favorable aux parasites; la dureté de la peau offre beaucoup de résistance aux mâchoires de ces hôtes désagréables, et ces deux particularités expliquent l'innocuité du mal, dans l'espèce porcine. Inutile d'ajouter que l'éleveur n'attendrait pas la maigreur extrême de son animal, et qu'il le sacrifierait de bonne heure pour profiter de ses dépouilles.

Les auteurs précités ne parlent qu'incidemment de la transmission de la maladie pédiculaire et en attribuent les causes à l'absence des soins de propreté, au séjour dans les logements insalubres, au manque de nourriture, à la mauvaise qualité des aliments, à la faiblesse de l'organisme, à l'existence de maladies graves ou chroniques qui ont appauvri les animaux, etc., etc. Sur le véritable motif, presque rien. M. Lafosse accepte deux catégories de causes : la cause déterminante due à la transmission des insectes, et la cause prédisposante dérivant de l'affaiblissement de l'organisme.

La seule et unique raison de la maladie pédiculaire, c'est la transmission. Il est de toute impossibilité d'admettre que la malpropreté puisse former un détritus organique capable de donner naissance aux poux.

Les vétérinaires qui ont émis une pareille doctrine ont cru se mettre à l'abri en invoquant l'autorité des quelques médecins qui croient encore à la spontéparité des insectes de la phthiriase, et qui s'appuient, bien à tort, sur les exemples fournis par les temps antiques et modernes. Hérode et Sylla furent, dit-on, dévorés par des poux; l'histoire actuelle cite plusieurs individus « atteints d'une phthiriase tellement rebelle et chez lesquels les poux repullulaient avec une telle instantanéité que l'on s'explique difficilement la persistance de la maladie dont ils étaient affectés par le dépôt et la multiplication renouvelés des poux à la surface de leur corps. Le roi Ferdinand, de Naples, d'après le rapport des feuilles politiques, aurait récemment succombé à cette phthiriase, incurable à ce que l'on croit, parce que les poux se forment aux dépens des humeurs des malades. » Dans cette hypothèse, le mal dérive uniquement de cette disposition, et les parasites sont un effet et non pas une cause. Ceci est contraire au bon sens et à la vérité, puisque les mauvaises conditions hygiéniques ne peuvent remplir le principal rôle étiologique, et que la malpropreté, la mauvaise nourriture, etc., etc., ne sont nullement capables de faire naître l'insecte dans le détritus organique du tégument.

La condition première et indispensable de l'apparition des poux sur un animal quelconque, c'est la présence de deux individus de sexes différents; sans leur accouplement fécond il n'y a pas de maladie pédiculaire possible. Quelles que soient les conditions dans lesquelles vivent les animaux domestiques ou sauvages, si l'on exclut l'intervention de l'élément parasitaire, il ne saurait y avoir de pouillottement. L'axiome de Harvey est une loi impossible à transgresser, et les microzoaires sont toujours engendrés par les microzoaires.

Je crois peu à la diathèse signalée par M. Lafosse comme étant favorable à la multiplication des poux. Il est aisé de comprendre que la malpropreté et l'incurie, dans l'espèce humaine comme dans l'espèce porcine, favorisent le développement de ces insectes. Lorsqu'on examine soigneusement toute l'échelle animale, on voit que les sujets en proie à la vermine sont ceux qui, loin de s'opposer à l'invasion des animalcules, semblent, au contraire, s'efforcer de leur ouvrir la porte à deux battants. Il m'est également difficile d'accepter, même à titre de causes prédisposantes, la faiblesse constitutionnelle et l'existence de maladies chroniques. Reprenant ma comparaison de tout à l'heure, je dirai que j'ai vu servir de proie aux ectozoaires beaucoup de sujets très-forts; et, par contre, bon nombre de sujets débiles ne jamais héberger un seul pou. Cette théorie a fait son temps et il est bon qu'elle disparaisse à tout jamais. Il convient donc, si on ne les supprime complétement, de reléguer ces raisons au dernier plan, et de ne les invoquer que pour la forme, afin de ne pas leur accorder une trop grande valeur. La seule cause, je le redis, se résume en un animalcule.

L'*insecte de la phthiriase* du porc appartient à l'ordre des *hémiptères*, sous-ordre des poux; il s'appelle *hæmatopinus suis*.

Les caractères de ce parasite sont les suivants : tête petite, tronquée en avant ou obtuse; segments moyens de l'abdomen séparés les uns des autres, souvent dentés ou en saillie aiguë à leur bord; pieds de derrière plus longs que les autres; yeux difficiles à apercevoir.

On peut encore quelquefois regarder comme déterminant la maladie pédiculaire, ou du moins une affection presque semblable, des acarides du genre *dermanyssus*.

Chaque espèce animale qui vit sous notre domination possède ses insectes parasites spéciaux. L'*hæmatopinus suis* ne se rencontre que sur le porc et il est extrêmement difficile qu'il émigre chez d'autres animaux qui n'ont pas l'habitude de le nourrir. C'est en se rapprochant les uns des autres, en se vautrant sur des fumiers où sont déposés des insectes et des œufs, que les cochons s'infectent. La transmission très-facile entre individus de même espèce, est rare, pour ne pas dire impossible, entre sujets d'espèce différente.

Les *symptômes* sont faciles à reconnaître. Les poux, lorsqu'ils existent en assez grande quantité, occasionnent au porc des démangeaisons qui le fatiguent beaucoup, en l'empêchant de demeurer en repos. L'affection se traduit par un prurit intense, l'excoriation et quelquefois la dépilation partielle. L'animal se frotte le long des murs, des auges, des arbres et de tous les obstacles qu'il rencontre; il se mord et s'écorche la peau. Quand les insectes augmentent de nombre, il maigrit et présente sur son corps de petites ulcérations faciles à faire saigner.

Le *diagnostic* ne peut être douteux, il suffit d'examiner le sujet de près pour distinguer promptement la cause du mal. Le *pronostic* n'a rien d'inquiétant, car on est assuré d'une prompte guérison toutes les fois qu'on veut se donner la peine de l'obtenir. Les suites *fâcheuses*, résultant de la chronicité et dont parlent Viborg, d'Arboval et Pradal, sont un mythe, car il n'est aucun éleveur assez dénué de bon sens pour attendre longtemps avant de consulter qui de droit, et il n'existe aucun praticien assez insouciant pour différer sans raison les moyens thérapeutiques applicables en pareil cas.

Le *traitement* consiste à isoler les malades et à tuer les poux dont il est infecté.

Les lotions avec les décoctions d'éllébore noir et de tabac, préconisées pour la gale, sont d'un excellent effet; il en est de même de la décoction de staphisaigre, de coloquinte, de vératre et de colchique ; de l'eau de lessive, de l'eau sédative, de l'eau phéniquée, de l'essence de térébenthine, de la benzine, etc.

La formule employée par M. Pichon pour le traitement de la gale, convient parfaitement.

Savon vert	100	grammes.
Acide phénique liquide	30	—

On incorpore l'acide phénique au savon vert; on couvre de cette préparation le porc malade et le lendemain, au plus tard, on le savonne et on le nettoie parfaitement.

Il faut se garder d'employer la pommade mercurielle, le sublimé, les préparations arsenicales, en un mot, toutes les substances capables d'attaquer vivement et d'altérer la peau du cochon, et même la santé de cet animal.

Le traitement interne n'a aucun motif d'exister. Les praticiens habiles le suppriment, quoi qu'en dise Hocquart qui prétend qu'il est utile pour tuer *les poux intérieurs* (?).

Il est indispensable d'enlever les fumiers sur lesquels le porc a séjourné, et de nettoyer à fond son étable afin de détruire tous les germes des insectes. Le bon sens recommande d'éviter, pour l'avenir, tout contact avec des animaux qui hébergent des parasites.

Le naïf commentateur de Viborg, après avoir cependant douté de la valeur de l'écrit qu'il avait sous les yeux, dit qu'il ne faut pratiquer aucun traitement, et qu'il est préférable de tuer le cochon et de *l'enfouir au pied d'un vieil arbre fruitier, pour redonner de la vie à cet arbre.* On disait autrefois que ce qui n'était pas bon pour le malade était bon pour le médecin; on aurait pu dire, avec le commentateur précité, que ce qui n'est pas bon pour le saloir est bon pour le fruitier.

GALE.

La *gale* est une maladie de la peau, caractérisée par une éruption prurigineuse, par la dépilation, la formation de vésicules, et la présence d'animalcules microscopiques appelés *sarcoptes*.

Cette affection fort rare, et peu grave ordinairement, ne saurait, à moins de circonstances exceptionnelles, se généraliser rapidement et réagir d'une manière assez fâcheuse sur l'économie pour amener la mort. Il convient d'ajouter qu'elle affecte le type chronique et que son développement est intimement lié à la multiplication du parasite.

Cette maladie est connue depuis les temps les plus reculés; les écrivains anciens la décrivent en termes qui prouvent qu'ils la connaissaient bien. Moïse, Aristote, Pline, Varron, Celse, etc., parlent de cette altération et des désordres qu'elle occasionne sur les troupeaux, mais ils ignorent la corrélation existant entre elle et l'helminthe. Il faut arriver au moyen âge pour voir, dans les travaux d'Abenzoar, de Sainte-Hildegarde et de Scaliger, que l'animalcule de la gale n'est plus un mystère. Ce fait se trouve confirmé plus tard par Joubert, Ambroise Paré, Vidus Vidius, Aldrovandi, Moufet, Harptmann, qui commencent à établir les rapports entre l'insecte et l'éruption cutanée. Dans le siècle dernier, Redi, Bonomo et Cestoni font encore un pas, et, après avoir réfuté les erreurs de la théorie de la génération spontanée, arrivent, par leurs recherches sur les mœurs du parasite de la gale, à des conclusions absolument identiques à celles que nous formulions il y a peu de temps encore. De 1786 à 1830, Wichmann, Pinel, Kersting, Walz, Gohier, Dorfeuille, Galès et Raspail se signalent par la publication de leurs excellents ouvrages; plus tard les écrits se succèdent, et Eymery, Heyland, Bourguignon, Delafond, Gerlach, etc., complètent nos connaissances sur les mœurs de l'animalcule et la pathologie de la gale.

Malgré la profusion de monographies, la gale du porc n'était pas parfaitement connue, puisqu'on ignorait les caractères qui distinguent son parasite. En 1846, Gurlt découvrit le sarcopte du sanglier, et, quelque temps après, Spinola, Hertwig et Gerlach le trouvèrent aussi sur le même animal.

— Le porc, rapporte le savant Verheyen, ne contracte

que la forme sarcoptique. MM. Bourguignon et Delafond disent également que la psore du porc domestique est de cette nature : le parasite trace des sillons et son embryogénie est semblable à celle du sarcopte de l'homme. On doit inférer de ces remarques qu'ils ont observé la psore du porc domestique. Le silence qu'ils gardent sur la pathologie de la race porcine est regrettable. Nos connaissances relatives à cette affection, comme à la nosographie du porc, en général, sont fragmentaires et incomplètes ; elles se transmettent d'âge en âge et se réduisent, pour ainsi dire, quant à la gale, au résumé plus que laconique que nous en a laissé Viborg. Des faits particuliers, très-clair-semés, ne les ont pas étendues ; l'évolution locale, la marche de la maladie paraissent être fondées sur des analogies et ne présentent pas ce caractère d'autorité qui empreint les déductions découlant de l'observation directe. Dans une gale développée artificiellement chez le porc domestique, par le dépôt des sarcoptes du sanglier, Spinola dit avoir vu surgir des vésicules ; mais comme elles n'apparaissent pas chez les animaux à peau épaisse, le cheval et le bœuf, ce pachyderme ferait-il exception? Gerlach ne les aperçut point sur un sanglier galeux, dans l'épiderme duquel il trouva de nombreux sarcoptes ; une croûte noirâtre de la largeur de deux mains couvrait le corps de cet animal, de la base des oreilles à la queue. La peau, légèrement épaissie et ridée, était exempte de plis ; une dépilation presque complète avait atteint les autres parties du corps, à l'exception de la tête. — Le *sarcopte suis* présente, d'après M. Lafosse, les caractères suivants : palpes distinctes et mobiles : mandibules supérieures terminées par un petit crochet, les inférieures dentelées ; corps très-arrondi, spinuleux en dessus ; les deux pattes postérieures manquent de tarses ; il vit entre le derme et l'épiderme.

Selon Fürstemberg, le sarcopte a le dos couvert de squames triangulaires de chitine, disposées en rangées, et quatorze spinules dorsales.

L'appareil de la mastication se compose de quatre organes pairs : les mâchoires sont entourées d'un mince membrane remplissant l'office de joues ; la partie antérieure de la membrane donne passage à l'ouverture buccale ; un œsophage est en rapport avec l'estomac duquel partent des petits cœcums dont deux aboutissent à la tête et un à chaque patte. Les sarcoptes creusent leurs galeries en insinuant l'extrémité de leur mâchoire dans l'épiderme et en le rongeant ; ils sont voraces et leurs fonctions digestives s'exécutent avec une grande énergie. L'appareil respiratoire consiste en deux petits sacs enroulés, situés sous l'estomac et destinés à mettre l'oxygène en contact avec les cœcums qui partent de l'estomac. L'appareil sexuel se compose, chez le mâle, de plusieurs testicules, de conduits séminaux et d'un pénis ; chez la femelle, d'un ovaire et d'un oviducte ; l'ovule descend dans l'oviducte au moment de la ponte.

Les sarcoptes, relate Verheyen, s'accouplent dans les galeries creusées par les femelles, où le mâle va à leur recherche ; celui-ci se place sous la femelle de manière que la face ventrale des deux sexes se touche. La durée de l'incubation est de trois à huit jours. Les larves n'atteignent leur entier développement qu'après avoir changé plusieurs fois de peau. La fécondité de la femelle du sarcopte est étonnante ; elle peut pondre une vingtaine d'œufs sept jours après sa naissance, plus d'un million en trois mois.

Le sarcopte est, de tous les acariens, celui qui a le moins de résistance vitale ; il succombe sous l'influence d'une chaleur sèche de 50°, ou d'une diminution de vitalité de la peau.

Ce court exposé de l'organisation du *sarcopte suis*

suffit pour faciliter l'étude de la gale, chez le porc.

Les *causes* de cette maladie sont aujourd'hui parfaitement connues. Il n'y a pas encore longtemps que l'on croyait fermement que les parasites de la gale prenaient naissance dans un détritus organique dont les qualités spécifiques étaient dues à une propriété particulière du porc; dans cette hypothèse, l'éruption psorique dérivait de cette disposition et les animalcules étaient un effet et non une cause. Sous l'influence de cette doctrine, les mauvaises conditions hygiéniques devaient certainement remplir le principal rôle étiologique; et la pluie, le froid humide, la malpropreté, la mauvaise nourriture, etc., faisaient naître l'animalcule dans le détritus organique des téguments.

Cette théorie, accréditée par Viborg, d'Arboval, Pradal et autres, jouissait encore d'une certaine vogue, en 1857, et, même en 1861, puisque MM. Bourguignon et Delafond admettent des causes prédisposantes et des causes particulières, et que M. Lafosse, ce professeur si distingué, dit qu'il n'est pas encore possible, dans l'état actuel de la science, d'affirmer que la gale ne puisse jamais se développer spontanément.

Selon Verheyen, à l'opinion duquel je me range complétement, — l'*omne vivum ex ovo* exige, comme condition première de l'éruption psorique, deux individus de sexe différent; sans leur accouplement fécond il n'y a pas de gale qui prenne de l'extension, qui soit permanente. Quelles que soient les conditions dans lesquelles vivent les animaux domestiques ou sauvages, si l'on exclut l'intervention de l'élément parasitaire, il ne saurait y avoir de gale. — On peut donc répéter ici ce que je dis en parlant de la trichinose, de la ladrerie, de la bronchite vermineuse, etc., savoir que les entozoaires sont engendrés par les entozoaires, et les ectozoaires par les ectozoaires.

Afin qu'il fût impossible de nier le rôle des microzoaires de la gale, MM. Albingras et Raspail ont traité des acares par des réactifs propres à détruire le virus psorique qu'on supposait exister dans les détritus de la peau, et que l'on croyait transporté par l'insecte sur les peaux saines où il déterminait la maladie qui nous occupe. Ces acares, privés du prétendu principe contagieux, n'ont pas moins donné naissance aux vésicules et aux sillons caractéristiques de l'affection. D'un autre côté, on a inoculé la matière séreuse ou purulente puisée dans les parties galeuses, et le résultat a été négatif. Enfin, on a écrasé des acares et séparé les parties solides des liquides, et inoculé ces dernières; tout s'est borné à une légère irritation vésiculeuse qui s'est dissipée en peu de jours. Comme dernier moyen, on a déposé des œufs fécondés d'acares, et la gale s'est propagée.

Loin de moi la pensée de nier absolument que la mauvaise alimentation, les logements insalubres, l'exposition aux intempéries, la malpropreté, la faiblesse constitutionnelle, l'existence de maladies chroniques, etc., ne puissent parfois faciliter la communication de la gale d'un porc à l'autre; mais il faut reléguer cette condition éventuelle au dernier rang et bien éviter de lui accorder une valeur trop grande en l'érigeant définitivement en loi; la seule cause se résumant en un animalcule.

La *transmission* de la gale est démontrée de la manière la plus claire; il reste à savoir comment s'opère cette transmission dans l'espèce porcine.

Pradal affirme que les porcs prennent cette affection en se vautrant dans le fumier des brebis, des bêtes à cornes, ou des chevaux galeux. Cette assertion, toute de fantaisie, provient de ce que cet auteur connaissait imparfaitement les parasites, qu'il n'avait jamais fait d'observations sérieuses et qu'il répétait les opinions de ses devanciers. Du reste, des porcs malades ne peuvent-ils se vautrer sur ces mêmes fumiers, et y laisser des insectes et des œufs fécondés qui seront repris par d'autres porcs? Assurément. Le *sarcopte suis* ne vit que sur le cochon, et il est impossible qu'il émigre sur le mouton, le bœuf ou le cheval, et encore moins qu'il revienne de ces animaux sur la race porcine.

Von Gemmeren, Boutekoc et Hekmeyer prétendent que la gale du porc se transmet à l'homme; Gerlach, que les sarcoptes du sanglier déterminent des exanthèmes sur la peau humaine; Ampach, que ceux du porc se transmettent au chien, etc., etc. Il résulte de leurs travaux que les légères éruptions qu'ils ont constatées n'ont duré qu'une dizaine de jours et qu'elles ont disparu spontanément. Que conclure des relations de ces savants, sinon que la transmission, si facile entre individus de même espèce, est rare, pour ne pas dire impossible entre sujets d'espèce différente? MM. Delafond et Muller, ainsi qu'on le verra plus loin, croient cependant avoir trouvé, sur le porc, un acare particulier, se rapprochant beaucoup de celui de l'homme, du lion et du chat, et pouvant se transmettre à l'homme. Rien ne prouve le bien fondé de leurs assertions. Je reproduis néanmoins les travaux de ces vétérinaires distingués, parce qu'ils peuvent susciter des recherches et amener des découvertes nouvelles.

— En 1850, dit M. Delafond, MM. Gurlt et Spinola ont découvert dans les croûtes dont était couverte la peau d'un sanglier, un acare particulier décrit par eux dans le *Magazin für die gesammte Thierheilkunde*. Il y a quelques jours je présidais aux opérations que les élèves pratiquaient sur les porcs, lorsque je fus frappé de la maladie de peau dont était affecté un jeune porc métis anglo-français. J'examinai l'intérieur des oreilles de cet animal et je fus frappé de la forme spéciale de l'altération que présentait la peau de cette région, altération que je n'avais pas encore vue. La surface de la peau avait un aspect très-mamelonné, que dissimulait à première vue l'épaisseur des croûtes qui y étaient adhérentes; mais, en immergeant l'oreille dans l'eau, je parvins facilement à les détacher, et je reconnus qu'elles formaient des espèces d'étuis qui engaînaient les mamelons cutanés, lesquels n'étaient autre chose, comme j'ai pu m'en assurer au microscope, que des villo-papilles hypertrophiées. Dans les sillons qui séparaient ces villo-papilles, j'ai découvert un insecte de l'ordre des arachnides, qui, examiné avec le microscope, m'a paru se rapprocher beaucoup, par ses formes, de l'acare de l'homme, de celui du lion, du chien et du chat, lesquels ont tous ce caractère commun de vivre sous l'épiderme. Rien que dans une croûte, j'ai pu reconnaître douze à quinze de ces insectes formant une génération complète, composée de mâles, de femelles, de larves et d'œufs. Quatre jours après la mort de l'animal, j'ai pu obtenir encore quelques acares vivants. Ce fait est intéressant au point de vue de la pathologie comparée, il explique la transmission possible de la gale du porc à l'homme. Rien qu'en maniant les oreilles de cet animal, je me suis trouvé placé dans les conditions voulues pour contracter sa maladie et j'ai actuellement sur les bras quelques papules qui résultent de la présence de quelques acares qui ont pénétré sous mon épiderme. —

M. le docteur Muller, professeur à l'école vétérinaire de Vienne, a observé récemment, dit M. Neyen, dans le *Recueil de médecine vétérinaire*, une singulière maladie cutanée chez des cochons chinois. — Toute la surface du corps était recouverte de croûtes sèches, d'un blanc grisâtre, faciles à détacher. Sous ces croûtes, le tissu cutané était excorié, et cela surtout dans les nombreux plis formés par la peau. C'étaient des croûtes écailleuses, peu épaisses; ou bien les croûtes avaient une épaisseur de plus d'un centimètre, et formaient ainsi une couenne épaisse recouvrant une grande partie du corps. Dans quelques régions et notamment sur le thorax et l'abdomen, le tissu cutané dur, tuméfié et dense, avait une épaisseur de 3 à 4 centimètres; dans d'autres régions, et notamment à la base des oreilles, on constatait des *tubercules* cutanés de la grosseur d'un pois à celle d'une fève. Quelques animaux semblaient être saupoudrés de guano sec. L'état général ne présentait rien de particulier à noter; les sujets étaient gais et mangeaient avec beaucoup d'appétit, mais ils étaient un peu plus maigres qu'à l'ordinaire. La maladie, qui probablement avait persisté pendant une grande partie de l'hiver, avait été importée par une bête achetée avant l'hiver, et peu à peu elle s'était communiquée aux autres porcs et même à des porcelets âgés de quelques semaines seulement.

A la première visite de M. Muller, les animaux semblaient peu tourmentés par le prurit, probablement en raison de la basse température; plus tard cependant les démangeaisons étaient très-vives et les animaux cherchaient à les calmer en se frottant violemment contre les objets environnants. M. Muller détacha plusieurs croûtes et, à l'examen microscopique, il y découvrit des sarcoptes mâles et femelles (les femelles en nombre bien plus considérable), des larves avec trois paires de pattes, des œufs ovoïdes avec ou sans embryon visible à l'extérieur, et, enfin, des masses excrémentitielles noirâtres. Les sarcoptes d'un seul porc pouvaient être évalués à plusieurs milliers. Ils apparaissaient à l'œil nu comme de petits points d'un brun clair; on les voyait surtout dans les croûtes épidermiques à l'aide d'un verre grossissant; ils se trouvaient sous toutes les croûtes et faisaient des mouvements encore un ou deux jours plus tard. Au début de la maladie, on a même trouvé chez les jeunes porcs des galeries dans les couches épidermiques.

Ces sarcoptes ressemblent parfaitement au sarcopte de l'homme, et par leurs formes, et par leurs autres caractères. Les femelles, beaucoup plus grandes que les mâles, ont le corps ovoïde; les mâles ont le corps rond et ne se voient pas facilement à l'œil nu. M. Muller n'a pas constaté la transmission de cette gale à l'homme et aux autres espèces; mais il faut remarquer qu'il a tout d'abord conseillé de prendre toutes les précautions prescrites en pareil cas, et qu'il a soumis les malades à un traitement énergique sous l'influence duquel ils furent bientôt guéris. Les sarcoptes examinés par ce professeur se distinguent par quelques points peu importants des sarcoptes squammifères du porc décrits dans l'excellent ouvrage de Füerstemberg. —

Dans les acariens, en général, chaque famille possède un habitat particulier sur des espèces animales différentes, et elle ne peut pas se perpétuer sur tous les êtres indistinctement. Si l'on place une de ces familles sur un terrain qui n'est pas le sien, il arrive qu'elle détermine des piqûres et des vésicules passagères et qu'elle meurt n'ayant pu trouver les conditions de vie qui lui sont indispensables. Les expériences de Boutekoc, Gerlach, Hekmeyer, von Gemmeren le prouvent surabondamment. Cette affirmation pourtant n'a rien d'exclusif, atendu qu'une espèce peut, à la rigueur, quitter l'animal qui la nourrit et aller vivre sur un autre individu qui lui présente un habitat plus ou moins favorable et qui héberge déjà d'autres parasites. Les observations de MM. Delafond, Muller et autres seront peut-être confirmées par des expériences ultérieures.

Les *symptômes* de la gale varient dans bien des circonstances. En général, cette maladie se manifeste aux membres, à la face interne des cuisses, aux aisselles et aux oreilles; elle s'accompagne de très-vives démangeaisons et de la formation, en plus ou moins grande quantité, de papules rouges, vésiculeuses et qui laissent après elles des gerçures sanguinolentes. Les soies correspondant à ces papules deviennent ternes et leurs bulbes se détachent. Plus tard les taches rouges prennent de l'extension et augmentent de nombre; la peau s'épaissit et les soies tombent. Il se forme ensuite des plis et des saillies indurées de la grosseur d'un pois qui se ramollissent, s'ulcèrent, suppurent et se couvrent de croûtes brunes. Pendant tout ce temps, les malades se grattent, se frottent et se mordent avec force.

Sur la fin et quand le mal progresse, l'exanthème envahit tout le corps qui semble alors enveloppé d'une sorte de carapace; les croûtes renferment toujours de la suppuration, et l'affection présente quelque analogie avec l'é lphantiasis. L'amaigrissement profond et souvent même la cachexie annoncent la gravité de la maladie qui peut devenir mortelle.

Le *diagnostic* n'est sûr que quand il a été possible de distinguer, au milieu de la cohorte des symptômes propres à tous les exanthèmes cutanés, les phénomènes morbides qui caractérisent la gale. Le signe indélébile est la présence du sarcopte; et, faute de vouloir ou de pouvoir trouver ce microzoaire, le praticien reste forcément dans le doute. Le procédé est à la portée de tout le monde. Une fois sur le porc et plusieurs fois sur le cheval et le chien, il m'a été permis de rechercher l'animalcule et de le distinguer sans beaucoup de peine.

Pour cela, on expose le sujet suspect aux rayons solaires; sous l'influence de la chaleur, les acares sortent de leurs galeries et viennent prendre leurs ébats à la surface des croûtes et sur les poils. A l'aide d'une loupe un peu forte, on constate bientôt tous les caractères qui révèlent l'existence des parasites. Lorsque le cochon se refuse à un examen régulier, ou lorsque le soleil ne paraît pas, on a recours à un autre moyen que, pour mon compte, je préfère au premier. On enlève toute la croûte épidermique, en ayant soin de ne pas laisser tomber les lambeaux de croûtes ou de squames ; on étend ensuite ces débris sur un papier noir, dans un local fortement chauffé, et on ne tarde pas à saisir les mouvements des sarcoptes, et même à isoler ces insectes qui se présentent sous forme d'un point blanc.

Quand on ne trouve pas de microzoaires, il n'y a point de gale ; lorsqu'au contraire on les aperçoit, le praticien peut opérer en toute connaissance de cause.

La *marche*, la *durée* et la *terminaison* de cette affection sont difficiles à indiquer d'une manière précise. Il est incontestable que, sur certains individus, la gale parcourt plus rapidement ses phases et amène un épuisement prématuré ; tandis que, sur certains autres, le mal fait moins de progrès et guérit plus facilement. Le *pronostic* n'est grave que si l'affection est arrivée à ses dernières limites ; toutes les fois que la médication offre quelques chances de succès, ce qui existe la plupart du temps, le pronostic n'a rien de sérieux.

Le *traitement* a pour but d'enlever la vie au sarcopte et de détruire ses germes.

Depuis longtemps, toutes les recherches se sont portées sur les médicaments propres à tuer ce parasite sans altérer la santé des animaux. La thérapeutique possède des agents modificateurs très-nombreux : ceux dont la puissance acaricide est la mieux démontrée sont : le naphte, le jus de tabac, la décoction de cette plante, l'huile empyreumatique, le goudron, l'essence de térébenthine, la benzine, et la créosote. L'arsenic, le sublimé, le phosphore, le mercure doivent être bannis de la médication en raison de leurs propriétés trop actives et surtout toxiques. Telle n'est pas l'opinion de M. Bérard qui se loue d'employer journellement l'onguent gris au plat des cuisses et sur les parois costales et qui prétend que le porc supporte parfaitement les effets du mercure.

La gale naissante se guérit très-bien en bassinant les porcs galeux avec une décoction de tabac ou d'ellébore noir. Cette médication, empruntée à Pradal, réussit très-bien, quoiqu'elle ait l'inconvénient de provoquer les vomissements.

Lotion antipsorique avec l'ellébore.

Racine d'ellébore noire fraîche......	500 grammes
OU	
Racine d'ellébore noire sèche.......	250 —
Eau...........................	4 litres.

Faire bouillir, réduire aux trois quarts et lotionner.

Lotion antipsorique avec le tabac.

Tabac.........................	500 grammes
Eau...........................	3 litres.

Faire bouillir pendant une heure.

M. Pichon emploie avec succès la préparation suivante :

Savon vert......................	50 grammes
Acide phénique liquide...........	5 —

M. Gerlach a composé le bain qui porte son nom :

Potasse.......................	1 kilogramme
Chaux vive....................	2 —
Eau...........................	25 litres.

M. Verheyen dit que le cochon a le tégument cutané peu sensible et qu'il supporte parfaitement cette dose renforcée. Une répétition de ce bain suffit à cinq jours d'intervalle. Dans la gale invétérée, on frictionne le malade, entre ces deux bains, avec le liniment de créosote, le naphte ou la benzine.

On vient en aide à la médication, sur le sujets débilités, en assainissant leurs étables et en leur prodiguant une nourriture de choix.

Après a guérison, on doit enlever les fumiers, et nettoyer fond les locaux où ont séjourné des galeux et les auges où ils ont pris leurs aliments.

Le virus animé, cause de la gale etde sa propagation, place cette maladie, rapporte le professeur belge, sous l'empire des dispositions des art. 459, 460 et 461 du Code pénal, et des art. 19, titre I, et 23, titre II, de la loi du 6 octobre 1790, sur la police rurale.

La salubrité publique ne s'oppose pas à la consommation des porcs galeux. Les charcutiers doivent seulement prendre des précautions, afin que le sarcopte ne puisse les incommoder par une irritation passagère.

BRONCHITE VERMINEUSE.

Synonymie : Maladie vermineuse des bronches, phthisie pulmonaire vermineuse.

Sous les noms de : bronchite vermineuse, maladie vermineuse des bronches, phthisie pulmonaire vermineuse, on désigne un groupe de phénomènes se manifestant principalement chez les jeunes porcs et déterminés par la présence dans les bronches de nombreux vers appartenant à l'espèce du strongle paradoxal, (*strongylus paradoxus*, Mehlis — *strongylus suis*, Rudolphi — *strongylus elongatus*, Dujardin).

Les maladies vermineuses des voies respiratoires sont connues depuis longtemps et ont été soigneusement décrites, depuis l'époque de Daubenton jusqu'à nos jours, par Camper, Despallens, Gohier, Chabert, Vigney, Morier, Deguillème, Eichler, Gurlt, Read, Janné, Delafond, Reynal, Baillet, Lafosse, etc.

L'*histoire naturelle* du strongle paradoxal a été trop bien faite par M. Baillet pour que je n'aie pas recours au travail de ce savant professeur.

— Le corps de cet helminthe est cylindroïde, blanc ou brunâtre ; la tête effilée, non ailée, conique ; la bouche petite, circulaire, terminale ; l'œsophage un peu renflé en massue postérieurement, court, n'ayant pas plus de $0^{mm},81$ en longueur; l'intestin un peu plus long que le corps, un peu sinueux. *Mâle* long de 16 millimètres, plus grêle que la femelle, ayant à la queue une bourse à deux lobes soutenus par des côtes. *Femelle* longue de 20 à 25 millimètres, ayant la queue terminée en un mucron crochu ; deux ovaires très-repliés dans l'intérieur du corps, se réunissant pour s'ouvrir dans la vulve située à 12 ou 14 millimètres de la queue et à 8 ou 10 millimètres de la bouche; des œufs la plupart elliptiques quelques-uns un peu renflés au milieu, longs de $0^{mm},057$, larges de $0^{mm},039$, à enveloppes très-transparentes contenant un embryon replié plusieurs fois ; ces œufs éclosent dans le corps de la mère ; des embryons libres longs de $0^{mm},28$ à $0^{mm},32$. — Ce ver a été trouvé dans la trachée et les bronches du cochon et du sanglier par Ebel Modeer, Bremser, Rayer, Chaussat, Dujardin, Bellingham. Il est probable que c'est la même espèce signalée par Rudolphi comme douteuse sous le nom de *strongylus suis*.

Étiologie. — Les anciens écrivains vétérinaires semblent s'être donné le mot pour affirmer que les maladies parasitaires, en général, doivent leur existence aux habitations humides, petites, obscures et malpropres ; au manque d'exercice, et à la privation de bon air ; à l'usage de mauvaise eau, de viande corrompue, de grains altérés, de fruits avariés; aux pâturages humides; etc., etc. ; et pour admettre également qu'elles sévissent constamment sur les constitutions jeunes et affaiblies.

De telles assertions pouvaient avoir leur raison d'être quand on ne connaissait pas la genèse des vers ; mais aujourd'hui que de nombreux savants ont éclairé la question, il convient de mettre chaque chose à sa place, et de réfuter des théories erronées. Toutes les causes ci-dessus énoncées, et mises dans la classe des causes prédisposantes, ne doivent avoir d'autre valeur que celle qu'elles méritent réellement. Les actions débilitantes, en affaiblissant l'organisme, facilitent, jusqu'à un certain point, l'invasion des entozoaires ; mais toutes ces mauvaises conditions réunies ne pourront jamais donner la bronchite vermineuse à un porc qui n'aura pas recueilli des embryons de strongle. Je n'hésite cependant pas un instant à reconnaître que si les porcelets souffrent plus de cette affection que les porcs adultes, c'est moins en raison du grand nombre de vers qu'ils possèdent qu'à cause de leur constitution délicate, de l'irritation plus vive et plus rapide des bronches, et de la toux qui se répète et fatigue beaucoup à la longue. Il arrive que l'accroissement de la maladie, dans les saisons froides et humides, résulte alors plutôt des effets de la basse température que du grand développement des parasites; mais, je le dis encore, toutes ces raisons doivent céder le pas à la cause occasionnelle.

La seule cause de la maladie vermineuse des bronches est l'envahissement de ces régions par le strongle. L'origine première de cet hôte dangereux et les conditions au milieu desquelles il se développe nous sont moins connues. Cependant, grâce aux travaux de MM. Colin et Baillet, on peut acquérir des connaissances assez exactes sur son mode de propagation, en lui appliquant la description du strongle filaire dont il se rapproche énormément.

Les ovaires d'une famille adulte de strongle filaire contiennent beaucoup d'œufs qui donnent naissance à de jeunes strongles. Les femelles, dit M. Colin, se retirent, au moment de leur ponte, dans de petites tumeurs du poumon qui ont un volume variant entre celui d'un grain de chènevis et celui d'une noisette, vivent dans ces petites tumeurs qui communiquent avec les bronches et y meurent. Les embryons se dégagent peu à peu des cadavres de leurs mères, vivent plus ou moins longtemps dans les tumeurs sans s'accroître d'une manière sensible, et pénètrent successivement dans les bronches où ils acquièrent leur complet développement et deviennent adultes. Il suffirait donc d'après cela que quelques strongles s'introduisissent chez un veau, un agneau ou un jeune porc, pour que bientôt tout l'arbre bronchique fût rempli de ces parasites.

On ne sait presque rien, pour ainsi dire, de l'histoire des embryons après leur expulsion par les voies aériennes. Le jeune ver reste-t-il dans un état stagnant jusqu'à ce qu'il soit de nouveau absorbé ? ou bien subit-il une série de changements le rendant animal parfait? La question est encore obscure.

Cependant, M. Colin a constaté que les embryons se conservaient vivants dans l'eau douce pendant un certain temps, que c'est à cela vraisemblablement qu'ils devaient la propriété de se transmettre facilement d'un individu à un autre.

— C'est probablement avec l'herbe des pâturages humides et avec l'eau des boissons, rapporte M. Baillet, que ces embryons reviennent dans l'organisme. Dans le double but de voir si ces vers peuvent revenir dans l'organisme et si c'est réellement à eux qu'il faut attribuer les tumeurs du poumon dont il a été parlé plus haut, nous avons fait prendre à des agneaux de l'eau tenant en suspension un grand nombre d'embryons éclos, et l'un deux, sacrifié douze jours après le début de l'expérience, a présenté à la surface du poumon, et sur les coupes faites dans le tissu de cet organe, de petites taches d'un rouge foncé dans lesquelles il nous a été impossible de retrouver des vers. Un autre, tué par effusion de sang, trente-deux jours après avoir pris les embryons du strongle filaire, a offert, dans la partie postérieure du poumon, de petites tumeurs, à parois vitreuses, ayant à peine un ou deux millimètres de diamètre, et dans lesquelles existaient, pelotonnés sur eux-mêmes, des vers agames, effilés, très-grêles et longs de 5 à 12 millimètres. Ces tumeurs nous ont paru de même nature que celles dont nous avons parlé plus haut et que nous avions trouvées accidentellement chez des animaux adultes. Nous aurions voulu pouvoir multiplier nos expériences avant de tirer aucune conclusion des faits que nous venons de rapporter. Néanmoins ils sont suffisants pour que nous soyons porté à croire que les strongles filaires, arrivés dans le poumon d'une manière que nous ne pouvons encore déterminer, se développent dans des kystes particuliers. —

D'après l'exposé qui précède, on peut établir avec certitude que le strongle paradoxal est engendré par le strongle paradoxal, et que la bronchite vermineuse n'a pas d'autres causes que celles puisées dans la reproduction de cet helminthe.

Aussi la cohabitation des animaux malades avec les animaux sains favorise-t-elle beaucoup la propagation du mal. Si le bon sens ne démontrait pas surabondamment la vérité de cette assertion, je citerais les remarques et expériences de MM. Vigney, Delafond, Janné et Ercolani. Les trois premiers ont observé que l'affection parasitaire des bronches, une fois développée sur un sujet, ne tardait pas à atteindre tous ses camarades d'étable et de pâturages par la déglutition de la bave et des paquets de strongles répandus sur l'herbe ou dans les mangeoires. Le dernier, suivant M. Reynal, a fait plusieurs expériences desquelles il résulte que des œufs de strongles, introduits dans la trachée, font éclosion et donnent naissance à une myriade de vers bronchiques.

On a remarqué, non-seulement à propos du ver des

bronches du porc, mais encore à propos des autres affections vermineuses existant chez nos différentes espèces domestiques, que les helminthes attaquent de préférence les animaux qui vivent dans les mêmes endroits. Ce fait s'explique aisément, si l'on songe à la présence des embryons, sans cesse déposés à droite et à gauche, et à la facilité de leur introduction dans l'organisme.

Les *symptômes* de début sont les mêmes que ceux que l'on remarque dans la bronchite aiguë : une toux sèche, quinteuse, répétée, et se déclarant aussi bien quand l'animal mange que lorsqu'il demeure en repos ; une sensibilité si grande du larynx que le malade se retire et se met à tousser quand on explore et presse cette région ; la sécheresse de la peau, le redressement des soies, la diminution de l'appétit, et la maigreur croissante, tels sont les premiers phénomènes morbides qui apparaissent à nos yeux.

Plus tard les symptômes s'exagèrent : la toux est forte, quelquefois suivie de suffocation ; pendant ces accès, la respiration s'accélère ; les muqueuses s'injectent, la tête s'allonge sur l'encolure, la bouche s'ouvre et laisse sortir la langue ; les animaux se débattent, tombent sur le côté, et présentent tantôt les signes de l'asphyxie, tantôt ceux de l'épilepsie, le plus souvent les caractères communs à ces deux accidents. Les vers sont alors pelotonnés en si grande quantité dans les bronches, qu'ils obstruent presque totalement ces conduits, et qu'ils conduisent le sujet à la mort. Si le mal progresse, et c'est ce qui arrive souvent, l'asphyxie se produit un jour ou l'autre et la vie s'éteint.

Les mucosités qui s'écoulent par la bouche et par les narines sont fort importantes à consulter, afin d'établir un diagnostic certain. Aussitôt qu'on les voit apparaître, on doit les soumettre à une analyse minutieuse ; car si l'on découvre des vers, la présence de ces parasites, jointe aux accès de suffocation et d'épilepsie, suffit pour affirmer une opinion nette et indiscutable.

La *marche* de la bronchite vermineuse n'est pas toujours aussi rapide qu'il semble résulter du tableau symptomatologique tracé plus haut. La maladie, quand elle ne présente que les caractères de la bronchite ordinaire, progresse généralement avec lenteur. Soit que les helminthes existent en petite quantité, soit qu'ils ne forment pas de grosses pelotes, on ne voit guère de phénomènes alarmants, et tout se borne à suivre la voie tracée. Les accès sont moins fréquents, la toux moins quinteuse, les individus maigrissent et deviennent de jour en jour plus faibles, les yeux s'enfoncent dans l'orbite, les muqueuses pâlissent, la diarrhée se déclare, les animaux refusent de sortir de leurs loges, tombent dans le marasme et meurent.

Les effets de la maladie se manifestent assez généralement à la fin de l'été. Cette circonstance a beaucoup contribué à faire croire à l'influence de la saison humide, mais les accidents arrivent aussi bien dans une saison que dans une autre; le tout dépend de l'époque de l'infection. Le sujet qui sera envahi au mois de mars n'éprouvera de symptômes fâcheux qu'après un laps de temps nécessaire au parasite pour atteindre son complet développement, c'est-à-dire vers l'automne; celui qui sera atteint au moment de l'été souffrira pendant l'hiver.

La *durée* de cette affection est fort variable et dépend de la force de l'animal, des conditions hygiéniques dans lesquelles il vit, et des soins qu'on lui accorde. Fort souvent les helminthes ne portent aucune atteinte sérieuse à la santé; d'autres fois ils produisent des lésions mortelles, soit en déterminant la vive inflammation de la muqueuse des tuyaux bronchiques, soit en intéressant cette membrane et en la détruisant sur une étendue plus ou moins considérable. MM. Chaussat,

Rayer et Bellingham, après avoir examiné des porcs tués dans les abattoirs de France et d'Irlande, sont arrivés à reconnaître que les vers du genre strongle ne donnaient pas toujours lieu, dans la race porcine, à de notables altérations pathologiques. L'observation de M. Deguillême et les exemples recueillis journellement dans la pratique amènent à formuler une conclusion opposée. Le juste milieu est préférable, puisqu'il n'est point rare de voir des porcs succomber, au bout d'un mois, tandis que d'autres résistent pendant cinq ou six mois.

Les *complications* d'hémorrhagie pulmonaire et de pneumonie s'offrent rarement, mais lorsqu'elles existent, elles sont d'autant plus sérieuses que les malades, se prêtant difficilement à la percussion et à l'auscultation, ne permettent pas de tirer des indices certains de ces deux excellents moyens d'investigation. L'autopsie révèle souvent des désordres qui n'étaient point prévus pendant la vie.

Le *diagnostic*, facile à porter quand on constate l'amaigrissement progressif, la fréquence des accès de suffocation ou d'épilepsie et la présence des parasites dans les matières expectorées, offre de grandes difficultés lorsque ces caractères tranchés font défaut. Rien n'est cependant plus important que de saisir au début la nature véritable de l'affection, et le moins expert comprend cette nécessité, puisque le traitement est basé sur l'opinion formée. La bronchite aiguë peut exister seule, et demande, en cette occurrence, des soins différents de ceux qu'on applique à la bronchite vermineuse.

Le *pronostic* est toujours grave et défavorable alors que la présence des vers est reconnue ; mais il se modifie si la bronchite simple est seule en jeu. Du reste, cette gravité varie suivant l'ancienneté du mal, les complications survenues, l'intelligence des soins, la constitution des individus, etc., etc.

A l'*ouverture* des individus morts de bronchite vermineuse par les strongles, on distingue sur la muqueuse des bronches les traces d'une vive phlegmasie, c'est-à-dire des pointillements, des rougeurs, des ecchymoses, en un mot tout le cortége des lésions particulières aux altérations de ce genre.

Quand les parasites ont spécialement exercé leur funeste action sur une partie déterminée de la muqueuse, on constate que cette membrane est amincie ou épaissie, détruite ou ulcérée, mais, en tous cas, qu'elle porte les traces de désordres mortels.

Lorsqu'il y a eu des complications, on observe tantôt des pneumonies lobulaires, tantôt des points emphysémateux, tantôt des signes de bronchite chronique, tantôt des dépôts d'abondantes mucosités purulentes.

Sur les porcs morts asphyxiés, on trouve, surtout au point de bifurcation de la trachée, des pelotes de vers qui obstruent ou ferment ce conduit aérien. Les divisions bronchiques sont remplies de strongles entortillés les uns dans les autres, sans cependant être en pelotes; quelquefois elles sont remplies d'un mucus épais, visqueux et tellement abondant qu'elles en sont distendues. Ce sont ces pelotes ou ce mucus qui produisent l'asphyxie. En ouvrant les animaux immédiatement après la mort, les vers n'ont pas eu le temps de succomber, et on les aperçoit s'agiter, s'enrouler dans le mucus dont il vient d'être question. Je ne reviens que pour mémoire seulement sur les points rouges, les nodosités granuleuses et jaunâtres du poumon; ces altérations ayant été décrites plus haut.

La *médication* consiste à tuer les parasites, et, pour atteindre ce moyen, beaucoup de remèdes ont été mis en avant; les moins coûteux sont aussi les plus faciles à mettre en usage. Les fumigations d'assa-fœtida, d'huile empyreumatique, d'essence de térébenthine, de goudron, de tabac, d'acide phénique, de camphre, de baies de génièvre, de vieux cuir, etc., donnent de bons résultats. Pour cela, on projette ces matières sur une pelle rougie au feu, on attend que le toit soit rempli des vapeurs dégagées, on ferme hermétiquement la porte et on renouvelle trois fois par jour cette opération. Les vapeurs ont pour but d'engourdir les helminthes et de provoquer une toux violente qui les expulse aussitôt.

Le chlore et l'acide sulfureux, vantés par M. Boulangé dans le traitement de la bronchite vermineuse des agneaux, le soufre et le sulfure de mercure, demandent beaucoup d'habileté de la part de l'opérateur et ne peuvent être employés par tout le monde, car faute d'une main experte la vie des animaux est en danger.

Les breuvages de racine de fougère mâle associée au calomel, à la dose de 50 centigrammes, ou d'eau émolliente contenant de l'huile empyreumatique en suspension, ont été préconisés pour les poulains et les veaux, mais ils ne jouissent pas de la même faveur pour les porcelets. En contraignant outre mesure ces animaux, on risque fort souvent, surtout s'il y a eu antérieurement des symptômes de suffocation, de provoquer l'asphyxie. En cette circonstance, le remède est pire que le mal, et mieux vaut s'en tenir aux fumigations.

Le système de M. Read, qui consiste à verser de l'éther sulfurique et de l'huile d'ambre rectifiée dans les narines des malades, n'est pas d'un meilleur usage.

Chez quelques sujets pléthoriques et prédisposés aux congestions pulmonaires, la saignée est parfois recommandée. Chez ceux qui sont débilités, un régime substantiel, des toniques, des tisanes amères fortifient l'organisme et viennent en aide à la médication.

Voici une excellente formule donnée par M. Röll :

Poudre d'absinthe................	2	kilogrammes,
Suie de cheminée................	2	—
Sulfate de fer....................	125	grammes.
Essence de térébenthine...........	500	—

Mêler et donner à la dose de 30 grammes par jour et par animal.

Comme bien des causes se réunissent parfois pour provoquer le dénoûment fatal, il importe de ne rien négliger au point de vue de l'hygiène et de modifier. avantageusement la température et l'alimentation, de manière à annihiler toutes les actions désorganisatrices En combattant l'état catarrhal, on fait cesser un état pathologique favorable au développement des parasites.

Les complications de bronchite et de pneumonie exigent, lorsque ces affections deviennent prédominantes, l'emploi des révulsifs et des boissons stibiées; mais il est préférable souvent, si le succès paraît douteux et si l'animal n'est pas en trop mauvais état, de recourir à l'abattage comme moyen *in extremis*.

Au point de vue de la police sanitaire et des intérêts de l'éleveur, il est bon de séparer les porcs sains des malades aussi bien dans la stabulation que dans les pâturages.

GASTRO-ENTÉRITE VERMINEUSE.

On désigne, sous ce nom, l'inflammation de la muqueuse gastro-intestinale déterminée par plusieurs espèces d'helminthes dont les principales sont : le *sclerostoma dentatum*, l'*axaris suilla*, le *trichocephalus crenatus* et l'*echynorynchus gigas*. Toutes appartiennent à l'ordre des nématoïdes vrais et des nématoïdes douteux, c'est-à-dire à ce groupe comprenant tous les vers dont le corps est allongé ou fusiforme, et filiforme.

Quoique les nématoïdes douteux diffèrent beaucoup des premiers, je ne ferai cependant qu'une seule description des caractères de l'ordre, attendu que ce sont les nématoïdes vrais qui prédominent dans les maladies gastro-intestinales de l'espèce porcine.

L'*histoire naturelle* des nématoïdes est trop intéressante et trop utile pour que je la passe sous silence. J'emprunte, en conséquence, une partie de la description suivante au travail de M. Baillet, qui s'est occupé avec beaucoup de succès de l'étude des microzoaires.

— Tous les nématoïdes sont munis d'un tube digestif à deux ouvertures. La bouche est terminale, tout à fait antérieure, ou bien parfois placée un peu sur le côté comme cela se fait observer, par exemple, chez le *dochmius trigonocephalus*. Dans la plupart des espèces, l'œsophage fait suite à la bouche, sans en être séparé par une cavité quelconque; mais, parfois aussi, il existe entre l'ouverture buccale et la naissance de l'œsophage une cavité tantôt en forme de cupule hémisphérique, tantôt en forme d'entonnoir. L'intestin n'est jamais ramifié, son diamètre est, en général, un peu plus grand que celui de l'œsophage; il s'étend directement de son origine à l'anus qui est quelquefois terminal, mais qui, dans la plupart des cas, est placé à une petite distance, en avant de la queue. Chez quelques nématoïdes, deux glandes salivaires sont annexées au tube digestif. Il est à présumer que la distribution des fluides nourriciers s'effectue principalement par l'intermédiaire du système cavitaire général et de ses dépendances. Mais, de plus, ces animaux sont encore pourvus de vaisseaux particuliers signalés par M. Blanchard. Le système nerveux des nématoïdes est représenté par deux paires de petits ganglions situés sur les parois latérales de l'œsophage et unis à ceux du côté opposé par deux commissures nerveuses; de ces ganglions émanent de petites divisions qui se distribuent dans la tête et deux cordons nerveux principaux qui descendent dans toute la longueur du corps. Les sexes sont toujours séparés : chez le mâle il n'existe jamais qu'un seul testicule. Cet organe est toujours sous la forme d'un tube très-grêle, plus ou moins replié dans la cavité du corps. On trouve chez les femelles un ou deux ovaires ; ces organes, de même que les testicules, sont sous forme de tubes très-grêles qui se replient d'une manière presque inextricable dans la cavité du corps. L'oviducte s'ouvre directement dans la vulve, ou plus rarement dans une sorte de vagin aboutissant lui-même à l'orifice extérieur des organes génitaux. La présence de la vulve est rarement indiquée à l'extérieur par une sorte de bourrelet, comme dans le *strongylus filaria*, par exemple. Elle varie beaucoup dans la place qu'elle occupe; elle est, en effet, située soit au voisinage de la bouche, d'autres fois vers la partie moyenne, ou bien encore près de l'anus. Les œufs sont toujours très-nombreux et de forme ovoïde ou sphéroïde; ils sont organisés de telle sorte que les phases de l'évolution de l'embryon se passent toutes dans l'intérieur. On n'observe donc, dans cet ordre de vers, rien qui ressemble à la génération alternante.

Des expériences nombreuses faites sur les vers de la tribu des sclérostomiens, nous ont démontré que leurs œufs pondus dans l'intérieur des mammifères après la segmentation du vitellus, et rejetés avec les matières fécales, éclosent promptement, et que les jeunes vers paraissent destinés à vivre pendant un certain temps dans les excréments avant de revenir dans l'oganisme. Quant aux œufs des ascarides, des trichocéphales et des autres espèces que l'on peut considérer comme plus radicalement ovipares que les sclérostomiens, nous avons tout lieu de croire que la plupart d'entre eux, sinon la totalité, ne doivent pas éclore chez l'animal qui a hébergé la femelle par laquelle ils ont été pondus. Peut-être même doivent-ils tous, comme les ascarides, ne revenir dans l'organisme qu'après que les phases de l'évolution de l'embryon se sont accomplies au dehors. Parmi les embryons des nématoïdes ovovipares, il en est, comme ceux de la trichina spiralis, qui doivent immédiatement après la naissance pénétrer au sein des tissus de l'hôte dans les organes duquel ils sont nés, et s'y enkyster.

Les jeunes nématoïdes, au moment où ils sortent de l'œuf, ont déjà la forme générale qui appartient aux animaux de leur ordre. Ils ne sont cependant pas toujours entièrement semblables aux vers adultes de leur espèce, et parfois ils doivent subir, dans leurs formes et dans leur organisation, des modifications plus ou moins profondes. Sur certaines espèces, ces métamorphoses, si tant est qu'on puisse leur donner ce nom, se bornent à l'apparition et au développement progressif de l'organe génital; mais, pour d'autres espèces, elles sont plus marquées, et la forme extérieure, elle-même, se modifie. C'est ce qui arrive aux sclérostomes, par exemple, qui, dans le jeune âge, sont pourvus d'une queue grêle, filiforme, plus ou moins allongée, et qui ont, au contraire, à l'âge adulte, une queue subobtuse ou simplement mucronée.

Les nématoïdes, de même que tous les autres vers qui habitent dans les organes des animaux supérieurs, proviennent du dehors. Le plus ordinairement, c'est avec les aliments ou les boissons que leurs œufs sont portés dans l'organisme; il en est probablement de même d'une grande partie des jeunes vers tout formés, qui appartiennent aux espèces ovovivipares, ou qui naissent par suite de l'éclosion au dehors des œufs expulsés avec les matières fécales, ou de toute autre manière. —

La plupart des nématoïdes sont parasites de l'homme et des animaux; il existe cependant, dans cet ordre quelques espèces qui sont libres et qui vivent sur les végétaux. Il n'y a d'intéressantes pour nous que celles qui affectent les animaux, et en particulier la race porcine.

Les *causes* de la gastro-entérite vermineuse sont très-clairement déduites de cet exposé. Ce sont les vers précités qui engendrent des autres vers, et leur reproduction seule qui pourvoit à l'infection du tube digestif. Ce n'est point ici le lieu de développer, à nouveau et longuement, les raisons invoquées dans chaque maladie faisant partie du groupe des affections parasitaires, et qui me font repousser l'intervention directe de la débilité, de la privation de soins hygiéniques, etc. La prédisposition peut jouer le rôle d'accessoire seulement, et ne fait qu'ouvrir un peu plus grande la porte à l'invasion des helminthes. *Omne vivum ex ovo*, si cet axiome est souvent répété, c'est afin de ne laisser aucun doute sur une aussi intéressante question.

Les *symptômes* caractérisant la présence des vers intestinaux ne sont pas toujours bien faciles à saisir, chez le cochon. Cet animal, malgré sa voracité, reste maigre, débile et a le ventre retroussé. Son appétit est parfois dépravé, ses goûts ne sont plus les mêmes. Evertz rapporte que, de son temps, l'on croyait que c'était un signe de vers, quand le porc se jetait sur les volailles et les dévorait. On remarque, chez le sujet malade, des coliques dites *vermineuses*, qui offrent ce cachet particulier d'obliger l'animal à se coucher sur le ventre et à se frotter sur le sol. Les excréments sont tantôt liquides, tantôt épais; mais, dans tous les cas, portent la marque d'une digestion incomplète. La diarrhée et parfois la dyssenterie sont les symptômes fidèles de l'infection parasitaire; en examinant de près ces évacuations, on peut souvent constater le rejet des matières vermineuses faisant corps avec elles.

Les echynorynques géants perforent quelquefois l'intestin pour passer dans le péritoine, et c'est aux souffrances qu'ils occasionnent que sont dus ces accès épileptiformes souvent constatés et rangés dans la catégorie des névroses vermineuses, ainsi qu'on le voit page 267 et suivantes.

Le *diagnostic* est incertain quand la réunion des phénomènes est incomplète; les choses changent de face lorsque rien ne manque au tableau symptomatologique. Le *pronostic* est grave; mais l'éleveur a toujours la ressource de sacrifier son animal quand l'affection progresse et résiste aux moyens thérapeutiques.

— L'*autopsie*, rapporte M. Lafosse, fait découvrir des vers disséminés ou réunis en pelotons ou en faisceaux dans les diverses parties de l'intestin; celui-ci offre les caractères d'une inflammation aiguë ou chronique; des mucosités abondantes, quelquefois sanguinolentes, environnent ordinairement les vers. Quand les helminthes ont traversé l'intestin, il est impossible de retrouver les traces de leur passage, car c'est plutôt en écartant les fibres qu'en déterminant une perte de substance qu'ils s'ouvrent une voie; et comme le travail de perforation est lent, que leur extrémité postérieure est terminée en pointe, la cicatrice se forme à mesure que le ver effectue son passage; elle est achevée quand ce passage est accompli. On les a parfois vus engagés par leur partie antérieure dans le péritoine, tandis que leur extrémité postérieure était encore dans l'intestin. —

Il s'en faut que cette description s'applique à tous les parasites intestinaux. L'echynorynque géant, par exemple, en perforant l'intestin, permet le passage des matières alimentaires dans la cavité péritonéale, détermine une violente péritonite et, par suite, la mort avec le cortége des phénomènes morbides appartenant aux inflammations de ce genre.

La *médication vermineuse* possède un riche répertoire. On a d'abord vanté les stimulants toniques tels que la sauge, l'armoise, la tanaisie, l'absinthe, l'ail, le camphre, etc.; puis les purgatifs: le nerprun, le jalap, la scammonée, la gomme-gutte et l'aloès; enfin les anthelminthiques: le semen-contra, la mousse de Corse, la fougère mâle, l'écorce de racine de grenadier, l'essence de térébenthine, l'huile empyreumatique, etc.

Pour suivre une marche rationnelle, deux prescriptions sont indiquées: tuer les vers, et les expulser.

On met à profit la première, en administrant les substances anthelminthiques désignées ci-dessus; la seconde, en faisant avaler un purgatif après que les vers sont tués ou engourdis. C'est toujours le matin et à jeun qu'il convient de donner les médicaments parasiticides, et quelques heures après le purgatif choisi.

Il est possible de composer un breuvage qui soit à la fois vermifuge et purgatif et qui simplifie le traitement; le suivant, par exemple:

Racine de fougère mâle....	100	grammes.
Aloès..................	3	—
Eau..................	250	—

Faites bouillir la racine pendant une demi-heure, faites ensuite dissoudre l'aloès et administrez en une seule fois.

Toutes les autres substances parasiticides mentionnées plus haut peuvent remplacer la racine de fougère mâle; il en est de même du jalap, de la scammonée et de la gomme-gutte à l'égard de l'aloès.

Lorsque les vers commencent à se former et qu'il n'est pas besoin d'agir très-énergiquement, ou quand les animaux sont débiles, l'association, pour un tiers, des stimulants toniques aux antivermineux est d'un excellent effet.

Une première administration ne produit pas toujours ce qu'on en attendait: il est alors nécessaire de renouveler l'opération 3, 4 et même 5 fois avant d'arriver au succès complet. Les lavements viennent singulièrement en aide à la pratique, alors que les animalcules ne lâchent pas prise.

L'observation bien entendue des règles de l'hygiène empêche le retour de l'infection parasitaire lorsque celle-ci a été combattue et repoussée.

TRICHINOSE.

Historique de la trichinose. — La *trichinose* (de *trichina* et de la terminaison ιάζω) est, selon l'opinion de savants auteurs sur lesquels je m'appuie, une maladie certainement fort ancienne. Il est supposable que c'est à propos de son existence que les lois de Moïse déclarèrent le porc immonde et en prohibèrent l'usage comme nourriture. On avait sans doute à cette époque observé de nombreux cas de maladies fort graves provenant de l'alimentation par la chair du porc, et il est presque certain que le législateur des Hébreux n'eût pas décrété de si sévères ordonnances s'il ne se fût agi que de simples indispositions.

Cette assertion est moins hypothétique qu'on ne se le figure, car personne ne peut affirmer que la trichinose n'ait pas fait partie d'un groupe de cas pathologiques très-obscurs alors, et mieux connus aujourd'hui. Le ténia nous vient en aide à ce propos. Pendant longtemps on a méconnu l'origine de cet helminthe; de nos jours il reste acquis à la science de la façon la plus positive que le ver désigné sous ce nom provient des grains de ladrerie du porc.

On a pensé que la loi de Moïse avait été édictée seulement pour préserver les hommes du ténia. Cependant ce parasite est peu dangereux, ne donne pas naissance à des accidents morbides fréquents, et se chasse de l'organisme avec assez de facilité. Si donc l'on suppose que les Juifs avaient connaissance de la transmission de diverses maladies, n'est-il pas rationnel d'admettre que ces maladies étaient causées par les trichines au moins autant que par le ténia, ou par toute autre affection?

Depuis cette époque éloignée, la médecine a fait

d'immenses progrès, personne ne le conteste, mais, malgré cela, elle a toujours laissé dans l'ombre la trichinose. Cette situation singulière provient de plusieurs raisons que je réduirai à trois principales : 1° les symptômes qui caractérisent cette affection sont communs à beaucoup d'autres maladies et déroutent ainsi le diagnostic du praticien ; 2° les inspections microscopiques étaient autrefois peu fréquentes, et, faute d'éclaircissements, on attribuait la mort à un empoisonnement, à une cause inconnue et on finissait par se perdre dans le domaine des suppositions ; 3° la plupart des malades ne se sentaient pas attaqués immédiatement après l'ingestion de la viande trichinisée, et le soupçon se portait volontiers sur une cause plus apparente, ce qui n'eût pas existé si plusieurs personnes étaient mortes rapidement. Les traités de médecine légale contiennent un grand nombre de morts occasionnées par la viande de charcuterie et attribuées à un empoisonnement. Comme on n'inspectait point les chairs et comme l'analyse chimique ne révélait aucun poison minéral, on était arrivé, ce qui peut paraître monstrueux de nos temps, à admettre une substance toxique dans le jambon et à reconnaître un empoisonnement là où l'on ne trouvait aucun agent désorganisateur. On croyait à la formation de composés de cyanures, à la fermentation putride, etc., etc. La science en était encore là il y a dix ans.

Les médecins et les vétérinaires français ont tardivement étudié la trichinose; ils considéraient cette affection comme une curiosité scientifique bonne à défrayer les loisirs des savants, et ils l'ont, par suite, reléguée au dernier plan. La raison de cette conduite dérive du peu de sujets frappés chez nous ; tandis qu'en Allemagne, en Angleterre et en Amérique, pays où l'on mange beaucoup de porc cru, le grand nombre d'individus atteints a forcé les hommes spéciaux à s'occuper sérieusement des désordres qu'ils voyaient se multiplier autour d'eux.

S'ensuit-il que la trichinose n'existe pas en France? Assurément non. On y mange peu de chair crue, c'est vrai, mais cependant on en mange et on s'expose ainsi à l'infection. Le jambon cru est aujourd'hui assez recherché, la consommation en devient journellement plus commune, surtout à Paris et dans l'Est où il forme un appoint considérable dans l'alimentation. Le saucisson, le cervelas, exigent une manipulation rapide, et le danger est d'autant plus certain que ces comestibles sont plus succulents et plus frais. Bien des gens aiment la chair tendre et rose; ils sont obligés, en conséquence, de manger les côtelettes saignantes et demicrues. Ces considérations suffisent pour expliquer l'existence de la trichinose dans notre pays. Il y a beaucoup de médecins qui admettent que cette maladie est plus fréquente qu'on ne le pense, qu'elle trompe encore le diagnostic des praticiens et qu'elle échappe à leur vue, faute d'autopsies bien faites et d'examens microscopiques.

Dans tous les cas, il est logique de supposer que nous ne serons pas toujours préservés de ce mal et qu'il vaut mieux le connaître que de s'endormir dans une fausse sécurité. Ces trois lignes résument le but que je me suis proposé en écrivant cette étude. Dans quelques localités, il s'est manifesté des épidémies de fièvre typhoïde à forme particulière, qui ressemblent beaucoup aux épidémies qui ont éclaté en Allemagne et qui sont dues à la viande trichinisée. Il peut se faire qu'à un moment donné cette maladie vienne à sévir rigoureusement, et il importe qu'on connaisse bien l'ennemi afin de le combattre avec succès. Il ne s'agit plus ici d'un parasite plus ou moins incommode, d'un accident plus ou moins répugnant, mais bien d'une affection rapide, douloureuse et trop souvent mortelle.

La trichinose a été étudiée en Angleterre, en 1832 et en 1835, par Hilton et Owen; ce dernier fit la description détaillée de la trichine et lui donna le nom de *trichina spiralis*. Après eux Paget, Farre, Wood, Henle, et autres auteurs de différents pays publièrent des mémoires sur cette maladie. C'est vers la fin de 1860 que l'Allemagne s'occupa sérieusement de cette affection à cause des ravages qu'elle occasionnait sous forme endémique ou épidémique. MM. Virchow et Kestner ont laissé des travaux remarquables qui ont fait avancer la question. En 1866, la France, craignant l'invasion du mal, obligea les deux médecines à étudier l'affection qui désolait nos voisins et à prescrire les moyens propres à nous en préserver. La trichinose intéressant comme résultat plus spécialement l'espèce humaine, ce furent les médecins qui provoquèrent les premières investigations et dirigèrent les plus nombreuses recherches. Le ministre chargea plus tard quelques professeurs de l'école vétérinaire d'Alfort d'associer leurs travaux à ceux des médecins, afin d'obtenir de cette union un ensemble de connaissances propres à épargner notre contrée.

Histoire naturelle des trichines. — La trichine (de τίρξ, cheveu) est un animal ovovivipare et microscopique appartenant à la famille des vers proprement dits. Elle est petite et filiforme; elle acquiert parfois une longueur de deux millimètres, et, n'était sa transparence extrême qui résulte du peu de développement de ses organes, il serait possible d'en constater la présence sans avoir besoin d'une lentille fort grossissante. Les trichines enkystées offrent de nombreux points de ressemblance avec les cysticerques qui existent chez l'homme et surtout chez le porc; seulement elles ne peuvent être confondues avec ces derniers, dont les dimensions sont beaucoup plus considérables. Les larves de mouches ne ressemblent pas, quoi qu'on en ait dit, aux trichines et ne peuvent donner lieu à confusion.

La trichine se présente sous trois formes, suivant la région où elle se rencontre et selon la phase de son développement. J'appellerai la première : forme musculaire, la seconde : forme intestinale, la troisième : forme embryonnaire.

Quand la trichine est située dans l'épaisseur d'un muscle, elle est dite *musculaire* et elle se trouve alors renfermée dans une capsule particulière nommée kyste. Dans ce dernier cas son développement est arrêté. Si cette capsule est de formation récente, on a de la peine à la distinguer parce qu'elle est incolore ; si elle est ancienne, les dépôts calcaires qu'elle contient la rendent opaque et visible sous l'aspect d'un petit corpuscule blanc dont je ferai une description détaillée en parlant du développement des trichines dans les parties musculaires. La trichine existe ainsi à l'état de larve et elle attend qu'elle soit mangée pour acquérir son développement; elle vit d'une façon latente. Il faut bien se garder de considérer le kyste et l'animalcule comme formant un seul tout; cette assertion, soutenue pendant quelque temps, est complétement fausse. Les kystes ne peuvent se former sans la présence des trichines; ces poches, soit qu'elles résultent d'une exsudation plastique, soit que l'animal lui-même les produise, n'existent jamais à une époque antérieure à la maladie; bien plus, nous savons, au contraire, qu'il faut au moins deux mois pour que la formation du kyste soit complète. L'incrustation calcaire ne commence que vers le sixième mois. Pendant combien de temps les trichines peuvent-elles vivre dans leurs capsules? La science n'est pas encore positivement fixée à cet égard, attendu qu'il est difficile de déterminer l'époque de l'infection. Il est probable qu'elles ont une longévité considérable ; suivant les expériences de M. Colin, après quatre ans de séjour dans les muscles de petits animaux, elles ne semblaient dater que de quelques semaines.

La trichine musculaire, lorsqu'elle est ingérée, s'arrête dans le duodenum, c'est-à-dire dans la première portion de l'intestin grêle; elle s'y transforme, en peu de temps, en une seconde trichine dite trichine *intestinale* qui ne subira pas de métamorphoses. L'évolution complète, dans le tube digestif, de la trichine enkystée est certainement la phase la plus intéressante de la vie de ce parasite. Nous voyons, dans la *Gazette des hôpitaux* du 15 juin 1868, que, quand on donne à un animal de la viande chargée de trichines, les kystes se trouvant dissous dans l'estomac, les trichines mises en liberté se déroulent dans l'intestin grêle et commencent à y prendre un nouvel accroissement. Au bout de quelques jours, l'appareil génital se dessine du côté de l'extrémité caudale et devient visible dans presque toute son étendue; le troisième jour, les œufs ont rempli une partie de l'oviducte; le quatrième, les embryons ont paru à l'extrémité de cet organe, dès lors la totalité du corps, sauf la partie effilée, s'est montrée distendue par l'appareil reproducteur; le cinquième, les embryons sont mis en mouvement et la ponte commence le sixième jour pour se continuer pendant plusieurs semaines.

La trichine intestinale engendre de cette façon ses embryons et meurt après avoir accompli sa tâche. Elle est immédiatement expulsée des voies digestives en même temps qu'une grande partie de celles qu'elle a produites. L'examen d'un résidu en fournit la preuve la plus irrécusable; le fait serait-il douteux que l'ingestion des matières fécales, cause certaine chez le porc d'invasion de la trichinose, viendrait encore le prouver surabondamment.

La trichine *embryonnaire* se répand, aussitôt après sa naissance, dans les mucosités environnantes; puis elle perce les parois de l'intestin ou se rend dans le torrent circulatoire, et ne tarde pas à être déposée par le sang dans les divers organes du corps et particulièrement dans les muscles. Le docteur Fiedler a des preuves directes du transport des trichines par le sang. Il en a trouvé à plusieurs reprises dans les caillots que renferment l'oreillette droite et le ventricule droit du cœur, et il a vu que certains muscles en contenaient qui n'étaient pas plus grosses que celles qui viennent de naître. La voie que suivent les embryons pour arriver aux muscles n'est pas toujours directe. Quand ils sont sortis de leur mère, ils percent la paroi intestinale et tombent dans la cavité péritonéale où on les rencontre ordinairement du 10e au 15e jour après l'ingestion de la viande trichinisée. Ils paraissent ne pas y séjourner plus de vingt-quatre heures. Quand on trouve des embryons dans l'abdomen, on est certain d'en rencontrer aussi dans le péricarde, dans la plèvre et dans les muscles. Arrivées dans les muscles, les trichines s'enkystent, et, si le sujet ne meurt point, elles attendent qu'elles soient de nouveau ingérées pour continuer à grandir.

Elles ne se rendent pas indifféremment dans tel ou tel organe ; elles ont, au contraire, des lieux de prédilection que je classerai dans l'ordre suivant : muscles du diaphragme, muscles intercostaux, muscles de l'abdomen, du larynx, de la tête, et, en dernier lieu, muscles des membres. Jamais on ne les rencontre dans le cœur, dans la graisse, dans les tendons, ni dans les tissus fibreux; il en résulte que l'usage alimentaire des parties que j'indique ne présente aucun danger. L'agglomération des parasites est toujours plus grande autour des attaches tendineuses que dans les autres portions du muscle. Cette particularité est facilement explicable : dans leur pérégrination, les animalcules suivent les fibres musculaires et s'arrêtent là où le tissu offre de la résistance; c'est donc au voisinage des tendons qu'il convient d'enlever les morceaux de chair qu'on veut examiner.

L'organisation de l'helminthe dont nous nous occupons est fort complète pour un être aussi infime. Ce ver offre une extrémité antérieure effilée et faisant l'office de bouche, un œsophage, un canal intestinal qui vient s'ouvrir à l'extérieur par une extrémité enflée, et des organes génitaux situés à la partie postérieure. Disons un mot de la reproduction. Les proportions dans lesquelles elle s'effectue sont considérables; terme moyen, il y a dix fois plus de femelles que de mâles, et chaque femelle peut produire de 400 à 1,000 petits. Leuckart a fait des expériences concluantes en ce sens, et l'autorité de cet auteur ne laisse aucun doute dans l'esprit des personnes instruites. Le nombre des embryons qui vont s'enkyster dans les muscles peut être tel qu'un seul kilogramme de substance musculaire, dans un cas de trichinose chez le porc, a pu renfermer jusqu'à cinq millions de trichines. Cinq mille femelles se trouvent quelquefois dans une bouchée de viande; il n'y a donc pas à s'étonner du nombre incommensurable d'ennemis que l'homme peut tout à coup introduire dans son corps.

Les jeunes trichines sont extrêmement petites et fines; mais elles atteignent promptement une longueur de 3 à 4 millimètres et se présentent alors sous forme d'un fil blanc très-ténu. Les mouvements de ces parasites sont extrêmement rapides dans la période embryonnaire pendant laquelle s'opèrent les migrations, et lents et limités pendant la période larvée ou de la vie enkystée. Ces vers se bornent généralement à élargir et à resserrer la spirale qu'ils forment; quand ils s'étendent, leur corps devient tellement transparent qu'on ne peut l'apercevoir.

Il va sans dire que l'étude des trichines demande à être conduite par des personnes habituées aux travaux anatomiques, initiées aux secrets des sciences naturelles et sachant se servir du microscope. Cet instrument est encore indispensable pour la simple recherche de l'animalcule dangereux et pour les examens nécessités par les précautions hygiéniques.

Développement des trichines dans les muscles. — M. Colin, le savant professeur de l'école d'Alfort, après avoir étudié les trichines sur trois cent cinquante animaux : mammifères, oiseaux, poissons, reptiles, nous apprend que, quand une jeune trichine a pénétré dans la substance musculaire, elle s'y meut avec une extrême rapidité; elle s'insinue dans les interstices des faisceaux des muscles, ne produisant aucune dilatation appréciable, aucune modification sensible dans l'état des tissus. Au fur et à mesure qu'elle grandit, elle s'enroule de plus en plus sur elle-même à la façon d'une spirale, d'où son nom *trichina spiralis*. Une fois que l'embryon a pris les dimensions qu'il peut acquérir à cette période, on voit se dessiner autour de lui un espace elliptique qui résulte de l'écartement des faisceaux primitifs, et non de leur destruction et de leur usure. On distingue alors l'animalcule, ainsi que la séparation qui existe entre le kyste et le tissu compacte extérieur. Jamais M. Colin n'a vu le kyste se former, comme M. Virchow l'a prétendu, aux dépens des faisceaux musculaires et de leur enveloppe. A partir de la 4e semaine, le kyste devient opaque et la trichine moins visible. Au-dessus et au-dessous de la masse enkystée apparaissent deux appendices ou pôles consistants et presque opaques qui donnent à la partie malade la forme d'une navette.

La capsule proprement dite qui renferme la trichine représente le milieu de la navette où se trouve la bobine de fil; les appendices représentent les deux extrémités de l'instrument. Il arrive quelquefois que les pôles manquent, alors le kyste se montre sous la forme d'un simple ovale. Chaque capsule renferme sa trichine; c'est exceptionnellement qu'on rencontre deux de ces parasites sous la même enveloppe. L'opacité du kyste provient, non d'une pétrification de l'animalcule, comme on le pensait autrefois, mais d'une substance amorphe et calcaire qui s'incruste dans l'enveloppe. Ce sont des granulations opaques qui augmentent peu à peu, envahissent toute la capsule et recouvrent le ver entier. La matière calcaire se dissout parfaitement dans l'acide chlorhydrique étendu d'eau. Chez les personnes grasses, dit M. Virchow, on trouve, de plus, autour du kyste et surtout près des pôles, des cellules graisseuses, quelquefois même un véritable peloton de graisse, ce qui fait bien mieux ressortir le siége du kyste que l'incrustation cellulaire. Il convient de ne traiter ces parties par les acides qu'après les avoir mises sur une plaque de verre placée au-dessus d'une surface noire et qu'après s'être aidé d'une loupe ou d'un microscope. Si, après avoir constaté les parties opaques, on les voit disparaître par les acides, on peut être certain qu'on a affaire à des capsules calcaires; si, au contraire, ces points blancs restent opaques, il est probable que ce sont ou des cellules graisseuses ou des sections de nerfs.

L'infection trichineuse est d'autant plus redoutable qu'elle se constate difficilement pendant la vie des malades, ainsi qu'on le verra en étudiant les symptômes de cette affection, et qu'on ne la reconnaît d'une manière positive qu'après l'autopsie et l'inspection microscopique. Le danger est en raison du nombre des trichines ingérées, de leur séjour plus ou moins long dans l'intestin, et, comme conséquence, de la quantité d'embryons qui ont été produits. Les faits sont concluants. Si l'on donne à un animal quelconque une très-petite portion de viande trichinisée, il ne tombe pas malade; si l'on augmente notablement la quantité, il ne tarde pas à mourir.

Origine et mode de transmission des trichines. — Selon l'opinion de M. Delpech et d'après les expériences de plusieurs savants médecins et vétérinaires, les animaux, ou du moins un certain nombre d'entre eux, peuvent contracter la trichinose. C'est en mangeant de la viande de porc crue ou insuffisamment cuite, et chargée de trichines que l'homme contracte l'affection parasitaire.

Le porc, de son côté, paraît s'infecter de plusieurs façons différentes. Il mange vivants ou morts, et abandonnés dans les champs ou sur les fumiers, les animaux qui se trouvent trichinisés, les rats et les taupes plus particulièrement. Il ingère les excréments de l'homme ou des porcs qui se sont récemment nourris de chair trichinisée, et qui rendent avec les matières fécales des trichines femelles fécondées. On ne peut admettre comme origine de la trichinisation du porc : le chat, le choucas, la corneille, le vautour et autres oiseaux, ainsi que les vers de terre, les larves de mouches carnassières et les vers des betteraves. On a bien trouvé des trichines chez le chat, le choucas, la corneille, le vautour, etc., mais il n'est nullement probable que ces animaux s'infectent spontanément, il faut plutôt croire qu'ils ne contractent la maladie qu'après avoir avalé des matières renfermant des trichines. Il est, de plus, difficile d'admettre qu'ils puissent être souvent mangés par le porc et par suite devenir la cause de la maladie. Quant aux vers de terre, aux vers de betteraves, aux larves des mouches carnassières, on n'a jamais prouvé qu'ils possédassent des trichines.

Symptômes de la trichinose. — Il est rare, comme l'observe l'auteur que je viens de citer, qu'il se développe chez le porc qui s'infecte des accidents qui permettent de soupçonner l'affection dont il est atteint : son aspect extérieur est celui de la santé la plus parfaite ; celui de la viande est des plus satisfaisants. L'examen microscopique permet seul de constater la présence des parasites chez le porc; dans l'espèce humaine, les kystes peuvent être quelquefois aperçus sous forme de taches blanches, lorsqu'ils sont fortement incrustés de sels calcaires.

Les symptômes de la trichinose, chez l'homme, se produisent dans l'ordre suivant : au début inappétence, grande fatigue, céphalalgie, fièvre ardente; plus tard apparaissent les vomissements, la diarrhée, le ballonnement et les douleurs du ventre; enfin on voit venir la dyspnée, la dysphagie, la raucité de la voix, la tuméfaction de la face et des articulations, l'œdème des membres, les accès épileptiformes et la paralysie. Souvent la maladie s'accompagne de paralysie du poumon et de différents phénomènes particuliers aux rhumatismes aigus et à la fièvre typhoïde. L'ensemble de ces symptômes se rapporte, on le constate facilement, à plusieurs autres affections; il en résulte que souvent le soupçon se porte sur une cause plus connue, surtout lorsque les personnes ne tombent pas malades immédiatement après l'ingestion des viandes trichinisées. Les signes apparents de la trichinose n'ont donc rien de bien spécial, et cela doit être, car les trichines ne sont pas à proprement parler une maladie; leur présence seule détermine des désordres qui varient suivant que les parasites se dirigent dans un endroit plutôt que dans un autre. C'est pourquoi tel malade se plaint d'irritation du tube digestif, tel autre d'épanchement dans les plèvres ou dans le péritoine, tel autre enfin de rhumatisme, de fièvre nerveuse, etc., etc. Les symptômes sont, en outre, fort dissemblables en acuité et en conséquences; cela provient encore des raisons que je viens d'énumérer tout à l'heure et sur lesquelles je vais m'étendre de nouveau. Si l'absorption de la chair infectée est de date récente, aussitôt se manifestent les vomissements et la diarrhée, et les parasites peuvent être ainsi évacués. Il en résulte que les personnes sujettes aux diarrhées sont mieux garanties contre le mal que celles qui sont d'ordinaire constipées. Si les trichines existent à l'état libre dans le canal digestif, nous voyons apparaître sous plusieurs aspects toute la cohorte des phénomènes intestinaux et de la fièvre typhoïde. Les symptômes fébriles continus, les douleurs musculaires, la tuméfaction des articulations, l'œdème des membres, la paralysie, etc., dérivent de la pérégrination des trichines nouvelles, et le danger, je le répète, est en proportion des animalcules ingérés.

La mort semble généralement occasionnée par la pneumonie, la paralysie du poumon, un épanchement dans le sac péritonéal, une diarrhée persistante, des accidents typhoïdes, ou bien encore par des fausses couches quand les femmes sont enceintes. Elle survient, lorsque la marche est aiguë, dans la 4e ou 5e semaine; d'autres fois, et cela se produit quand la marche est lente, elle n'arrive qu'après plusieurs mois. Il est d'observation commune que la mortalité est toujours beaucoup plus grande chez les femmes que chez les hommes.

Les auteurs qui nous ont donné des descriptions de la trichinose se sont tous attachés à suivre l'étude de ses symptômes dans leurs rapports avec les diverses étapes de l'infection et de l'immigration du parasite au sein de l'économie. C'est ainsi qu'ils ont divisé la maladie en plusieurs périodes : une période d'irritation gastro-intestinale, correspondant au stade de l'ingression et du séjour des trichines dans les voies digestives; une période d'irritation musculaire, correspondant au stade d'immigration des voies digestives dans les muscles; et une période de terminaison. Comme la question peut paraître intéressante à beaucoup de personnes, je vais compléter ma description en empruntant à M. le docteur Henri Rodet le tableau symptomatologique suivant.

Première période : Irritation intestinale. — Cette période commence peu de temps après l'arrivée des trichines dans l'intestin et finit ordinairement à l'époque où elles en sont expulsées, c'est-à-dire entre le huitième et le douzième jour. Il n'en est cependant pas toujours ainsi. S'il a été ingéré peu de vers, l'irritation intestinale sera de courte durée; si, au contraire, le nombre des trichines avalées est très-considérable, alors non-seulement l'inflammation qui aura été communiquée à la muqueuse intestinale sera vive pendant tout le temps de leur séjour dans l'intestin, mais cette phlegmasie pourra se prolonger longtemps après, comme cela se voit dans les cas graves.

Les phénomènes intestinaux, en un mot, sont variables suivant le nombre des trichines ingérées, la susceptibilité de la muqueuse, et suivant encore le séjour de ces vers dans le tube digestif. Tantôt, en effet, les accidents sont si légers qu'ils passent ignorés par le malade; tantôt, au contraire, ils se traduisent par une diarrhée aqueuse ou contenant quelques taches de sang, par des coliques, des tiraillements dans le bas-ventre, plus rarement par de la constipation. La langue est ordinairement sale et chargée. Il y a des nausées, des vomissements bilieux, muqueux ou alimentaires, avec ballonnement du ventre, prostration, coliques vives dans les cas graves. Le pouls est toujours élevé de 100 à 110, et la peau très-chaude.

Les malades ne succombent presque jamais dans cette période; mais, lorsque la mort survient par exception, on trouve la muqueuse rouge, boursouflée, les plaques de Peyer soulevées; et, quelquefois même, sur les animaux, M. Rodet a vu une véritable production diphthérique sur certains points de l'intestin.

Deuxième période : Irritation musculaire. — Cette période ne manque jamais, à moins que le nombre des trichines qui sont arrivées dans l'intestin ne soit excessivement minime. Elle dure ordinairement quatre à cinq septénaires, débute avec le passage des embryons dans les vaisseaux et avec leur arrivée dans le tissu musculaire. Elle s'annonce tout d'abord par de la lassitude, des frissons, bientôt suivis de douleurs dans les membres et d'un œdème de la face et des paupières, qui manque rarement.

Œdème. — Souvent les membres supérieurs sont œdématiés; mais cet œdème a une marche très-aiguë, et il disparaît ordinairement au bout de cinq ou six jours. Il se montre de préférence aux paupières et à la face, parce que le tissu cellulaire y est très-lâche et très-abondant. Il est surtout très-prononcé chez ceux qui ont la peau fine et délicate, comme chez les jeunes filles, les lymphatiques, etc., et s'accompagne presque toujours d'un peu de rougeur. Les mouvements du globe oculaire sont gênés, douloureux; les pupilles dilatées, et à l'aide de l'ophthalmoscope on a trouvé quelquefois la pupille œdématiée. Ailleurs, sur les membres supérieurs ou inférieurs, il n'offre rien de particulier, mais il n'en est pas de même lorsqu'il se montre au larynx et détermine un œdème de la glotte, car les individus peuvent périr d'asphyxie.

Douleurs musculaires.—Les douleurs musculaires, qui se font presque toujours sentir avant l'arrivée de l'œdème, sont surtout vives aux membres, où le moindre mouvement devient presque impossible. Il y a quelquefois de véritables contractures.

Phénomènes cutanés.— La peau est très-souvent le siége d'une sueur excessivement abondante. Cette sueur, qui se manifeste pour peu que la maladie soit grave, est fétide et persiste longtemps. Il n'est pas rare, dans ce cas, de voir survenir sur la peau une éruption furonculeuse ou miliaire.

Phénomènes intestinaux. — La diarrhée, qui s'était déclarée dans la première période, continue le plus souvent dans celle-ci. Le ventre est douloureux, dans les cas graves il y a du ballonnement, du gargouillement quelquefois. La langue est saburrale dans les cas légers, mais augmentée de volume dans les cas graves, à cause de l'irritation que produisent les trichines qui ont envahi son tissu. Quant à l'urine, elle est ordinairement peu abondante, et ne contient jamais d'albumine.

Phénomènes circulatoires. — Le pouls, qui s'était accéléré à la première période, continue à s'élever et bat 115, 120 et même 130 fois par minute. Enfin, il y a de l'insomnie, de l'agitation et une soif très-vive.

Troisième période : terminaison. — Ordinairement, les phénomènes dont il vient d'être parlé disparaissent ou s'amendent entre le vingtième et le quarantième jour ; mais néanmoins les malades restent abattus, faibles, languissants, sans appétit ; les cheveux tombent en abondance, mais repoussent plus tard. Les gros vaisseaux font entendre un bruit de souffle ; il y a des tiraillements dans les membres et presque toujours un nouvel œdème vient à se montrer à cette période, et d'autant plus prononcé, en général, que l'individu est plus faible. Cet œdème donne en quelque sorte la mesure de l'intensité de l'état morbide à ce moment : s'il se généralise, il indique que la constitution est fortement délabrée ; si, au contraire, il reste limité au point où il s'est montré, ou s'il s'étend peu, on peut en conclure que la convalescence se fera plus franchement. Dans tous les cas, cette convalescence est toujours très-longue, très-pénible, et ce n'est qu'au bout de quatre, cinq ou six mois que la guérison est définitive.

Les choses ne se passent malheureusement pas toujours ainsi ; la mort survient quelquefois à la fin de la seconde période ou au début de celle-ci, au milieu d'accidents d'une gravité énorme et qui ont la plus grande ressemblance avec ceux de la fièvre typhoïde. Ces phénomènes sont caractérisés par du gargouillement abdominal, des coliques, de la diarrhée ; il y a du délire, des contractures, des soubresauts dans les tendons, quelquefois même du coma, ce qui doit faire craindre une exhalation de sérosité dans les méninges.

Contrairement à toute attente, on ne trouve dans ce cas à l'autopsie aucune ulcération dans les plaques de Peyer.

Diagnostic et pronostic. — Le diagnostic et le pronostic intéressants pour l'homme deviennent, pour ainsi dire, nuls pour les animaux, puisque les symptômes caractéristiques font complétement défaut.

D'après ce que nous venons de voir, il résulte que le *diagnostic* de cette maladie est, dans l'espèce humaine, assez obscur également, et que la confusion est la chose la plus facile. Une observation longue et soutenue, un examen des mets donnés aux malades, une inspection de leur propre substance musculaire, sont indipensables pour ne pas commettre d'erreurs. Il est aisé et peu douloureux d'enlever une légère portion de muscle afin de l'étudier sous la lentille du microscope. Le praticien doit constamment s'entourer de tous les renseignements et de toutes les précautions qui peuvent le conduire dans la bonne voie.

Le *pronostic* est toujours grave. Il varie suivant la force de l'individu, la forme plus ou moins maligne de la maladie, l'époque de l'invasion, la promptitude et l'excellence du traitement, etc., etc. Quand l'affection est bénigne, la guérison a presque toujours lieu, si la médication a été bien conduite ; mais la convalescence est longue et pénible, et, ainsi que je l'ai dit plus haut, ce n'est guère qu'au bout de cinq ou six mois que les sujets sont complétement rétablis.

Traitement. — Dans l'espèce porcine le traitement est excessivement difficile à conduire : l'obscurité des symptômes, les progrès occultes et insaisissables de l'affection, l'indocilité de l'animal qui le rend rebelle aux efforts du vétérinaire, la valeur peu élevée du sujet, l'incertitude des résultats, la crainte de dépenses inutiles, etc., etc., tout concourt à rendre la trichinose presque inguérissable. Au surplus, les mêmes moyens et les mêmes médicaments sont mis en usage dans la médecine vétérinaire et dans la médecine humaine. Je ne relate pas ici l'ensemble de ces soins, pour éviter une répétition longue et fastidieuse; on trouvera plus loin tout ce qui pourra intéresser l'éleveur soucieux de guérir ses porcs malades.

Voyons maintenant ce qui concerne l'homme. Le traitement de la trichinose est basé sur deux indications principales : 1° détruire et expulser les trichines intestinales; 2° détruire ces parasites une fois qu'ils ont pénétré dans les muscles.

Les trichines intestinales, c'est-à-dire celles qui engendrent toute la jeune génération qui s'introduit dans les diverses parties du corps, doivent être tuées par les vermifuges ordinaires et expulsées ensuite par les purgatifs. Lorsque l'ingestion de la viande ne date pas de plus de 3 heures et qu'on éprouve des soupçons sur sa nature, on peut en déterminer l'expulsion par les vomissements que l'on provoque d'après les méthodes en usage. Les progrès que fait chaque jour la médecine nous font espérer qu'on découvrira certainement un vermifuge plus actif que ceux que nous connaissons, et qu'on utilisera fructueusement sa propriété d'engourdir et de tuer ces hôtes nuisibles. M. Rupprech prétend que les personnes qui font un fréquent usage de l'eau-de-vie paraissent jouir d'une sorte d'immunité relative. C'est un moyen à essayer et, en cas de succès, à ranger dans la classe des substances propres à préserver du mal et même dans celle des substances curatives proprement dites.

S'il y a eu immigration des trichines, la médication devient plus difficile. Jusqu'à présent il n'existe aucun moyen qui puisse empêcher la migration des embryons dans les muscles et qui ait la propriété de tuer ces parasites. Cette difficile guérison est expliquée par l'empêchement qu'éprouvent les médicaments à parvenir jusqu'aux muscles ; s'ils y arrivent ce n'est qu'après avoir perdu leurs qualités. On a conseillé l'emploi de l'oxyde de cuivre, de l'arsenic, du camphre, des composés mercuriaux, du phosphore, du picronitrate de potasse ; et aussi de la glycérine, de l'essence de térébenthine, de la benzine, etc., mais ces remèdes n'ont pas encore donné de résultats certains. Les préparations énergiques ne manquent pas sans doute, l'acide chromique par exemple; mais si, pour faire périr les trichines, on détruit de fond en comble la santé, la médication est dans ce cas plus redoutable que le mal lui-même.

L'enkystement des trichines est une sorte de guérison produite par les seuls effets de la nature. Les animalcules sont engourdis et la science ne peut rien contre cet état, le malade, s'il n'est pas trop affaibli, est presque toujours hors de danger. Mais quel est le temps nécessaire pour l'incrustation calcaire? Ainsi que je l'ai déjà dit, c'est vers le sixième mois que le travail commence.

Lors de la convalescence, le traitement n'offre d'autre indication que celle des toniques, des ferrugineux, d'une bonne nourriture, et de l'exercice qui seuls, suivant M. Rodet, pourront donner aux malades des forces dont ils ont besoin.

Si dans l'immense majorité des cas le médecin se trouve désarmé, il n'en résulte pas moins la nécessité de poursuivre l'étude de cette insidieuse affection. Il importe surtout à l'hygiène publique et aux conseils de salubrité d'en prévenir le développement.

Mesures préventives contre la propagation des trichines.

Les mesures préventives contre la propagation des trichines forment deux catégories distinctes, puisqu'elles ont trait à deux espèces séparées : l'animal et l'homme. Je vais les examiner successivement et entrer pour chacune d'elles dans les principaux détails qu'elles comportent.

1° Espèce porcine.

On prévient l'infection des porcs par les trichines en surveillant la nourriture de ces animaux, — en ne leur donnant jamais de substances animales suspectes, — en tenant toujours leurs étables dans un grand état de propreté.

Quoiqu'il ne soit pas prouvé d'une manière certaine que les trichines trouvées chez le chat, le vautour, le choucas et autres oiseaux soient identiques à celles du porc et de l'homme, il convient néanmoins, au point de vue de l'infection du porc, d'empêcher cet animal de se nourrir, même accidentellement, de la chair des bêtes que je viens de citer. Dans le doute abstiens-toi, dit un sage proverbe, et jamais application n'a pu être mieux justifiée qu'en ce moment. — La viande des carnivores seule peut offrir des dangers au porc sous le rapport de l'alimentation. Bien qu'on ignore encore si le sanglier est aussi sujet à l'infection trichineuse, il sera toujours prudent de ne jamais donner aux porcs la chair de leurs congénères morts, ni celle du sanglier, sans être bien sûr, au préalable, du genre de maladie dont ils étaient atteints. La même mesure est rigoureusement applicable à la viande des herbivores qu'on distribue fort souvent aux individus de la race porcine.

En voici la raison : les herbivores, au dire de M. Virchow, ne sont pas tellement exclusifs dans le choix de leur nourriture qu'il ne leur arrive parfois d'avaler de la viande. En mettant des morceaux de viande dans la bouche d'un cheval, d'un bœuf, d'un lapin; dans le bec d'une poule ou d'un pigeon, ils sont avalés. Donc, à la rigueur, il pourrait se faire que des herbivores vinssent à ingérer de la chair trichinisée; leur mort, soit par suite de trichinose, soit par suite de toute autre maladie, amenant de temps à autre le rejet de leurs cadavres dans les porcheries, serait susceptible d'introduire la contagion. — En tenant toujours les étables propres, on ferme la porte à l'infection. La trichinose fait encore invasion par une autre voie, et M. Leuckart en a montré la possibilité. Ainsi les murs lézardés donnent passage aux rats, qui souvent portent la maladie dans leurs flancs; les excréments de ces animaux contiennent parfois des trichines femelles pleines et expulsées par les selles. En bouchant soigneusement les murailles, en inspectant les litières et en les renouvelant, quand le besoin s'en fait sentir, on tient l'ennemi à distance et on paralyse ses efforts.

2° Espèce humaine.

Cette seconde question est encore plus importante que celle qui précède; car, s'il est urgent de préserver le porc de la trichinose, il est, sans contredit, plus utile de défendre l'homme contre les dangers d'une invasion qu'il doit redouter à tant d'égards.

Deux moyens sont usités généralement dans le but d'annihiler l'infection trichineuse; ce sont : 1° l'inspection des viandes; 2° la cuisson suffisante.

1° L'*inspection des viandes* doit être faite soigneusement. D'après ce que j'ai eu l'occasion de répéter en parlant des symptômes de la trichinose, il n'existe point de signes positifs de cette maladie chez le porc. Un seul moyen reste pour éviter l'erreur, c'est d'examiner la viande avec le plus grand soin.

Mais comment doit se faire cet examen? Dans la plupart des cas, pour ne pas dire presque toujours, il est indispensable d'avoir recours au microscope, car de mauvais instruments grossissants sont souvent plus nuisibles qu'utiles. Or, le microscope n'est pas maniable pour tout le monde, il faut de l'adresse, de l'habitude, et aussi certaines connaissances médicales ou anatomiques, sans quoi l'on tombe dans l'erreur et l'on va à l'encontre du bien. Qui donc fera ces inspections et ces recherches? Ici la question se divise en deux sections, selon que l'on a affaire aux habitants des villes ou à ceux des campagnes. Rien n'est plus facile pour les villes, dit M. Virchow; l'autorité n'a qu'à vouloir organiser une inspection des viandes faite par des médecins et des vétérinaires, et, s'il existe des abattoirs, ce qui est général, rien ne serait plus simple que d'y avoir un microscope et de ne laisser livrer à la vente aucune viande sans être sûr qu'elle est saine. Jusqu'à présent, relate M. Onimus, rien de semblable n'a été fait, et, si nous pensons avoir échappé à cette singulière maladie, c'est plutôt parce que cette maladie est *singulière*, que parce que la surveillance a été active. Il est vrai que jusqu'à présent, cette affection n'étant pas connue, les conseils de salubrité ne pouvaient prévenir un danger qui ne leur était pas signalé. Mais aujourd'hui que l'on sait, à n'en plus douter, que l'ingestion de la viande de porc a été, dans certains cas, la cause de maladies et même de cas mortels, il est urgent de prendre les mesures nécessaires pour empêcher le développement d'un tel danger. Si la médecine ne peut pas toujours guérir, elle doit au moins tâcher de prévenir le mal.

Nous espérons donc qu'en France on établira une inspection microscopique des viandes de porc; sans cela on ne pourra jamais être certain que la plus belle chair en apparence n'est pas nuisible. Et, comme le dit M. Virchow, qu'est-ce que la dépense des instruments nécessaires à côté de la santé et de la vie d'un grand nombre de personnes? Le microscope pourrait encore servir fructueusement pour étudier les maladies vermineuses de nos animaux de boucherie, et particulièrement la ladrerie du porc et la cachexie du mouton, certaines tumeurs anormales, certaines productions morbides, et par là faire accepter ou éloigner de l'alimentation les sujets soumis à l'inspection. Ainsi que l'indiquait M. Delpech dans un rapport lu à l'Académie de médecine, dans la séance du 15 mai 1866, il ne serait pas sans utilité d'établir, dans un but d'étude ou d'examen, un service d'inspection dans les villes pourvues d'abattoirs, pour constater d'une manière formelle et par des relevés statistiques l'existence, l'absence ou la proportion de la trichinose dans la race porcine. Dans une autre séance, M. Guérard constatait qu'en province le service de l'inspection se fait mal ou pas du tout, et qu'il y a un grand intérêt à ce que cet état de choses disparaisse.

Pour les petites villes, les communes, les hôpitaux, les équipages de vaisseaux, rien, suivant l'auteur précité, ne serait encore plus facile que d'exercer aux manipulations nécessaires une personne spéciale, le médecin, l'instituteur, le capitaine de vaisseau, etc. Il n'est pas raisonnable d'objecter que les cas d'infection sont trop rares pour qu'il soit besoin d'établir un pareil luxe de mesures préventives; il est du devoir de la société de préserver, autant que possible, chacun de ses membres des dangers qu'il peut courir à son insu. La plus mauvaise situation est naturellement celle des cultivateurs, car avant qu'un village possède un instituteur capable de se servir d'un microscope, il pourra se passer bien du temps et arriver bien des accidents. Aussi le moyen le plus sûr pour eux est de prendre toutes les précautions possibles dans la préparation des aliments. Le paragraphe suivant est consacré tout entier à ce sujet.

2° La *cuisson* de toute viande de porc doit être exécutée d'une manière satisfaisante et parfaitement soignée. Il convient tout d'abord de répudier l'habitude de manger la chair crue ou peu cuite soit sous forme de jambon, soit sous forme de boudin, de saucisse ou de saucisson, soit enfin sous forme de grillade ou de rôti. Il faut exposer son morceau de viande à une température supérieure à 70°. Il résulte de diverses expériences que les trichines supportent très-bien une température de 37 à 50°; qu'elles ne meurent pas immédiatement sous l'influence d'une température de 62 à 65°, mais que cette chaleur les altère au point que la vie les abandonne au bout d'un certain temps; qu'enfin elles périssent à une température de 68 à 80° : ces chiffres s'appliquent également à la cuisson dans l'eau bouillante ; une trichine périra à la température où l'albumine se coagule, c'est-à-dire de 70 à 80°.

On doit veiller avec le plus grand soin à ce que cette température soit atteinte par toutes les parties de la viande, dans la cuisson ou dans le rôtissage. Quand on cuit des morceaux d'un certain volume et qu'on les retire trop tôt du feu, l'intérieur est encore mou, rouge, à moitié cru et n'est point débarrassé de ses trichines. Il faut donc, pour écarter le danger, que la température de 70° ait atteint toutes les parties de la viande. Généralement les côtelettes, les saucisses et les menus morceaux se cuisent rapidement et atteignent même à leur centre la température précitée ; mais il n'en est pas de même des gros morceaux, ainsi que le démontrent les expériences de M. Küchenmeister, citées dans le tableau suivant :

	A l'extérieur.	A l'intérieur.
Au bout d'une demi-heure.........	60°	55°
Au bout de plus d'une demi-heure...	77 à 80°	
Au bout d'une heure..............		73 à 75°

Il est nécessaire, pour les gens qui aiment la chair du porc saignante, de sacrifier leur goût à leur santé. Nos pères n'étaient pas si difficiles, et ils ne s'en portaient pas moins bien.

Toutes les observations que je viens de relater ne deviennent exécutoires que lorsqu'on a affaire à de la viande fraîche ou soumise à une légère salaison et à une fumigation froide. Les trichines périssent par une longue salaison de la viande et par une fumigation chaude de 24 heures; mais elles résistent à une salaison légère et à une fumigation froide de trois jours. Elles meurent également sous l'influence d'une longue conservation à froid.

Dans le commerce, on fume les jambons par des méthodes nouvelles; on les frotte avec de la créosote, avec de l'acide pyroligneux ou toute autre substance empyreumatique; mais ces manipulations ne détruisent nullement les trichines, dans les parties intérieures du moins. Il faut revenir aux coutumes de la génération qui nous a précédés, en ne livrant que des jambons bien salés et ayant passé trois mois dans la cheminée. Les besoins actuels ont nécessité une prompte salaison et une fumigation accélérée, aussi le jambon n'offre-t-il plus autant de sécurité, et doit-on mettre en pratique les moyens que j'ai indiqués.

Résumé.

La trichinose est une maladie fort ancienne, qu'on a longtemps confondue avec d'autres affections et qui n'est bien connue que depuis 1860, époque à laquelle elle a sévi avec violence en Allemagne.

La trichine est un animal microscopique qui se présente sous trois formes, suivant la région où elle se rencontre et selon la nature de son développement. On la divise en trichine musculaire, trichine intestinale et trichine embryonnaire.

L'homme contracte la trichinose en mangeant du porc, et ce dernier s'infecte en mangeant des animaux trichinisés ou des excréments contenant des trichines femelles pleines.

Les symptômes de la trichinose sont très-obscurs; la mort est la conséquence presque toujours fatale de l'affection, et la convalescence, quand elle arrive, est longue et douloureuse.

Le diagnostic est difficile à établir, et le pronostic est toujours grave en raison de la forme généralement maligne de la maladie.

Le traitement consiste à tuer les parasites et à les expulser de l'économie. Jusqu'ici, malgré le concours des substances médicamenteuses les plus énergiques, les efforts de la médecine n'ont pas été couronnés de succès.

Les mesures préventives contre la propagation des trichines s'appliquent à l'espèce porcine et à l'espèce humaine. Pour la première, il convient de surveiller la nourriture des sujets, de ne jamais leur donner de substances animales suspectes, et de tenir leurs étables dans un grand état de propreté. Pour l'homme, il faut qu'il recherche les jambons et autres morceaux de conserve qui ont été bien salés et fumés pendant un mois, à moins qu'ils n'aient été soumis à une fumigation chaude de 24 heures. Dans le cas où il désire manger de la viande fraîche, il faut qu'il la fasse suffisamment cuire pour que l'extérieur et l'intérieur même atteignent une température de 80°. J'appelle aussi l'attention sur l'inspection des viandes, qui devrait partout être rigoureusement exécutée.

Conclusion.

J'ai fini ce petit travail sur la trichinose, mais je ne puis laisser la plume sans indiquer quel a été le but que je me suis proposé.

Le rapport de M. Delpech lu, ainsi que je l'ai déjà dit, à l'Académie de médecine dans sa séance du 15 mai 1866, adoptait la conclusion suivante :

Certaines conditions d'élevage et de soins spéciaux pouvant exercer sur le développement de la trichinose chez le porc une grande influence, il y aurait lieu de répandre, par des circulaires, dans les populations agricoles, la connaissance des précautions à prendre pour les en garantir.

J'ai donc résolu de condenser en quelques pages ce qui avait trait à la trichinose, je me suis mis à l'œuvre, et je présente aujourd'hui, abstraction faite des notions didactiques, un travail complet, autant que possible, simple, et, par conséquent, à la portée de tout le monde.

Je ne m'illusionne pas, il reste encore bien des choses essentielles à ajouter ; mais je suis le progrès journalier de la médecine, et il ne se passera pas un fait que je ne le recueille et que je n'en tire des applications pratiques.

LADRERIE DU PORC.

Historique.

La question la plus intéressante de l'hygiène est bien certainement celle qui a trait à l'alimentation. Cela est si vrai que, depuis les premiers temps jusqu'à nos jours, les savants et les législateurs de chaque peuple ont consacré une partie de leur existence à rechercher les causes des maladies transmissibles des animaux à l'homme, et à établir des lois proscrivant les aliments jugés nuisibles.

La règle ne fut pas toujours uniforme; car, suivant le degré de civilisation et la forme religieuse de l'époque, on condamnait sans appel certaine nourriture, et on imposait le choix d'une autre, ou bien on laissait à la science le soin d'accepter ou de réprouver ce qui paraissait bon ou mauvais.

Ce dernier cas est celui de notre siècle.

Cette différence d'appréciation explique, aussi nettement que possible, l'instabilité des choses humaines que nous remarquons, dans la série des âges écoulés, à propos de l'alimentation fournie aux peuples par la viande du porc.

Pour ne laisser aucun fait inaperçu, pour remonter à l'origine de la ladrerie et débrouiller l'écheveau si embrouillé de cette maladie, il convient de fouiller dans les travaux de l'ancienne médecine, d'interroger la science historique, d'analyser les faits énoncés, de peser la valeur des différentes interprétations données et de déterminer, autant que faire se peut, la part qui revient à chacune; en un mot, de tenir compte de tous les documents utiles et de les réunir en faisceau pour arriver à la connaissance exacte de l'affection qui nous occupe.

La besogne était fort difficile, mais j'avais préalablement appelé à mon secours le savoir profond de MM. Guardia, Delpech, Bouley, Baillet, Reynal, Colin et celui de beaucoup de médecins et de vétérinaires auxquels j'adresse mes remercîments.

La *ladrerie*, encore nommée vulgairement *noselerie*, *pourriture de Saint-Lazare*, est une maladie particulière à l'espèce porcine et caractérisée par le développement, dans les différents tissus de l'organisme, de vers appelés *cysticerques ladriques*. Elle a pour caractères essentiels d'être à la fois vermineuse, cachectique et chronique. Cette affection diminue beaucoup le prix des animaux qu'elle frappe et en rend la vente difficile et dangereuse, puisque la chair n'offre plus qu'un aliment de mauvaise qualité.

Le mot *ladrerie*, *ladre*, est synonyme de *léproserie*, *lépreux*; et, comme le fait remarquer M. Guardia, n'est qu'une forme altérée de *Lazare*, qui se retrouve sans altération dans *lazaret*.

Tout le monde sait que Lazare doit à la lèpre son immortalité; la terreur superstitieuse du moyen âge ayant fait de ce personnage le patron des lépreux, la civilisation a gardé le nom de ce Galiléen pour désigner cette hideuse maladie, et par suite celle dont je commence le tableau.

En savoir et en ressources de toute espèce, rapporte l'auteur précité, « nous sommes infiniment plus riches que les anciens, qui n'avaient point les trésors d'expérience dont nous avons hérité. Mais il serait injuste d'oublier qu'ils ont préparé cet héritage et qu'ils n'ont pas travaillé inutilement pour leurs successeurs. Les monuments de la médecine grecque abondent, sans parler des faits, en préceptes, en observations, en principes, en règles de raison ou d'empirisme qui ont beaucoup aidé au progrès de la médecine moderne et au triomphe de la saine méthode médicale. Le temps a considérablement élargi le domaine de l'observation; des maladies nouvelles ont surgi; mais les découvertes et les nouveautés, qui ont permis de rejeter sans retour ou de rectifier de vieilles erreurs, n'ont nui en rien à ces vérités que nous devons à la sagesse des anciens. » C'est pourquoi je vais relater en quelques mots tout ce qui a trait à ce sujet.

Le porc ladre était réputé lépreux; ceci ne souffre aucune contestation. Cet animal fut cause, chez le peuple hébreu, de nombreuses maladies, et particulièrement du développement du ténia, ce qui fit que Moïse le déclara immonde, en prohiba l'usage et lança un anathème contre ceux qui le regardaient, ou qui même en prononçaient le nom. Est-il déraisonnable d'admettre aussi que les Juifs, et plus tard les Grecs et les Mahométans, souffrirent de la trichinose et que leurs législateurs ne décrétèrent de si sévères ordonnances qu'en raison d'une transmission de cette maladie fort obscure alors, mais mieux connue aujourd'hui? Je ne le crois pas. J'ai toujours regretté de ne pouvoir fouiller à loisir dans les premiers ouvrages de médecine appartenant à la nation turque, pensant qu'il serait possible par ce moyen d'élucider cette ténébreuse question.

Aristophane, dans sa comédie des *Chevaliers*, parle de la ladrerie et met en scène des personnages qui échangent les injures les plus grossières. L'un d'eux s'écrie : « Par Jupiter, enfonçons-lui un pieu dans la gueule, à la façon des cuisiniers, et puis, tirant fortement sa langue au dehors, nous examinerons, à l'aise et bravement, par l'ouverture béante de son fondement, s'il est grêlé. » L'auteur comique savait déjà comment on constatait la présence des grêlons ou vésicules. Ainsi donc l'opération qui s'appelle *langueyage* est de date si ancienne qu'on ne peut guère en connaître l'origine. Il est probable que les sacrificateurs des temps héroïques, où l'on faisait une grande consommation de porcs pour les offrandes aux dieux du paganisme, connaissaient la valeur symptomatique des vésicules sublinguales.

Aristote décrit assez bien la ladrerie; mais ce grand historien, fils du médecin Nicomaque, se trompe sur la cause et la nature de cette affection quand il l'attribue à l'humidité des chairs. Il avait cependant observé des vésicules logées dans les interstices musculaires, car il dit « que ce sont les muscles de la langue, du cou et des épaules qui en sont le plus fréquemment et le plus profondément atteints. » Il y a donc lieu de s'étonner de son erreur.

Rufus, dans plusieurs passages, indique qu'il possédait quelques bonnes notions sur cette maladie et sur les mauvaises conditions de saveur de la chair ladre; mais par contre il ignorait le remède préconisé par Aristote, c'est-à-dire l'administration du petit épeautre.

Columelle complète le traitement en prescrivant de scarifier la région sublinguale, et, lorsque le sang aura coulé en quantité suffisante, de frotter la gueule du malade avec un mélange de sel et de farine de blé, *sale trito cum farina triticea.*

Plutarque, dans ses *Propos de table*, ne dit-il pas que le pourceau, sous le coup du mal, a le ventre tout plein de lèpre, et que la répugnance à se nourrir de sa chair tenait, chez les Égyptiens, à la peur de contracter cette maladie.

Androsthène compare les perles qui se forment dans certains coquillages aux grains de ladrerie du porc; elles naissent, relate-t-il, dans la substance du mollusque comme les grêlons dans la chair des porcs.

Arétée compare les gens affectés d'éléphantiasis aux cochons ladres; il est vrai d'ajouter que c'est plutôt un simple rapprochement qu'une comparaison étudiée et exacte.

Pline rapporte bien des choses sur le mal que nous étudions, mais ses citations paraissent empruntées à Aristote.

Les Grecs et les Latins, d'après M. Guardia, n'éprouvaient pas, à l'égard du porc, la même répulsion que les peuples d'Orient, quoiqu'ils le considérassent comme un animal immonde représentant le type de la bestialité. Chez eux aucune disposition particulière ne réglait la vente de la viande ladre. Les médecins de ce temps-là s'occupaient beaucoup des inconvénients et des avantages de la chair de porc et reconnaissaient, malgré les ennuis attachés parfois à son usage, qu'il n'existait pas de viande qui lui fût supérieure.

Athenée et tous ceux qui ont traité de l'alimentation nous ont transmis mille détails sur les préparations que l'art culinaire faisait subir à la viande du cochon.

Galien établissait une grande différence, dans le porcelet, entre la chair crue ou peu cuite et celle qui l'était convenablement : la première provoquait le flux de ventre et le trouble des fonctions digestives, tandis que la seconde était d'une parfaite innocuité. Cela n'a rien d'extraordinaire, puisqu'on le remarque tous les jours; mais ce savant écrivain n'a-t-il voulu parler que du cochon de lait, car on sait que chez les sujets ladres, la viande imparfaitement cuite occasionne plus de dérangements que celle qui a été bien soignée?

Les anciens auteurs ont encore l'avantage de se rencontrer avec nous, lorsqu'ils avancent que la chair de porc constitue un régime trop succulent pour les malades et les valétudinaires, et qu'elle convient plus spécialement aux hommes de peine.

Bornons là nos citations et passons à l'époque du moyen âge. C'est à partir de cette époque qu'on voit paraître des règlements concernant la ladrerie de l'espèce porcine. En 1350, le roi Jean rendit une ordonnance mise en vigueur par la police de Paris; puis le roi Charles VI et les prévôts de Paris établirent des visiteurs jurés pour constater l'état des animaux.

Cette maladie ne disparut pas avec le temps, car on la trouve mentionnée dans tous les ouvrages des vétérinaires et même dans ceux des médecins qui se sont occupés de médecine comparée.

Redi, Malpighi et Hartmann découvrirent le cysticerque et en publièrent la description dans leurs ouvrages. Le dernier de ces savants trouva le cysticerque chez une chèvre. Plus tard, Pallas, Fabricius, Goeze, complétèrent ces travaux, et rendirent un grand service à l'hygiène.

Les juifs et les musulmans n'en tiennent aucun compte et continuent, comme par le passé, à éloigner de leurs tables la chair des individus de la race porcine.

La ladrerie fit de tels progrès. pendant les deux derniers siècles, qu'en France les peines les plus sévères étaient prononcées contre les personnes qui vendaient des viandes ladres. La chambre de justice, qui siégeait en 1710, rendit un arrêt qui condamnait Antoine Dubout, directeur des boucheries de l'armée du roi, — à faire amende honorable, nu en chemise, la corde au cou, tenant en ses mains une torche de cire ardente du poids de deux livres, ayant écriteau devant et derrière portant ces mots : *Directeur des boucheries qui a distribué des viandes ladres aux soldats*, à être banni pour neuf ans du ressort du parlement et des lieux où se tiennent les camps, garnisons et armées du roi; lui fait défense de s'immiscer dans le commerce des boucheries, et le condamne à cinquante mille livres d'amende envers le roi. —

En lisant un pareil arrêt, on se demande si l'administration du dix-huitième siècle ne fonctionnait pas mieux que celle du dix-neuvième qui, pourtant, croit si bien faire.

De nos jours, sous prétexte d'un progrès qui n'existe que pour la forme, on a institué des conseils d'hygiène et de salubrité dont le premier soin est de considérer leur institution comme lettre morte, et le second de tout laisser aller à l'aventure. Qu'on ne croie pas que je charge le tableau, j'ai en main la preuve irrécusable de l'introduction, dans une ville de deuxième ordre, de viandes appartenant à des sujets de l'espèce bovine tués une heure avant de mourir de la phthisie ou de la péripneumonie.

Sous Louis XIV, on créa des charges dont les titulaires portaient le nom de *conseillers du roy, jurés langueyeurs de porcs*, et dont la fonction était de s'assurer, par l'inspection de la langue des porcs amenés au marché, si ces animaux n'étaient pas atteints de ladrerie. Nous savons déjà que le langueyage n'est pas une invention moderne, et qu'Aristote, Rufus et plusieurs autres écrivains de l'ancien temps ont fait connaître comment on procédait, à leur époque, pour constater la présence des vésicules qui sont le symptôme le plus saillant de l'affection parasitaire. Plus tard, cette maladie diminua peu à peu, et les charges précitées furent abolies; les règlements qu'elles avaient pour objet de maintenir en vigueur furent abrogés aussi et cédèrent la place à une nouvelle législation variable avec les usages et les coutumes locales. Ainsi, cette altération était réputée vice rédhibitoire dans les coutumes de Paris, Orléans et autres.

Les progrès de l'agriculture, de l'élève du bétail, et surtout de l'hygiène dans les premières années de notre siècle, eurent pour résultat de rendre la ladrerie moins commune. C'est pourquoi le législateur de la loi du 20 mai 1838 ne la plaça point dans le cadre des cas rédhibitoires. A-t-il bien fait? Pour mon compte, je n'hésite pas un seul instant à répondre par l'affirmative; d'abord parce que l'abolition de la loi sur les vices rédhibitoires est demandée non-seulement par les vétérinaires et les marchands, mais encore par tous les éleveurs et les propriétaires intelligents, ensuite parce que la ladrerie, devenant de plus en plus rare, ne cause pas le même préjudice qu'autrefois. D'ailleurs, l'acquéreur peut invoquer contre son vendeur les articles 1641, 1643 et 1644 du Code civil toutes les fois qu'il a été trompé dans son achat.

Il faut arriver en 1845 pour voir établir, par Steenstrup, Siebold et Dujardin, la doctrine de la génération alternante, et en 1850 pour admirer les belles expériences de Van Beneden, Küchenmeister, Lewald, Haubner, Leuckart et Humbert, et connaître définitivement le phénomène de la transmigration et des métamorphoses des vers cestoïdes.

Depuis lors, les travaux et les observations de MM. H. Bouley, Baillet, Colin, Reynal, Guardia, Delpech, etc., etc., ont jeté un dernier jour sur la question et rendu le doute impossible.

Si j'ai tenu à constater que la ladrerie disparaît chaque jour devant les améliorations apportées à la culture, c'est uniquement par devoir pour la vérité. Mais comme cette affection sévit encore trop souvent sur les porcs et qu'elle exerce un contre-coup fâcheux sur l'espèce humaine, j'ai cru devoir en faire la monographie et constater l'influence des viandes ladres sur l'alimentation.

La laderie ne devrait plus aujourd'hui compter que pour mémoire, n'était la négligence des éleveurs qui refusent à leurs animaux les conditions hygiéniques propres à les préserver de l'infection.

Histoire naturelle des cysticerques.

Avant de passer à l'étiologie de la laderie, il m'a paru bon de tracer à grands traits l'histoire naturelle des cysticerques, c'est-à-dire de ces vers qui forment le principal symptôme de l'affection.

Le *cysticerque ladrique* (*C. cellulosæ*, de κύστις, vessie, et de κέρκος, queue) appartient à la classe des vers proprement dits. Comme sous ce nom on comprend une très-grande quantité d'animaux inférieurs à caractères communs, plusieurs naturalistes ont, pour faciliter l'étude de ce groupe, violé les principes de la méthode naturelle, et partagé les vers en deux familles : les vers *entozoaires* ou *helminthes*, et les *annélides*. Les premiers, qui seuls nous occupent en ce moment, se divisent en *vers rubanés* ou *cestoïdes*, *vers plats* ou *trématodes*, et *vers cylindriques* ou *nématoïdes*.

Les vers vésiculaires ou cystiques, conservés dans plusieurs classifications comme formant une quatrième section des entozoaires, ne doivent plus être rangés dans une catégorie particulière, puisqu'ils ne sont que des états transitoires des vers cestoïdes, qu'ils n'ont pas d'organes génitaux, et qu'ils ne peuvent se reproduire par voie sexuelle, mais par simple bourgeonnement.

Ainsi donc le cysticerque ladrique est un ver vésiculaire qui naît par gemmation d'un embryon exacanthe développé dans l'œuf du ténia solium, comme le cœnure naît du ténia cœnurus et l'échinocoque du ténia échinocoque; on le trouve chez le cochon enkysté dans les différentes parties du corps que je cite plus loin en parlant des symptômes intérieurs. « Les cysticerques une fois introduits restent-ils en nombre stationnaire et égal à la quantité d'embryons qui a pénétré dans les tissus de l'animal ? Peuvent-ils, par une génération agame et gemmipare, se propager et envahir progressivement les nouvelles parties du corps? » Malgré l'opinion de Van Beneden et de Gervais, dont l'argumentation roule sur un cysticerque égaré chez l'homme, et celle de M. Delpech, qui ne s'appuie sur rien, j'aime mieux accepter le raisonnement de M. Robin, jusqu'à preuve contraire, et admettre avec cet écrivain, qu'il est plus rationnel de repousser un mode de propagation que l'on ne connaît pas, que de se lancer dans des hypothèses injustifiables.

Quand on ouvre un porc atteint de ladrerie, on constate dans les muscles la présence de « ces grains blancs auxquels les Grecs donnaient le nom de χάλαζαι, et les Latins celui de *grandines*, *grêlons*, qui en donnent une assez grande idée et qui ne sont autre chose que des cysticerques. Tantôt ceux-ci sont privés de leur vésicule qui a été déchirée; tantôt ils sont contenus dans une poche d'apparence séreuse, ellipsoïde le plus souvent, parfois globuleuse, remplie de liquide et dans laquelle on aperçoit par transparence le parasite sous forme d'une tache blanche qui lui a fait souvent donner le nom d'*albopunctatus*. Lorsque la chair musculaire est remplie d'un grand nombre de cysticerques, la tranche présente une série d'alvéoles ou de cellules qui résultent de la division des vésicules ladriques. »

Le cysticerque ladrique vit donc dans un kyste adventif formé de plusieurs enveloppes; pour l'apercevoir, il faut d'abord inciser ce kyste et écarter les bords de la section. Cette première enveloppe, dit M. Bocquillon, est cellulaire et circonscrit une cavité arrondie ou ovoïde de 8 à 20 millimètres de diamètre. La cavité est remplie par une seconde vésicule exactement emboitée dans la première et pleine de liquide; elle fait hernie aussitôt que la première est incisée.

Elle est d'un blanc de lait, un peu transparente, et présente dans un de ses points un pertuis peu apparent par lequel peut sortir la tête de l'animal enkysté. Des bords de ce pertuis descend une membrane qui tapisse exactement la précédente et qui se continue du centre du kyste au corps même du cysticerque. Ce corps s'invagine sur lui-même à la manière d'un doigt de gant; pour le faire sortir, il suffit de presser sur le kyste dépouillé de la membrane adventive : aussitôt l'animal sort par l'ouverture indiquée. Le parasite peut, à sa volonté et en se contractant, s'enfermer et s'abriter; il vit au sein du kyste comme un cynips dans sa gale. On constate que le cou du cysticerque est très-rétractile et qu'il renferme des corpuscules calcaires; que la tête est munie d'une trompe terminale et de quatre ventouses; que l'espace compris entre la trompe et les ventouses est noirâtre et qu'il supporte deux rangées circulaires de chacune 12 à 18 crochets, les uns grands, les autres petits, alternant entre eux. Le cysticerque vit toujours solitaire dans son kyste.

Ce sont, je m'appesantis sur ce point, les muscles de la langue, du cou et des épaules, que ce ver choisit de préférence pour établir son habitation. Puis viennent, par ordre de fréquence, les muscles intercostaux, les muscles des lombes, de la cuisse et de la région vertébrale postérieure. C'est par exception qu'on rencontre des cysticerques dans la graisse.

Ceux qui ont cru en trouver dans les masses graisseuses se sont trompés; ils ont été induits en erreur par certaines lamelles musculaires, certains peauciers noyés dans la graisse et contenant quelques larves de ténia. Le cœur, organe musculaire, est fréquemment atteint par les cysticerques, qu'il reçoit au moyen de la circulation et à l'état d'embryon libre. Ce viscère est quelquefois infiltré d'une façon si considérable qu'on se demande comment son fonctionnement peut être assez parfait pour suffire aux besoins de la vie. Dupuy, Hurtrel d'Arboval, Delafond et Lafosse affirment avoir trouvé des cysticerques dans le cerveau, le foie, la rate et les poumons.

Cette étude préliminaire suffit en ce moment pour aider à la clarté de la description de la ladrerie. En relatant plus loin et dans un chapitre spécial, les dangers occasionnés chez l'homme par l'alimentation de viande appartenant à un porc atteint de ladrerie, je parlerai du développement du cysticerque et de sa transformation en ténia. De la sorte, deux maladies provenant l'une de l'autre et particulières chacune à une espèce d'animal, se trouveront exposées dans l'ordre qui convient le mieux à leur étude.

Causes de la ladrerie.

L'étiologie de la ladrerie est restée fort obscure jusqu'à nos jours. Les écrivains vétérinaires semblent s'être donné le mot pour affirmer que cette maladie doit son existence aux habitations humides, petites, obscures et malpropres ; au manque d'exercice ;. à la privation de bon air ; à l'usage de mauvaise eau, de viande corrompue, de grains altérés, de fruits avariés ; à la nourriture exclusive avec du gland ; à la fatigue, aux marches forcées, en un mot à toutes les causes qui débilitent l'organisme. De telles assertions pouvaient avoir leur raison d'être quand on ne connaissait pas la proche parenté qui existe entre les cysticerques ladriques et les ténias ; mais aujourd'hui que de nombreux savants ont élucidé la question, il convient de mettre chaque chose à sa véritable place et de réfuter les théories de nos devanciers.

La seule cause de la ladrerie chez le porc est l'absorption, par cet animal, des œufs de ténias déposés en plein air. L'œuf se transforme en embryon libre dans l'intestin, et en cysticerque dans les différents tissus de l'économie. Les cysticerques, je le répète, ne sont que des larves de ténia et ne peuvent dériver d'une autre source que de celle de l'animal qui leur a donné naissance. Les entozoaires sont produits par les entozoaires. Afin d'éviter des répétitions ennuyeuses, je me borne à exposer ici le fait scientifique ; j'entrerai dans des développements plus étendus en parlant de la transformation des cysticerques du porc en ténias de l'homme.

Mon affirmation sur les causes de la ladrerie n'est pas entièrement exclusive des opinions de mes anciens ; je les relègue seulement au second plan, au lieu de leur accorder la première place qu'elles ne méritent point. Évidemment les habitations insalubres, la nourriture de mauvaise qualité, la fatigue, etc., en affaiblissant la constitution des animaux, doivent faciliter l'invasion de la maladie et ouvrir au parasite la porte à deux battants ; mais toutes ces causes réunies ne pourront jamais donner la ladrerie à un porc qui n'aura pas mangé de matières renfermant des œufs de ténia. M. Delpech prétend que la race exerce sur la fréquence du développement de la ladrerie une influence marquée. Je ne partage nullement son opinion. Si les races lorraine, picarde, mancelle, normande et limousine, sont celles qui offrent à Paris le plus de cas de cette maladie, cela provient uniquement de ce que les habitants de ces provinces sont plus infectés de ténias que ceux du reste de la France, et de ce que les races porcines qu'ils possèdent ne sont ni surveillées, ni bien soignées. Les cochons anglais ne doivent l'immunité dont ils jouissent qu'aux soins hygiéniques qu'on leur prodigue constamment. Dans les départements du sud-ouest, dans les Pyrénées, le Gers et les pays circonvoisins, où les animaux sont tenus proprement et sont parfaitement nourris, la ladrerie est excessivement rare ; tandis que le contraire s'observe dans les contrées où les porcs sont abandonnés à eux-mêmes, manquent de nourriture et dévorent tout ce qu'ils trouvent.

Plusieurs auteurs, Hervieux entre autres, ont pensé que cette affection était héréditaire et quelquefois congéniale. D'accord, pour la dernière affirmation. Ils ont dit, à l'appui de leur première thèse, que les jeunes porcs qu'on obtient de parents dont l'organisation est altérée par la ladrerie en sont souvent frappés. Ceci ne prouve rien, car il est bien évident pour tout le monde que ces jeunes sujets ont pu, à l'instar de leurs ascendants, absorber des cucurbitains et s'infecter directement. D'autre part, si l'on ne fait pas immédiatement cesser l'action débilitante qui s'exerce sur eux, on arrive à les rendre plus aptes à contracter la maladie.

L'application des règles de l'hygiène rend réfractaires beaucoup d'individus qui sans cela eussent succombé les premiers. La preuve, c'est que souvent dans la même portée, un ou deux sujets sont atteints de ladrerie, tandis que le reste de la bande demeure à l'abri des coups de cette affection. Ces particularités ont été fréquemment observées. M. Roche-Lubin, vétérinaire distingué de Saint-Affrique et cité par M. Amédée Pradal dans l'ouvrage de ce dernier, estime que la ladrerie est héréditaire, et donne plusieurs exemples qu'il regarde comme concluants. Si M. Roche-Lubin avait mieux connu l'histoire du cysticerque, il eût hésité à se prononcer dans un sens qu'il ne justifie en aucune façon. On a vu, il est vrai, des truies ladres mettre bas et à terme des cochonnets ladres ; mais que prouve ce fait dont j'ai été moi-même témoin? Absolument rien. Les porcelets infectés l'ont été directement au moment où les embryons libres, développés dans l'intestin de leurs mères, se répandaient en tous sens ; ces embryons ont aussi bien pu se rendre dans la matrice, et de là dans les êtres qu'elle contenait, que dans toute autre partie du corps. Ce phénomène est simplement congénial ; les reproducteurs ne sont pour rien dans cette affection. Le verrat, en effet, ne peut, par l'accouplement, communiquer des cysticerques à la truie, et celle-ci, comme on l'a vu tout à l'heure, n'infecte ses petits qu'après l'acte de la conception et après l'absorption d'œufs de ténias. Il faudrait, pour accuser les reproducteurs, supposer, avec M. Lafosse, que les proscolex, êtres essentiellement microscopiques, pouvaient déjà, lors de la fécondation, se trouver mélangés au sperme du mâle, ou exister dans les ovules de la femelle. Ces deux hypothèses sont également inadmissibles, car il est impossible qu'un embryon exacanthe parcoure un si grand trajet sans se fixer quelque part et s'y transformer en cysticerque.

Il n'est pas facile non plus d'admettre qu'il existe une introduction par la peau et que les cochons tiennent leurs cysticerques de l'homme « et sous forme d'œufs qu'ils prennent dans les immondices au milieu desquels ils se vautrent ou qu'ils mangent. » Avec un pareil raisonnement, on arrive à supposer que les vésicules ladriques qui se trouvent dans la conjonctive et dans les plis de l'anus s'y sont directement installées, ce qui est contraire à la vérité.

Quelques vétérinaires, M. Lafosse en tête, ayant avancé que la ladrerie était contagieuse, ont beaucoup étonné leurs confrères qui étaient d'un avis différent. Le corps enseignant de l'école d'Alfort s'émut d'une pareille affirmation et résolut de vider la question. On fit habiter pendant deux ans des porcs sains avec des porcs ladres, et aucun des premiers ne tomba malade. Je suis toujours heureux de voir des expériences bien conduites confirmer les données de la théorie ; mais, dans le cas que je viens de rapporter, il était facile de prévoir à l'avance les résultats que l'observation apporterait.

Symptômes.

La ladrerie, comme la plupart des affections vermineuses, ne se manifeste pas à tous les âges de la vie du porc ; elle apparaît plus particulièrement pendant la jeunesse et pendant les premiers temps de l'âge adulte.

Cette maladie présente deux séries de symptômes : les uns externes, les autres internes.

A l'extérieur, souvent aucun signe particulier ne décèle la présence du mal. Au début et quand on l'examine superficiellement, l'animal paraît jouir d'une bonne santé, et, en recueillant les commémoratifs, on apprend qu'il mange avec appétit, mais qu'il n'engraisse pas. On ne peut donc que soupçonner l'existence de la maladie. Pour reconnaître les lésions caractéristiques, il faut abattre l'animal et le bâillonner avec un bâton de bois dur ; l'opérateur fait ensuite obliquer son bâton de manière à écarter les mâchoires et à lui faire prendre un point d'appui sur les crocs qui s'opposent au glissement. Puis il tire la langue et examine cet organe à sa partie inférieure et surtout au voisinage du frein, pour recueillir les symptômes pathognomoniques. Si, à cet endroit, il aperçoit sous la muqueuse une ou plusieurs saillies lenticulaires de la grosseur d'un grain de mil ou de chènevis, complétement ou incomplétement transparentes, il est sûr qu'elles sont causées par le cysticerque dont j'ai donné précédemment la description, et il peut se prononcer positivement. Le langueyage fatigue beaucoup le porc et le fait maigrir quelquefois par suite des meurtrissures survenues à la tête, à la langue, aux lèvres et à la bouche; mais, malgré ces inconvénients, il importe de ne pas négliger cette précaution quand elle est jugée nécessaire.

Les lésions de la langue échappent parfois à l'examen de l'observateur le plus capable et le plus attentif; car, quoiqu'elles soient en général l'indice de la ladrerie amenée à son complet développement et qu'elles n'apparaissent qu'après l'accomplissement des plus grands désordres, il peut arriver cependant qu'elles fassent défaut.

Donc, si la présence des vésicules sous la langue est un symptôme caractéristique de la maladie, il n'en résulte pas que leur absence soit un signe négatif. Les anciens experts, il est vrai, ne se prononçaient définitivement, dans les foires et marchés, sur le fait de la ladrerie, qu'alors que ce phénomène extérieur se manifestait; mais il importe de ne pas oublier que les *conseillers du roy, jurés langueyeurs de porcs*, n'étaient pas très versés dans la science médicale et qu'ils avaient besoin, en quelque sorte, d'un point de repère pour se prononcer en tout état de cause. Il fallait bien d'ailleurs qu'il existât à cette époque une règle unique, sans quoi chaque expert eût interprété les choses à sa manière et amené une confusion préjudiciable à l'intérêt général.

Les vésicules ladriques visibles ne choisissent pas

toujours et uniquement la base de la langue pour leur demeure; si, dans l'immense majorité des cas, cet organe est pour elles un lieu favori, on voit néanmoins ces sortes de saillies se manifester de temps à autre aux oreilles, à la conjonctive et au pourtour de l'anus; alors la maladie est avancée et facile à diagnostiquer.

Quand la ladrerie a fait des progrès, elle s'annonce par la sensibilité du groin qui est telle que le malade cesse de fouiller la terre, et qu'il pousse des cris douloureux lorsqu'on le frappe sur cette partie; par un enrouement de la voix, par un état de langueur et de débilité générales. L'animal perd l'appétit et devient moins sensible et moins attentif; rien de ce qui se passe autour de lui ne l'intéresse; il reste indifférent à l'appel de la voix, aux menaces et même aux coups. Lui si impatient et si intraitable d'ordinaire, il se laisse tourmenter sans opposer de résistance; quand on le tient par un membre, il ne fait aucun effort pour se dégager d'une étreinte qui ne paraît nullement le gêner. Les marchands de cochons et les employés des abattoirs reconnaissent la ladrerie à ce qu'ils appellent les épaules remontées. M. Delpech a cru remarquer ce gonflement de l'épaule, qui donne plus de saillie vers le dos et produit un engoncement du cou de l'animal qu'augmente une maladresse sensible dans les mouvements des attaches supérieures des membres antérieurs. Suivant ce professeur dont je reproduis les paroles, c'est peut-être là l'indice le plus prononcé qui puisse mettre sur la voie de recherches extérieures. C'est à cette période que les cysticerques doivent avoir terminé leur invasion et leur travail d'enkystement. Ce qui semble démontrer que les désordres sont arrivés à leur apogée, c'est la rapidité avec laquelle les symptômes les plus alarmants fondent sur le malade. Le porc devient tout à fait insensible; il marche avec lenteur, comme si chaque pas lui coûtait de grandes douleurs; une infiltration se montre à la base des oreilles, et des œdèmes apparaissent aux quatre extrémités; les yeux sont ternes, presque éteints; la membrane muqueuse de la bouche est blafâtre et parsemée de taches bleuâtres; le pouls est petit, inégal et parfois tumultueux; l'air expiré est fade, et ce signe morbide ne trompe jamais le diagnostic du praticien.

Il suffit de l'avoir constaté une fois, même en dehors de la cohorte des symptômes, pour pouvoir se prononcer à l'avenir avec certitude.

La voix est rauque et gênée, la respiration est ralentie et difficile; les soies se détachent avec une extrême facilité, et à la place qu'elles occupent vient poindre une gouttelette de sang. Les praticiens qui ont confondu la ladrerie avec le scorbut doivent être excusés, car avant les découvertes modernes que j'ai signalées dans cette monographie, il était aisé de se tromper sur la valeur des symptômes de ces maladies et partant de prendre l'une pour l'autre. Du reste, n'y a-t-il pas de nombreux caractères communs entre ces deux altérations? Toutes deux ne sont-elles pas cachectiques et chroniques ?

A la dernière période, le sujet est sans force et peut à peine se soutenir; peu à peu le train de derrière se paralyse; les ars, l'abdomen et les membres sont le siége d'empâtements œdémateux considérables; puis la peau se durcit, le tissu cellulaire se boursoufle en beaucoup d'endroits, le corps exhale une odeur fétide, et enfin la mort ne tarde pas à survenir.

Les symptômes intérieurs consistent uniquement dans l'altération produite par les vésicules ladriques dans le tissu cellulaire sous-cutané, les interstices musculaires; dans les cavités splanchniques, le péricarde, le foie et l'estomac; aux parties inférieure et latérale de la langue et jusque dans la tête et le cerveau. Tant que ces vésicules n'existent qu'en nombre très-restreint, les fonctions animales ne paraissent guère troublées; il n'en est plus de même quand elles ont porté une grave atteinte aux divers systèmes de l'économie. Je décris plus loin, à l'article *Lésions*, les désordres que l'on remarque à la suite de la maladie.

Fraude des marchands.

Dans l'immense majorité des cas, il n'existe, je le répète, qu'un signe extérieur certain qui trahisse la ladrerie, je veux parler des vésicules sublinguales et sous-conjonctivales.

Ces phénomènes sont détruits par les éleveurs qui veulent déguiser l'état de leur marchandise et la faire passer pour bonne aux yeux de l'acheteur crédule et peu clairvoyant. Cette pratique habituelle chez les marchands allemands et français consiste à crever les vésicules des cysticerques et à nourrir les porcs au lait pendant la journée et la matinée qui précèdent l'exposition au marché. Le fond séreux de la vésicule ouverte se confond avec l'aspect de la langue; puis, une fois les cicatrices obtenues, on ne peut plus reconnaître la place qu'occupaient les helminthes. Ce procédé est usité en Limousin et prend le nom d'*épinglage;* on le trouve encore en usage dans la Creuse et les départements limitrophes. Le mot *épinglage* ne signifie pas que l'opérateur se serve d'une épingle, car je doute de la force de ce léger instrument : on emploie des ciseaux, un bistouri, un canif, un couteau à lame acérée, etc.

Certaines personnes pratiquent la fraude après l'abattage; elles raclent les surfaces qui renferment des points blancs et couvrent légèrement de sang les parties grattées. Il faut une nouvelle coupe pour découvrir le stratagème.

Tous ces moyens ne trompent que les personnes sans expérience. Les inspecteurs de boucherie et les gens du métier ne s'y laissent jamais prendre. Malheureusement on ne voit pas tout, et si la loi donne des armes pour poursuivre la répression de la fraude, il est souvent impossible de faire valoir son droit faute de preuves suffisantes.

Ceux qui sont chargés du soin de veiller sur la santé publique doivent redoubler d'attention et ne tolérer la vente d'aucun animal qui n'ait été reconnu propre à la consommation.

Durée.

Il arrive que la ladrerie reste stationnaire pendant un temps assez long. On a souvent vu des porcelets, qui étaient envahis par les cysticerques dès les premiers mois de leur naissance, conserver ces ennemis dangereux jusqu'à l'âge de deux ans sans paraître en souffrir beaucoup. Cet état doit certainement dépendre d'une amélioration apportée à leur régime, amélioration insuffisante pour occasionner la guérison complète, mais assez parfaite cependant pour s'opposer au progrès du mal. On a pu aussi fréquemment constater que l'ingestion de rares embryons de ténia amenait la rare production de vers cysticerques, et que le petit nombre des parasites bornait son action à déterminer de la gêne et de la faiblesse sans occasionner d'accroissement notable. Les animaux qui restent constamment dans les lieux où ils sont devenus malades vivent, en général, beaucoup moins longtemps que ceux qui ont été transportés ailleurs, et à plus forte raison dans des endroits chauds et sains.

Si donc un porc ladre peut, dans certaines conditions, vivre deux mois, une année et même deux années, il arrive aussi qu'il succombe en peu de jours lorsque l'absorption d'embryons fécondés de ténia a été considérable et que le sujet infecté se trouve privé des conditions hygiéniques nécessaires pour en paralyser l'invasion.

Diagnostic et pronostic.

Difficile au début, le diagnostic est sûrement porté dès que les symptômes morbides revêtent le caractère qui leur est propre. Quand la maladie reste stationnaire par suite d'une petite quantité de cysticerques dans l'économie et d'une amélioration apportée à l'hygiène, le praticien peut encore faire fausse route; mais cette méprise n'est que temporaire et n'a qu'une importance relative tant que le sujet a bon appétit, qu'il ne perd pas de son embonpoint, en un mot, tant qu'il jouit d'un état sanitaire sinon satisfaisant, du moins passable. La science doit reprendre ses droits lorsque l'affection commence à progresser, car alors il n'est plus permis d'établir un diagnostic erroné, sous peine de graves erreurs.

Le pronostic est toujours très-grave. En effet, dans le plus grand nombre de cas, la mort est imminente à cause de la difficulté d'atteindre les vésicules développées en énormes quantités et rebelles aux médicaments les plus énergiques.

Lésions.

Les ravages occasionnés par les vers cystiques, dont le nombre prodigieux étonne l'imagination, ne sont aisément appréciables qu'après la mort.

Le savant Rudolphi, les membres du corps enseignant de nos écoles vétérinaires et certains praticiens, au nombre desquels j'ai l'honneur de figurer, ont fait l'autopsie de porcs atteints de ladrerie et disséqué les diverses parties du corps de ces animaux, afin de se rendre bien compte des désordres qu'on y trouve, et tous ont constaté les lésions suivantes. On rencontre çà et là des infiltrations du tissu cellulaire, surtout dans les parties déclives, et des productions adhérentes de tous côtés, lenticulaires, pleines de liquide et renfermant chacune un cysticerque. Ces productions sont surtout abondantes dans les endroits où le tissu cellulaire est lâche et lui-même abondant, comme à la face interne des membres, à la région sous-lombaire et autour des vaisseaux. On les trouve encore dans le tissu cellulaire qui sépare les organes, entre les muscles, entre les fibres musculaires; plus rarement pourtant dans les muscles doués de mouvements fréquents et étendus, comme ceux des membres. On en constate la présence dans le tissu du cœur, dans le cerveau, dans le plexus choroïde et dans la moelle épinière. Les vers sont parfois tellement rapprochés les uns des autres que si l'on sacrifiait la bête par effusion de sang, au lieu d'en attendre la mort, il serait impossible d'utiliser pour l'alimentation une partie quelconque de son corps. Les ganglions lymphatiques sont gros, mous et gorgés de sérosité. La texture du foie est rembrunie, augmentée de volume, consistante et offrant de nombreux points indurés. Le poumon est d'un rouge foncé et de plus garni de points indurés mentionnés pour le foie. Le sang dans cette maladie vermineuse présente une altération particulière; il est très-pauvre, se prend en caillot très-mince et quelquefois blanc; il renferme jusqu'à 80 et 90 0/0 de sérosité, ce qui accuse une hydrohémie parfaitement appréciable.

La plupart de ces caractères morbides échappent aux yeux des observateurs inattentifs qui ne constatent que la décoloration et l'ulcération des muqueuses, principalement dans le côlon; la pâleur des tissus colorés, la flaccidité des chairs et le peu de consistance du lard. Il est bon cependant de pousser plus loin ses recherches, dans le but d'approfondir la maladie et de s'opposer à ses ravages.

Traitement.

Le traitement peut se diviser en deux sections : le traitement curatif et le traitement préservatif.

L'ancienne médecine n'a pas été heureuse dans la thérapeutique de la ladrerie. Ce n'est pourtant pas qu'elle ait été parcimonieuse dans l'emploi des médicaments, car tous y ont passé. On a vainement épuisé tout le répertoire pharmacologique ; on s'est servi tour à tour des acétates de plomb et de cuivre, des composés sulfureux, antimoniaux, mercuriaux et de plusieurs autres ; on a mis en usage l'essence de térébenthine, l'huile empyreumatique, l'éther, le camphre, etc.; on a vanté les saignées, les sétons et les purgatifs ; on a préconisé les lavages à grande eau, la promenade au soleil et mille inventions de ce genre. Eh bien ! tout a échoué, et cela devait arriver. Il aurait certainement mieux valu sortir de la voie des moyens curatifs rendus inutiles par le genre même de l'affection, et s'appliquer à renverser de fond en comble un élevage défectueux et à opposer à l'invasion du mal des digues édifiées sur les préceptes de l'hygiène.

On a aussi proposé d'extraire les vésicules situées à la base de la langue, de cautériser la plaie produite par l'instrument tranchant avec un tison de bois de chêne, de donner des gargarismes astringents, et cent autres pratiques encore aussi absurdes que celles-ci. En bonne vérité, où pouvait conduire ce procédé? A débarrasser un organe de cysticerques et à en laisser des millions dans le reste de l'économie. Mais j'ai tort, je crois, de blâmer si sévèrement ceux qui nous ont précédé dans la carrière médicale vétérinaire. N'est-il pas encore admis aujourd'hui que le chien possède un ver sous la langue, que ce ver occasionne la rage, et qu'il faut l'enlever pour préserver l'animal de cette horrible affection? Ne trouve-t-on pas dans chaque village et quelquefois dans les grandes villes des hommes qui font l'office de guérisseurs, qui *éverrent* (c'est le mot consacré) les pauvres chiens et les tourmentent fort mal à propos?

Le traitement par excellence est de saigner les porcs, et de les manger quand ils ne sont pas trop malades et que l'on se conforme aux prescriptions que j'indique plus loin.

En l'absence de tout traitement rationnel, il faut borner son action à l'emploi de mesures hygiéniques: logement sec, aéré; nourriture choisie; émigration momentanée, tels sont les moyens propres à prévenir la maladie et à en atténuer l'intensité. Si ces soins ne sont pas couronnés par le succès, on doit alors sacrifier les individus malades et utiliser leur chair d'après les recommandations qui ont pour objet de neutraliser l'influence fâcheuse que cet aliment peut avoir sur la santé humaine.

Ici se termine la partie de ce travail qui a trait l'espèce porcine; il me reste à esquisser ce qui se rapporte directement à l'homme.

Action des cysticerques sur l'espèce humaine.

Sous ce titre général, je comprends trois sections distinctes: 1° la transformation des cysticerques en ténias; 2° l'influence sur l'alimentation des viandes renfermant des cysticerques; 3° les mesures préventives contre la propagation des ténias.

1° *Transformation des cysticerques en ténias.*

Pendant longtemps on n'a pu s'expliquer d'une façon satisfaisante l'existence des ténias dans l'intestin des sujets de l'espèce humaine. On croyait autrefois à la reproduction spontanée du ténia et de tous les vers intestinaux en général. On pensait qu'ils provenaient d'aliments mal digérés, de bile fermentée, d'humeurs crues et épaissies, etc. « Les vers, dit Ambroise Paré, se font d'une matière grasse, visqueuse et crue, laquelle se corrompt en l'estomac, puis descend aux intestins. » La doctrine de la génération spontanée, soutenue encore de nos jours par quelques rares naturalistes, doit être rejetée. Il est reconnu, je le dis une seconde fois, que les entozoaires sont produits par les entozoaires.

Il a fallu, comme pour toutes les grandes découvertes médicales, que l'expérimentation vînt apporter ses lumières pour dissiper les ténèbres dans lesquelles la science s'égarait à chaque pas. Citer les noms d'hommes tels que Abildgaard, Créplin, Siebolb, Küchenmeister, Leuckart, Muller, Dujardin, Van Beneden, Humbert, Rainey, Pouchet, Verrier, Colin, Baillet, etc., qui ont complétement débrouillé l'histoire du ténia, n'est-ce pas proclamer la haute valeur des travaux qu'ils nous ont laissés et la certitude que revêtent leurs affirmations. Je citerai plus loin plusieurs extraits de leurs expériences.

En voyant la ressemblance frappante qui existe entre la tête du *cysticercus cellulosæ* et celle du ténia, quelques savants se trouvèrent conduits à considérer ces deux sortes de vers comme étant très-proches parents. Ils poussèrent plus loin leurs investigations et affirmèrent, au moyen de preuves irréfutables, la vérité de leurs premières assertions.

On distingue pour le ténia quatre générations ou états principaux, savoir : l'état embryonnaire ou rudimentaire ; l'état vésiculeux, enkysté ou larvé ; l'état parfait ou rubané dans lequel l'helminthe s'enrichit de ses proglottis, et enfin l'état fragmenté. Ce simple exposé nous donne déjà une idée des métamorphoses que le parasite subit avant d'arriver à l'état parfait.

Disons d'abord un mot du ténia et de son organisation.

Le ténia (de ταίνια, bandelette, ruban), est un ver intestinal, aplati en forme de ruban, et composé d'un plus ou moins grand nombre d'articulations. Le corps du ténia prend le nom général de *strobile;* il comprend une tête, un cou et un long ruban formé d'anneaux ou articles. La tête ou partie céphalique est munie de quatre suçoirs ou ventouses; les articles ou *zoonites* n'ont ni bouche, ni cavité digestive, ni anus; ils se nourrissent par imbibition et n'en sont pas moins pour cela autant d'organismes indépendants et vivant de la vie commune. Ils sont plus ou moins nombreux, mais toujours d'autant plus développés qu'ils s'éloignent de la tête. Ils restent longtemps unis entre eux, et à maturité se détachent et vivent quelque temps libres. Chaque article est parcouru par quatre canaux ramifiés et porte un appareil génital androgyne dont les orifices sont sur l'un des bords. A l'époque de la génération, les organes mâles s'atrophient et les ovaires contiennent une énorme quantité d'œufs qui sortent avec les proglottis qui les renferment et qui les disséminent partout, après s'être désorganisés.

Les quatre états de l'helminthe : le *rudimentaire*, le *vésiculeux*, le *rubané* et le *fragmenté*, ont été désignés par Van Beneden sous les noms de *protoscolex*, *deutoscolex*, *strobile*, et *proglottis* ou *cucurbitain*. Cette dénomination ne vaut pas mieux, malgré son cachet scientifique, que celle qui consiste à appeler ces états : *larve*, *cysticerque*, *ténia* et *cucurbitain*. Le protoscolex ou larve et le deutoscolex ou cysticerque ne sont en réalité qu'un seul et même état : l'état larvé, dérivant l'un de l'autre. Ces deux larves sont forcées de vivre dans l'épaisseur des tissus et de s'y enkyster; les ténias ou strobiles habitent dans les cavités digestives; les cucurbitains ou proglottis sortent de ces dernières cavités.

Le ténia passe, en premier lieu, ainsi que je l'ai rapporté en faisant l'histoire naturelle du cysticerque, par la forme qu'on a nommée *embryon exacanthe*. On appelle ainsi l'œuf tout formé qui s'est développé dans le proglottis, où il est le siége de phénomènes de segmentation, et qui est expulsé avec ce proglottis du corps de l'animal atteint de ténia. L'embryon exacanthe a la forme d'une vésicule et porte six crochets. Il est, dit M. Bocquillon, dans un état de vie latente comme l'embryon dans la graine avant la germination, et il résiste à toutes les causes de destruction au milieu desquelles il peut se trouver, parce que les parois de son enveloppe sont formées d'une matière difficilement attaquable. Qu'un animal : bœuf, cochon ou mouton, avale l'œuf avec ou sans le proglottis, bientôt les sucs digestif, ou autres causes, dissolveront ou détruiront l'enveloppe, et l'embryon exacanthe deviendra libre. Au moment de son éclosion, il est pourvu de trois paires de crochets dont les deux médians sont destinés à entamer les tissus de son hôte. Il ne demeure pas longtemps dans le tube digestif; il cherche un endroit convenable à son développement, et y parvient soit en employant ses crochets, en perforant les tissus qui le gênent et en se créant le chemin qui lui convient le mieux; soit en prenant, comme les trichines, la voie du torrent circulatoire; soit, enfin, en se servant de moyens encore inconnus. Le lieu choisi est ordinairement un parenchyme ou une séreuse.

Arrivé dans le tissu qui lui convient, l'embryon libre s'enkyste comme une chenille dans le cocon où elle doit se transformer en chrysalide. C'est la première métamorphose, c'est l'*état larvé, enkysté* ou *vésiculeux*. Si l'embryon a placé son domicile dans un parenchyme, c'est ce même parenchyme qui fournit au kyste adventif sa première enveloppe, c'est-à-dire l'extérieure; s'il s'est établi dans une séreuse, le kyste est représenté par la vésicule même de l'animal. A cette époque, les six crochets disparaissent de la surface de la vésicule et tombent dans un intérieur qui se remplit de liquide. La vésicule grandit; ses parois sont incolores, parfois grisâtres, verdâtres, constituées par un tissu cellulaire, disposées en couches plus ou moins menues; le liquide contenu n'est pas coagulable. Le volume de la vésicule varie de la grosseur d'un grain de millet à celle d'un grain de chènevis. On aperçoit à la surface de la membrane interne, un renflement comparable à la tête d'un ténia dont il a, du reste, la forme et la composition. Ce renflement s'appelle *cysticerque*, et la membrane d'où il naît, *membrane germinative*. A l'encontre des cœnures et des échinocoques, qui sont toujours nombreux dans le kyste, le cysticerque vit solitaire. On voit bien que c'est l'embryon exacanthe qui a donné naissance à un nouvel être, non par voie sexuelle, puisqu'il n'a pas d'organes reproducteurs, mais par simple bourgeonnement. Tant que le parasite demeure enkysté, dans le corps de l'animal où il est né, il reste à l'état de ver vésiculaire ou se détruit.

Mais si l'helminthe est porté dans le tube digestif de l'homme ou d'un autre animal, il y devient ver rubané; c'est la seconde métamorphose, c'est l'*état parfait*, le *ténia solium*. Nous verrons plus loin comment cette transformation s'opère; je me bornerai pour l'instant à citer quelques exemples de cette transformation.

M. Leuckart, ayant fait avaler des proglottis de ténia solium par un cochon, trouva plus tard dans cet animal des cysticerques bien développés. Voulant faire la contre-expérience, savoir si les cysticerques portés dans le canal digestif deviendraient à leur tour des ténias, il expérimenta sur un jeune homme de bonne santé et qui n'avait jamais été infecté de ténia, et il constata, 35 jours après l'ingestion des cysticerques, des proglottis dans les fèces; son sujet rendit deux ténias.

M. Humbert, de Genève, raconte le trait suivant : « Le 11 décembre 1854, je me procurai à l'abattoir de la graisse d'un porc fraîchement tué et *farcie de cysticerques* [1]; je détachai avec soin ces vers, et en présence de M. le professeur Vogt et de notre ami Moulinié, j'en avalai quatorze. Dans les premiers jours de mars 1855, j'ai senti la présence des ténias et en même temps j'ai commencé à en trouver des fragments assez considérables. Le professeur Vogt, à qui je les ai montrés, a constaté qu'ils appartenaient bien au ténia solium. »

M. Van Beneden expérimenta sur quatre chiens parfaitement sains; deux d'entre ces animaux prirent des cysticerques, et les deux autres furent logés à part et reçurent une nourriture ordinaire. Il fit étrangler les quatre sujets et remarqua que ceux qui avaient pris des cysticerques présentaient des ténias à l'autopsie, et que ceux qui avaient subi un régime ordinaire en étaient exempts.

Je pourrais multiplier les citations à l'infini, mais ce luxe d'érudition ne serait d'aucun avantage pour cette étude.

C'est donc un fait bien reconnu, qu'un cysticerque ladrique du porc peut devenir un ténia dans le tube digestif de l'homme. On sait combien cet entozoaire est fréquent en Abyssinie et dans nos colonies, où les naturels et les nègres se contentent de faire sécher la chair de bœuf et de porc au soleil, au lieu de la faire cuire convenablement. En Pologne, en Hongrie, en Poméranie, en Thuringe, en Angleterre, et dans tous les pays où l'on se livre à l'élevage du porc, où les bouchers, les charcutiers et autres manipulateurs sont en

[1] Les cysticerques ne se rencontrent presque jamais dans l'épaisseur de la graisse, mais ils sont assez abondants dans l'intervalle qui la sépare des autres tissus.

A. B.

contact permanent avec la chair, et par conséquent avec des cysticerques frais, le ténia, au dire de Copland, se rencontre fréquemment.

Cet helminthe est inconnu chez les juifs et les mahométans qui accomplissent les préceptes de leur religion et chez les chartreux qui ne vivent que de poissons, de légumes et de laitage. Dans l'Inde, les indigènes qui repoussent la viande de cochon ne sont jamais tourmentés par le ténia, tandis que les soldats anglais qui vivent à l'européenne en sont fréquemment atteints. Kœberlé, un médecin de Gorlitz, et MM. Judas, Fortessin, Reinlein, Ebers, Deslandes, Wawruch, Salathé, Fenwick, Breton, Goupil, Chomel, etc., ont rapporté de nombreux exemples démontrant la réalité de cette coïncidence. M. Delpech, dans son savant et très-intréressant ouvrage, cite beaucoup de faits à l'appui de cette thèse. Quand la chair crue ou peu cuite d'un individu ladre de l'espèce porcine est mangée par un sujet de l'espèce humaine, le cysticerque se développe dans l'intestin ; il s'attache, avec ses crochets, aux parois de la muqueuse ; bientôt il perd son ampoule qui s'affaisse et prend l'aspect d'un appendice aplati. Puis l'animal s'allonge, de nouveaux anneaux naissent à la partie postérieure de son corps et il devient un vrai ténia. Ce dernier état est donc celui de l'animal parfait.

Il résulte d'expériences bien suivies que la chair du bœuf, crue ou peu cuite, donne aussi le ténia. Mais est-ce bien alors le ténia solium ou un sujet d'une espèce voisine? Aucun fait concluant ne peut faire pencher la balance d'un côté plutôt que de l'autre. Cependant, malgré Davaine qui nie l'existence des cysticerques ladriques chez le bœuf, il est permis, avec Van Beneden, Gervais, Moquin-Tandon et Delpech, de supposer que la viande de l'espèce bovine peut être infectée par le cysticerque en question. En Abyssinie, on ne mange que du bœuf cru et la population nourrit pourtant le ténia solium.

Le ténia du chien est produit de la même façon. Lorsqu'on donne à cet animal, ainsi que cela est fréquent dans les pays d'élevage pour le mouton, des têtes d'agneaux atteints de tournis, le chien, en dévorant les cerveaux malades, avale les cœnures qui les habitent et introduit dans son intestin les vers cystiques qui deviendront des ténias.

Mais dans quelles circonstances des œufs de ténia peuvent-ils pénétrer dans un animal chez lequel ils se changent en cysticerques? Les personnes, surtout celles de la campagne, qui nourrissent un ténia vont souvent rejeter leurs vomissements ou leurs selles soit dans un endroit éloigné du corps de logis, soit sur les fumiers. Les cucurbitains qu'ils rendent en même temps contiennent des œufs qui demeurent longtemps intacts et qui résistent à l'élévation et à l'abaissement de la température, à l'action de la sécheresse et de l'humidité, à celle de l'eau, etc. Il en résulte que l'embryon conserve ses propriétés vitales. Les porcs, qui aiment à chercher çà et là leur nourriture, qui fouillent partout où ils croient trouver un aliment, avalent les proglottis échappés au porteur d'un ténia. De là le point de départ de la transformation de l'embryon et de son transport dans l'économie du porc où il devient un cysticerque qui occasionne la ladrerie.

Je suis amené tout naturellement à exposer les raisons qui me font croire que cette maladie est bien plus fréquente qu'on ne le croit. Je pourrais laisser de côté tous les cas qui se présentent journellement dans l'exercice de la médecine vétérinaire pour n'appeler à mon aide que des arguments tirés de la médecine humaine. Il n'existe pas de ténias sans qu'il y ait eu absorption de chair ladre; or, comme chaque médecin voit par an dans sa clientèle au moins un malade affecté de l'helminthe en question, sans compter tous ceux dont il ne devine pas l'état maladif, il est donc permis de rapprocher les causes des effets et, par la fréquence des derniers, d'admettre aussi celle des autres. Il ne peut y avoir de doute sur la fréquence de la ladrerie dans les siècles précédents, dit M. Delpech. « Les nombreux règlements, ordonnances, lois, arrêts, etc., qui s'y rapportent, montrent quelle importance elle présentait alors par la quantité des animaux malades et par la crainte qu'elle inspirait. J'ai questionné bien des individus, habitants des diverses parties de la France, vétérinaires, étudiants en médecine élevés dans les campagnes, paysans ayant gardé des porcs et devenus domestiques à Paris, éleveurs, commissionnaires, marchands forains, inspecteurs ou garçons d'abattoirs, charcutiers, domestiques au service des marchands, conducteurs de porcs, etc.; j'ai, dans mon service, interrogé les malades et j'ai reconnu que l'affection parasitaire des porcs est encore très-répandue dans le centre occidental de la France, en Normandie, en Picardie, en Lorraine, en Gascogne et en Dauphiné. »

Un propriétaire du département du Gard, homme intelligent et au courant de la chose, affirma à M. Delpech que, dans son pays, le chiffre de 7 à 8 pour 100 représentait assez exactement la quantité des porcs ladres. Faut-il adopter l'indication fournie à ce professeur? Je ne voudrais pas l'affirmer, car, faute de surveillance, un bon nombre de sujets malades se débitent dans les campagnes, échappent au contrôle et rendent la statistique inexacte et, par suite, difficile à établir.

Je résume dès à présent la question des transformations du ténia et je dis : 1° que le cysticerque ladrique et le ténia solium ne sont que deux phases successives du développement du même animal; 2° que le cysticerque ladrique provient forcément de l'absorption d'un œuf de ténia; 3° que l'œuf du ténia ne peut se changer en ténia qu'après avoir passé par l'état de cysticerque; 4° qu'il ne peut prendre cet état qu'exceptionnellement chez l'homme, et qu'il a besoin de l'intermédiaire du porc ou du bœuf pour éprouver sa première métamorphose.

2° *Influence sur l'alimentation des viandes renfermant des cysticerques ladriques.*

Quand on la sale pour la conservation, la chair des porcs ladres ne prend que difficilement le sel; elle s'altère de bonne heure et finit par se corrompre totalement. Soumise à l'ébullition, elle surnage pendant quelque temps et ne se précipite au fond du vase qu'après avoir fourni une écume abondante. Le bouillon est trouble, sans odeur et sans saveur; la viande se réduit, après la cuisson, à un petit volume.

L'emploi dans l'alimentation de viande ladre et peu cuite possède le grave inconvénient d'infecter l'homme de ténias. Je n'entreprendrai pas la description de cette désagréable maladie qui rentre spécialement dans le domaine de la médecine humaine. Qu'il me suffise seulement de rappeler que tous nos efforts doivent tendre à préserver notre race de ces hôtes dangereux.

3° *Mesures préventives contre la propagation des ténias.*

Les mesures préventives contre la propagation des ténias forment deux catégories distinctes, puisqu'elles ont trait à deux espèces séparées, l'animal et l'homme. Je les examine toutes deux.

Espèce porcine.

On s'oppose d'une manière indirecte à la propagation des ténias en mettant une barrière à l'invasion des cysticerques chez les porcs. On arrive au but désiré en ne donnant à aucun sujet des substances suspectes; en surveillant la nourriture et en tenant les étables parfaitement propres. Quand la ladrerie a fait son apparition dans un pays, il convient de ne donner aux porcs aucun aliment dont on ne connaisse l'innocuité parfaite et l'origine. Le fermier doit alors redoubler d'attention et faire bonne garde autour de ses élèves.

Quoiqu'il soit à peu près prouvé que les cysticerques trouvés chez le chien, le chat, le rat, les oiseaux et les poissons sont différents de ceux du porc, il est bon néanmoins,au point de vue de l'infection des porcs, d'empêcher ces individus de se nourrir, même accidentellement, de la chair des bêtes que je viens de citer. On doit les retenir à l'étable et s'opposer à leurs courses vagabondes, dans lesquelles ils ramassent tout ce qui se présente à leur portée.

En tenant toujours les étables en bon état, on ferme encore la porte à l'infection. Les excréments doivent être soigneusement enlevés deux fois par jour. Une litière sèche, un enclos propre sont encore des moyens efficaces, car ils tiennent l'ennemi à distance et paralysent ses effets.

Espèce humaine.

Cette seconde question est encore plus intéressante que celle qui précède, car s'il est important de prévenir le porc contre l'invasion des cysticerques, il est, sans contredit, plus utile de défendre l'homme contre les dangers du ténia.

Pour atteindre ce but, deux moyens sont usités : 1° *l'inspection des viandes doit être faite soigneusement.* Certains bouchers, au rapport de M. Delafond, cachent aux yeux des acheteurs la mauvaise qualité de la viande et l'existence de la ladrerie en enlevant les parties infiltrées et pleines de vers, et en rougissant la chair avec le sang d'un autre animal. Je ne demande point le retour aux usages des siècles passés et la mise en vigueur des obligations imposées aux charcutiers et aux rôtisseurs auxquels il était défendu d'employer la viande si elle n'était vérifiée saine et bonne, de faire des saucissons et des boudins autrement qu'avec de la chair de porc et du bon sang, de cuire des viandes mal saignées, de garder leur marchandise plus de quatre jours, etc. Mais les autorités devraient faire soigneusement constater la fraude par un vétérinaire et mettre à exécution les dispositions prescrites par l'article 3, titre XI de la loi du 16-24 août 1790, l'article 605 de la loi du 4 brumaire an IV, et les articles 96 et 98 du Code pénal. Néanmoins, comme les magistrats et les conseils d'hygiène et de salubrité sont loin d'avoir les cent yeux d'Argus, il est du devoir de chaque particulier de bien examiner la viande qu'il achète et de rejeter celle qui lui paraît mauvaise. Les développements dans lesquels je suis entré, en commençant ce travail, n'ont eu d'autre but que de mettre en garde contre des inconvénients possibles.

2° *La cuisson de toute viande de porc demande à être exécutée d'une manière satisfaisante.* Il faut non-seulement éviter de manger la chair crue ou peu cuite sous quelque forme que ce soit, mais il convient encore d'exposer la viande à une température d'environ 100°. Les cysticerques supportent très-bien une température de 35 à 50° et ne meurent que sous l'influence d'une température de 80°. Ces chiffres s'appliquent à la cuisson dans l'eau bouillante et à celle faite sur le gril ou dans une rôtissoire.

On doit veiller avec le plus grand soin à ce que cette température soit atteinte par toutes les parties de la viande. Quand on cuit des morceaux d'un certain volume et qu'on les retire trop tôt du feu, l'intérieur est encore à moitié cru et n'est point débarrassé de ses cysticerques. Il faut donc, pour écarter le danger, que la température de 100° ait atteint toutes les parties de la viande.

Il est donc nécessaire, pour les gens qui aiment la chair de porc saignante, de sacrifier leur goût à leur santé.

Toutes ces précautions ne sont pas urgentes lorsque la viande a été fortement salée et exposée à une longue fumigation. Les cysticerques périssent par une longue salaison de la viande et par une fumigation chaude d'au moins 24 heures ; mais ils résistent à une salaison légère et à une fumigation froide de 3 jours. Ils meurent également sous l'influence d'une longue conservation à froid. Dans le commerce, on fume les jambons par des méthodes nouvelles; on les frotte avec des substances empyreumatiques, mais ces manipulations ne détruisent que les helminthes qui habitent les couches extérieures. Il faut donc revenir aux anciens procédés, car ce sont eux qui offrent le plus de garantie.

La destruction des cysticerques, par l'élévation de température à laquelle on soumet la viande, ne satisfait pas encore les conditions d'une bonne alimentation. En effet, la chair du porc ladre, lorsqu'elle est cuite à l'eau, est pâle et présente entre l'écartement de ses fibres, des cysticerques reconnaissables à leur aspect blanchâtre, à leur friabilité et à leur craquement sous la dent en raison des matières calcaires qu'ils renferment. Quand elle est grillée ou rôtie, la viande ladre décrépite par suite de la rupture des vésicules ladriques et offre les mêmes caractères que ci-dessus. Quelle que soit la façon dont elle a été apprêtée, elle est moins savoureuse et moins nourrissante que celle qui est en bon état, et elle peut parfois occasionner des accidents diarrhéiques et scorbutiques chez les personnes faibles qui en font usage pendant plusieurs jours de suite.

A part cet inconvénient, la chair ladre ne donne naissance à aucun des symptômes graves qu'on lui a faussement attribués et qui proviennent de maladies bien différentes. Elle se putréfie, il est vrai, plus rapidement que la viande saine; mais, en cet état, ce ne sont plus les cysticerques qui font l'office d'agents désorganisateurs, et toute autre chair en voie de décomposition pourrait produire de semblables commencements d'intoxication. L'acheteur doit être circonspect et doit refuser la marchandise qui ne flatte ni son odorat ni sa vue.

La graisse fondue et passée au tamis fin n'offre aucun danger sérieux à l'alimentation; elle est de qualité inférieure, voilà tout.

Résumé.

La ladrerie est une maladie fort ancienne et déterminée par le développement, dans les divers tissus de l'économie du porc, de larves de ténia solium connues sous le nom de cysticerques.

Avant d'arriver à l'état parfait, l'embryon du ténia subit deux métamorphoses.

L'homme contracte le ténia en mangeant du porc ladre, et ce dernier s'infecte en dévorant des embryons fécondés de ténia et provenant des selles de l'homme.

Le diagnostic de la ladrerie est, au début, assez difficile à établir; la présence des vésicules sous la langue constitue le fait le plus concluant. Le pronostic est toujours grave.

Aucun traitement n'a encore donné de résultats satisfaisants; il faut sacrifier les porcs et en utiliser la chair, si faire se peut, en suivant les prescriptions que j'ai indiquées.

Les mesures préventives s'appliquent à l'espèce porcine et à l'espèce humaine. Pour la première, il convient de surveiller la nourriture des sujets, de ne jamais leur distribuer de substances animales suspectes, et de tenir les étables dans un grand état de propreté. Pour l'homme, il faut, quand il veut manger de la chair crue ou peu cuite, qu'il recherche les morceaux qui ont été bien fumés et bien salés; qu'il fasse cuire la viande fraîche de façon que l'intérieur atteigne une température d'environ 100°. J'appelle aussi l'attention sur l'inspection des animaux vivants et abattus.

Quoique rejetée de la classe des vices rédhibitoires, cette affection donne cependant le droit de poursuivre le vendeur; il suffit pour cela de prouver la mauvaise foi de ce dernier et d'invoquer les articles 1641, 1643, 1644 du Code civil.

Conclusion.

En terminant ce chapitre, je ne puis m'empêcher de revenir un peu sur mes pas, et de dire que je m'estime heureux d'avoir mis en relief une maladie mal définie et peu connue des éleveurs, d'avoir jeté de la lumière sur son étiologie fort embrouillée et enfin d'appeler l'attention des médecins, des vétérinaires et des agriculteurs sur ce qu'il reste à faire pour arriver au but désirable, c'est-à-dire la disparition de la ladrerie chez le porc et celle du ténia chez l'homme.

Je partage l'avis de MM. Delpech, Bouley, Colin, Baillet, Sanson, Lafosse, et de bon nombre de médecins et de vétérinaires, et je crois, avec eux, que le meilleur moyen de combattre la ladrerie réside moins dans le langueyage, la réglementation et les précautions mises en vigueur par les conseils d'hygiène, que dans la connaissance exacte de cette affection.

Si les populations possédaient quelques bonnes notions sur les causes et la nature des désordres occasionnés dans l'organisme par les viandes altérées, et aussi sur les moyens propres à repousser l'infection, on éviterait, de la sorte, la plus grande partie des inconvénients que nous subissons.

CHAPITRE XIII

SOIE.

Synonymie : Soyon, soies piquées, poil piqué, poil, pique, piquet, maladie piquante, bosse, etc., etc.

Historique. — La diversité des dénominations attribuées à la *soie* prouve d'une manière irréfutable que cette maladie est connue depuis longtemps et dans toutes nos provinces. D'où vient alors que l'esprit d'observation se soit appliqué uniquement à créer des synonymes fort inutiles, et nullement à découvrir la véritable nature du mal et le meilleur traitement à lui opposer? Cette question demeure sans réponse satisfaisante.

Voyons ce qui a été dit par nos devanciers sur cette singulière affection.

Chabert en parle le premier. En rapprochant la soie de la pustule maligne, ce savant établit une fâcheuse comparaison qui, loin de débrouiller le chaos dans lequel on est plongé à son époque, rend, au contraire, très-difficile le travail de ses successeurs. Son système est ensuite adopté par ceux qui viennent après lui et qui le copient plus ou moins servilement, et sans même se donner la peine de vérifier un peu ses assertions.

Viborg reste muet sur la nature de la maladie; mais il admet la contagion comme facilement transmissible aux autres porcs et aux hommes, et recommande d'enfouir tout entiers les sujets de la race porcine qui meurent de la soie.

Hurtrel d'Arboval reconnaît, en partie, l'état de la situation indiquée par ses prédécesseurs, et, d'un autre côté, s'efforce de réfuter quelques-unes des erreurs émises par Chabert et Viborg, surtout en ce qui concerne le caractère épizootique et contagieux. Cependant on est surpris de voir ce savant vétérinaire rester continuellement dans le vague à propos de l'essence et de l'étiologie de cette maladie. En homme qui ne connaît pas à fond la question qu'il traite, et qui, sans doute, désire ménager sa réputation, il s'appuie beaucoup trop sur Chabert et évite constamment les termes explicites. Malgré ses hésitations, il apprend néanmoins à son lecteur que la soie n'est point une angine, et qu'elle ne possède aucun élément contagieux. Rien que pour cela il mérite notre reconnaissance.

En 1838, M. Delafond, mon ancien maître, publie son traité sur la police sanitaire des animaux domestiques, et lit tous les ans à ses élèves le passage suivant : « On a commis de graves erreurs à propos de l'angine gangréneuse du porc, de la maladie charbonneuse qui l'attaque à la gorge, ainsi qu'à l'égard de celle nommée soie, soyon. Il est utile que nous cherchions à éclairer nos confrères à cet égard. La soie du porc est une maladie fort ordinaire sur les gorets de six mois à un an. Loin d'être une maladie charbonneuse et contagieuse, comme l'a dit Chabert, et après lui Viborg et d'Arboval, elle n'est autre chose qu'un enfoncement fort extraordinaire de quelques paquets de bulbes de soie, de chaque côté de la gorge, un peu au-dessous des parotides. Cet enfoncement, s'effectuant lentement, parvient après trois ou quatre mois d'existence à former un petit canal cylindrique ouvert à l'extérieur dans lequel les soies sont accumulées, et dont la base, comprimant bientôt les parois du pharynx, occasionne une inflammation violente qui devient promptement mortelle. Voilà ce que c'est que la soie du porc, maladie que nous avons étudiée et suivie avec attention sur le beau troupeau de porcs élevés à l'école d'Alfort. Cette maladie n'est point contagieuse; elle n'est ni charbonneuse ni gangréneuse; les porcs peuvent être tués et utilisés sans danger; elle ne fait jamais périr les animaux lorsque le canal comprimant ou la soie est extirpé pendant son cours. » Voilà donc enfin des idées conformes à la vérité et appuyées sur des observations journalières et dirigées avec intelligence. Tout fait espérer qu'on suivra la route tracée, à moins d'apporter les mains pleines de preuves contredisant les travaux du professeur précité.

Pradal arrive en cinquième ligne. Son bagage scientifique n'est pas gros : il commence par dire que la soie est appelée *lou pel* dans son pays, ce qui n'offre rien de bien intéressant ; puis il couronne son ouvrage en reproduisant, dans son entier, le travail de d'Arboval, ce qui n'apprend rien de nouveau. A-t-il vu des porcs atteints de cette maladie ? les a-t-il opérés? C'est ce que personne ne peut dire. M. Delafond était pourtant un bien bon guide. Pourquoi s'inscrit-il en faux contre les assertions de ce savant praticien, alors qu'il n'a jamais rien vu? Seconde question sans réponse.

L'article *Soie* du *Dictionnaire général de médecine et de chirurgie vétérinaires*, publié à Lyon, en 1850, par MM. Lecoq, Rey, Tisserant et Tabourin, est en raccourci le pastiche des monographies de Chabert, Viborg, d'Arboval et Pradal. Toutes les idées s'y rencontrent, toutes les opinions s'y réunissent; mais les auteurs se gardent avec soin de formuler les leurs. D'où peut venir cette réserve inexplicable de la part d'hommes ayant fait leurs preuves? Je n'ai point la clef de cette énigme, et je laisse à d'autres le soin de porter la lumière sur cette question incidente.

M. Delwart, dans son *Traité de médecine vétérinaire*, traité affectant la forme de dictionnaire, ne fait que paraphraser l'article de Hurtrel d'Arboval.

Depuis vingt ans, c'est-à-dire depuis la publication du Traité des maladies du porc de Pradal, les vétérinaires se divisent en deux camps. Les uns, de beaucoup les plus nombreux, reconnaissent comme chefs de file MM. Magne, Delwart, Gourdon, Röll et prétendent que la soie et le charbon ne font qu'un ; les autres, par contre, marchent sous la bannière de MM. Delafond, Renault, Reynal, Lafosse, Heuzé, Fischer, Baron, Bérard, etc., et admettent que ces deux altérations sont essentiellement différentes, et que nul rapprochement n'est permis à cet égard. J'ai l'honneur de faire partie de ceux qui tiennent pour la seconde doctrine.

M. Röll, dans son *Manuel de pathologie*, édité en 1856, professe que la soie est charbonneuse.

M. Gourdon, en 1857, fait paraître ses *Éléments de chirurgie vétérinaire*, et, avec l'autorité que lui donne son savoir, tranche la question et affirme nettement que l'anthrax chez le porc constitue le soyon. Sa description n'est pas du tout vague; ses termes et ses conclusions sont, au contraire, fort explicites. J'avoue que je fus à cette époque fortement ébranlé dans mes convictions et que peu s'en fallut que je ne disse un éternel adieu à mes anciennes opinions.

Admirateur du talent de ce jeune professeur, je pouvais supposer que son système était le meilleur, et, sans offenser la mémoire de M. Delafond, admettre que je n'étais plus dans la bonne voie. Mais aucun fait scientifique n'accompagnant la thèse soutenue par M. Gourdon, je m'en suis tenu à mes premières croyances étayées à nouveau par mes remarques et celles de plusieurs de mes confrères.

MM. Renault et Reynal, dans leur remarquable monographie du charbon, insérée, également en 1857, dans le *Nouveau Dictionnaire pratique de médecine, de chirurgie et d'hygiène vétérinaires*, combattent les dires de M. Gourdon et ceux de Pradal, d'Arboval, Viborg et Chabert. Ils s'expriment ainsi : « Chabert, Viborg, Hurtrel d'Arboval, dans leurs écrits, connus de tous les lecteurs, ont confondu l'angine gangréneuse et la soie avec le charbon de la gorge. Cette erreur se trouve reproduite par la plupart des auteurs qui ont écrit sur les maladies du porc; il faut cependant en excepter M. Delafond qui, dans sa Police sanitaire, a assigné à chacune de ces maladies les caractères qui leur sont propres. » Ceci est net et précis.

M. Lafosse, ne voulant point, comme science, rester en arrière de ces écrivains, n'oublie pas de mentionner dans son *Traité de pathologie* quelle est l'idée exacte que tout praticien doit avoir de cette intéressante altération. « Elle consiste, dit-il, en un enfoncement de quelques faisceaux de poils qui pénètrent avec leurs bulbes dans les tissus profonds, jusqu'au point d'aller comprimer le pharynx, le larynx et de gêner la respiration et la déglutition. » Il ajoute qu'on l'a confondue à tort avec le charbon, et trace quelques signes différentiels pour éviter l'erreur.

La science paraissait donc définitivement fixée et n'attendait plus que des développements oubliés par les trois derniers savants précités. Tout aussitôt l'on voit M. Heuzé, inspecteur de l'agriculture et auteur d'un traité sur le porc, entrer à pleines voiles dans ces idées et les inscrire dans son ouvrage. J'ai souvent reproché à ce haut fonctionnaire de côtoyer la bonne route, mais ici je me plais à constater que son petit article sur la soie est convenablement rédigé, et qu'il vaut mieux être sobre de paroles que de s'engager dans un dédale d'erreurs. M. Fischer, dans le livre de la *Ferme*, excellent ouvrage s'il en fut, n'est point aussi heureux que M. Heuzé; il définit la soie, *une espèce de gangrène*, *de furoncle particulier au porc*. Cet écrivain ne doit pas connaître à fond la maladie, autrement il saurait qu'il n'existe pas de furoncle et que la gangrène, quand elle se produit, n'est que la terminaison d'une phlegmasie aiguë, terminaison commune à beaucoup d'autres inflammations.

M. Magne, à propos d'un petit ouvrage sur les races porcines, conçoit la malencontreuse envie de parler des maladies du cochon, et, nous ramenant au commencement de ce siècle, il nous sert, sans assaisonnement nouveau, les opinions de Chabert et de Viborg. Après avoir lu le chapitre consacré à la pathologie, je n'en pouvais croire mes yeux, et il m'a fallu passer et repasser vingt fois sur cet article avant de me rendre à l'évidence. Si le fait provenait d'une autre source, la mienne, par exemple, personne n'y attacherait d'importance, et l'on s'en tiendrait aux doctrines professées par MM. Delafond, Renault, Reynal et Lafosse. Mais tant vaut la position, tant vaut la croyance, et je suis persuadé que bien des agriculteurs, des vétérinaires même, sur la vue de la signature de l'ex-directeur d'Alfort, pourront lâcher la proie pour l'ombre, c'est-à-dire la vérité pour l'erreur. Écrire dans un livre *arrivé à sa troisième édition et vendu à milliers d'exemplaires* que la soie est le charbon de la gorge, c'est aujourd'hui quelque chose de si étonnant, qu'il faut un nombre de faits probants pour se faire pardonner le démenti violemment jeté aux travaux que je viens d'analyser.

Depuis quinze ans que j'ai sincèrement songé à recueillir la plus grande quantité possible d'observations médicales, j'ai parcouru la France en tous sens, j'ai visité beaucoup de vétérinaires et reçu de ceux que je n'ai pu voir un très-grand nombre de documents précieux. J'ai constaté, au sujet de la soie, le partage des vétérinaires en deux camps, et, parmi ceux qui font de cette maladie une altération particulière due à la déviation du bulbe pileux, la division de ce groupe en deux parties. Les uns, comme M. Gay, de Roanne, supposent que l'aberration pileuse n'est pas capable de se produire seule et qu'elle vient toujours à la remorque de l'angine ; les autres admettent qu'elle n'a besoin d'aucun concours pour effectuer son évolution.

Qu'est-ce donc que la soie ?

C'est une invagination de la peau avec dérivation du bulbe pileux; altération fréquente, — peu dangereuse, — dont on ne s'aperçoit, en général, que lorsque le larynx et le pharynx se trouvant perforés, des symptômes d'angine se déclarent, — parfois enzootique, — jamais contagieuse. Cette maladie, si toutefois on peut l'appeler ainsi, cette anomalie plutôt, consiste en un enfoncement de quelques faisceaux de poils qui pénètrent avec leurs bulbes dans les tissus profonds jusqu'au point de gêner les premières voies aériennes et digestives, et même d'empêcher la respiration et la déglutition.

La *fréquence* de la soie est admise par tout le monde; pour s'en convaincre, il suffit de voir les vétérinaires observateurs, et aussi les empiriques qui se distinguent de la masse par un peu de savoir-faire; de fréquenter les abattoirs et d'interroger les tueurs de porcs.

Les vétérinaires qui s'occupent avec quelque succès de la pathologie porcine ont observé le soyon un très-grand nombre de fois. Si l'on visite dans une étable une vingtaine de porcs, il est bien rare de ne pas rencontrer chez quelques-uns de ces animaux l'agglomération de 3, 4, 5 poils, soit d'un côté seulement, soit des deux côtés du cou, sans jamais être obligé d'en venir à l'opération.

Les tueurs de porcs disent qu'il leur arrive presque tous les jours d'égorger un ou plusieurs animaux sur lesquels rien ne faisait présager l'existence du soyon, et de trouver lors de la préparation de l'encolure les traces évidentes d'un travail anormal. Beaucoup pourront, séance tenante et pièces en main, faire luire la lumière à tous les yeux. Cette bizarre disposition n'a plus rien qui les étonne, et il faut les questions d'un visiteur pour attirer leur attention qui n'est plus suffisamment sollicitée. Je suis persuadé que si la vie du cochon était plus longue, cet animal serait encore plus souvent atteint de la soie ; car il ne faut pas oublier qu'on la voit apparaître à tout âge.

Le *caractère peu dangereux* de cette affection n'est plus guère mis en doute. « Lors de mon début, m'écrit M. Baron, quand j'allais voir un porc, le propriétaire ne manquait jamais de me demander si son animal avait les soies ; je regardais alors autour du cou, chose que je n'aurais pas faite sans cela, et je voyais un faisceau de poils agglomérés, sans inflammation, n'offrant rien, en un mot, qui ressemblât à la soie décrite par d'Arboval et M. Gourdon. Me trouvant un jour chez un agriculteur intelligent qui se disposait à opérer un de ses malades, je laissai tout amour-propre de côté, et je me fis expliquer ce qu'il entendait par enlever les soies. Plus tard je pratiquai moi-même l'opération, qui est des plus simples. Je croyais que l'extirpation de la soie était tout bonnement de l'empirisme, que la bête ne devait pas être incommodée par ce faisceau de poils, ce qui du reste arrive fréquemment, car il est des cochons qui ont la soie pendant l'année ou les deux années de leur existence. Plus tard je reconnus mon erreur par suite des heureux résultats que j'ai obtenus chaque jour. » L'histoire de M. Baron est celle de presque tous les vétérinaires ; j'aurais pu la raconter comme mienne puisque je me suis trouvé dans le même cas, mais je préfère, toutes les fois que j'en ai l'occasion, laisser la parole à mes confrères qui m'honorent de leur collaboration.

L'*apparition enzootique* de la soie n'a rien qui doive

nous surprendre; la manifestation épizootique qu'on lui a attribuée un peu à la légère n'est pas pleinement justifiée. Si elle attaque, une fois ou deux seulement, un certain nombre de porcs, dans les départements du Nord-Est, ce n'est pas une raison pour dénaturer son caractère. Elle est généralement sporadique, parfois enzootique.

La *contagion* ne joue ici aucun rôle. On voit tous les jours un cochon contracter la soie, vivre et mourir au milieu des siens sans propager le mal dont il est atteint. Du reste, aucun virus n'existant, comment la contagion pourrait-elle avoir lieu?

Étiologie. — L'étiologie de la soie se ressent du défaut de connaissances acquises. Chabert, d'Arboval, Pradal et d'autres vétérinaires invoquent l'action des grandes chaleurs, de la sécheresse, de la malpropreté, de la mauvaise exposition des toits, de l'air infect que les animaux respirent, du repos absolu ou de l'exercice forcé, des différentes constitutions atmosphériques, de l'usage des boissons altérées par la fermentation et des aliments avariés, etc.

D'Arboval a fait, à ce propos, un tableau trop curieux pour être passé sous silence.

— Si l'on réfléchit, dit-il, aux causes, aux phénomènes locaux et sympathiques de l'affection, on verra que, si elle n'est pas un résultat immédiat d'une direction vicieuse de quelques soies qui prennent une érection et un accroissement anormal et irritent les tissus où elles sont implantées, de manière à produire les désordres pathologiques connus, elle est ordinairement le résultat sympathique de l'irritation de l'estomac et des intestins. D'un côté, ce sont les mauvais aliments que les porcs rencontrent et dévorent partout, les restes de mauvais pains moisis, les débris de fruits et de légumes altérés, les viandes en putréfaction, la trop grande abondance de substances alimentaires et de boissons, la fermentation et la décomposition des boissons de mouture préparées en trop grande quantité à la fois et qui acquièrent des propriétés irritantes dont l'action prolongée sur le tube digestif doit occasionner l'inflammation de cet appareil. Le résidu des pommes pressées pour faire le cidre et celui de la distillation des grains employésà la fabrication de l'eau-de-vie, que dans plusieurs endroits on donne aux cochons, à titre d'aliment, agissent encore d'une manière plus active que les autres substances dont nous venons de parler. D'un autre côté, ou les porcs sont continuellement renfermés, ou bien on les fait sortir tous les jours : dans le premier cas, le repos prolongé augmente l'embonpoint, et, par ce défaut d'exercice, l'animal reste continuellement en repos, avec les émanations délétères de ses excréments; dans le cas contraire, celui où l'on fait sortir les porcs tous les jours, on leur fait parcourir les terres en jachère où ils restent toute la journée; là, le plus souvent, ils ne trouvent que très-peu de nourriture, et dans le cours de l'été ils sont continuellement exposés à l'ardeur du soleil, aux pluies abondantes dans les temps d'orage, aux refroidissements subits qui s'ensuivent, et rarement dans leurs toits on leur donne de la paille pour se sécher. Ils se couchent donc tout mouillés sur le sol humide ou sur des planches fraîches; l'humidité de la surface du corps ne disparaît qu'à la longue; le froid qui, dans ce cas, se manifeste à la peau, refoule en quelque sorte les forces vitales et les concentre à l'intérieur, souvent avec excès; de là le développement des phlegmasies internes, surtout des organes qui se trouvent déjà dans un état de surexcitation. Enfin l'extrême malpropreté et les misères de toute espèce auxquelles le porc est si souvent exposé doivent nécessairement le disposer à l'irritation des viscères digestifs, dont la soif, l'anorexie, l'abondance des mucosités qui sortent par la bouche, etc., sont des signes évidents. Cette considération est très-importante sous le rapport du traitement, afin de ne pas opposer à la maladie des moyens qui pourraient l'aggraver au lieu de la guérir. —

Que d'assertions avancées à la légère et faciles à battre en brèche? Selon notre auteur, la violation des règles de l'hygiène entraîne l'irritation du tube digestif, fort bien ; mais que cette irritation s'étende à tout l'appareil et suscite par sympathie l'inflammation de la gorge, et par suite la déviation des soies, voilà ce que je ne comprends plus. Il est vrai que l'écrivain précité ne paraît guère embarrassé de pareilles vétilles.

Depuis si longtemps que les médecins et les vétérinaires s'évertuent à chercher des causes à toutes les maladies, ils auraient dû voir que la nature a des secrets qu'elle ne dévoile qu'avec peine. Il est sans doute plus facile d'invoquer la première action venue, que de découvrir, par l'observation patiente et réfléchie, la source des maux qui nous accablent. Mais comme, en fin de compte, il faut étayer ses affirmations sur quelque chose de solide, mieux vaut exposer simplement son embarras et attendre l'œuvre du temps que de voir son frêle échafaudage s'écrouler avec fracas. C'est pourquoi, sans ambages ni circoncolutions, j'avouerai, en toute humilité, que je ne puis m'expliquer quelles sont les influences qui font dévier les poils du porc de leur trajet normal.

Le froid, les courants d'air, les variations atmosphériques, la pluie, les logements insalubres, la mauvaise nourriture, etc., ont vraiment bon dos, car, depuis Hippocrate jusqu'à nos jours, on n'a jamais cessé de leur attribuer tous les malheurs éprouvés par l'homme et les animaux. On sait bien qu'il y a un défaut à la cuirasse, mais on préfère invoquer des raisons sans fondement plutôt que de confesser humblement ses doutes.

S'il faut, pour l'instant, se contenter d'hypothèses, je préfère, dans ce cas, celle de M. Bouley, qui pense, peut-être avec raison, que le phénomène d'invagination pourrait bien résulter d'attaches de la peau par sa partie profonde. Étant donné ce *lieu accidentel* ou *naturel*, on s'expliquerait jusqu'à un certain point la formation de l'infundibulum lorsque la graisse déposée écarte la peau des tissus qu'elle revêt. Au point où elle n'obéirait pas, elle se creuserait en forme d'entonnoir. Dans cette hypothèse, la rentrée des soies ne serait qu'un effet et non une cause primordiale.

« J'engage donc tous mes confrères à vérifier la valeur de cette idée et à rechercher si normalement il n'existe pas au siége de la soie de petites brides aponévrotiques attachant la peau aux parties profondes. Pour mon compte, je n'aurai garde d'y manquer.

Symptômes. — La symptomalogie décrite par nos devanciers laisse aussi beaucoup à désirer ; tâchons donc de lui donner la seule place qu'elle mérite, en ne tombant pas du domaine de la réalité dans celui de la fantaisie, comme l'ont fait quelques-uns des auteurs qui se sont occupés de la pathologie porcine.

Pour tâcher de bien comprendre la véritable évolution des phénomènes morbides propres au soyon, je vais mener le lecteur avec moi à la consultation demandée.

Nous sommes en présence de deux porcs atteints de la soie ; le propriétaire nous dit que l'un de ses élèves ne mange plus, respire avec peine, et que l'autre prend ses repas comme d'habitude. Là se bornent ses paroles ; et sa désignation est assez vague pour nous laisser ignorer quel est celui qui présente les signes alarmants. Sans les observer minutieusement, à la simple inspection du faisceau pileux, je n'hésiterai pas à vous dire quel est celui qui est menacé d'asphyxie. Pourtant ils offrent à l'œil peu exercé les mêmes symptômes. Pourquoi? La réponse se trouve dans les lignes ci-dessous relatant le mode de formation du mal qui nous occupe.

En regardant attentivement un pore qui subit les étreintes du soyon, on voit, je le répète, quatre ou cinq poils agglomérés dans un petit infundibulum, situé généralement un peu au-dessous des parotides, entre la branche ascendante du maxillaire inférieur et la trachée; il y a donc dépression. Cet infundibulum tracé grossièrement, car je suis un mauvais dessinateur (fig. 25),

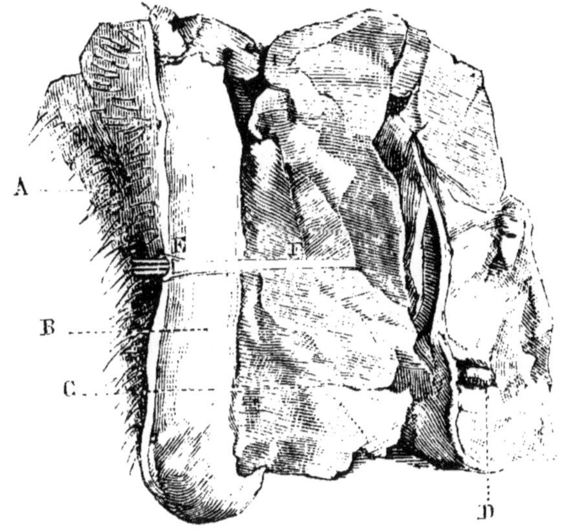

Fig. 25.

A. Peau et poils.
B. Couche lardacée.
C. — musculaire.
D. Larynx et pharynx.
E. Infundibulum.
F. Direction et trajet de la soie.

est rond et son diamètre ne dépasse guère le volume de la tête d'un grosse épingle. Lorsque l'anomalie reste stationnaire, comme le représente la figure 25 qui a pour but de montrer la soie commençante, les poils qui en font l'objet conservent, à quelque chose près, la même longueur que ceux qui sont à côté. Avant la dépression, ils étaient clair-semés, là comme ailleurs, mais ils ne tardent guère à se réunir en faisceau par suite du travail d'invagination qui s'est opéré. Rien n'est plus facile que de se convaincre de la vérité de cette assertion, en prenant une étoffe ou une peau à longs poils et en la repliant sur elle-même. Les poils implantés sur chacune des faces latérales occupent désormais une position oblique et sont forcés, en rencontrant ceux qui poussent droit du fond, de s'unir avec eux, et, par suite, de prendre une direction nouvelle et de former un faisceau. Ce travail est purement mécanique et dû à l'invagination.

Pendant toute cette période, l'animal boit et mange comme d'habitude, s'engraisse sans difficulté, et passe, dans les conditions ordinaires, de l'étable à l'abattoir.

Quand l'anomalie fait des progrès, les poils (fig. 26) s'enfoncent dans le tissu lardacé qui est au-dessous d'eux et se raccourcissent au point de disparaître complétement; ils s'éclipsent en quelque sorte dans l'infundibulum, qui est plus ou moins profond, à la façon d'un épi de graminée que l'on introduit sous la manche de sa chemise, et qui, par le frottement du bras, s'enfonce davantage et remonte vers l'épaule. Lorsque le mal n'est pas très-avancé, on voit encore l'extrémité des poils paraître à l'ouverture de l'infundibulum, comme dans la première figure; mais quand il arrive à son terme, comme dans la seconde figure, on distingue moins facilement, ou pas du tout, le bout des soies. Dans ce dernier cas, elles commencent d'abord par gêner le larynx et ensuite par le perforer, ce qui détermine des symptômes d'asphyxie. Le gonflement de la gorge et l'épaississement de la muqueuse laryngo-pharyngienne produisent en peu de temps la diminution progressive du calibre de la région précitée, et plus tard son obstruction totale, d'où la suffocation et la mort.

Disons deux mots des signes morbides généraux qui accompagnent les phénomènes locaux.

Au début, les porcs sont tristes, abattus, sourds à la voix qui les appelle, insensibles aux coups, et sans appétit. Puis la force diminue, la langue devient rouge, la bouche brûlante et pleine de bave ; les yeux présentent des traces d'inflammation, la mâchoire inférieure s'agite continuellement, la respiration est précipitée,

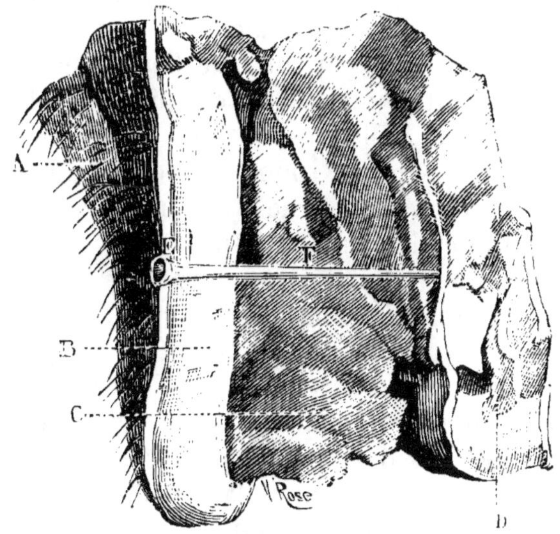

Fig. 26.

A. Peau et poils.
B. Couche lardacée.
C. — musculaire.
D. Larynx et pharynx.
E. Infundibulum.
F. Direction et trajet de la soie.

l'air expiré est chaud, et quelquefois la diarrhée se manifeste. A une période ultime, tous ces symptômes s'exagèrent ; les malades sont très-tourmentés, poussent des cris plaintifs, respirent avec beaucoup de peine et meurent.

En résumé : 1° la soie n'est qu'une *invagination* de la peau, invagination qui a pour effet de faire dévier les poils de leur route ordinaire et de les entraîner avec leurs bulbes dans le petit entonnoir qui, lui-même, à mesure qu'il se développe et s'enfonce, se transforme en un tissu blanc analogue au tissu aponévrotique; 2° c'est dans l'intérieur de ce tube aponévrotique que se trouvent les poils; 3° ce n'est pas la pointe des poils qui perfore le larynx, mais uniquement la base; 4° la longueur de ceux-ci est toujours la même, elle paraît diminuer, il est vrai, par suite de l'enfoncement journalier, mais cette diminution n'est qu'apparente. Voilà pourquoi quand, nous trouvant tout à l'heure en présence des deux porcs soumis à notre examen, nous avons pu deviner à la longueur restante des poils, celui des deux qui était menacé d'asphyxie.

L'étude des parties malades vient appuyer ces conclusions. Chaque fois que je fais l'opération de la soie, je ne manque jamais d'enlever autour du paquet de poils, et avec lui, un cylindre de tissu lardacé de la largeur d'une pièce de deux francs. Pour cela j'évite autant que possible les manœuvres imprudentes, j'opère bien parallèlement au faisceau que j'arrache du fond sans l'intéresser, et enfin je le dissèque. Après avoir enlevé la couche lardacée, je me trouve en présence d'un petit cylindre de la grosseur d'une petite plume d'oie, et que je crois formé par la peau transformée en tissu aponévrotique. Dans l'intérieur de cette espèce de tube se trouvent renfermés les poils. On peut alors aisément s'assurer qu'ils ne sont pas plus longs que ceux des autres parties du corps, et que ce n'est pas leur pointe qui s'est enfoncée jusqu'aux larynx, mais bien leur base. Par une section transversale, il est facile de voir que les poils sont plus épais et plus forts à l'extrémité de l'enfoncement qu'à l'ouverture de l'infundibulum.

Certains vétérinaires prétendent que le bulbe ne s'enfonce pas, qu'il sécrète deux poils, l'un du côté externe et l'autre du côté interne, que le premier est plus faible et ne subit aucun mouvement, et que le second seul est doué de la propriété de s'accroître par unes sécrétion journalière, et de marcher vers les premières voies aériennes et digestives. Je ne suis pas partisan decette théorie, par la raison toute simple que je n'ai jamais trouvé de ligne de démarcation en disséquant le paquet pileux, et j'ai vu, au contraire, les mêmes soies qui apparaissent à l'extérieur arriver au larynx, sans solution de continuité.

— C'est bien une déviation de la peau, dit M. Lafosse, toutefois il convient de faire quelques réserves. La perforation du larynx ne peut résulter exclusivement de cette déviation, un autre fait s'y ajoute : l'accroissement du poil de dehors en dedans, de telle sorte que son bulbe, au lieu de diriger la pointe au dehors, pousse au contraire du côté des parties profondes, et devient pointe à son tour. — Cela peut exister, puisque ce professeur l'affirme, mais, je le répète, je n'ai jamais constaté une autre marche que celle que je viens de décrire.

Faisons pour un instant la guerre à quelques erreurs. *Le hérissement des poils, leur roideur et leur décoloration; l'aréole, la lividité* et la *mortification* de la peau, n'existent généralement pas et ne sont point la conséquence ordinaire de la soie. Il n'y a pas de hérissement de poils proprement dit; s'ils sont un peu raides, ce n'est qu'à la fin et lorsqu'ils deviennent plus courts, en s'enfonçant dans l'entonnoir. Il n'y a pas, à proprement parler, d'aréole, de lividité et de mortification de la peau; ces symptômes, en effet, sont particuliers à l'anthrax, affection autrement grave que la soie. Les auteurs qui ont décrit ces signes morbides les ont sans doute constatés sur des porcs atteints de charbon, en même temps que de la soie, et les ont pris pour les caractères de cette dernière maladie. M. Lafosse a vu les deux lésions : croissance renversée et inflammation périphérique exister parfois simultanément; mais il indique que cette coexistence est plutôt l'exception que la règle.

En terminant, on arrive à se demander pourquoi chez beaucoup d'animaux, la soie, bien apparente dès le jeune âge, reste longtemps stationnaire, tandis que, chez d'autres, les poils s'enfoncent toujours de plus en plus. La réponse fait défaut. J'espère que mes jeunes confrères pourront trouver la solution tant cherchée; pour moi je m'estimerai heureux si j'ai pu leur frayer le chemin.

Le *diagnostic*, ainsi que nous venons de le voir, est facile à établir.

Le *pronostic* se déduit des considérations exposées; il est généralement peu grave, excepté quand la maladie est à ses dernières limites et quand elle opprime un certain nombre d'animaux.

Les *lésions* ressemblent à celles de l'angine aiguë. M. Seché a remarqué, de plus, l'infiltration des oreilles, et des foyers apoplectiques disséminés çà et là dans les muscles de la région cervicale.

Traitement. — La médication interne et externe a éprouvé les mêmes vicissitudes que l'étiologie. Ceux qui regardaient la soie comme une manifestation du charbon insistaient tout spécialement sur l'emploi des toniques, tels que l'eau ferrée, les infusions de plantes aromatiques, la nourriture choisie et fortifiante, etc.; ceux qui voyaient dans l'apparition des symptômes l'indice de troubles gastriques recommandaient les vomitifs, la diète et les boissons acidules; ceux enfin qui croyaient à une inflammation intestinale préconisaient les purgatifs, et pensaient que tout allait pour le mieux du monde, quand ils avaient provoqué d'abondantes évacuations alvines.

Au début, Chabert et Viborg appliquaient un bouton de feu à l'endroit où la soie a coutume de se montrer, et recouvraient le trou avec un corps gras quelconque. Sous l'influence de la cautérisation, ils croyaient changer le mode de vitalité, et, l'escharre tombée, ils pansaient la place absolument comme une plaie simple.

Cette pratique est insuffisante; seule, l'extirpation du faisceau pileux peut apporter des modifications favorables à la santé.

On couche le porc, on l'assujettit solidement et on le musèle, afin de se soustraire à ses attaques. Ceci fait, l'opérateur enfonce une érigne dans l'épaisseur de la peau et à l'endroit de la soie, et il la tient de la main gauche; avec la main droite armée d'un bistouri, il incise circulairement tout le faisceau pileux jusqu'à une profondeur de deux à quatre centimètres environ, un peu plus, un peu moins, et selon l'état de l'affection. Puis, lorsque ce bouquet est parfaitement isolé, il tire avec l'érigne, et tout vient sans difficulté. Il peut encore appliquer le plus loin possible une ligature qu'il a soin de fixer très-solidement et de la même façon que pour étreindre le cordon testiculaire, lors de champignon, et tirer vivement vers lui et arracher le paquet de poils déviés de leur direction normale.

Le tissu lardacé dans lequel les soies sont implantées n'a, dans l'immense majorité des cas, aucune trace sensible d'altération, principalement quand le mal n'a pas atteint la limite extrême.

On lotionne tous les jours la plaie avec de l'eau vineuse ou des décoctions aromatiques; et quand il naît des abcès dans la périphérie enflammée, on les ouvre et on traite comme il vient d'être dit.

M. Magne n'indique aucun traitement; M. Fischer

commande l'extraction du bourbillon et l'administration d'eau acidulée avec du vinaigre.

Pour apaiser la soif et pour éviter, autant que faire se peut, la diarrhée, l'eau de riz avec du vin rouge est efficace. M. Seché en a constaté les bons effets.

Peu de temps après qu'on l'a soulagé, l'animal mange les grains et les noix qu'on lui présente.

Je ne crois pas que les mauvaises conditions hygiéniques soient la cause de la maladie piquante. Malgré cette opinion qui m'est toute personnelle, je me garderai bien de répudier les prescriptions données par Hurtrel d'Arboval; elles sont toujours utiles dans les affections de l'espèce porcine et même dans l'état habituel de la santé.

Qu'on gouverne mieux les porcs, dit cet auteur, qu'on les tienne proprement, qu'on les place sous des toits où l'air puisse circuler, qu'on les nourrisse convenablement, qu'on leur donne pour boisson de l'eau pure et souvent renouvelée, qu'on la blanchisse avec du son ou de la mouture de seigle ou d'orge pour la rendre plus agréable et plus nourrissante; qu'on soumette les animaux à un exercice léger, évitant l'heure de la journée où la chaleur est la plus forte; qu'on les mette à portée des nappes et des courants d'eau où ils puissent se vautrer à leur aise, pour tenir leur peau fraîche et la préserver de l'action dessiccative de l'air; en un mot, qu'on s'occupe de l'hygiène beaucoup trop négligée de cet animal, et l'on préviendra en lui le développement d'un grand nombre de maladies.

FIN.

TABLE ALPHABÉTIQUE

DES MATIÈRES.

Corbeil. — Typ. et stér. de Crété fils.

www.ingramcontent.com/pod-product-compliance
Lightning Source LLC
LaVergne TN
LVHW021928170726
843501LV00001BA/154
9782329605746